欧阳八四 著

吴门医派研究文集

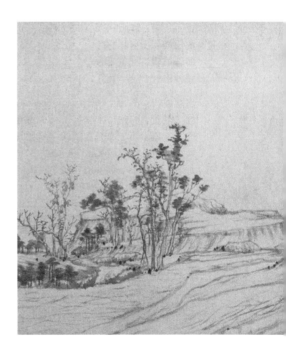

图书在版编目(CIP)数据

吴门医派研究文集/欧阳八四著. --苏州：苏州大学出版社,2025.5
ISBN 978-7-5672-4698-0

Ⅰ.①吴… Ⅱ.①欧… Ⅲ.①中医流派-学术思想-中国-文集 Ⅳ.①R-092

中国国家版本馆CIP数据核字(2024)第023138号

Wumen Yipai Yanjiu Wenji

书　　名	吴门医派研究文集
著　　者	欧阳八四
责任编辑	赵晓嬿
助理编辑	樊慧娟
装帧设计	吴　钰
出版发行	苏州大学出版社(Soochow University Press)
社　　址	苏州市十梓街1号　邮编：215006
印　　刷	镇江文苑制版印刷有限责任公司
网　　址	www.sudapress.com
邮　　箱	sdcbs@suda.edu.cn
邮购热线	0512-67480030
销售热线	0512-67481020
开　　本	787 mm×1 092 mm　1/16　印张：22.75　字数：458千
版　　次	2025年5月第1版
印　　次	2025年5月第1次印刷
书　　号	ISBN 978-7-5672-4698-0
定　　价	80.00元

凡购本社图书发现印装错误，请与本社联系调换。服务热线：0512-67481020

序 言 一

习近平总书记指出，"中医药学包含着中华民族几千年的健康养生理念及其实践经验，是中华民族的伟大创造和中国古代科学的瑰宝。""中医药学是中国古代科学的瑰宝，也是打开中华文明宝库的钥匙。""中医药是中华民族的瑰宝，一定要保护好、发掘好、发展好、传承好。"

苏州中医药文化底蕴深厚，杏林鼎盛，名家辈出。自周迄今，苏州有记载的名医有千余家，多善于著述，总结了大量前人经验和个人行医心得，流传下来的吴医古籍有1 000余种，学术成就独树一帜，自元末明初开始，逐渐形成了颇具特色的吴门医派并传承至今。名医辈出的医家群体，汗牛充栋的医学著作，探索创新的理论体系，成就了"吴中医学甲天下"的美誉。

近百年来，随着现代医学的快速发展和巨大进步，中医药事业面临着重大挑战，但吴门医派始终血脉不绝、传承不辍。苏州市委、市政府高度重视吴门医派的传承创新发展，近年来出台了《苏州市传承发展吴门医派特色实施方案》，设立了每年1 000万元的吴门医派传承发展基金，建设了吴门医派传承教育平台、传承科研平台、传承产品平台三大平台。自2020年开始，苏州启动了吴门医派脉络梳理项目及古籍保护、整理、研究与利用工作，整理名老中医的"经验笔记"，推进"活态传承"，已完成120余小时吴中医家访谈，整理吴门医派医家、吴门特色技艺相关资料70余万字，完成了70余条脉络梳理。同时，利用现代科技对吴门医派经方验方、中药制剂等进行深入开发，将更多吴门中药"标品化"并制成新药，推出了"吴门膏滋"系列四季膏方、茶饮方、酒方、防疫方等创新产品，受到市民的广泛欢迎。此外，还积极开展"天下吴医"欧洲巡展，吴门医派在意大利、法国、罗马尼亚等诸多国家留下足迹，拓展了国际影响力，在新时代焕发出新的生机和活力。

医学典籍是医家智慧的结晶，也是我们在新时代推进中医药传承创新发展的智慧源泉和知识宝库。20世纪80年代以来，苏州编辑出版了大型吴医古籍丛书——《吴中医集》，收录了40多部医学古籍，篇幅达500多万字，获得了广泛好评。后又相继出版了《吴中名医录》《吴中十大名医》《吴中秘方录》等书，使中医古籍整理有了良好开端。吴门医派研究院自成立以来，一直致力于围绕吴门医派在理论、专病、专药、文化上的特色优势，开展多学科、多层次的科学和文化研究，近年来出版了《吴中名医碑传》《吴中医家与医著》《吴门医派代表医家研究文集》等多部著作。此次，吴门医派研究院又推出了"吴门医派传承发展系列"丛书，这正是"传承精华，守正创新"的体现。我们要切实把吴门医派这一祖先留给我们的宝贵财富继承好、发展好、利用好，更好地彰显吴门医派学术内涵，传播吴门医派文化，扩大吴门医派影响力，擦亮吴门医派金字招牌，并以中国中医科学院大学建设为契机，加快推动中医类国家区域医疗中心和国家医学中心建设，构建优质高效中医药服务体系，培育高素质中医药人才队伍，推动苏州中医药事业高质量发展，为苏州打造"健康中国典范城市"作出新贡献。

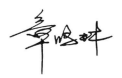

苏州市卫生健康委员会党组书记、主任

2023年11月

序言二

中医药学是世界医学领域的一个重要组成部分，是我国独特的医疗卫生资源，为中华民族的繁衍昌盛作出了巨大的贡献。习近平总书记指出，"中医药学包含着中华民族几千年的健康养生理念及其实践经验，是中华民族的伟大创造和中国古代科学的瑰宝。""中医药学是中国古代科学的瑰宝，也是打开中华文明宝库的钥匙。""中医药是中华民族的瑰宝，一定要保护好、发掘好、发展好、传承好。"这些重要的论述深刻阐述了中医药的历史价值、文化价值与现实价值，也为中医药的传承发展指明了方向。

"吴"是苏州的别称。"太伯奔吴"开启了吴地的历史，"子胥筑城"揭开了苏城的面纱，两千五百多年的风雨洗礼与历史积淀，吴文化闪耀着熠熠光辉。名城苏州，人杰地灵，小桥流水，风物清嘉，是国务院公布的我国首批历史文化名城。新时代的苏州，从以"团结拼搏，负重奋进，自加压力，敢于争先"为核心的"张家港精神"，以"艰苦创业，勇于创新，争先创优"为标志的"昆山之路"，到以"借鉴、创新、圆融、共赢"为特征的"园区经验"，苏州的发展凝聚着"敢为、敢闯、敢干、敢首创"的"四敢"精神，成为高水平全面建成小康社会的标杆，也成为探索具有时代特征、江苏特点的中国特色社会主义现代化道路的标杆。"崇文睿智，开放包容，争先创优，和谐致远"，浓缩了苏州城市文化的精华，更是苏州持续焕发活力、始终走在前列的精神财富。

以习近平同志为核心的党中央坚持以人民为中心的发展思想，坚持把保障人民健康放在优先发展的战略位置，始终将人民群众的生命安全和身体健康放在第一位。《中华人民共和国中医药法》的实施，国家中医药大会的召开，都标志着中医药的发展上升到了国家发展的战略高度。促进中医药传承创新发展，成为新时代中国特色社会主义事业的重要内容，成为中华民族伟大复兴的大事。《中共中央国务院关于促进中医药传承创新发展的意见》《关于加快中医药特色发展的若干政策措施》《"十四五"中医药发展规划》等一系列重要文件的颁布，为新时期中医药的发展奠定了坚实的基础。

新时代，新发展，历史赋予了吴门医派传承创新发展的新机遇。

2013年，苏州市人民政府在原苏州市中医药研究所的基础上成立吴门医派研究的专门机构——苏州市吴门医派研究院，全面开展吴门医派理论与文献、临床与科研、文化与发展等专项研究。

2014年，苏州市中医学会和苏州市吴门医派研究院共同发起设立"吴门医派研究专项科研基金"，打造科技创新平台，以络病理论、湿邪致病学说等吴门医派学术特色和优势为聚焦点，构建吴门医派新理论、新实践体系。

2017年，苏州市政府出台《苏州市传承发展吴门医派特色实施方案》，建设吴门医派传承教育、科研、产品三大平台，以增进市民健康为目标，以干预危害市民健康的重大疾病为导向，架构吴门医派健康干预体系。

2018年，苏州市中医医院开设吴门医派进修学院，加强我市中医药人才队伍建设，强化中医医师临床能力的培养，构建具有吴门医派特色的中医医疗卫生服务体系，传承和推广吴门医派中医学术思想和诊疗技术。

2020年，苏州市人民政府设立每年1000万元的吴门医派传承发展专项基金，"在高原上筑高峰"，加强吴门医派研究、人才培养、名老中医药专家师承、重点专科学科建设、临床应用研究及对外文化交流等各方面工作，进一步扩大吴门医派在全国的影响力和号召力。

2022年，出台《苏州市"十四五"中医药发展规划》，以高质量发展为主线，以擦亮吴门医派金字招牌为首要任务，以中国中医科学院大学和中医类国家医学中心两个高平台建设为契机，进一步明确吴门医派传承创新发展的总体目标。

2024年，成立江苏省中医流派研究院吴门医派分院，以苏州市吴门医派研究院为主阵地，联合虞山医学研究所（常熟）、娄东医学研究所（太仓）、士材学派研究所（吴中）、娄江医学研究所（昆山）、徐灵胎医学研究所（吴江）等五家单位，形成"一院五所"的组织架构及"院所结合"的工作机制，制定吴门医派传承创新发展研究规划，积极投身于多学科、多层次的科学与文化研究，以构建集产、学、研、医、药于一体的国内顶尖中医药研究创新平台，推动中医药事业的蓬勃发展。

同年，吴门医派温病研究中心揭牌，秉持"传承精华、守正创新"理念，在继续深入挖掘温病学说传统学术精髓的同时，加强研究温病学说与现代疾病谱之间的关系，丰富当代温病学说的内涵，为防治现代新型传染病提供科学依据和新视角。

医学流派的产生是中医药传承发展过程中的独特现象，对中医药理论与实践的创新发展起到了重要推动作用。吴门医派是中医学术流派重要的组成部分，肇始于元末明初，鼎盛于明清，发展于当代，蕴含着吴中医家群体的学术精髓。"吴中多名医，吴医多著述，温病学说倡自吴医"，是吴中医家对传统中医理论突破和升华的写照，彰显了吴中医家对真理和学术探索创新的追求精神。

苏州是吴门医派的发源地。近年来，苏州市吴门医派研究院围绕吴门医派历史发展脉络、古籍保护与数字化建设、特色技艺保护传承、名中医口述档案建设、文化内涵弘扬等方面开展了具体工作，"吴门医派传承发展系列"图书编写是其中的工作任务之一。如何更好地将祖先留给我们的这一宝贵财富继承好、发展好、利用好，在健康中国、健康江苏、健康苏州的建设中谱写新篇章，为苏州打造"健康中国典范城市"作出新贡献，这是摆在我们面前的一项新课题。

苏州市中医医院党委书记、西苑医院苏州医院院长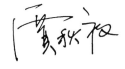

2025 年 1 月

薛己：御医中的多面手（代前言）

薛己（1487—1559），字新甫，号立斋，明代吴县（今江苏苏州）人。薛氏家族以医为业，是吴中地区著名的世医代表，其父薛铠曾为太医院医士。薛己自幼继承家学，"性习观书"，"见识聪明，于医极精"，名著一时，同时代医学大家徐春甫在《古今医统大全》中评价薛己："诚明时名医之冠，而有功于先哲后昆者也。"正德初年（1506），薛己被补选为太医院院士，此时他20岁不到，可见薛己成名之早。正德九年（1514）任太医院御医，十四年（1519）授南京太医院院判，嘉靖九年（1530）任南京太医院院使（院长），不久即辞官回到苏州故里。

薛己家传儿科，自己行医却以疡科（外科）开始，后转习内科，并以内科驰名。薛己继承历代医家之说，博采众长，宗王冰"壮水之主，以制阳光；益火之源，以消阴翳"之说，又在李东垣脾胃理论的指导与启发下，将补脾与补肾有机地结合起来，治病求本，形成了善用温补法治疗疾病的独到学术风格，成为中医温补学派的先驱，影响后世无数医家，连后来赫赫有名的张景岳在其《景岳全书》中也大量引用薛氏的论述和医案。

所谓一通百通，薛己靠着自己的勤奋和博学，精究内、外、妇、儿、骨伤、口齿诸科，认为"十三科要皆一理"，通过长期的临床实践和自己对医理的探究，终成一位通晓各科的著名医学家，也成了御医中的多面手，历事武世两朝，号称"国手"。

薛己一生所著颇丰，为后人留下了大量有实用价值的医学文献。自著类著作有《内科摘要》《外科枢要》《外科经验方》《疠疡机要》《口齿类要》《正体类要》《保婴粹要》等，校注类著作有《校注妇人良方》《小儿药证直诀》《外科精要》《明医杂著》《女科撮要》《保婴金镜录》等。值得一提的是，《内科摘要》是中医学史上第一部以内科命名的著作，《正体类要》为伤科学中第一部内伤专著，《口齿类要》是为数不多的口腔科专著。后人将薛己及其父薛铠所撰医著及校正发明的医书汇编成册，并附录大量薛氏治验方案，集成《薛氏医案》共24种，内容涵盖祖国医学多个学科。

一、家传儿科

薛家世代为医，到其父薛铠一辈，以儿科见长。

薛氏父子有关儿科的诊疗医论，均见于《保婴撮要》一书。该书共二十卷，前十卷主要论述了婴幼儿养护及儿科病后的调治等，除临床医案部分由薛己所增补外，其余部分均为其父薛铠原著。后十卷论述了小儿外科、皮肤科及痘疹等病症的诊治，以及相关医案，为薛己所著。薛氏治疗小儿疾病的特点在于"治病务求其本"。也许有人要问，婴幼儿又不能描述自己的病情，如何掌握治疗之本呢？书中序言告诉我们："今婴儿虽未能言，然声音之所悲号，形气之所宣扬，意欲之所指向，机未尝不可见也。"只要通过细致的观察、辨别，总能找到疾病发生的缘由，从而找到治本之法。然而书中也告诫医家，"虚之，实之，扶之，抑之"，虽有古人之法，如果墨守成规的话，犹如刻舟求剑，并不会收到意想中的效果。因此《保婴撮要》所载治疗，多以五行生克之原理立法、遣药，并不是全然地按现成古方治疗，体现了中医因人而异、辨证施治的精髓。

例如，一患儿发热、咳嗽、痰多，还时有抽搐，初始用抱龙丸治疗，立马见效。后来患儿又犯病了，似乎还是同样的症状，家属就自行给患儿服用了抱龙丸，然而这次非但没有见效，患儿咳嗽等症反而加剧了，抽搐也更加频繁，面色时而红赤，时而青紫，甚至出现了面目浮肿的情况。薛氏认为此种证情属于肝木乘脾土，虽然咳嗽气喘症状的本脏应该是肺脾气虚，但这种情况下需要补心脾来抑肝木，故用益智丸加补中益气汤化裁为方，治疗后患儿很快就痊愈了。还有一小儿，手足抽搐，双目上视，颈项部有些僵直。按理说是属于肝风内动，有一医生就用了天麻防风丸之类以平抑肝风，治疗却未见效果，患儿喉间的痰鸣声更为严重。薛氏观察患儿，发现其鼻尖部及左颊部有发青发黄之征象，认为此亦为肝木乘脾土之证，脾不能统摄，就用了六君子汤加升麻、柴胡、钩藤之类，患儿饮食渐渐好起来，病情也就慢慢好了。

薛氏对儿科学的贡献还在于提倡婴病治母、母婴同治。"未病则调治乳母，既病则审治婴儿，亦必兼治其母为善"，正如薛己所言："母子一体，治其母，儿自愈。"母亲与婴幼儿通过乳汁交通为一体，这样的论述包含了两个方面的内容，一是母病会影响到婴幼儿，二是婴幼儿服药较为困难，母亲服用后，药物通过乳汁作用于婴幼儿，就起到了婴幼儿服药治疗的目的，还可以避免因药物浓度过高对婴幼儿产生不利影响。例如母亲在哺乳期间，"阴阳偏盛，血气沸腾"，邪气伏于乳汁，有些疾病必然通过乳汁影响到婴儿，使婴儿患病。在《保婴撮要》中就有很多这样的诊治例子。如有一小儿，生下来小腹有一肿块，一年了还不消失，时常还有些发热、发寒，薛氏认为这是肝火所致。然而婴儿哪来的肝火呢？自然只能源于母亲。

询问其母，果然经事不调，内热体倦。于是用地黄丸、八珍汤与母服，子日服半杯，不久婴儿就痊愈了。还有就是对杨梅疮（梅毒）的诊治，受时代的局限，当时人们并没有认识到这是一种母婴传播性疾病，薛氏在中医整体观的指导下，对小儿先天性梅毒首次采用母子同治的方法而获愈，确实是一件壮举。一老年得子，孩子生下来后四肢痿软，且怕风寒，太阳底下症状就会减轻些。薛氏就让其母日服加减八味丸3次，十全大补汤1剂，一年下来小孩肢体渐强而正常。也有一婴儿因惊久泻，面色青黄，属于肝木胜脾土的病证，薛氏认为如果单婴儿服用，效果不会那么快捷，建议母子同服，朝用补中益气汤，晚用五味异功散加木香，不久婴儿的疾病就好了。这样的病例，书中有大量记载，对后人的启发也是巨大的。

二、外科见长

薛氏在临床上以擅长外科著称，当时称之为疮疡科。薛氏的外科造诣极深，所著外科类著作，占其存世著作的较大比例。当然由于时代受限，薛氏于外科并不以手术见长，主要还是用药物治疗一些外科疾病。在这些著作中，薛氏详细记述了疮疡病的病因、病机、分期、治则、治法、方药，以及善恶转归，理论与经验并举，自成一家。

薛己的高明之处在于将内科的辨证施治成功地运用到了外科疾病中，他对于每一种疾病，均在病名之下，进行辨证诊治，大至疮肿、结核，小至疥癣、疣子，详审本末虚实，纲目清晰，便于掌握，且落实到具体的治法上。比如薛己将疮疡未出脓者，谓之肿疡；已出脓者，谓之溃疡。且肿疡又有邪在表、邪在内、邪在经络、邪气实、正气虚等之分，溃疡又有阳气虚、阳气亡失、气血两虚、气血虚甚等之别。这样就一改以往疡医以症就方、以方试病的陋习，大大提高了外科疾病的诊治水平。

辨证的目的是为治疗服务的。薛氏认为，疮疡一证诚然多实多热，然绝非一概而论皆实皆热，"尤当推其病因，别其虚实"，如果"概用凉药，必致误事"，既然疮疡有虚有寒，就应补之温之。比如疮疡"不作脓，或熟而不溃者，虚也"，还有些"瘀肉不腐""脓清不敛""疮口不敛或陷下不敛"等，都由中气不足、气血俱虚、亡阳所致，岂能以苦寒之药一概治之？基于这样的认识，在治疗一些疮疡时，薛己敢于突破前人治疗上的条框，以热治疮，尤其是用灸治的手段来治疗。灸法历来被认为有温通气血、回阳救逆的作用，薛氏将此法直接用于疮疡局部，补阳扶正，以驱寒邪，促使阴凝得消，阳气渐复，气血充足。气血一足，迅即成脓，脓成一溃，疮多告愈。究其本质，实为促使阴证转阳之法，阴疮一旦转阳，治疗较易。如有一妇人患臂痛，疮口紫陷，脓清不敛，一般的医生以为这是脓毒未尽，还需要服用攻毒之药物。事实上服用后证情反而加重了，薛氏认为这是虚证之表现，就用了附子饼灸之，还让患者服用了十全大补汤以托脓外出，不久患者就痊愈了。薛氏还介绍了用桑木灸治搭背一病，认为："治发背不起发，或瘀肉不腐溃，阴疮瘰疬，流注臁疮，顽疮恶疮，久不愈者，须急用此法。"

薛氏的这些治疗方法并不是故弄玄虚，或故意与别人相左，其根本还是在于中医的辨证施治。所以在诊病时，薛氏特别重视中医的望闻问切，尤其是望诊和切诊在外科领域的使用。在望诊方面，既注意望局部表现，也注意望全身状态。薛氏在《外科发挥》中对于乳房肿块写道："凡势下陷者，皆曰乳岩，盖其形岩凸，似岩穴也，最毒，慎之！"该描述与现代医学有关乳腺癌的外形论述极为吻合，不得不说薛氏观察之细致。在切诊方面，薛氏既重视病人的脉诊，也重视病变局部的切诊。医家都知道寸口脉的重要性，所谓"脉者，人身之造化，病机之外见，医家之准绳，不可不精究而熟察"。薛氏更重要的是通过对疮疡局部的切按来辨别其部位的深浅及脓已成否，可谓独创。薛己在《外科心法》中说："疮疽概举有三：肿高而软者，发于血脉；肿下而坚者，发于筋骨；肉皮色不相辨者，发于骨髓。""凡疗疮疽，以手按摇疮肿，根平而大者深也，根小而浮者浅也。"这些难能可贵的经验都是薛氏通过大量的临床实践观察得来的。

薛己治疗外科疾病的水平可以通过其好友沈启原为《外科枢要》所作序言窥其一斑。沈启原的妻子患了疮疡，当时病得很重，几乎快要死了，经过薛己的治疗，很快就痊愈了。原文中这样写道："当是时，诸医抱药囊环立，咸愕吐舌，不敢出一语，而先生率意信手，日剂一二，不动声色，坐而收功……先生之医，殆所谓神解者。"

三、内科精要

薛己的内科见解均载于其所著的《内科摘要》一书中，该书可以说是薛己治疗内科杂证的经验实录。是书以医案医话的形式叙述，言简意赅，分上下两卷。上卷11篇，下卷10篇，卷末各有1篇"各症方药"。通观全书，其精要在于"治病必求其本"，通过调补先后天之本和运用五行相生的理论来滋化源、补虚损，达到治病的目的。尤其是"滋化源"的治病思想，几乎贯穿于每一个疾病的治疗中。

所谓"滋化源"，即滋养人身生化之源。人身生化之源在于脾肾，肾为先天之本，为生命之"原"动力；脾为后天之本，为生命之"源"动力。"原"为初始，"源"为滋长。所以薛氏在治疗疾病时，特别重视脾肾，这构成了《内科摘要》的理论基础，也是薛氏诊治内伤杂病的准绳。在薛己看来，脾肾的衰弱多为疾病发生、发展的根源，也是疾病的内因，须着力调整。"大凡杂症属内因，乃形气俱不足，当补不当泻。伤寒虽属外因，亦宜分清表里、虚实，治当审之。"这是薛己的原话。所以薛己治病多以补中益气丸、归脾汤和六味地黄丸之类方药加以化裁为主，再根据不同的兼证，配合清热、行气、疏肝、祛痰、燥湿、安神等方法，因其能精确掌握其中的奥秘，临床广为有效。试举几例加以说明。

薛己的外甥60多岁,向来多饮多食,是不是现在所说的糖尿病,我们已经无法考证。有一天,薛己的外甥出现两臂疼痛,自恃懂得一些医理,自服一些祛风止痛之药,之后肢体却更加麻木、疼痛,还出现肢体发软、腿膝拘急而痛、语言謇涩、口角流涎、头重目眩、肢体麻木如虫行等症状,似乎是现代医学之中风一病。外甥的家人着急了,即刻延请薛己去诊治。薛氏诊后,告诉他外甥这是脾虚一证,脾虚气血不足而肢体麻木无力,脾虚不摄而痰涎流出,脾气不升而头重目眩,当即以补中益气丸加神曲、半夏、茯苓等,30余剂后诸症悉退。

有一读书人,向来勤奋,刻苦用功,平日里饮食没有规律,出现大便出血一证,或鲜红,或暗红,持续半年后,身体状态大不如前,不是便血就是盗汗,不是低热就是怕冷,用止血或止汗的药物也不见效。薛氏诊治时发现他六脉浮大,心脾之脉异常艰涩,判断此为久思伤及心脾,以致脾不能摄血归源。古人常说"汗为心液",汗即为血,血即为汗,长期便血、盗汗,以致气血皆虚,恶寒发热更是气血不足的佐证。于是薛氏令其上午服用补中益气汤,以补脾肺之源,升下陷之气,下午服用归脾汤加麦冬、五味子,以补心脾之血,补充耗散之阴液,不到两个月诸症皆消失了。

薛己的母亲75岁那年,周身疼痛,筋骨部更为明显,耳鸣如蝉,初时用了些四物汤之类,不料耳鸣更加厉害。薛氏考虑母亲年事已高,肾精已亏,生髓充脑之力已远远不足,就变更一些药物和服药的时间,让他母亲在五更时分服用六味地黄丸,吃饭之前服用补中益气汤,不久他母亲的疾病就痊愈了。

因为薛己的医名,很多病人慕名来求诊,当然也有一些不治之症,却反而使薛己的名声更加显赫,原因在于薛氏能根据自己广博的知识判断出疾病的演变过程。如一病人,呕吐痰涎,口干发热,胸部满闷,有一医生用了些清气化痰及滋阴降火的药物,病人症状加重,痰涎还不自主地从口中流出。薛氏考虑这是一个较为复杂的病例,呕吐痰涎,胃有虚寒;发热口干,胃不生津;胸部胀闷,脾虚不升。这样的病人应该先用补中益气之类的药物恢复气血。然而病人家属不以为然,依旧用以前的药物治疗,不料不久病人病情转重,无法进食,呃逆不止,腹痛泄泻,手足冰冷。再次请薛氏诊治,薛己一看,对病人家属说,赶快准备后事吧,不出两日就没有救了。果然,病人当晚就死了。

仔细阅读薛己留下来的这些医案,有一根主线始终贯穿其中,也就是前面所说的审证求因,治病必求其本,只是大多数的医生不如薛己这样高明,无法找到真正的疾病之本。

四、妇科圣手

薛己对妇科的论述主要见于《女科撮要》和《校注妇人良方》。《女科撮要》一书分为上下两卷,该书每论首言病机,继则分证阐述,确立治法,精辟论述了经、带、胎、产及妇科杂证的证治。上卷论经、带等15种疾病的证治和方药，下卷论保胎、小产等15种疾病的证治和方药。诸病后各附验案供参阅，遣用诸方罗列卷末。这样的一部妇科专著，理法方药兼备，实为薛氏妇科临床诊治的精粹。

薛己诊治妇科疾病与他的内科思想一脉相承，重视脾肾，治多以温补，这源自薛己对李东垣的"补土"思想的继承。中医重视疾病的发生、发展与脾胃的关系，主要还是认为脾胃为生化之源，所谓"饮入于胃，游溢精气，上输于脾，脾气散精，上归于肺，通调水道，下输膀胱，水精四布，五经并行"，人体所有气血的获得都有赖于脾胃对饮食物的消化和吸收，所以薛氏说"脾胃虚损，则月经不调矣"。而脾胃虚弱，当以补中益气治疗为先。在《女科撮要》的30论中，涉及补中益气汤者达24论；在所列183则验案中，采用补中益气汤来诊治者就达63则。当然，因为妇科疾病与肾的密切关联性，薛己谓之治病务须求因、求本，也就选用了另一著名方子——六味地黄丸进行加减。这样的标本兼顾，治疗多获良效。例如一月经不调病人，性格虽然文静，但遇事总易发怒，小腹部发胀疼痛，检查时隐隐摸到一小肿块。有医生用了些疏肝的药物，非但没有疗效，还出现不思饮食、形体日渐消瘦等症状。薛氏考虑该病人是"脾土不能生肺金，肺金不能生肾水，肾水不能生肝木"所致，便用了补中益气汤和六味地黄丸两方，病人后来就痊愈了。

自古以来，众多医家都认识到女性有着独特的体质特点，每月的月经期，以及带、胎、产等不同于男子的生理特点，数伤于血，决定了这样一个特定群体会处在"肝血不足而气常有余"的状态，由此也就有人提出了"女子以肝为先天"的见解。其中情绪也是导致肝血不足的主要原因，两者还互相影响，使症状进一步加重。所以薛己非常强调精神因素在妇科疾病中的作用，尤其注重暴怒、忧郁及恐惧对女性身心健康的影响。"妇人郁怒，亏损肝脾，治者审之""大凡乳证，若因恚怒，宜疏肝清热"等等。在薛己看来，女性的情志问题致病主要与肝藏血、脾统血之功能失调有关。恼怒伤肝，肝气失于条达而横逆，可致月经失调、痛经等；忧思伤脾，脾为气血生化之源，又为统血之脏，脾气耗损，可致月经失调、闭经、崩漏等；恐惧过度则伤肾，肾失闭藏则冲任不固，引起经、带、胎、产诸病发生，其中尤以崩漏、堕胎等病为多。薛氏治疗的一病人，大怒后出现头痛，还有些寒热，慢慢神志也有些不清楚，胡言乱语，午后至傍晚这段时间尤其严重，过了几天月经突然来了，量还特别多。薛己断言这是因为怒后肝阳上亢，引动肝火，导致一系列症状的发生。于是就用加味逍遥散一方，加用生地滋肾阴、清肝火，治疗后病人神志很快就清醒了，后来再据证治疗，病情很快就好了。

五、伤科经典

在薛己所著的众多著作中，有一本是专论伤科疾病的，即《正体类要》，被奉为伤科经典,是继中医伤科第一本专著《仙授理伤续断秘方》后的又一部伤科著作。全书分为上下两卷,上卷首载正体主治大法凡19条,次载扑伤、坠跌、金伤及汤火伤等类共64种病证的医案。下卷为伤科所用方剂。因薛氏具有深厚的内科功底,书中强调的是对伤科疾病的内治之法,浓缩了很多前人在伤科疾病中的诊疗特点,明清以后的伤科内治原则和方药大多源自该书,书中记载的许多方剂对现在的伤科临床都有重要的借鉴意义。

伤科疾病的内治之法,薛己给后人最大的提示就是整体的辨证论治观和辨证与辨病相结合的观点。关于整体的辨证论治观,本书的序言中有一段颇为经典的话语:"肢体损于外,则气血伤于内,营卫有所不贯,脏腑由之不和,岂可纯任手法,而不求之脉理,审其虚实,以施补泻哉!"既是对薛氏治疗伤科疾病的肯定,也提示中医治疗伤科疾病必须要有全局观,局部的病理变化可以引起全身脏腑、气血的变化。正如薛氏所言:"肌肉间作痛,营卫之气滞也,用复元通气散。筋骨作痛,肝肾之气伤也,用补中益气汤。"可谓一语中的。那么伤科的内治之法主要涉及什么?薛氏给出的答案是:滋补肾水,培补脾土,疏调肝木,通络化瘀等。

至于辨病与辨证,应当说是同病异治、异病同治的基础,薛氏很好地掌握了这一点。如他在"发痉篇"中引用张仲景"诸痉项强,皆属于湿。太阳病,发汗太多,致痉风病"的论述,此为辨病;又将痉病分为柔痉、刚痉,总述其因,即为辨证,由此而有不同或相同的治法。又如在"正体主治大法"中,薛氏认为病人肌肉间疼痛,提示营卫之气血不畅,当用复元通气散;筋骨间疼痛,提示病人肝肾之气不足,当以六味地黄丸治疗;内伤后尿血疼痛,说明脾胃之气虚弱,应当用补中益气汤之类;外伤出血疼痛,属于肺脾之气不足,就要用八珍汤,等等。细细揣摩,皆在医理之中。

例如,一男子跌伤后腹痛口渴,吃了两个梨后,疼痛加剧,且大便不通,感到气血似乎要上逆了。薛己认为这是因为病人元气不足,瘀血因寒而不散,于是就用当归承气汤加桃仁,行气活血通便,症情很快就痊愈了。薛己的大伯腰扭伤后腰痛不止,还有胸闷气急等症,薛氏即以枳壳、木香、赤芍等药理气活血通络,症情很快就痊愈了。有一郑姓官员,素体多痰,初冬时从马背上摔下来,有医生给他服用了许多辛热破血之药,药后即感到全身疼痛,口干发热。薛己认为这就是没有辨证施治带来的弊端,辛热之品引动了痰热,所以就加重了病情,随即用清燥汤去人参、当归,加黄芩、黄柏等清热之药,热退痛止。另有一类似的病案,一形体肥胖的人跌倒后摔伤了大腿,患处肿胀疼痛,医生也是用了辛热之品,疼痛不但没有减轻,反而出现发热、气急等症状。薛氏认为肥胖之人多痰湿,辛热之品多使胃火炽热,痰从热化,就用清胃散加山栀、黄芩治疗,并在局部外敷葱汁,肿痛很快就消了,等等。从这些病案中可以看出薛己对伤科疾病用药之精到。

六、因疡而卒

前面已经说过，薛己诊病早期是以疮疡科见长的，古时候疮疡科有一种病叫"背疽"，就是后背长出痈疽，也被称为"发背"。在当时的医疗条件下，这可能也算是一种较为棘手的病，甚至可以称之为绝症之一。薛己治疗"背疽"还真有自己的心得。

试举一具体病案。有一张姓锦衣卫，40多岁，患了背疽。病人当然知道这是一种要人命的疾病，一定要薛御医为他看病，想来他与薛御医的关系是不错的。薛己一诊脉，发现心脉洪大，并且脉率很快，病情很是危急。《黄帝内经》中有这样一句关于疮疡的话："诸痛痒疮，皆属于心。"意思是许多痛症、痒症、疮疡等，发病都是因为气血运行不畅，而心主血脉，心气一旦不足，血脉的运行就会受阻，所以疾病原因可以归属到心系的功能异常上来。薛己深知这一点，他决定采用灸法灸治病人后背的心俞穴，并且是骑竹马灸。骑竹马灸是一种特殊的灸法，要让病人骑在一根竹竿上，双脚离地，这样更有利于气血运行。心俞穴位于背部的足太阳膀胱经上，第5胸椎棘突下，旁开1.5寸，自古以来都认为心俞穴是人体心系通于背部的穴位，由此而获得太阳经的气血。当然有人质疑，心想病人患的是热证，用艾灸的方法不是火上浇油吗？等着看笑话吧！只见薛己找到两侧心俞穴后，做了记号。又切了两块三分厚的大蒜头放在记号上，就用艾炷在大蒜头上灸了起来。灸了六七壮后，病人感觉患处不怎么痛了。这样治疗了几天，病人就痊愈了。大家询问薛己其中的缘由。薛己说，用这种方法治疗疮疡并不是他发明的，早些年李东垣就用过这种方法。李东垣是金元时期的著名医家，以诊治脾胃病见长。薛己说李氏治疗疮疡多直接在局部灸治，而他对此的体会是在相关穴位上灸治效果更好。并且对于疮疡，痛者一定要灸治到不痛为止，不痛者一定要灸治到痛为止，这样才能使气血流通，毒气散去。

然而，世事难料，就是这样一位擅长治疗疮疡尤其是背疽的名医，后来在晚年也生了同样的疾病，且因此撒手人寰。据史料记载，薛己在73岁时患了背疽，后来不治而亡。自然有人扼腕叹息，从此医学界少了一位泰斗级的人物，病家的苦痛不知要增加多少。当然也有人不理解，不是说自己是这方面的名医吗？为何连自己的问题都解决不了呢？甚至有人以此来责难薛己，其中最具代表性的是清中叶时一位吴医大家徐灵胎，称薛己为"庸医之首，邪医之宗"。当然这是一家之言，不过从此薛己逐渐淡出医学界视线也是不争的事实。笔者分析可能与薛己的学术创新有关。

薛氏继承了金元时期易水学派的医学思想，创立温补学派，并不是当时的主流学派。明清时期医家都以研究张仲景的伤寒学术思想为要务，由此发展了温病学说。温病学派最反对的就是温补，以致到了清代，对薛己的非议也始终存在。殊不知薛己之温补方法都是建立在辨证施治的基础上，再者也是对当时愈演愈烈的寒凉治法流弊的补救，能对症下药，使人体阴阳得以平衡，何来温补为非、清热为是之说？

还是《四库全书》上的一段话对薛己有着公允的评价："己本疡医，后乃以内科得名，其老也，竟以疡卒。诋之者以为温补之弊，终于自戕。然己治病务求本原，用八味丸、六味丸直补真阳真阴，以滋化源，实自己发之。其治病多用古方，而出入加减，具有至理，多在一两味间见神明变化之妙。厥后赵献可作《医贯》，执其成法，遂以八味、六味通治各病，甚至以六味丸治伤寒之渴，胶柱鼓瑟，流弊遂多。徐大椿因并集矢于薛氏，其实非己本旨，不得以李斯之故归罪荀卿也。"

再说薛己之背疮不治也是有缘由的。薛己在所著《内科摘要》中自言道："余素性爱坐观书，久则倦怠，必服补中益气加麦门、五味、酒炒黑黄柏少许，方觉精神清妥，否则夜间少寐，足内酸热。若再良久不寐，腿内亦然，且兼腿内筋似有抽缩意，致两腿左右频移，展转不安，必至倦极方寐，此劳伤元气，阴火乘虚下注。丁酉五十一岁，齿缝中有如物塞，作胀不安，甚则口舌如有疮然，日晡益甚，若睡良久，或服前药始安。至辛丑时五十有五，昼间齿缝中作胀，服补中益气一剂，夜间得寐。至壬寅，有内艰之变，日间虽服前剂，夜间齿缝亦胀，每至午前，诸齿并肢体方得稍健，午后仍胀。观此可知，血气日衰，治法不同。"

原来薛氏本来体弱，年轻的时候因翻车差点要了性命，后来又生了痈疽危证，他生活的年代是多事之秋，在皇帝身边战战兢兢，辞官回来整日忙于诊务和著书立说，用他自己的话来说，到了50多岁时，身体早已衰弱不堪。种种变故，苟延之70多岁而患疮疡，自是正气衰微，因病而卒该是常理了。

结语

纵观薛己的一生，作为医家他既是一位杂家——杂在精通内外妇儿等各科，又是一位专家——专在对医理的理解。浮光掠影中能给后人留下等身著作，其中不乏真知灼见，有些还是一些科目的滥觞，本身就是一件了不起的事情。

有争议是件好事情，学术就是在争议中不断创新和发展的。薛己在实际应用的温补脾肾方法，后人将之标签为温补派，不说其是否真正涵盖了薛氏医学之真谛，但就这种治法对后世命门学说形成的影响，无疑是巨大的。薛氏之用古方，虽多为六味、八味、补中益气之类，增删就在一两味之间，然其奥妙也就在这一两味之间。

薛氏有过御医的显赫医名，却从不以此为荣，本分做人，潜心学问；薛氏有过与达官贵人交往的世俗经历，却并不以此沽名钓誉，实在做事，专心研习；薛氏有过效如桴鼓的诊治经验，却从不自诩标榜，低调行医，虚心诊务；薛氏有过洋洋著述，却从不夸大其词，条分缕析，谨慎立言。这样的医家应该是值得大家尊敬的！

欧阳八四
2025年1月

目录

吴医学术

当代中医学术流派综述 / 3

地域性中医学术流派研究 / 9

吴门医派概要 / 15

吴医与吴门医派 / 24

吴门医派温病学说 / 27

吴门医派伤寒学派 / 29

吴门医派杂病理论 / 31

吴门医派外科的全生派和心得派 / 33

《黄帝内经》对温病的论述 / 37

伤寒有五：伤寒的广义与狭义 / 40

寒温未化时期的温病学说 / 43

寒温渐化时期的温病学说 / 48

温病学说的伏邪与新感 / 55

王履对温病学说形成与发展的贡献 / 60

叶天士《温热论》对温病学说的贡献 / 65

《黄帝内经》对络脉及络病理论的贡献 / 68

络病理论的价值体现在中医的异病同治上 / 72

络病理论在糖尿病血管并发症诊治中的应用 / 78

叶天士《临证指南医案》奇经病诊治探析 / 84

叶天士论奇经病之表现 / 89

《临证指南医案》论痿证之成因与奇脉诊治 / 94

吴医新悟

"七情之方，虽有多门，原其本标，半因痰病" / 101

"亢则害，承乃制" / 105

"寒邪六经俱受，不必定自太阳" / 109

"时疫之邪，自口鼻而入" / 112

"阳明为成温之薮" / 116

"膜原为阳明之半表半里" / 119

"风则伤卫，寒则伤营，风寒兼受，则营卫两伤" / 123

"热病即伏寒也" / 126

"伤寒时地议并六经治法" / 129

"肾为先天本，脾为后天本" / 132

"治病求本，必滋化源" / 136

"胃属阳土，宜凉宜润" / 139

"用刚远柔，通补胃阳" / 142

"上下交损，当治其中" / 145

"八脉隶乎肝肾" / 148

"初病在气，久必入血" / 156

"上燥治气，下燥治血" / 161

治病捷法

吴有性治疫病三期三法 / 167

吴有性疫病下后调治六法 / 173

薛生白治湿热七法 / 177

王珪治痰证三法 / 182

尤在泾治痰七法 / 186

缪希雍中风"内虚暗风"治法 / 190

叶天士治中风八法 / 192

尤在泾治卒中八法 / 197

叶天士治中风通络六法 / 202

缪希雍补脾阴三法 / 205

薛己《内科摘要》治脾七法 / 207

叶天士治脾胃虚证四法 / 212

薛铠治小儿泄泻六法 / 217

李中梓治泄泻九法　/ 220
喻嘉言治痢三变法　/ 226
缪希雍治气三法与治血三法　/ 229
缪希雍治吐血三要法　/ 233
叶天士通络五法　/ 237
李中梓治五体痹五法　/ 241
张璐治痹自创四方三法　/ 247
叶天士治痿八法　/ 250

序跋辑录

吴中多名医，吴医多著述——《吴中医家与医著》代前言　/ 259
《吴门医派代表医家研究文集》前言　/ 267
《吴门医派》绪论　/ 271
《吴门医派》后记　/ 274
《吴中医家与医著》后记　/ 276
《吴门医派珍本医案六种》后记　/ 278
《吴门医派珍稀抄本医案五种》后记　/ 280
《曹存心医案全集》后记　/ 283
医案与医话——《吴门医派医案与医话精选》前言　/ 285
医论与医述——《吴门医派医论与医述集萃》前言　/ 291
传承与创新——《吴医寻踪》后记　/ 295
中医之膏剂与丸剂——《吴门名医祝怀冰膏丸方稿》代前言　/ 297
《吴门名医祝怀冰膏丸方稿》后记　/ 304
《吴医谈疾病防治》前言　/ 307
传统典籍与目录之学——《针灸医籍考录》代序言　/ 310
《泰定养生主论》跋后　/ 318
《吴门医派医案汇集》跋后　/ 320
《吴门医派外科集腋》跋后　/ 322
《外证医案汇编》跋后　/ 324
《针灸医籍考录》后记　/ 326
《针灸内科医案》后记　/ 330
《针灸穴名解析》后记　/ 333
《针灸歌赋选按》后记　/ 335

后记　/ 337

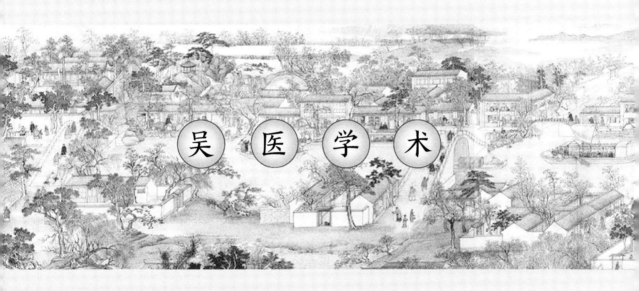

吴医学术

当代中医学术流派综述

中医学是中华民族几千年智慧的结晶,在实践中不断吸收各学科的精华,形成了博大精深的医学体系,随着社会及科学技术的进步,人们对疾病的认识不断深入,涌现出大批著名的医家。"诸子蜂起,百家争鸣",各地医家总结自己的临床经验、学术心得,著书立说,各抒己见,形成不同的学术见解、学术理论,或家传,或师徒相授,或私淑传播。随着学术理论不断完善,学术倾向日趋明显,学习者日益增多,学术影响日益广泛,在长期的学术传承过程中逐渐形成不同的学术流派。一方面,中医学术流派是中医学发展到一定阶段和水平的产物;另一方面,中医学术流派的形成又推动了中医学的发展,使其理论体系不断完善,临床疗效不断提高。

流派,《中文大辞典》谓:"水之支流曰流派。今谓一种学术因从众传授互相歧异而各成派别者,亦曰流派。"中医学术流派研究课题组提出中医学术流派的定义为"中医学在长期发展过程中形成的具有系统的、独特的学术理论或学术主张,有清晰的学术传承脉络和一定历史影响与公认度的学术派别"。由于后世研究者分析问题的角度各异,对于中医学术流派的划分所持标准不同,学界迄今尚未对中医学术流派的划分标准达成一致,对此我们当正确看待。王庆其教授认为中医学术流派应具有独特的学术思想、诊疗经验,以及代代相传的人才链、学术链。严世芸认为中医学术流派的构成须有在学术观点和学说基础理论上创新形成的理论体系、理论创新的代表人物、学术理论继承人等三要素。

2012年12月,国家中医药管理局发布首批64家全国中医药学术流派传承工作室建设单位,意在通过培育一批有特色、有优势、有影响力的中医学术流派传承群体,推动中医学的继承、发展。中医学术流派是中医理论产生的土壤、发展的动力、传承的途径,也是人才培养的摇篮。当代中医学术流派纷呈,简要地可分为专科性学术流派及地方学术流派,当中不可避免地存在重叠。地方学术流派中研究较多的有吴门医派、岭南医派、孟河医派、新安医派以及海派中医流派等等,专科性学术流派主要包括以下三个领域。

一、针灸领域

针灸学经历了漫长的发展，众多医家实践与理论研究并行，推动了针灸学的发展，并从不同角度提出不同的观点、理论，从而形成了众多的针灸流派。

广西大地名医荟萃，八桂医学历史悠久，其中八桂针灸流派是八桂医学的重要组成部分。其形成得益于当地特殊的社会环境和物质条件，瓯骆先民在多山多石的环境下发现了砭石具有治病却疾的功效，总结了许多如针刺、针挑、烧针等疗疬、治瘴、解毒的治疗方法。随着社会发展及生产力的提高，实践经验及理论认识的丰富，逐渐形成了地域特色鲜明的八桂针灸流派。该流派肇兴于清代末叶，创始人为著名针灸医家左盛德先生，以罗哲初、罗兆琚、朱琏、李文宪、黄荣活、黄鼎坚为代表，重视针灸经典的研究与运用，推崇针灸子午流注学说，构建针灸外科治疗学体系，倡导缓慢捻针法。

苏沪一带主要有澄江针灸学派、陆氏针灸学术流派和杨氏针灸学术流派。澄江针灸学派又称承门学派，代表人物为承淡安，其家乡位于江苏澄江（今江阴市），故称澄江学派。承淡安年轻时随父学针灸、儿科，后又拜师名医瞿简庄学习内科，精通内、儿、针灸各科，尤以针灸见长，被称为中国针灸一代宗师。承淡安先生长期从事针灸理论和临床研究，强调以中医基本理论为指导、理法方穴为治疗手段，重视针刺手法、量化艾灸操作、改进和研制针灸器具，博采众长，著有《中国针灸治疗学》《中国针灸学》《铜人经穴图考》等，架构了新中国针灸学术体系，对普及和促进针灸学的发展及培养中医人才，做出了巨大贡献。北京的杨甲三、程莘农，南京的邱茂良，福建的留章杰，广东的曾天治，广西的罗兆琚，河南的邵经明，浙江的高镇五，安徽的陆善仲，山西的谢锡亮，湖南的詹永康等均师出承门，他们在各自的学术领域不断探索，为承门学派的发展做出各自的贡献。如：邱茂良开启现代针灸临床研究范式，杨甲三精研穴理，程莘农领衔经络研究之攀登计划，留章杰精研针灸手法，陈应龙独创补泻手法，谢锡亮注重灸法，苏天佑扬针灸学术于海外。陆氏针灸学术流派代表人物为江苏昆山陆瘦燕，师从其父李培卿，因出嗣陆门，故改姓为陆。李培卿为针灸名家，素有"神针"之称。陆瘦燕针灸沉疴，屡见奇效，中年时期就已在学术上融会贯通，自成一家。他尤其重视经络学说、精研经络腧穴理论，对腧穴进行了严格的考证，深究针刺手法，并将丰富的学术经验进行总结，著书立说，为继承、研究和发扬针灸医学做出了巨大贡献，"陆氏针灸疗法"已被列入上海市非物质文化遗产名录项目。杨氏针灸学术流派的代表人物为杨永璇，他少年师从针灸名医王诵愚先生，医术精湛，首创杨氏絮刺火罐治疗各种颈胸腰椎疾病及顽痹痼疾，疗效显著。后人研究总结其学术思想主要为：针药并用、内外同治；刺罐结合、活血化瘀；切脉望舌、四诊合参；重视经络、辨证论治，传承百余年的

"杨氏针灸疗法"亦被列入上海市非物质文化遗产名录项目。

此外,尚有"靳三针"疗法流派较为著名。"靳三针"疗法以"三针为主,辨证配穴"为特点,其创始人为针灸名家靳瑞。靳老在海南为一位有过敏性鼻炎十多年的患者治疗,三次即愈,遂获"鼻三针"之名,后逐渐流传并扩大形成"靳三针"疗法,此为"靳三针"得名由来。"靳三针"疗法流派强调针刺治神,以治神九字诀"定、察、安、聚、入、合、和、实、养"贯穿整个针刺过程,并总结出行针三要素,即候气、辨气和补泻。该流派形成于20世纪80年代末,在取穴、针法和临床上针灸特色鲜明,并逐渐为学界所认可,享有盛誉。

二、妇科领域

上海江湾蔡氏妇科创始于清代乾隆年间,始祖蔡杏农以妇科立名。蔡氏妇科宗古而不泥,补土取法李东垣,滋阴崇尚朱丹溪,调气首推汪石山,理血尤崇叶天士。其主张因时、因地、因人制宜,辨病与辨证相结合,经病注重肝脾肾,以调理气血为主,以通为用、通补结合。用药强调"简、轻、验",重归经配伍、顺阴阳之序,忌用损气耗血之药,慎用妨脾碍胃之品。第七代传人蔡小荪融入费伯雄的醇正和缓的思想,升华了蔡氏妇科用药特色。上海朱氏妇科的奠基人为朱南山,其子朱小南、朱鹤皋均秉承家学。朱南山自建诊所"南山小筑",并创办了上海新中国医学院,毫无保留地传授朱氏妇科之学,培养了大批中医名家,为中医学的发展做出了巨大贡献。朱南山宗张子和"汗吐下"之法,主张六淫外邪,祛除务尽。其治疗妇科疾病时,重视调气血,疏肝气、健脾气、补肾气,用药强调"药必对症,用必够量",善用伤寒经方。朱小南在其父的基础上,尤重奇经八脉理论在妇科中的运用,倡导妇科疑难杂症或慢性病的治疗必究奇经。朱小南先生之女朱南孙提出"从、合、守、变"的中医妇科临证四法,丰富了朱氏妇科的学术内涵,2017年6月,朱南孙被授予"国医大师"称号。

以徐志华为代表的徐氏中医妇科是安徽省中医妇科三大学术流派之一。其祖父徐竹岩为世传中医,擅长治疗妇科血证。父亲徐焕章精通妇科经、带病。徐氏妇科认为妇人气血为病,多具瘀滞,逐瘀为主,妙用桃红(二丹)四物;攻补兼施,巧投加味八珍。

浙江何氏妇科始于晚清,创始人何九香师从名医钱宝灿,擅长妇科,屡起沉疴。何氏第三代传人何子淮推崇张仲景辨证论治体系,重视整体观念,突出脏腑经络辨证,治血病注重调气机,治杂病重视调理肝、脾、肾,用药灵动变化,临床疗效显著。何子淮编著出版了《何子淮女科经验集》《名家女科评述》等专著。同为第三代传人的何少山对流产后继发不孕有独到见解,独创温通疏补法,并总结出流产后并发症辨证及用药规律。此外,他还提出用温阳法治疗崩漏,以气虚血瘀论治慢性盆腔炎。何子淮、何少山还捐献了何氏秘方"定呕饮"。

吴门医派郑氏妇科是中医妇科学术流派传承发展的典范。郑氏妇科起源于南宋，八百余年的历史绵延，历经三十世传承，从未间断，是吴门医派世家医学的代表，时至今日已成为江苏省昆山市中医医院中医妇科的品牌，也是江苏省非物质文化遗产代表性项目之一。郑氏妇科始祖薛将仕，精于医术，尤擅女科，治多良效，人称"薛医产家"。因薛氏无子嗣，遂将其医术传于女婿钱氏，钱氏继承后复传于其婿郑公显，此后郑氏便世代从业女科。《昆新县志》言："宋郑公显，上柱国亿年五世孙，监察御史元辅子，荫从政郎，潜隐不仕，节介自励。妻钱，其外祖薛将仕，善带下医，公显传其术，遂擅名……郑氏累世业医，皆自公显始。"郑氏妇科根据女性生理特点提出"血常不足，气常有余"的学术观点，认为心脾为经血之源，重视调治心脾，其根本目的在于调理气血，补脾即补气，养心即养血，擅用生血活血的四物汤加减组方。郑氏妇科医著丰富，其后代视若传家之宝，秘不示人，从无刻本，皆以抄本行世。据《全国中医图书联合目录》及《中国中医古籍总目》等著录所示，目前国内各大图书馆馆藏郑氏抄本有19种41部，主要为《女科万金方》系列，以及《薛氏济阴要语万金书》《薛医产女科真传要旨》《产宝百问》《坤元是保》等。

此外，尚有龙江韩氏妇科，治妇科诸疾重肝肾，提出"同因异病，异病同治"的辨证理论；岭南罗氏重视阴阳气血，独重脾肾，善用活血、养阴之法；天津哈氏强调天人相应，当扶正固本，以肝脾肾三脏为要等。

三、骨伤科领域

湖南张氏骨伤学术流派是湖南省中医骨伤界公认的两大学术流派之一。张氏先祖光靖师承太医殷法祥，后传其子昭赤、孙先玉、曾孙绪长、玄孙紫赓，至张健民历世六代。该流派以"功能为首、时间为金、肿痛为警、从瘀论治"为指导思想。另一骨伤流派为湖南詹氏骨伤学术流派，由一代名医詹顺庭独创，经詹派后人传承，颇具盛名，被誉为"南詹正骨"。詹氏骨伤学术流派以传统手法复位、杉木皮夹板外固定，独创疏经术、理筋刀、鹤嘴式整骨钳、詹式古法悬吊法为特色，疗效显著。

佛山梁氏骨伤流派以独特的理伤手法、固定方法以及伤科用药著名。流派创始人梁财信经名医潘日舒倾囊相授，后广开医馆，以自制的跌打丸、跌打酒和跌打膏药享誉佛山。梁氏后人对梁氏骨伤不断传承与发展，梁财信曾孙梁以庄、梁匡华编著《广东光汉中医伤科讲义》，提出伤科特殊四诊，强调内外治疗与护理饮食并重，注重气血经络、临床与创新，充分反映了梁氏骨伤学术核心思想。

平乐郭氏正骨流派，历经220余年，盛传八代。第六代传人郭维淮归纳总结前人学术思想及经验为"平乐正骨气血辨证理论"，以及"三原则""四方法"。第七代传人郭艳锦、郭艳幸又扩展平乐郭氏正骨流派学术思想为"七原则""六方法"，并构建了平乐正骨"平衡理论"体系。该流派是一个理论体系完整、学术内涵和诊疗经验丰富的中医骨伤科学术流派。

陇中正骨流派继承和发扬传统中医学，吸收现代医学，是在新医正骨疗法、清宫正骨手法、平乐正骨手法，以及民间正骨手法和药物疗法基础上形成的具有地域特色的学术流派。其创始人郭均甫先后拜师郭鸣岗、王宏基和郭耀堂，其传承人借鉴现代医学，不断探索、完善，形成以手法复位、夹板固定、药物治疗和功能锻炼为主的学术体系。

吴门医派骨伤流派以深厚的历史文化底蕴，在各地骨伤流派中独树一帜。吴门医派骨伤流派萌芽于元末明初，最具代表性的是明代苏州名医薛己。薛己认为"肢体伤损于外，则气血伤于内，营卫有所不贯，脏腑由之不和"，故而需要"求之脉理，审其虚实，以施补泻"，认为古人所言"人之所病，病疾多；医之所病，病道少"，原因在于医者"患在不能贯而通之耳"，提出"十三科一理贯之"的伤科诊治思想，以气血立论，开创了中医骨伤科的内治法。薛己所著《正体类要》，是吴门医派骨伤流派的第一本专著，也是中医骨伤科发展史上一本重要的专科著作，清代的《医宗金鉴·正骨心法要旨》即以此书为主要参考资料，并说："今之正骨科，即古跌打损伤之证也。"提出了正骨八法，即摸法、接法、端法、提法、按法、摩法、推法、拿法。发展到今，有手摸心会、拔伸牵引、旋转屈伸、提按端挤、摇摆触碰、按摩推拿、夹挤分骨、折顶回旋等中西医结合新八法。可以说，《正体类要》所创立的骨伤内治法思想，对现代临床仍有重要的指导意义。近代吴门骨伤的发展也从未停止步伐，名扬苏城内外的骨伤科名医葛云彬先生，创立了闻名遐迩的葛氏伤科，以手法治疗骨折与伤科内治两擅长，葛氏伤科已成为苏州市中医医院骨伤科的建科之本；楚纫佩将楚氏伤科"循经治疗，由表及里，舒筋散结，行气活血，滑利关节"的伤科治疗手法推向极致，苏州金阊医院也成为楚氏伤科传承发展基地；闵氏伤科更是以"疗效显著的治伤方药、伤膏药和正骨手法及夹板固定技术"称著苏城，苏州平江医院、昆山市中医医院等医疗机构早已成为闵氏伤科传承发展的大本营。

上海地区骨伤流派众多，如石氏、魏氏、王氏、施氏、闵殷氏、陆氏、余氏、楚氏等八大家。此外还有南方流派、蜀中流派、北方流派等众多流派，不胜枚举。

除以上述及的各领域专科学术流派外，尚有儿科领域，如苏州吴门医派金氏儿科流派、杭州宣氏儿科流派、西岐王氏济生堂儿科流派、齐鲁小儿推拿流派、福州陈氏儿科流派、龙岩郑氏儿科流派、漳州刘氏儿科流派等；喉科领域，如无锡黄氏喉科流派、西阳喉科流派、新安郑氏喉科流派、苏州吴门医派马氏喉科流派等；外科领域，如上海顾氏外科流派、四川文氏外科流派；内科领域，如新安王氏内科流派、长安米氏内科流派等，以及其他众多杂病流派。

中医学博大精深，随着社会及科学的进步，中医学不断被传承与发展。历代医家经过理论研究及临床积累，从多角度、多方面积极探索与研究，形成各自的学术观点，促使丰富的学说不断积累，从而形成更多的学术流派。不同的学术流派具有各自的学术主张、学术方法，各流派间不断争鸣、渗透，一定程度上促进了中医学理论体系的发展、完善。因此，我们应当重视中医学术流派的传承与研究。当前各学术流派主要以家传、师承、研究生教育等方式传承。一方面，受当前社会环境及教育体制的影响，同质化的学术思想不断被灌输，地方特色与流派难以纳入教学，整体流派传承与发展日渐式微。另一方面，各流派现虽有传承人，但其学术实力和影响力与前人相比尚有差距，部分甚至出现了断层、脱节。此外，还有现代医学对中医的冲击，导致部分中医工作者以西医为工具的同时逐渐丢弃了中医。对于中医学术流派的研究，应博通古今，横向与纵向相结合，而目前中医学术流派研究局限于地方性、零散性，系统性与深度均欠缺。近年成立的江苏省中医流派研究院，下设吴门医派、孟河医派、龙砂医派、澄江针灸学派四个分院，聚焦中医学术流派研究，架构中医流派组织管理、开展研究、专家咨询和学术交流等体系，开展中医流派传承创新研究，加强中医流派人才队伍建设，弘扬中医流派深厚文化底蕴，打造中医流派开放共享平台，不失为中医流派研究的一种创新性举措。总之，中医学术流派如何传承与发展尚需广大中医人士深入思考。

地域性中医学术流派研究

"中医学术流派是医学理论产生的土壤和发展的动力，也是医学理论传播及人才培养的摇篮。"国医大师裘沛然先生高度概括了中医学术流派在中医发展过程中的重要作用。王琦教授也认为学术流派形成了中医学术多元化、多样化的生动局面，推动了中医学的整体发展。学术流派虽然以学术为主线，然而"一方水土养一方人"，地域性是中医学术流派显著的特征，地域性医学流派是中医"三因制宜"原则之因地制宜的具体诠释。事实上，在众多的医学流派中，冠以地方名称的不在少数，像吴门医派、孟河医派、新安医学等首批64家中医学术流派建设单位中，有62家传承工作室均以某地、某病或某科传承工作室来命名。加强对地域性医学流派的研究，有助于中医学理论的不断创新和临床诊疗体系的丰富发展，提高临床治疗效果。

一、地域性医学的发端

《素问·异法方宜论》中首次记述了五方地域致病的不同性。黄帝问岐伯：为什么同一疾病采用不同的治法，最后都能治好？岐伯明确回答是"地势使然也"，引出了五方地域致病说："东方之域，天地之所始生也，鱼盐之地，海滨傍水，其民食鱼而嗜咸，皆安其处，美其食，鱼者使人热中，盐者胜血，故其民皆黑色疏理，其病皆为痈疡，其治宜砭石……西方者，金玉之域，沙石之处，天地之所收引也，其民陵居而多风，水土刚强，其民不衣而褐荐，其民华食而脂肥，故邪不能伤其形体，其病生于内，其治宜毒药……北方者，天地所闭藏之域也，其地高陵居，风寒冰冽，其民乐野处而乳食，脏寒生满病，其治宜灸焫……南方者，天地所长养，阳之所盛处也，其地下，水土弱，雾露之所聚也，其民嗜酸而食胕，故其民皆致理而赤色，其病挛痹，其治宜微针……中央者，其地平以湿，天地所以生万物也众。其民食杂而不劳，故其病多痿厥寒热，其治宜导引按蹻……"

从以上文字可以看出，《内经》时代就认识到了因地域、气候等地理条件的不同，会形成不同的饮食和生活习惯，所产生的疾病也多有区别，需要采用不同的治疗方法，因地制宜才能取得良好的效果。这段文字的描述可谓是中医地域性医学理论的滥觞。《素问·阴阳应象大论》中也有类似的论述："东方阳也，阳者其精并于上，并于上，则上明而下虚，故使耳目聪明，而手足不便也。西方阴也，阴者其精并于下，并于下，则下盛而上虚，故其耳目不聪明，而手足便也。"概述了不同地域对人体阴阳状态的影响，将形成差异性的生理状态。

在《内经》地域性医学思想的影响下，后世医家对此多有发挥。张景岳谓："以气候验之，中原地形，所居者悉以居高则寒，处下则热。尝试观之，高山多雪，平川多雨，高山多寒，平川多热，则高下寒热可征见矣。"吴门医家张璐则着力于不同地域人群的区别性治疗用药："西北之人，惯拒风寒，素食煤火，外内坚固。所以脉多沉实，一切表里诸邪，不伤则已，伤之必重，非大汗大下，峻用重剂，不能克应。滇粤之人，恒受瘴热，惯食槟榔，表里疏豁，所以脉多微数，按之少实，纵有风寒，只宜清解，不得轻用发散，以表药性皆上升横散，触动瘴气，发热漫无止期，不至津枯血竭不已也。"

二、地域性医学流派的形成

地域性医学并不等同于地域性医学流派。众多的研究者认为一个医学流派的确立必须具备以下三要素：明确的中心学术思想、传承学术的群体（人才链）、体现流派学术思想的代表性著作，地域性医学流派也不例外。如果说地域医学是研究有显著差异的不同地理环境、气候条件等因素对人群体质和疾病发生、发展的影响，地域性医学流派则要求将地域医学的研究成果上升到一个具体而又稳定的中心思想，需要将中医的一般性原则结合当地地理、气候等特点加以应用，最终形成对该地区特有的疾病证候规律的认识和对具体医药运用的指导。

我国自古幅员辽阔，自然条件、文化习俗之间存在着差异，地理环境总体呈现西北海拔高、东南海拔低的地势，从而形成西北燥寒、东南湿热的气候特点。并且同一地区的气候特点也不尽相同，比如岭南与江南同为湿热气候，岭南地区热胜于湿，而江南地区湿胜于热；青藏地区高寒，东北地区寒湿，西北地区燥寒；等等。人们会因所处地区不同产生各具地域特点的疾患，各地的医家会因时、因地、因人进行辨证施治，学术的差异性自然就会因为地域的不同而显现出来。中医学术流派中著名的伤寒学派和温病学派就将疾病诊治的地域性特点淋漓尽致地体现出来了。应该说，地域性医学流派正是中医"三因制宜"中因地制宜法则内涵的具体化和体系化。

地域性医学流派的形成是基于相同的经济、文化背景的。相同的地域，往往具有相同的经济和文化背景，在价值取向上有某种一致性和认同感，更可能在学术观点、思维方式等方面趋于一致。空间的接近性更使得学术思想的快捷交流成为可能，这在信息闭塞和交通不便的古代显得尤为重要。种种条件的具备，一个地域性医学流派才能逐渐形成。例如，孟河医派发源于常州孟河镇一带，它的形成与孟河有利的地理位置以及当时经济、文化的繁荣有关。明清时期孟河镇交通便利，人才汇聚，文风兴盛，同业相互切磋，阐发古典经籍之奥义，或下承诸子百家之说，逐渐形成了孟河医派。孟河医派具有"用药轻灵，一归醇正"的用药特点，所用药物药性平淡、药力缓和而用量较轻，不以炫奇、猛峻求功，强调义理得当，与江南人群体质十分贴合。

地域性医学流派的形成与其他医学流派的形成一样，都离不开人才链的顶端人物，即流派开创者的缜密思维及其对临床现象的细微观察。位居金元四大家之首的刘完素，以火立论，提出了"心为君火，肾为相火"的理论。刘氏是中医寒凉派的代表人物，创建了"河间学派"，为中医温病学的形成和发展奠定了重要的基础。刘氏力主"六气皆从火化""五志过极皆为火""六经传变皆为热证"等学术观点，与我国北方地区气候干燥，以及刘氏所处时代的战乱频繁、疫病流行等不无关系。当时大多数医家仍习以《太平惠民和剂局方》之温燥方药应对，自然起不到临床效果，反有贻误病情之弊。刘氏通过大量的临床实践，仔细推究疾病的发生原因，认为"五运六气有所更，世态居民有所变，天以常火，人以常动，动则属阳，静则属阴，内外皆扰"，告诫医家"善用药者，须知寒凉之味"。刘完素对医学理论的创新开创了宋元医学分户的新局面，河间医学不再是单单的地域性医学流派，而且对后世产生了极其深远的影响。及至晚于刘氏近170年的朱丹溪，作为刘完素的三传弟子，沿袭师说，在相对富庶的江南，针对人们沉湎酒色、嗜食膏粱，导致相火炽盛、阴精被劫之证，吸纳他长，大倡"阳有余阴不足"论，治疗强调滋阴降火，终成滋阴派创始人，也成了医药中心南移的标志性人物。

三、主要地域性医学流派研究介绍

目前对地域性医学流派的研究，主要集中在流派的形成时间，地理、文化等因素对流派形成的作用，代表性医家的医事、医著回顾，流派主要的学术思想内涵，以及现代如何做好流派学术思想传承等方面。现择其要者介绍如下。

1. 吴门医派

吴门医派是产生于吴中地区（今江苏苏州地区）的地域性医学流派。"苏州历代名医辈出，见诸记载的有1 400余人，著作600余种，为国内其他地区所罕见。并涌现出了以温病学派为代表的吴门医派。"温病学说的形成，取决于苏州地区得天独厚的自然条件、文化及道德素养高的医家、文化繁荣的外部条件、学术交流与争鸣氛围，以及名医专科的推动等因素。温病学说是吴门医派的精髓，萌芽于刘河间的"火热病机"，从病因病机研制到辨证施治有一套完整的创新性理论体系。它的形成确立了以苏州为中心的温病学派的学术地位,既是吴医的精华,也是"吴中医学甲天下"的根基。难怪有学者认为吴门医派作为地域性流派,苏州地区的文化包容性使学术思想在此地交融,学术思想上以继承与创新为基本特征,而创新尤为瞩目。

2. 岭南医派

岭南位于中国南方,以广东地区为主体,是岭南医派的发源地和学术中心。岭南地区属热带与亚热带季风气候,日照长、气温高、雨水多、岚雾重、湿度大,人群"多湿热",故岭南医派在诊治中常合以清热、祛湿、利湿、化湿和渗湿等法。岭南医派医家众多,医籍丰富,据统计从汉代起至民国时期,岭南著名医家有500余人,著作有500多种,出现了第一位女灸学家鲍姑、中国牛痘接种术第一人邱熺、近代中西医学交汇的先行者陈定泰等。作为地域性医学流派,岭南医派着力于"三因制宜"原则在岭南地区的具体实践应用,岭南医家重视对岭南地域性疾病的研究,尤其在瘴疠、脚气病的诊疗等方面建树颇丰,《岭南卫生方》《脚气论》《三合集》《医碥》等就是这方面的专著。

3. 新安医学

新安医学发源于新安江流域的古徽州地区（以今安徽省黄山市为核心区域）,肇始于晋,形成于宋,鼎盛于明清,是我国传统文化底蕴深厚、徽学特色明显、学术成就突出、历史影响深远的地域性、综合性中医学术流派。见于史料记载的新安医家达800余人,著作800余部,三代以上世医60余家,这些成就成为新安医学学术兴旺、不断发展的一个重要标志。新安医学临床上形成的以"圆机活法、用药轻灵"为主体的多种风格,对中医学的发展产生了深刻的影响,一些学说已成为中医理论的重要组成部分。有学者认为新安医学的发展得益于天时、地利与人和,是历史、文化、经济、地理等诸多因素催化的结果,其中有中原文化的南迁,得天独厚的地理环境,繁荣发达的徽商经济,以及深厚博大的徽学底蕴。相对封闭的自然环境,聚族而居的生活习俗,坚固森严的宗族制度,造就了新安医学长期稳定的世医传承。

4. 齐派医学

齐派医学属于地域性医学学派的范畴,是指形成于先秦、发展于两汉,以古齐国为主要地域,并以秦越人、淳于意为主要代表的一个医学流派。齐派医学主要包括两个学术共同体,一个以秦越人为核心,一个以淳于意（仓公）为核心。秦越人,号扁鹊,战国时期齐国卢邑（今山东省长清区）人,是我国历史上第一个有正式传记的医家。他擅长四诊合参,尤以脉诊著称,所著《难经》确立了"独取寸口"脉法在脉学中的地位。淳于意（仓公）,西汉时期齐国临淄（今山东省淄博市临淄区）人，生于公元前215年，卒年不详。他以问答形式所叙述的"诊籍"是我国古代文献中所见到的最早医案。"诊籍"记载25个病案，论及20种脉象。凡"治病人，必先切其脉乃治之"，这是迄今为止医生以切脉为主要诊断依据的最早记载。

5. 旴江医学

旴江流域（现抚河流域）的南昌，是江西的政治文化中心，亦是旴江医学的学术传承中心。旴江医学以江西旴江流域为中心，是兴起于汉唐、发展于宋元、繁盛于明清的一个地域性医学流派。旴江医学名医辈出，医著宏富。据统计，自西汉至民国，旴江流域的16个县市有医家963人，医籍684种。以南宋陈自明、元代危亦林等为代表的名医圈，成为江西古代医学兴盛的标志，江西古代十大名医中旴江医家有陈自明、危亦林、龚廷贤、李梴、龚居中、喻嘉言、黄宫绣、谢映庐8位。有学者认为旴江医学的兴盛得益于旴江流域文化昌盛和教育发达，旴江医家大多由儒入医，学养深厚，尤其重视医学的教育，像席弘、李梴、龚信、龚廷贤、朱权、陈会、喻嘉言等医学家都在医学实践和医学教育方面有着杰出的成就。

6. 钱塘医派

形成于明末清初的钱塘医派，以浙江钱塘（今浙江省杭州市）为中心，延续至清末光绪年间，历时200余年。钱塘医派杰出医家众多，史料记载其有同门和师生关系的医家就有40多人，代表人物早期有卢之颐、张遂辰，中期有张志聪、张锡驹、高世栻，晚期有仲学辂。钱塘医派尊经崇古，研究、集注经典医籍，《张卿子伤寒论》《黄帝内经集注》《素问直解》等是同类图书中的翘楚。尤为重要的是钱塘医派开聚徒论医、办学讲医之中医培养人才之先河，凸显了钱塘医派研经、讲学和行医三位一体的显著特色。

7. 永嘉医派

南宋淳熙至淳祐年间，在浙江温州地区形成的以陈无择为主，以陈氏弟子王硕、孙志宁、施发、卢祖常等为骨干的永嘉医派，为中医较早形成的地域性医学流派。永嘉医派围绕编著、增修、校正、评述、批评《易简方》，开展热烈的学术研究和论争，与河间、易水学派一南一北，同时活动，兴旺一时，共同开创了宋金元时期医学学派争鸣、学术繁荣的局面，因而在中医学术发展史上占有一席之地。永嘉医派的主要著作包括陈无择的《三因方》，王硕的《易简方》，孙志宁的《增修易简方论》和《伤寒简要》，施发的《续易简方论》和《察病指南》，卢祖常的《易简方纠谬》等，对医学削繁就简，由博返约，进行尝试创新。

8. 海派中医

海派中医萌芽于明清，形成于近现代，它的形成有着特殊的时代背景——我国的国门被打开，西方文明大量涌入。所以海派中医在保持中医药主题内涵的同时，吸纳汇通了西方文明和西方医学的内容，既体现了"有容乃大""和而不同""止于至善"等传统文化的特质，又包含了多元发展、中西汇通、交融共存等近现代精神，呈现出海派文化的开放性、创新性、多元性等特点。有学者认为海派中医学术流派有着悠久的历史，明清以来出现过传承数代以上的众多医学世家，如青浦的何氏内科、陈氏内科，龙华的张氏内科，江湾的蔡氏妇科，嘉定的朱氏外科，奉贤的于氏眼科，以及石氏伤科、王氏疯科针灸、顾氏外科、夏氏外科等。而各地医家汇聚上海是海派中医形成的必要条件，特别是上海自1843年开埠后，费绳甫、丁甘仁、夏应堂、周雪樵、汪莲石、丁福保、谢利恒、恽铁樵、包识生、余听鸿、曹颖甫等一大批名医名师移民上海，海派中医的特征逐渐凸显。

9. 八桂医学

八桂是广西的指代，其山环水抱、岭谷相间的地理环境是八桂医学孕育产生并发展壮大的摇篮。八桂医学是极具地方特色和民族特色的医学流派，包括壮医药流派、瑶医药流派等，是八桂医学中优秀的民族文化瑰宝。八桂医学中妇科流派、针灸流派、骨伤流派等具有显著的诊疗特色：妇科强调以肝肾为本，以血为用，临证须以脏腑辨证作为依据；针灸重视针灸经典的研究与运用，推崇针灸子午流注学说；骨伤擅长以八桂特色药物和独特整治手法治疗。这些特色的诊疗方法极大地丰富了八桂医学的内涵。

四、结语

中医学历经几千年的绵延，在各个不同时期、不同地区形成了不同的医学流派。中医学术流派的形成与所处时代的政治、经济、文化等社会发展的状态密切相关，也与所处地域不可分割。我国幅员辽阔使得各地区的地理环境、气候条件、生活习性等有着巨大的区别，也促进了医学思想的创新和临床诊疗措施的丰富与发展。地域性医学流派既是中医学术流派的显著特征，也是其重要的组成部分。清代张倬在《伤寒兼证析义》中说："医以天下民生为己任，当具通天下之才识。非胶执一己之见，固守一隅之法者，之所能管窥也。"深入研究中医学术流派，重视地域差异在医学流派形成中的作用，探析受地域因素影响而萌生的医学新理论，将有力助推中医学的发展，对培养中医人才及提高临床效果大有裨益。

吴门医派概要

苏州作为我国一个久负盛名的历史文化名城，历史上有"吴中""吴下""三吴"之称，2 500多年的建城历史，积淀了丰厚的吴文化底蕴。千百年来，苏州地区名医辈出，著述丰富，促进了中医学的发展和繁荣，形成了颇具特色的吴门医派。

吴门医派是中医学中一个重要学术流派，起源于元末明初，发展于明代，鼎盛于清代，是吴中医学的精华所在，在国内久负盛名，世称"吴中医学甲天下"。吴门医派以"吴中多名医，吴医多著述，温病学说倡自吴医"为其显著特征，在我国医学史上占有相当重要的地位，产生了广泛影响。纵观中医学发展史，学术流派层出不穷，但很少有流派像吴门医派这样，对社会、医学发展造成深远影响。下面就吴医的历史源流，吴门医派的形成与特征，以及如何传承吴门医派等作一概要阐述。

一、吴医的历史源流

1. 吴医的区域范围

吴，最早为古国名，世称吴国，亦称句吴、勾吴。《史记·吴太伯世家》记载：太伯、仲雍"奔荆蛮，文身断发"，"自号句吴"。吴国的鼎盛时期是春秋后期，作为当时的五霸之一，在公元前514年，伍子胥"相土尝水、象天法地"，筑起了阖闾大城（苏州古城的前身）。通过一系列的战争，吴国的势力范围扩大到了浙江北部、淮河以南，现在的江苏省大部、浙江北部、安徽南部都成为吴国的领土。打败了楚国后，势力一度扩张到江西、湖北部分地区，于是江西北部地区就有了"吴头楚尾"之称。

随着朝代的更迭，"吴"作为国名早已不复存在，人们将当初吴国所辖的一些地区统称为吴地。《汉书·地理志》载："今之会稽、九江、丹阳、豫章、庐江、广陵、六安、临淮郡，尽吴分也。"《后汉书》记载此时吴郡辖13城。三国时期建"东吴国"，上承东汉，广义上吴地范围大体与前朝相似，吴郡领15县。隋唐以降，吴地的概念逐渐缩小。唐开元年间，以苏州为中心的吴地，是时称江南东道（当时分天下为15道）的核心地区。宋徽宗时期，苏州升为平江府，领吴（吴县）、长洲、昆山、常熟、吴江、嘉定等二县四州。据《大明一统志·苏州府》记载，明初改苏州府直隶南京，领一州七县，即在宋时的基础上加崇明和太仓。清朝时吴地略有变化，但均接近于现在苏州地区的范围。

作为地名，吴地历史上有吴、吴县、吴门、吴郡、平江府、吴中、吴下、三吴等称谓。如果用地域的概念来统领，由吴地而吴医，凡是发生在吴地地区的医学活动都可以称之为吴医。一般认为吴医的区域范围是明清时期以吴县为中心的苏州府所领州县，与现在的苏州地区大致相仿。

2. 吴中医学概述

吴中医学最早可以上溯到春秋战国时期。据葛洪《神仙传》记载，周代吴人沈羲，学道于蜀中，炼丹制丸，给人治病常有奇效。这是关于吴中医家的最早记载，也是江苏医家的最早记载。还有汉代的赤松子、负局先生，南北朝的顾欢等，都身兼道家背景，却懂得医学，施济百姓，消灾治病，这也是中医学早期的特点之一。

由南北朝至唐朝，吴中医学逐渐发展，出现了能够运用中医理论来指导治疗疾病的医家，也开始了对外的交流。南朝陈天嘉二年（561），苏州有僧人知聪，精通医术，携《内外典》《本草经脉经》《明堂图》等164卷医书赴日。其先在朝鲜停留一年余，传授医学，后再去日本传授中医及针灸技术。知聪后辈继承祖业，被日本天皇赐以"和药使主"称号，子孙世袭职位，成为日本最有影响的世医。

苏州的第一位御医出现在唐朝。据郑处诲的《明皇杂录》记载，唐开元年间，有医者纪朋，苏州人，精于望诊，观人颜色，不待诊视六脉，便知疾病深浅。他的学生周广，尽得老师所授，唐玄宗特召周广为御医，在宫中治病，屡获奇效。这是苏州历史上第一位御医。

宋室南迁，国家政治、经济、文化中心也随之南移，从中国的北方和中原地带迁徙来了大批官宦和知识分子。他们当中有不少人是精通医学的，有的还是职业医生。如宋医官沈良惠由汴（今河南开封）迁吴，高宗赐书"良惠"二字，吴人遂以良惠称之，自宋入元至明，沈氏代有名医。有的则家中自办药局。这在一定程度上给江南一带带来了不少新的医学知识，促进了吴中医学的发展。南宋时期，苏州先后出现了医院和药局，也出现了内科、外科、针灸科、儿科等专科医家。现保存在苏州碑刻博物馆内的宋代石刻《平江图》，其东南隅上镂刻着"医院"二字。据考证，这所医院创建于宋嘉定年间，后来变成了专为囚犯治病的"安养院"。这是苏州历史上最早的医院，也是中国历史上有实物可考，并且定名为"医院"的最早一所医院。医院、药局等医疗机构的建立，能够将医药人员组织起来，收治病人，尤其是遇上瘟疫流行，它的优越性就愈加显现。无疑，这对吴中医学的发展是一个重大的进步。宋元时期，吴中医学以儒医、世医为特征，出现了葛氏、韩氏、钱氏等享有盛誉的世医之家，也有了"言医者，莫盛于中吴"之说。

明清两代，吴中名医辈出，著述洋洋，是吴中医学的鼎盛时期，吴中医学开始走到了行业的前列。明初长洲人盛寅，少年时从王仲光学医，尽得其传，大有医名。明成祖召其诊病，疗效甚佳，授太医院御医。明仁宗时，掌管太医院事，著《六经辨证》《医经秘旨》《脉药玄微》等。弟盛宏，子盛侯，侄盛伦，孙盛恺、盛旷，俱以医术闻名。缪仲淳不仅在药物学上有极高成就，在临床各科上都有所造诣，著有《先醒斋医学广笔记》《神农本草经疏》等著作。薛己，私淑李东垣，内外妇幼，本草之学，无所不通。他先精疡科，后以内科得名，明正德年间被选为御医，开温补派之先河。随着温病学说的形成，清代更是吴中医学的极盛期，涌现了叶天士、薛生白、周扬俊、张璐、徐灵胎、尤在泾、曹沧洲等一大批医学大家。

二、吴门医派的形成

《四库全书·总目提要·医家类》指出："儒之门户分于宋，医之门户分于金元。"一个医学流派的形成，既要有对经典学术的传承和发扬，又要有新的学术创新和流传，临床的技能必须要上升到理论的层面，可以用形成的理论指导具体的临床实践。"纵观中医各学派，始发于创新，迭见于群体的继承。"因此，学术思想、人员的有序架构、著作及其影响成了新的医学学术流派形成的三要素。

从医学史的研究角度来分析，随着吴文化的兴起，吴地的医学活动也就自然产生了。然而，并非所有的医学活动都能形成一种具有鲜明特点的医学流派。吴中医学能够形成一种医学流派——吴门医派，其肇始应该是元末明初浙江浦江（今金华）名医戴思恭来吴行医，史称戴思恭为"吴医形成的引导者"。

戴思恭，字原礼，号肃斋，其父戴士尧为名医，幼承父业，继向金元四大家之一朱丹溪学习医术，潜心医学理论，洞悉诸家奥旨。朱丹溪弟子甚多，戴思恭颖悟绝伦，刻苦好学，最受朱丹溪的赏识。朱丹溪曾将记载着自己治学心得和临床经验的笔记借给戴思恭研读，戴氏医术日益精湛，治疾多获神效，由是以医术名世，曾为明朝御医。

元末明初，戴思恭来苏州悬壶行医，凡吴人看病，他每开一方收银五两。由于他是金元名医朱丹溪的高徒，医术高超，一时声誉鹊起。苏州本地人王宾（字仲光）就去拜见他，向他请教学医之道。王宾在他的指点下，熟读《素问》等书，并得到他所秘藏的《朱彦修医案》十卷，由此继承了辨病诊疗的学术经验，朱氏与戴氏学术得以"本土化"。

王宾将殁，因无子，将书传于学生盛寅，《明史·方技传》称"寅既得原礼之学，复讨究《内经》以下诸方书，医大有名，永乐初为医学正科"。又有元末明初苏州人葛应雷、葛可久父子，以医名于时。《明史·方技传》称："时北方刘守真、张洁古之学未行于南，有李姓者，中州名医，官吴下，与应雷谈论，大骇叹，因授以张、刘书，自是江南有二家学。"他们吸取刘完素"河间学派"、张元素"易水学派"的成果，对疑难杂症能应手而愈，享名江南，著有现存最早关于治疗虚劳的专著《十药神书》等。

王宾、盛寅继承传播了朱丹溪的学说，葛应雷则继承传播了北方以刘完素、张从正为代表的中原医学，吴门医派由此而发端，杨循吉《苏谈》说："吴下之医由是盛矣。"

真正使吴医广传天下者，当是清乾嘉年间的名医唐大烈，代表作是《吴医汇讲》。用作者自己的话来说："是集，凡属医门佳话，发前人所未发，可以益人学问者，不拘内外女幼各科，无不辑入。"阅读是书，其中有经典著作的注解阐发，有学术理论的争鸣探讨，有临床治验的记录，有药物方剂的解释、考证，有医话歌诀等，无所不包。叶天士的《温证论治》、薛生白的《日讲杂记》、杨立方的《读〈伤寒论〉附记》等均全文刊入，吴地医学也进入明清的鼎盛时代，"吴医"也得以为天下人所周知。

如果说吴门医派始发于金元时期的戴思恭、王仲光等医家，他们也仅仅是"溪流"的源头，"大江大河"的形成还要到之后的辈出名医和洋洋著述，特别是由此而形成的一脉相承的学术思想。正如吴怀棠在《吴中名医录》序言中所言：吴中地区数百年来涌现出不少名医，"有闻名邦国者；有饮誉乡里者；有创造发明，著书立说而成为一代宗师者；有精于脉理，善诊妙治而留范千百医案者；有广注阐解经典者；有专论克治时病者；有精通诸科者；有独擅一技者……总观诸贤，不惟医道高超，且皆医德隆厚"。这一庞大的医学名家群体，形成颇具特色的地方医学流派，在中国医学史上有重要的地位。

三、吴门医派的突出贡献——温病学说

分析吴门医派众多医家的学术成就及思想，大致可以分为以葛乾孙、缪希雍等为代表的吴门杂病流派，以张璐、柯琴等为代表的吴门伤寒学派，以叶桂、吴有性等为代表的吴门温病学派，以薛己、王维德等为代表的吴门外科学派。其中，温病学说是吴门医派对中医学的突出贡献。

温病学说是吴门医派最实质性的内涵之一，它的形成虽然与吴中地区的地理环境、气候条件等密切相关，更主要的是因吴中名医辈出、学术包容，继承与创新并举，始有"吴中医学甲天下"的局面出现。梳理温病学说的形成过程，历经萌芽—形成—鼎盛三个时期，一个地方医学流派能在医学发展的历史长河中独树一帜，真正体现了吴门医派的重临床、重疗效、重师承而敢于争鸣，重门派更兼百家的基本特征。

1. 萌芽时期：以元末明初王履为代表

王履（1332—1391），字安道，号畸叟，江苏昆山人，早年从师朱丹溪，《古今医统大全》称之"学究天人，文章冠世，极探医源，直穷奥妙"，存世著作有《医经溯洄集》。从书名即可看出王履对医学的探本溯源之意。该书探讨了《内经》《难经》《神农本草经》《伤寒论》《金匮要略》等医学典籍及晋以后20余家之说，短小精悍，内容广泛，提出了不少精辟见解。

王履明确提出了"温病不得混称伤寒"的观点，澄清了当时关于温病、伤寒的模糊看法。他认为温病和伤寒是两类不同的疾病，在治法上温病当以"辛凉苦寒"，有异于伤寒的"辛温解表"，从而使温病在名称和治法上摆脱了伤寒的羁绊，突破了传统诊病"法不离伤寒，方必遵仲景"的条条框框，终使发端于伤寒的温病学脱离了伤寒的体系，也使王履成为明清吴门医派温病学理论的重要奠基者。所以清代温病学家吴鞠通称赞王履"始能脱却伤寒，辨证温病"。

2. 形成时期：以明末清初吴有性为代表

吴有性（1582—1652），字又可，号淡斋，江苏吴县（今江苏苏州）人，传世著作有《温疫论》。该书对瘟疫的病因、病机、传变及治疗等均有真知灼见，自成体系，发前人所未发，堪称我国医学史上第一部温疫学专著，对后世温病学家产生了极其深远的影响。

首先，吴氏提出来"戾气"致病说。"瘟疫之为病，非风、非寒、非暑、非湿，乃天地间别有一种异气所感"，他把这种"异气"叫作"杂气"（又称疫气、疠气、戾气），以传染为其特征，将"瘟疫"与其他热性病区别开来，从而使对传染病病因的认识突破了前人"六气致病学说"的束缚，可谓意义非凡。

其次，吴氏指出了"戾气"致病的方式，即传染途径，主要有两种："有天受，有传染受。""天受"就是空气传染，"呼吸之间，外邪因而乘之"，"邪从口鼻入"；"传染受"就是指通过与病人的接触而染病。更难能可贵的是，吴氏已经注意到了疫病的发生，既可以是散发的，也可以是大流行的。

吴氏的这些认识，并非闭门造车，而是基于对疾病的细致观察。当时江南一带瘟疫流行，"一巷百余家，无一家仅免，一门数十口，无一仅存者"，用治伤寒法诊治，导致"迁延而致死，比比皆是"。吴氏深感"守古法不合今病，以今病简古书，原无明论，是以投剂不效"，所以"静心穷理"，基本形成了中医学瘟疫辨证论治的框架，为吴中温病学派的崛起奠定了基础。

3. 鼎盛时期：以清代叶桂为代表

叶桂（1667—1746），字天士，号香岩，别号南阳先生，江苏吴县（今江苏苏州）人，居上津桥畔，故晚年又号上津老人，传世著作有《温热论》《临证指南医案》。《温热论》是叶氏治疗温病的经验结晶，概述了温病辨证归类的纲领、传入途径、诊断要点、治疗原则，对临床实践具有指导意义，为一篇承先启后的著作。《温热论》的问世，标志着温病学说理论体系的确立。

叶氏不仅仅是接受了吴氏的温病"口鼻传入"理论，而且着力阐述了温病的传变途径和规律。《温热论》开篇即言："温邪上受，首先犯肺，逆传心包。"十二字箴言成为温病学说里程碑式的理论。叶氏所言的"逆传心包"之变，揭示了温邪为患可迅疾内传心营，导致病情恶化，出现神志异常的证候特点。

叶氏温病理论的核心是卫气营血辨证。他在《温热论》中这样写道："卫之后方言气，营之后方言血。在卫汗之可也，到气才可清气，入营犹可透热转气，入血就恐耗血动血，直须凉血散血。"论述了温病发生发展过程中的病位浅深、病情轻重及病程的先后阶段，概括了卫、气、营、血四个阶段的证候特点及其治疗大法，就此成为温病辨证论治的首要纲领，同时确立了卫气营血辨证在温病治疗理论中的中心思想。

四、吴门医派的特征

1. 名医多：代代相传的医家群体

吴门医派形成后的数百年间，特别是明清两代，吴中名医辈出，著述洋洋，是吴中医学的鼎盛时期。据《吴中名医录》记载，元代吴中医家58人，明代近400人，清代近700人。著名医家如薛辛、葛可久、王安道、薛立斋、缪希雍、吴又可、叶天士、薛生白、周扬俊、徐灵胎、张璐、尤在泾、王洪绪、陆九芝、曹沧洲等。

清末民初，苏州又出现了一批名医，如吕仁甫、王霖、鲍竺生、陆方石、陈憇亭、艾步蟾、顾伯平、陈星华、陆晋笙、汪逢春、马筱岩等。民国时期的苏州中医，有以顾允若为代表的杂病派，主治风、痨、臌、膈；有以经绶章、李畴人为代表的温病派，主张用药轻清，以祛病邪；有以顾福如为代表的中西汇通派，以中医中药为主，吸取西医西药的知识，并用于临床实践。尽管学术特点不同，但基本上仍然保持吴门医派的传统本色。

1949年后，吴门医派得到了新的发展，成立了苏州市中医医院，组织散在各联诊、个体门诊的名医，集中于中医院内。在苏州地区，先后出现了黄一峰、陈明善、钱伯煊、承淡安、叶橘泉、王慎轩、宋爱人、葛云彬、费浩然、金昭文、郑连山、马友常、奚凤霖等一大批名医，为弘扬吴门医派传统特色做出了很大的贡献。

这些代代相传的医家群体，有世代为医的吴中世医，有名士鸿儒、饱读经书的苏州儒医，有技高一筹的吴门御医，也有亦官亦医的姑苏仕医，更多的是潜心诊病、著书立说的吴门名医，可谓群星灿烂，熠熠生辉。

2. 著述多：传世著作丰富多彩

吴中历代医家，既有高超的临床技术，又积累了丰富的医学理论，善于著书立说，他们在长期的医疗实践中，为后人留下了大量的医学著作。最早的吴医著作，当是宋代吴县滕伯祥的《走马疳真方》，又名《走马疳治疗奇方》《走马急疳真方》，撰于宋德祐二年（1276），首论口疳治法，现有《三三医书》刊本。存世较早的抄本，应是昆山郑氏妇科始祖宋代薛辛的《女科万金方》，目前可见藏于国家图书馆的明代抄本。原刻存世最早的，当是元代王珪所著的《泰定养生主论》，为明正德六年（1511）刻本，现藏于国家图书馆，弥足珍贵。除此以外，从未刻印过的抄本、稿本以至孤本古籍还有很多，令人瞩目。清代太仓萧霆《痧疹一得》的咸丰抄本，清代吴县缪遵义《温热朗照》的稿本，明代长洲赵良仁《金匮方论衍义》的抄本，明代吴县沈野《暴症知要》的抄本，以及常熟缪希雍《神农本草经疏》的明天启刻本等，都是难得的版本。

这些古籍中，影响较大的还有元代的《十药神书》，明代的《医经溯洄集》《薛氏医案二十四种》《幼幼新书》《温疫论》，清代的《绛雪园古方选注》《释骨》《临证指南医案》《医经原旨》《温热论》《湿热论》《徐氏医书六种》《医宗说约》《张氏医通》《伤寒贯珠集》《金匮心典》《外科证治全生集》《世补斋医书》《吴医汇讲》《针灸逢源》《临证度针》等。

据《吴医存见录》统计，作者所见的历代吴医古籍 530 余种，内容丰富多彩，涉及内经、伤寒、金匮、温病、本草等各个方面。近年来，笔者关注于吴中医学古籍的考录，收载有 1 900 余种各类吴中古医籍。1982 年卫生部下达了中医古籍整理计划，在所列的 592 种书目中，吴医古籍就有 58 部，占近十分之一，如此大的比重足以说明吴中医学在中国医学史上具有举足轻重的地位。

3. 创新的学术思想体系

温病学说：首先，温病学派将温病从伤寒中独立出来，纠正了前人的错误，补充了前人在理论上的空白，使温病的治疗摆脱了《伤寒论》的束缚，本身就是一种巨大的理论创新。其次，吴有性创造性地提出"戾气"通过口鼻侵犯人体，使人感染瘟疫，科学地预见了传染病的主要传播途径是从"口鼻而入"，初步建立了中医传染病学。再者，温病辨证论治的纲领——卫气营血辨证，补充了传统的"六经辨证"和"八纲辨证"的内容，为中医诊断学的发展做出了突出的贡献。

络病理论：络脉是中医基础理论的组成部分，对其病变认识的络病理论初见于《黄帝内经》，张仲景在《伤寒杂病论》中对其有更为详尽的论述。真正使之在临床上作为准则应用的还是清代医家叶天士，他在《临证指南医案》中提出了"久病入络""久痛入络"等千古名论，引领着络病的临床诊治。对临床更有指导意义的是叶天士将通络药物应用于具体病案中，形成了诸多通络治法。现代络病理论研究兴起，全面从人体的微结构来认识络病的发生与发展，探讨络病的实质内容，为多种疑难病提供了新思路、新方法，其发端应为叶天士的络病理论。

胃阴学说理论：叶天士认为脾胃虽同属中土，但两者不能混为一谈。"纳食主胃，运化主脾，脾宜升则健，胃宜降则和""太阴湿土，得阳始运，阳明阳土，得阴自安，以脾喜刚燥，胃喜柔润也"，脾胃分论是胃阴学说的关键点。叶氏提出甘凉柔润、滋养胃阴的见解，补充了东垣刚燥温升、健运脾阳的偏颇，从而为胃阴学说奠定了理论基础。

五、吴门医派的现代传承

1. 成立吴门医派研究的专门机构

近年来，党和政府高度重视中医药事业发展，《国务院关于扶持和促进中医药事业发展的若干意见》和江苏省政府《关于进一步加快中医药事业发展的意见》明确要求做好中医药继承工作，研究历代名医、流派的学术特点和学术思想，弘扬中医药文化。苏州市人民政府在2013年底在原苏州市中医药研究所的基础上成立了吴门医派研究的专门机构——苏州市吴门医派研究院，围绕吴门医派在理论、专病、专药、文化上的特色优势，开展多学科、多层次的科学和文化研究，建设集基础研究、应用基础研究、应用研究及开发研究为一体，产、学、研相结合，医、药相结合的国内一流的中医药研究创新平台，逐步形成"有理论、有人才、有专病、有专药、有成果"的新吴门医派中医药理论和文化体系，推陈出新，更好地为大众的健康服务。

2. 整理出版相关著作

苏州市中医医院图书馆古籍库藏有万余册医学古籍，苏州市吴门医派研究院在编写古籍目录的基础上，整理出版了大型吴医古籍丛书——《吴中医集》，收载了40多部中医古籍，字数500多万，引发社会强烈的反响。之后《吴中名医录》《吴中十大名医》《吴中秘方录》《吴门医派》《吴医荟萃》《清代吴中珍本医案丛刊》《曹存心医案全集》《吴门医派珍本医案六种》等的相继出版，使吴中医学的古籍整理有了良好的开端。《吴中当代名医医案丛书》《奚凤霖医论集》《临证经验荟萃》《吴怀棠医学文集》《任光荣医论与临床经验集》《吴中名医碑传》《吴中医家与医著》《吴医寻踪》《吴门医派代表医家研究文集》等著作的出版，为吴门医派注入了新时代的内容。

3. 确立研究总体方向

苏州市吴门医派研究院成立后，为了繁荣吴门医派学术研究，根据叶天士提出的"久病入络""久痛入络"等千古名论,将"络病理论的基础与临床研究"作为吴门医派今后中长期的研究方向之一。旨在探究络病理论在临床各科实践中的具体应用,彰显吴门医派络病理论对临床的指导意义,丰富络病理论临床运用的内涵。另外,吴地多暑湿,为了探究湿邪对疾病的影响,苏州市吴门医派研究院提出了"湿邪致病学说"研究课题。

4. 依托医院,多方位开展研究

苏州市吴门医派研究院依托苏州市中医医院,秉承"两院一体"的总体思路,传承与研究并举、传统与现代相彰,多方位推动吴门医派学术思想和文化的继承与创新,促进苏州市中医药事业全面发展。

医院的组织架构有临床各科室、吴门医派杂病传承工作室、名医工作室、示范门诊等,共同参与吴门医派的学术研究。吴门医派杂病传承工作室是全国首批中医学术流派工作室建设项目,利用这样一个契机,制定流派特色诊疗技术推广应用方案,采用培训、师带徒等方式和大数据等技术,多方位开展研究,突出中医临床技能的科技进步这个中心,带动中医医疗水平的提高和中医人才培养的发展,发扬吴门医派的传统特色和优势,推动吴门医派的现代化进程,使苏州中医药事业步入全省乃至全国的先进行列。

5. 设立"苏州市吴门医派研究专项科研基金"

为了更好地开展对吴门医派的深入研究,继承和发扬吴门医派学术特色和优势,苏州市中医药学会、苏州市吴门医派研究院吸收社会资金,共同发起设立"苏州市吴门医派研究专项科研基金",经苏州市科技局批准,该基金项目列入苏州市科技局年度科技发展指导性计划项目。

(原载于《江苏中医药》2016年第10期,有修改)

吴医与吴门医派

吴文化的兴起是吴医产生的客观条件。随着吴医的不断传播,其影响也不断扩大,其后温病学派创立,成为吴门医派学术的核心内容。从吴医到吴门医派,经历了相当长的历史时期。吴门医派作为独树一帜的中医学术流派,既是吴医的精华,也是"吴中医学甲天下"的根基。

一、吴文化的兴起是吴医产生的基础条件

吴文化的起源可以追溯到上古时期的泰[①]伯奔吴之说,《左传》《国语》《史记》《汉书》《论衡》等古籍中有着类似的记载。《论衡》云:"昔太伯见王季有圣子文王,知太王意欲立之,入吴采药,断发文身,以随吴俗。"泰伯奔吴既是吴国历史的开始,也实现了中原文化与土著"荆蛮"文化的首次交融,从而产生了吴文化。

公元前514年,伍子胥"相土尝水、象天法地",筑起了阖闾大城(苏州古城的前身),吴国逐渐走向强盛,势力范围扩大到整个江苏南部,后来通过一系列战争,扩大到浙江北部、淮河以南,现在的江苏省大部、浙江北部、安徽南部都成为吴国的领土。阖闾大城迅速成为当时吴地的政治、经济、文化中心,促进了吴文化的进一步发展。吴文化与中原文化的兼收并蓄、取长补短,使吴文化与中原文化之间的差距逐渐减小,同时吴文化没有因为吴国的消亡而消失,而是绵延至今,发展成为中华文化中一颗璀璨的明珠。

吴文化是由"吴"之地域名称而得,从"勾吴国"到"吴县",再到"平江府",虽历经朝代变更,但吴县的名称与建制一直未有大的变动。"吴文化"指的是广义上的吴地文化,包括吴国文化的源流及后世吴地文化的发展,甚至还包括吴地文化的传播和影响所及,时间跨度应该是指吴地自有人类活动开始,直至现今的各种物质、精神的文化创造。

[①] 泰:通"太"。吴太伯,亦作泰伯。

二、吴医的历史源流

从医学史的研究角度来分析,有了人类的活动就会产生一些医学活动,不管这样的活动是有意的还是无意的,吴医也不例外。如果用地域的概念来统领,简而言之,凡是发生在吴地地区的医学活动都可以称之为吴医。

据史料记载,早在周朝,一些道家兼医家就在吴地制丸炼丹、施济百姓,比如沈羲。晋代葛洪在其著作《神仙传·沈羲》中说:"沈羲者,吴郡人也。学道于蜀中,但能消灾治病,救济百姓,而不知服食药物。功德感于天,天神识之。"后来汉代的赤松子、负局先生,南北朝的顾欢等人均在吴地活动,以解百姓灾病。

在《苏州府志》中有这样的记载,唐朝有名医纪朋,他的学生周广曾任御医,为苏州第一位御医。《明皇杂录》中说到周广的医术时这样写道:"开元中,有名医纪朋者,吴人也。尝授秘诀于隐士周广,观人颜色谈笑,便知疾深浅。言之精详,不待诊候。"

南北朝时期,苏州有僧人知聪,精通医术。陈天嘉二年(561),他携《明堂图》《本草经脉经》和《针灸甲乙经》等医药书籍164卷,到日本传授汉方医学及针灸技术,开始了吴医的对外交流。他的后人继承祖业,被日本天皇赐以"和药使主"称号,子孙世袭职位,成为日本最有影响的世医。

元明时期,苏州名医戴思恭、王履、赵良仁等,师承"金元四大家"之一的朱震亨,著有《金匮钩玄》《证治要诀》《丹溪药要》《金匮方衍义》《医经溯洄集》等书,对中医理论多有阐发。葛应雷、葛可久父子吸取刘完素"河间学派"、张元素"易水学派"的成果,善治疑难杂症,享名江南,著有《十药神书》以传世。从此吴医进入了一个大发展的新时代。

新时代的标志就是吴地医家影响日渐广泛、吴医称谓确定,以及吴门医派的形成。梳理吴门医派的形成,戴思恭为开山之人。与戴思恭同时代的苏州本地医家王仲光"偷艺"戴思恭,终成医学大家,也开创了苏州多名医、多御医、多著述的吴医新局面。吴怀棠在《吴中名医录》序言中说:"有闻名邦国者;有饮誉乡里者;有创造发明,著书立说而成为一代宗师者;有精于脉理,善诊妙治而留范千百医案者;有广注阐解经典者;有专论克治时病者;有精通诸科者;有独擅一技者。"

真正使吴医广传天下者,是清乾嘉年间的名医唐大烈,代表作是《吴医汇讲》。用作者自己的话来说:"是集,凡属医门佳话,发前人所未发,可以益人学问者,不拘内外女幼各科,无不辑入。"叶天士的《温证论治》、薛生白的《日讲杂记》、杨立方的《读〈伤寒论〉附记》等均全文刊入。吴地医学也进入明清的鼎盛时代,吴医也得以为天下人所周知。

三、吴门医派的形成

《四库全书·总目提要·医家类》指出："儒之门户分于宋，医之门户分于金元。"一个医学流派的形成，既要有对经典学术的传承和发扬，又要有新学术的创新和流传，临床的技能必须要上升到理论的层面，可以用形成的理论指导具体的临床实践。"纵观中医各学派，始发于创新，迭见于群体的继承。"因此，学术思想、人员的有序架构、著作及其影响成了新的医学学术流派形成的三要素。

吴门医派形成的过程中，医家群星璀璨。据《吴中名医录》记载，苏州历代医家有1 200余人，存世著作530多部，其名医之多，著作之富，是国内任何一个地区都无法比拟的。特别是明清时代，王安道、薛立斋、缪希雍、吴又可、张璐、叶天士、薛生白、周扬俊、徐灵胎、尤在泾、王洪绪、陆九芝、曹沧洲等著名医家，涵盖了临床各科，临诊技艺可谓登峰造极。然而真正形成吴门医派鲜明学术特点的还是在外感热病诊治方面创立的温病学说和内伤杂病上的精于辨证论治，特别是温病学说的确立，成了吴门医派区别于其他中医学术流派的重要内涵和灵魂。

温病学说的萌芽应该是元末明初的昆山名医王履。王履早年师从朱丹溪，对《内经》《难经》《伤寒论》中有关温暑与伤寒两者的概念、病因、病机、诊治原则做了深入探究，并汲取河间、东垣、丹溪诸家学说之精要，主张不能以伤寒六经病诸方来通治温暑、时行寒疫、温疟、温疫，而应以清里热为主，强调寒温分治，形成了其独特的学术见解。

明末清初，江南几度出现传染病大流行，"一巷百余家，无一家仅免，一门数十口，无一仅存者"，用传统的伤寒治法收效甚微。吴又可推究病源，潜心研究，跳出仲景《伤寒论》之条条框框，提出"戾气学说"，撰写成全新的《温疫论》一书，奠定了温病学基础。

后来，叶天士通过不断实践，提出"温邪上受，首先犯肺，逆传心包"的外感热病感染途径和传变途径，还根据温病病变的发展，确立了著名的"卫气营血"辨证施治纲领，著《温热论》。在具体诊疗上创立"察舌""验齿""辨斑疹"等一系列适用于温病的独特诊法。他在杂病诊治方面，补充李东垣《脾胃论》详于脾而略于胃的不足，主张养胃阴，特别是提出久病入络的新观点和新方法。

至此，不仅形成了温病学说从病因病机到辨证施治的一套完整的理论体系，确立了以苏州为中心的温病学派的学术地位，更重要的是形成了独树一帜的中医学术流派——吴门医派，它既是吴医的精华，也是"吴中医学甲天下"的根基。

（原载于《西部中医药》2015年第8期，有修改）

吴门医派温病学说

温病学说作为吴门医派的精髓，是在吴地中医理论研究者与临床医学专家的思考与实践中逐步形成的。温病学派的诞生，促进了吴门医派的崛起。

自古以来，旱涝、蜂蝗、地震、海啸等各种灾害往往都会增加疫病暴发或流行的风险，历史上继发于灾荒之后的疫病屡见不鲜。自然灾害发生后，生活环境恶化，饮用水被污染，淹溺、受伤、冻馁及病死的人畜众多，尸体浅埋处理或暴尸荒野道旁，形成污染源，为疫病流行提供了条件，所谓"大兵之后，必有凶年；大荒之后，必有大疫"。据文献记载，汉唐以来，尤其是明清之际，苏州及邻近地区先后发生过数百次的疫病流行。明代276年中有64次疫病流行，清代296年中大小疫病流行不下300次。

瘟疫一旦流行，死伤大批，民生凋敝。史书多以"亡者接踵""死者枕藉""人死无算""死者十有八九""民死者众""多绝户者"等词句来记载瘟疫发生时的悲惨状况。例如，《后汉书·马援传》言：建武二十五年己酉（49），"武陵五溪大疫，人多死"；《备急千金要方·伤寒》言：建宁二年己酉（169），"疫气流行，死者极众"；《宋书·五行志》言：嘉平五年癸酉（253），"四月，新城大疫，死者大半"；《旧唐书·五行志》言：唐永淳元年壬午（682），"加以疾疫，自陕至洛，死者不可胜数，死者枕藉于路"；《明史·五行志》言：明永乐十一年癸巳（1413），"六月，湖州三县疫；七月，宁波五县疫；邵武大疫，绝死者万二千户"；《清史稿·灾异志》言：清雍正十一年癸丑（1733），"镇洋大疫，死者无算；昆山疫；上海、宝山大疫"，等等。

瘟疫的流行造成如此凄惨的结果，故而对温病的关注和研究，向来是医家们的焦点。东汉时被后世尊为"医圣"的张仲景曾痛感于建安以来疫病的流行，他的家族原有200多人，然而未满10年，死去了三分之二。于是他"感往昔之沦丧，伤横夭之莫救，乃勤求古训，博采众方"，写成《伤寒论》一书。在张仲景看来，《伤寒论》"虽未能尽愈诸病，庶可以见病知源，若能寻余所集，思过半矣"。自《伤寒论》问世后，历代医家无不奉为圭臬，历经千百年，中医借此治病，屡治不爽。可贵的是《伤寒论》继《黄帝内经》之后曾提到温病，但有症状而无治法，语焉不详，这与张仲景身处中原，所见所闻以伤寒为主有关，说明张仲景在临床中发现过有别于伤寒的温病，但他只是注重了伤寒的研究。

吴中医学在中国医学史上占有重要地位，与苏州温病学派的兴起密切相关。吴中地区地处东南卑湿之地，是瘟疫、温病的屡发地区，因为温病的病因、发病、传变过程和治疗原则不同于伤寒，故运用治伤寒方法来治疗瘟疫、温病的效果不佳。因而王履、吴有性、叶天士、薛生白、缪遵义等一批吴中名医，在大量的临床实践基础上，创立了"戾气"学说与温病学说。王履《医经溯洄集》提出"温病不得混称伤寒"，主张"时行……温疫等，决不可以伤寒六经病诸方通治"，此为温病学说之发端也；吴有性《温疫论》"邪从口鼻入"的"异气致病学说"的确立，使温病学说初步形成；叶天士的《温热论》揭示了不同于《伤寒论》的"卫气营血"辨证纲领，温病学说终以崭新的面貌呈现在世人面前。

温病学派重视基础理论，善于吸取众长，敢于发明创新，处方用药注重实效，用药具有"轻、清、灵、巧"的特点。从此，温病学说从病因病机到辨证施治有了较完整的理论体系，对祖国医学的发展具有巨大的影响。

吴门温病学派的特色表现在如下几个方面：

（1）在治疗外感病方面逐步摆脱伤寒学说的羁绊而形成的一大学派。

（2）吴中温病学家具有强烈的崇实创新精神，他们通常被称为"时医"，处方用药以"轻、清、灵、巧"见长。

（3）以卫气营血辨证论治典型的温病，以逆传心包、湿温、伏气温病理论治疗非典型温病。

（4）重视预防及潜伏期和初期治疗，病程中注意存津救液、保护元神。

（5）验齿察舌、辨斑疹白㾦等阳性体征检查被普遍采用，提高了中医诊断水平。

吴门医派伤寒学派

伤寒学派是中医学术发展史上非常重要的一个医学流派，其内容以研究张仲景《伤寒论》的辨证论治、理法方药为主旨，始于晋唐，盛于明清。其学术研究历千余年而不衰，对中医理论和临床医学的发展，特别是对外感热病辨证论治体系的发展有着深远的影响。

宋金以前伤寒研究的代表有八大家，分别是晋代的王叔和，唐代的孙思邈，宋代的许叔微、庞安时、韩祗和、朱肱、郭雍，以及金代的成无己。宋以前虽有治伤寒学的诸大家，但在伤寒学派内部并没有再分学派。从明代方有执倡言《伤寒论》的错简，实施重订，开启了后世伤寒学术争鸣之端，一直到清代，诸家仍各张其说，在学术争鸣中才逐渐形成了后来的包含伤寒学派在内的各个学术流派。明清时期伤寒学派著述最盛，观点也最丰富。

根据近代学者任应秋的观点，明清时期的伤寒学派主要可以划分为三个流派，即以方有执为代表的"错简重订派"，受陈修园影响最大的"维护旧论派"，以及介于上述两派之间的"辨证论治派"，代表医家有张遂辰、张志聪、张锡驹等。辨证论治派中根据其研究特点，大致可分为以柯琴、徐灵胎为代表的以方类证派，以尤怡、钱潢为代表的以法类证派和以陈修园、包诚为代表的分经审证派。这种学术争鸣极大地丰富了伤寒学说的内容。

吴门医家中研究《伤寒论》的医家人数众多，主要集中在明清时期，持有通俗伤寒、经典伤寒、辨证论治、错简重订等四种学术观点，代表医家有戈维城、喻昌、张璐、汪琥、王子接、钱潢、周扬俊、尤怡、徐大椿、王丙、陆懋修、张泰等。吴地医家伤寒学派的主要学术思想体现在三纲鼎立之说、经典伤寒之论、通俗伤寒之论、补充《伤寒论》辨证论治等方面。

三纲鼎立之说：吴门医家中持错简论的主要有喻昌、张璐父子、汪琥、周扬俊等多人，围绕错简之论与三纲鼎立之说，对《伤寒论》进行重新编次研究。三纲鼎立学说的提出，在认识和阐释伤寒的同时，较为明确地区别了伤寒与温病，这与清代中叶温病学派的崛起有着不可割舍的渊源。

经典伤寒之论：吴门中持经典伤寒见解的医家，主要有徐灵胎、王丙、陆懋修等。吴地持经典伤寒论的医家的出现，与当时温病学派的兴起有非常直接的关系。他们认为《伤寒论》中已有温病之证治，温病学说有多此一举之嫌，在学术上是否定温病学派的。

通俗伤寒之论：吴门中持通俗伤寒见解的医家，主要有张璐、张登、张倬父子和张泰等。张璐父子在所著《伤寒绪论》中，博采各家之长，补充《伤寒论》中所没有的温病治法；《伤寒兼证析义》中又秉广义伤寒的思想，融杂病于伤寒之中；《类伤寒集补》中论伤寒与温病的区别，更阐发时感热病之证治。

辨证论治之说：吴门中持辨证论治见解的医家，有徐大椿、尤怡、钱潢、戈维城、王子接等人，主要有以方类证和以法类证两个研究角度，在《伤寒论》六经辨证的基础上阐发《伤寒论》中辨证论治之精髓。如钱潢谓天地间风寒暑湿之邪，惟伤寒为重，而治伤寒之方，惟仲景为最。其撰《重编张仲景伤寒证治发明溯源集》十卷，补充了许多关于外感病诊治的内容。

研究吴地医家伤寒学派的代表不难发现，除了张璐父子在学术上有师承或家传外，大多是通过私淑的方式形成自己的学术思想的。私淑的医家比师徒传承的医家更具有开阔的思维，不会受所承医家的思想的限制，从而更能在学术上取得突破。

综述吴门伤寒学派，吴中医家各有所长，其特色如下：

（1）仲景学派大多为儒医，有较深的文学修养。在错简编次、勘误校订、诠解注释方面尤为擅长。

（2）宗《伤寒论》六经辨治外感热证，守《金匮要略》成法用于伤杂病，治学严谨，部分学者有涉尊经复古之嫌。

（3）衍扩伤寒方的应用范围。如对兼证、并证的探讨，并用治于杂病等。

（4）注重舌苔的诊察，弥补了仲景原本重脉轻苔之缺憾。

（5）论伤寒兼及温病，对温病学的形成起着承上启下的作用。

吴门医派杂病理论

"杂病"一词,首见于《灵枢》。此书在论述因经气厥逆所引起的多种病证,心痛时的各种兼证,以及喉痹、耳聋、疟病、膝痛、齿痛等病证的专篇中,即以"杂病"作为篇名,列《灵枢》第26篇。

"杂病"广为熟知,自然源自《伤寒杂病论》,由此书析出的《金匮要略》专论杂病证治,也成为后世杂病学说发展的基石。全书25篇,有18篇论内科病,1篇论外科病,3篇论妇人病,另3篇为杂疗方和食物禁忌。从这里可以看出,仲景所言"杂病",既有内、外、妇科,又有急救等法,用"杂病"来概括外感病以外的其他所有疾病。较之现今所谓"杂病"多指内科病而言,《金匮要略》所指杂病的范围要比现今宽泛得多。

隋唐以后,"杂病"与"杂证"通用,以此为书名或篇章之名者甚多。如金朝李东垣的《杂病方论》,明代霍应兆的《杂证全书》、彭浩的《杂病正传》、刘纯的《杂病治例》、张介宾的《景岳全书·杂证谟》,清代徐大椿的《杂病源》、沈金鳌的《杂病源流犀烛》、冯兆章的《杂症痘疹药性主治合参》和《杂症大小合参》,等等。

《中国医学大辞典》在"杂病"条下说:对于外感病之称,外感不外六经之传变,有统系可寻;"杂病"则各自为证,连带者少。故除外感病外,统称为"杂病",亦曰"杂证"。《金匮要略》一书,为治杂病法之最古者。

这个概念的提出,基本是界定在内科学的范畴中。然而,在具体应用时,又有"小儿杂病""妇科杂病"等概念,用以区别儿科的时证和妇科的经带胎产四大证,独外科无杂病之说。似乎应将"杂病"分述为广义和狭义,广义上指外感病以外的多科疾病而言,狭义上仅指某科杂病。

病种多、范围广、内容庞杂是"杂病"的特征。研读《金匮要略》,杂病的病因,可有六淫、七情、饮食劳倦等多种因素;杂病的病机,以脏腑经络功能或实质的损伤为主;杂病的证候,可归纳出发热少和主症突出两大特征;杂病的传变,主要有经络相传、五脏相传、阴阳气血相及等途径;杂病的辨证,以辨病为纲,辅以脏腑经络辨证;杂病的治疗,突出扶正固本和慎于攻邪。

吴门医派承仲景遗绪，各科各有建树，在杂病学术理论与临床实践中亦有长足的发展，络病理论、脾胃分治论、王珪论痰病、葛乾孙治肺痨、薛己滋化源及命门学说、缪希雍治气治血、李中梓先后天论、张璐论血证与痢疾、王旭高治肝三十法等，均示人以准绳，有些也成为中医理论不可分割的一部分。

杂病证治源自《金匮要略》，吴医更能融各家之长，又独抒己见，有所作为。其特点归述为以下几点：

（1）重视杂病形成的医理探究，由此而立法处方。

（2）着力脏腑、气血、阴阳等特点，探讨差异性临证。

（3）对痰病、中风、气血病证、肝病等发病和治疗探讨研究渐趋深化。

（4）在脏腑用药方面侧重于温脾土肾阳、毓肝阴胃津。

（5）络病理论已成为临床普适性理论，具有广泛的指导意义。

（6）注意湿邪为患的地域气候特点，方药崇轻清，忌胶滞。

吴门医派外科的全生派和心得派

20世纪五六十年代南京外科学者提出中医外科学术流派划分为正宗派、全生派、心得派之后,得到中医外科界的普遍共识,并写入全国高等中医药规划教材。正宗派以明代医家陈实功为代表,代表著作为《外科正宗》;全生派以清代医家王维德为代表,代表著作为《外科证治全生集》;心得派以清代医家高秉钧为代表,代表著作为《疡科心得集》。王维德、高秉钧乃清代吴中外科医家的杰出代表,代表了当时中医外科学发展的最高成就。

一、王维德与《外科证治全生集》

王维德(1669—1749),字洪绪,又字林洪、澹然,别号林屋山人、林屋散人,又号洞庭山人、定定子,清代著名医家,江苏苏州西山镇(今金庭镇)慈里村人。其先世为外科医生,曾祖若谷,以疡医名,治痈疽反对凭经分治,主张论阴阳、辨虚实,集有《经效验方》,珍为家宝。王氏幼承庭训,年长深研经典及历代外科医籍,精通外科、内科、妇科、小儿科,尤以外科名于世,在阴疽治疗方面积累了丰富的经验,是中医外科全生派的创始人。

《外科证治全生集》又名《外科全生集》,刊于乾隆五年(1740),是王维德最具代表性的医学著作,也是中医外科学术史上的重要著作,对中医外科影响巨大。此书正如王维德所愿,刊行以后至今,"处处翻刻,速遍海内,使疮毒无枉死之人"。

《外科证治全生集》全书一卷,分为论证、治法、医方、杂证、制药和医案六部分:论证部分总论痈疽证治要点及各部位病名,着眼于辨痈疽阴证、阳证,强调疮肿的大小、形色,以及全身症状在鉴别诊断上的重要性;治法部分按人身上、中、下三部论述常见外科病证的治疗;医方部分列常用外科效方75首;杂证部分载内、妇、儿科杂病验方48首;制药部分介绍了200余种药物的性能及炮制方法,较详细地论述各种外科应用药的制法、用途等;医案摘录作者所治外科疾病的20余个案例,对疡科辨证与治疗有独到见解。

清代名医马培之非常推崇王维德的《外科证治全生集》，认为"国朝王氏洪绪撰《全生集》，说尤完美，盖是书务审病因，而辨章阴阳强弱，不失累黍，故世推为善本"。马氏曾以1740年乾隆本为底本对此书进行批注，加撰评语，前后集各三卷，成《马评外科证治全生集》六卷本。马氏根据自己丰富的临床经验，对书中诊治方法作了客观、确切的评价，补充疏漏，更正错谬，指出王氏重用阳剂，发言过激，非古人和缓之意，又不辨脉息，不分虚实，专以色别阴阳，不可尽恃。书末附《马氏试验秘方》一卷，载方七首。马评六卷本对近代影响颇大。

王维德完善了外科阴阳辨证体系，在辨别阳痈阴疽的基础上，尤其重视阴疽的鉴别与治疗。他分别从阴疽的病因、病机、病证等方面进行论述。在治疗上，"以消为贵，以托为畏"，善用消法。"余家之治，以消为贵，以托为畏。即流注瘰疬恶核，倘有溃者，仍不敢托。托则溃者虽敛，增出者又如何耶？故以消为贵。"王维德反对寒凉清火法治疗阴证，而主张采用"阳和通腠，温补气血"办法，创制的阳和汤、犀黄丸、醒消丸、小金丹、子龙丸等经验方，对治疗外科阴疽有较好功效，迄今仍为临床所喜用。

二、高秉钧与《疡科心得集》

高秉钧（1755—1827），字锦庭，江苏无锡人。与高氏同时代的无锡名人孙尔准谓高氏"系内外两科范圣学、杜云门之高第"。高氏在《疡科心得集》的例言中，云"余师圣学范先生"。高秉钧在无锡"以疡医名"，但其"积学工医"，"究心《灵枢》《素问》"，"探索有年"，"精习经方"，"而其内外科之学皆有心得"，其学术思想被尊为中医外科三大派之一的心得派。

《疡科心得集》分为上中下三卷、方汇一卷，刊于嘉庆十年（1805），是高氏多年外科临证经验的总结。上中下三卷主要对各种外科疾病的病机、症状、治法、方剂进行论述。方汇一卷又分为卷上、卷中、卷下、补遗、家用膏丹丸散方五个部分。前四部分主要是记载外科常用方剂的主治、组成，第五部分"家用膏丹丸散方"主要记载外科常用内服、外用的膏丹丸散的功用、制备方法、药物组成等。

高秉钧阐明外疡实从内出论，提倡治外必本于内，倡导虽为外科，实从内治，治外必本于内，确立以阴阳、寒热、表里、虚实为本的疮疡辨治大法，强调此"为疡科中之第一要义"。高氏引温病理论于疡科之中，"盖以疡科之证，在上部者，俱属风温风热，风性上行故也；在下部者，俱属湿火湿热，水性下趋故也；在中部者，多属气郁火郁，以气火之俱发于中也"。指出了外疡发病的部位、病因病机与六淫之邪的关系，确立了"邪在上者宜疏风散表透邪，在下者宜清热利湿解毒，在中者宜行气降火开郁"的治疡原则。创中医外科"火陷、干陷、虚陷"的"三陷变局"学说，认为"火陷者，正不胜邪，火毒反陷入营，发痉发厥；干陷者，营卫已伤，内闭外脱；虚陷者，脾气不复，阴阳两竭，为不治也"。高氏的"三陷变局"学说，为后世疡科医生治疗阴疽陷证及判断预后指明了方向。高氏治疗外疡十分重视整体观念和辨证论治，不仅内服用方严谨灵活，且外治手段多样，擅长外治，尤善刀法。

三、薛己与《外科发挥》

除王维德、高秉钧外，薛己亦是吴门医派外科学派的代表之一，其所著《外科发挥》《外科心法》《外科枢要》《外科经验方》等极大丰富了中医外科学的内容。

《外科发挥》八卷，成书于明嘉靖七年（1528）。本书简要论述了肿疡、溃疡、发背、脑疽、肺痈、肺痿、疔疮、瘰疬、杨梅疮等外科类主要病症，凡31种。每一类外科疾病首列脉证和治疗原则，再列各种治法、方药以及薛氏治疗该病的临床验案。共计医案425条，并附内服药176方。全书有论有方而又有临床实践，文字简明，切于实用。《外科心法》七卷，成书于明嘉靖七年（1528），是以外科医论和医案为主的著作。卷一、卷二集录各家外科诊治大法；卷三至卷六系作者治疗多种外科病症的医案；卷七总列以前各卷所用方剂并附经验方。《外科枢要》四卷，成书于明隆庆五年（1571）。全书以病症为纲，注重审证求因，强调治病求本。卷一为疮疡总论，详论疮疡各种脉证、五善七恶、本末虚实、用针、用药宜忌等；卷二、卷三主要介绍39种外科常见病的病因、证治，每篇之后附验案。前三卷为医论，共载文61篇。卷四列疮疡各证方剂154首。理论与实践并举，有益于临床运用。《外科经验方》一卷，成书于明嘉靖七年（1528），全书不分卷，论述肿疡、溃疡、疔疮、乳痈、瘰疬、咽喉口齿、痔疮、悬痈、臁疮、破伤风、小儿丹毒等病症的外科证治经验。每证以列方为主，兼以病因病机阐述。

薛己在这些著作中，从各个侧面论述各种外科病症的临床表现、病因病机、诸家论述、治则方药、针法刀法及宜禁、本证变证、兼证类证，并附载病案数百，理论与经验并举，自成一家。张景岳对薛氏外科很是推崇，《景岳全书》中引用立斋外科论述与医案极多。其擅长温补的特点对吴门后世外科王氏全生派治疗阴疽有所启发，而其内外合一的主张则对高氏心得派有进一步的发挥。薛己一改以往疡医以症就方、以方试病的积习，将中医辨证论治理论引入外科临床，并落实到外科每一个病症上，认为本证"须分经络上下，病势之虚实"，"兼证当审轻重"，"变证当察先后"，"类证当详真伪"。对于外科病症的治疗，薛己重视顾护胃气，长于温补，这与他一贯的证治思想是一致的，但薛己重视外科疾病的辨证论治，温补而不废寒凉，遣方用药，清托温补，各不偏废。

综合吴门医派外科医家的证治内容，吴门外科具有以下特色：
（1）世医为多，且精通内科，有扎实的理论基础与临床经验。

（2）受吴地人文思想影响，尽可能用保守疗法，"以消为贵"，不轻用刀针。

（3）在治疗阴疽、肿瘤等疑难病方面有独特的见解，并创制了不少经验秘方。

（4）与温病学说融为一体，用温病方药处理疔疮走黄等坏症。

（5）历来中医外科以正宗、全生、心得三大派为代表，而吴门即占其二。

《黄帝内经》对温病的论述

温病是由温邪引起的以发热为主症,具有热象偏重、易化燥伤阴特点的一类病症,属于急性外感热病范畴。《黄帝内经》中对温病的病名、病状、病机以及预后等均有论述。

一、温病病名的提出

《内经》最早提出"温病"病名。《素问·六元正纪大论》谓:"初之气,地气迁,气乃大温,草乃早荣,民乃厉,温病乃作。""温病乃起,温厉大行,远近咸若。""有民厉温病。"《素问·本病论》曰:"暴热乃至,赤风肿翳化疫,温疠暖作,赤气彰而化火疫,皆烦而躁渴。"《素问·热论》曰:"凡病伤寒而成温者,先夏至之日者为病温,后夏至之日者为病暑。"等等。

凡此种种,《内经》中明确提出了"温病"的病名,类似记载见于《素问》"热论""刺热论""评热病论",《灵枢》"寒热病""热病"等篇。但《内经》并未对温病病名给出具体特定的定义及规范,其称谓模糊,甚至混乱,有时称作热病,有时叫作病温,有时简言疫,甚至与伤寒混淆。如《素问·热论》说:"今夫热病者,皆伤寒之类也。"温病在《内经》中主要有以下称谓:温病、病温、温疫、温疟、疫、大疫、五疫、疠、五疠、温疠、伤暑等。

二、温病的临床证候阐述

温病的临床证候在《内经》中有直接明言者,更多的是并未具体点明,但其实质则为温病之临床表现。《素问·评热病论》曰:"有病温者,汗出辄复热而脉躁疾,不为汗衰,狂言不能食。"《素问·生气通天论》曰:"因于暑,汗,烦则喘喝,静则多言,体若燔炭,汗出而散。""因于湿,首如裹,湿热不攘,大筋软短,小筋弛长,软短为拘,弛长为痿。"《素问·六元正纪大论》曰:"温病乃起,其病气怫于上,血溢目赤,咳逆头痛,血崩胁满,肤腠中疮。"《灵枢·论疾诊尺》曰:"尺肤热甚,脉盛躁者,病温也,其脉盛而滑者,病且出也。"《素问·平人气象论》

曰："人一呼脉三动，一吸脉三动，而躁，尺热，曰温病。"等等。《素问·刺热论》中的各种记述，则是未明言的温病证候论述："肝热病者，小便先黄，腹痛多卧，身热。热争则狂言及惊，胁满痛，手足躁，不得安卧。庚辛甚，甲乙大汗……心热病者，先不乐，数日乃热，热争则卒心痛，烦闷善呕，头痛面赤，无汗。壬癸甚，丙丁大汗……脾热病者，先头重，颊痛，烦心，颜青，欲呕，身热。热争则腰痛，不可用俯仰，腹满泄，两颔痛。甲乙甚，戊己大汗……"《素问·刺法论》有"五疫之至，皆相染易，无问大小，病状相似"的记载，言明了疫病的传染性特点。

三、温病病因论

《内经》认为，疾病有外感、内伤两类之分，如《素问·调经论》言："夫邪之生也，或生于阴，或生于阳。其生于阳者，得之风雨寒暑。其生于阴者，得之饮食居处，阴阳喜怒。"温病的病因也不例外。

《素问·生气通天论》曰："是以春伤于风，邪气留连，乃为洞泄。夏伤于暑，秋为痎疟。秋伤于湿，上逆而咳，发为痿厥。冬伤于寒，春必温病。"此言外因，冬伤于寒，邪气留滞于体内，伏而不发，春即化为温病，寒邪侵袭是温病产生的直接外因。《素问·金匮真言论》曰："夫精者，身之本也，故藏于精者，春不病温。"此言内因，即"身不藏精，春必温病"。精是人体生命活动的根本，阴精充足，封藏得固，能化生卫气以护外，滋生阴血以固本，外来的寒邪和温邪就不能侵犯人体，故不得温病；相反，如果阴精损伤，卫外不固，就会导致温病的产生。《内经》的伏气致病理论对后世影响巨大，金元以前，温病学说主要为伏气温病，可见一斑。

四、对温病发展规律的认识

温病即热病，《内经》中对热病的病机论述颇多，例如《素问·至真要大论》病机十九条中就有九条是讲火热病的。《素问·热论》言："今夫热病者，皆伤寒之类也。""巨阳者，诸阳之属也，其脉连于风府，故为诸阳主气也。人之伤于寒也，则为病热。"把伤寒和温病的病机归为一族，由此，伤寒的病机转化，也是温病的病机转化。

《素问·热论》曰："伤寒一日，巨阳受之，故头项痛，腰脊强。二日阳明受之，阳明主肉，其脉侠鼻络于目，故身热目疼而鼻干，不得卧也。三日少阳受之，少阳主胆，其脉循胁络于耳，故胸胁痛而耳聋。三阳经络皆受其病，而未入于脏者，故可汗而已。四日太阴受之，太阴脉布胃中，络于嗌，故腹满而嗌干。五日少阴受之，少阴脉贯肾，络于肺，系舌本，故口燥舌干而渴。六日厥阴受之，厥阴脉循阴器而络于肝，故烦满而囊缩。三阴三阳、五脏六腑皆受病，荣卫不行，五脏不通，则死矣。其不两感于寒者，七日巨阳病衰，头痛少愈；八日阳明病衰，身热少愈；九日少阳病衰，耳聋微闻；十日太阴病衰，腹减如故，则思饮食；十一日少阴病衰，渴止不满，舌干已而嚏；十二日厥阴病衰，囊纵少腹微下，大气皆去，病日已矣。"将外感热病划分为六个阶段，即以六经分症，并认为外感热病按照一定的顺序传变，一日巨阳受病，二日阳明受病，三日少阳受病，四日太阴受病，五日少阴受病，六日厥阴受病。

这段文字，在温病学发展过程中影响深远，直至清代叶天士卫气营血辨证和吴鞠通三焦辨证创立，这种学说才逐渐销迹。虽然现在的中医已不用伤寒六经辨温病，但是伤寒六经的传变规律和所提出的证候特殊性的原理，仍为温病病机传变的辨析提供了一定的借鉴内容。所以叶天士在其《温热论》里曾这样声明："辨卫气营血虽与伤寒同，若论治法则与伤寒大异也。"

五、温病治疗原则的确立

《素问·至真要大论》对外感热病提出了总的原则，"热者寒之""温者清之""燥者润之"，以及"热淫于内，治以咸寒，佐以甘苦""燥淫于内，治以苦温，佐以甘辛"等，后世的银翘散、白虎汤、清营汤、杏苏散、清肺救燥汤等都是在这个理论指导下创立的。《素问·热论》则针对外感热病提出了具体的治疗法则："治之各通其脏脉，病日衰已矣。其未满三日者，可汗而已。其满三日者，可泄而已。""汗""泄"成为治疗外感热病的两大基本方法。

《素问·热论》还论述了外感热病后遗症以及复发的问题："诸遗者，热甚而强食之，故有所遗也。若此者，皆病已衰而热有所藏，因其谷气相薄，两热相合，故有所遗也……视其虚实，调其逆从，可使必已矣……病热少愈，食肉则复，多食则遗，此其禁也。"

综上，《内经》阐述了温病的病因病机、发生发展的一般规律、主要临床表现和治疗等诸多方面的内容，虽不甚完善，但为后世温病学说的发展奠定了坚实的理论基础。

伤寒有五：伤寒的广义与狭义

"人之伤于寒也，则为热病""今夫热病者，皆伤寒之类也""冬伤于寒，春必病温"之类，是《内经》关于"伤寒"的描述。窥其涵义，当作病因解，即"伤于寒邪"之类的疾病，也就是说伤寒是造成发热性疾病的原因。对于这类疾病，《内经》是以"热病"加以命名的，诸如《素问》"热论""刺热""评热病论"，《灵枢》"寒热病""热病"之类，并无以"伤寒"为名的专论。伤寒、温病在《内经》中可以概述为"热病"或"外感热病"，盖因发热是在主观和客观上易为人们所感知的症状和体征，人们的认知较为朴素，以症状或体征加以命名就顺理成章了。

直至《难经·第五十八难》言："伤寒有五，有中风，有伤寒，有湿温，有热病，有温病，其所苦各不同。中风之脉，阳浮而滑，阴濡而弱；湿温之脉，阳浮而弱，阴小而急；伤寒之脉，阴阳俱盛而紧涩；热病之脉，阴阳俱浮，浮之而滑，沉之散涩；温病之脉，行在诸经，不知何经之动也，各随其经所在而取之。"概述其说，"伤寒"作为总病名，涵盖了中风、伤寒（狭义）、湿温、热病、温病等五种具体疾病。此论一出，开启了伤寒广义狭义之争，乃至温病广义狭义之争的局面。广义伤寒是泛指一切外感热病而言，包括了温病等疾病在内；狭义伤寒则是指感受寒邪所致的外感热病，温病等疾病与之并行。

伤寒的广义与狭义争论，关系到张仲景《伤寒论》中"伤寒"属性的认识。《伤寒论》是王叔和从"仲景旧论"中整理出来的伤寒病部分，包括了"伤寒"与"杂病"两大部分。《伤寒论》完整地反映出仲景论伤寒病的内容，张仲景以三阳三阴辨证即六经辨证的方法来认识伤寒病的发生、发展、变化的规律，进而指导临床，形成了三阳三阴辨证论治体系。多数学者认为《伤寒论》是一部阐述多种外感疾病及杂病辨证论治的专著，即便认为《伤寒论》重在论述人体感受风寒之邪所致疾病的辨证论治规律，但仍认为"全书所论应属广义伤寒的范畴"，《伤寒论》的理论体系和方法，"既适用于外感热病，也适用于内伤杂病"，当属广义伤寒之列。甚至有学者认为《汉书·艺文志》无《伤寒论》书名，有"《汤液经法》三十二卷"记载，考据与张仲景几为同时代的皇甫谧在《针灸甲乙经·序》中所言："伊尹以亚圣之才，撰用《神农本草》，以为《汤液》……仲景论广伊尹《汤液》为十数卷，用之多验。"仲景书应为《论广汤液》，书名之误导致了后世寒温争论的混乱局面。

《伤寒论》的广义性是建立在《伤寒论》的临床普遍指导性上的，张仲景的三阳三阴辨证论治体系即是后世所言的六经辨证体系，六经是《伤寒论》的灵魂，不论广义和狭义。上海中医药大学基础医学院的张再良教授认为：六经作为一个抽象的框架，具有普遍的适用性。对每一个具体病证都能够用六经去衡量，六经由经络而气血、脏腑、病邪，成为一个涵盖和包罗甚广的体系，成为一把方便实用的尺度。外感热病的治疗有明显的阶段性，外感热病的治疗与病机密切相关，阶段性的变化中体现出病机的不同。显然，一切都可以用六经病证来归纳和表达，六经中有脏腑经络，六经中有寒热虚实，六经中有表里轻重，六经中有升降沉浮，六经中有干湿润燥……六经是个布局，后世的补充与发展，大体于此都可以发现痕迹，找到归宿。六经病证是临床证治的框架和方位，最初是用来应对热病的证治，后世医家悟出了百病皆然的道理。也就是说，六经辨证实际是可以应对百病的，伤寒六经成为中医临证的基础，这就是《伤寒杂病论》奠定临床辨证论治基础的最好注脚。六经病证的正治是常，是框架；合并病、传变、兼变证是变，是延伸或重叠。六经分看各有一个格局，合看又反映了某些病证的规律。三阳的重合处是合并病，太阴、少阴的重合是程度和范围的表示，少阴、厥阴的重合表达了二者均为最后的极期，都有厥热胜复的问题。狭义伤寒无疑是在广义伤寒的统辖之中，大道理管小道理，一般规律如此。张教授认为搞清楚广义伤寒六经的目的，是为了把握住临证的治法和方药，汗吐下和温清消补，治法以六经来区分，井然有序。六经病证的代表方把六经病证治加以规定，如麻黄汤、桂枝汤、白虎汤、承气汤、柴胡汤、理中汤、四逆汤、乌梅丸等；由此再深入，则有青龙汤、陷胸汤、抵当汤、泻心汤、五苓散、茵陈蒿汤、黄连阿胶汤等；再深入观察，则又有更加细微的方药加减变化。用药有太过不及，汗吐下之际尤当注意，所以在六经之外，又有可不可作为补充。六经病证的正治，也即最具有代表性的治疗方法，是六经证治的根干。在充分理解了这样的框架以后，才可以做进一步的延伸，否则就是舍本求末，难以得其要领。

当然也有学者认为伤寒本无广义狭义之分。如北京中医药大学的姜元安教授认为：从疾病角度而言，《内经》所论"伤寒"是指相对于温病及暑病的伤寒病，而《难经》没有将《内经》论"伤寒"时的所感之邪与所发之病区分开来，就从疾病角度提出了"伤寒有五"，使伤寒病有了广义与狭义之分。从《伤寒论》的内容看，仲景所论伤寒病与《内经》所论的伤寒病是一致的，而没有接受《难经》的"伤寒有五"。《伤寒论》中虽亦间有述及"温病"等其他外感热病，但只是作为鉴别之用，并不专门论述其发病规律及辨证与治疗。从《热论》的"今夫热病者，皆伤寒之类也，或愈或死。其死皆以六七日之间，其愈皆以十日以上"，到《阴阳大论》的"以伤寒为毒者，以其最成杀厉之气也"，再到张仲景《自序》所言其宗族二百余人在不到十年的时间内,"其死亡者,三分有二,伤寒十居其七"这一事实,可以清楚地说明伤寒病,而非温热病,是那个时代的主要外感热病。在《伤寒杂病论》问世之前,世人对伤寒病的发病和传变规律尚缺乏系统的认识,导致了伤寒病的高死亡率。基于这一惨痛的事实,张仲景才有"感往昔之沦丧,伤横夭之莫救"的感叹,并在其生命的最后 14 年内完成了《伤寒杂病论》这一医学巨著。明确伤寒病无广义与狭义之分,可以从本源上认清《伤寒论》的学术思想,更加清楚地认识和掌握六经辨证方法及六经辨证论治体系,这对于正确理解中医辨证论治特点和提高中医辨证论治能力与水平均具有极为重要的意义。

寒温未化时期的温病学说

伤寒与温病两大学派的长期争鸣，大大促进了寒温学术思想的发展，使伤寒与温病的理论体系趋于成熟。伤寒与温病感邪的不同、病机的不一、证治的悬殊，在历史的各个时期产生了激烈的争论。随着历史的进程，人们认识水平的不断提高，从寒温混称，到寒温两途，再到寒温统一，寒温总统于六经辨证体系之中，在临床中相得益彰。

寒温未分化时期主要是指隋唐及之前，人们对伤寒、温病的认识还处在较为模糊的阶段，或以热病统称，或伤寒、温病混称，重伤寒而略温病。魏晋南北朝时期的王叔和、陈延之，隋唐时期的巢元方、孙思邈等的学术主张是其代表。

一、王叔和论温病

晋代王叔和因整理编次《伤寒论》而闻名于世，《伤寒例》为王叔和编次《伤寒论》时的引言，其在温病的病因病机及其分类上有所创新。

1. 首创时行疫气之说

《伤寒例》言："《阴阳大论》云：春气温和，夏气暑热，秋气清凉，冬气冷冽，此则四时正气之序也。"又言："凡时行者，春时应暖而反大寒，夏时应热而反大凉，秋时应凉而反大热，冬时应寒而反大温，此非其时而有其气，是以一岁之中，长幼之病多相似者，此则时行之气也。"王叔和认识到了"四时正气"与"时行之气"为病的不同，"伤于四时之气，皆能为病，以伤寒为毒者，以其最成杀厉之气也。中而即病者，名曰伤寒。不即病者，寒毒藏于肌肤，至春变为温病，至夏变为暑病。暑病者，热极重于温也。是以辛苦之人，春夏多温热病者，皆由冬时触寒所致，非时行之气也。""其冬有非节之暖者，名曰冬温。冬温之毒，与伤寒大异……从立春节后，其中无暴大寒，又不冰雪，而有人壮热为病者，此属春时阳气发于冬时伏寒，变为温病。从春分以后至秋分节前，天有暴寒者，皆为时行寒疫也。"对"时行""非其时而有其气"的论述，与前人大异。

2. 提出伏气之名

《内经》虽已有关于伏气致病的学说，但未曾点出伏气之名。伏气的提出，始于王叔和的《平脉法》："伏气之病，以意候之，今月之内，欲有伏气。假令旧有伏气，当须脉之。若脉微弱者，当喉中痛似伤，非喉痹也。病人云：实咽中痛，虽尔，今复欲下利。"成无己注云："冬时感寒，伏藏于经中不即发者，谓之伏气，至春分之时，伏寒欲发，故云今月之内，欲有伏气。假令伏气已发，当须脉之，审在何经。得脉微弱者，知邪在少阴。"少阴之脉循喉咙而属肾；病发于上，则邪客咽痛；病发于下，下焦不约，开阖失司，则见下利。此言伏气之病由内而出，非若伤寒及新感温病由外而至。"伏气"之名，始见于此。

3. 更感异气，变为他病

《伤寒例》言："若更感异气，变为他病者，当依后坏病证而治之。若脉阴阳俱盛，重感于寒者，变成温疟。阳脉浮滑，阴脉濡弱者，更遇于风，变为风温。阳脉洪数，阴脉实大者，更遇温热，变为温毒，温毒为病最重也。阳脉濡弱，阴脉弦紧者，更遇温气，变为温疫。"

此即新感引动伏邪之意，温疟、风温、温毒、瘟疫等各种热病皆由伤寒之后复感各种异气所致。这种观点在《内经》中虽然已有论述，但王叔和在此的描述更为详尽。并且，王叔和此处所言"风温"，与张仲景及后世的指代不同，仲景指温病误汗后的坏证，后世指新感温病之一，王叔和则指伏气又兼新感的温病。

4. 温病与伤寒治法不同

《伤寒例》言："冬温之毒，与伤寒大异。冬温复有先后，更相重沓，亦有轻重，为治不同。"明确提出温病与伤寒治法不同的观点。《脉经·病不可发汗》中指出："伤寒有五，皆热病之类也，同病异名，同脉异经。病虽俱伤于风，其人自有痼疾，则不得同法。其人素伤于风，因复伤于热，风热相薄，则发风温，四肢不收，头痛身热，常汗出不解，治在少阴厥阴，不可发汗。汗出，谵言独语，内烦，躁扰不得卧，善惊，目乱无精，治之复发其汗，如此者，医杀之也。伤寒湿温，其人常伤于湿，因而中暍，湿热相薄，则发湿温，病若两胫逆冷，腹满叉胸，头目痛苦，妄言，治在足太阴，不可发汗，汗出必不能言，耳聋，不知痛所在，身青面色变，名曰重暍，如此者死，医杀之也。"指出了温病不可发汗，以及发汗误治后严重的后果。

二、陈延之温病观

陈延之所著《小品方》对于伤寒、时行、温疫的认识有异于前人，尤其与《肘后方》有很大区别。

自从《难经》提出广义伤寒，到《伤寒论》使伤寒学说到达顶点，"伤寒"已经彻底深入人心，"寒"邪也成为最重要的致病因素而广泛地为人所接受，直到比陈延之稍早的东晋医家葛洪也将"伤寒"作为"总名"。《小品方》卷六有"治冬月伤寒诸方""治春夏温热病诸方""治秋月中冷诸方"三篇，不再以伤寒为总称。"古今相传，称伤寒为难疗之疾，天行、温疫是毒病之气，而论治者不判伤寒与天行、温疫为异气耳，云伤寒是雅士之辞，天行、温疫是田舍间号耳，不说病之异同也。考之众经，其实殊矣，所宜不同，方说宜辨，是以略述其要焉。"

陈延之不独重寒邪，反而对温热之毒格外重视。观其在整卷中提到"寒毒"的只有两处，即"治温病热未除，重被暴寒，寒毒入胃，热蕴结不散，变哕者方"，以及"茅根橘皮汤，治春夏天行寒毒伤于胃，胃冷变哕方"。更多的则是温热之毒，如"漏芦连翘汤，治伤寒热毒，变作赤色痈疽、丹疹、肿毒，及眼赤痛生障翳，悉主之方，兼治天行"，"犀角汤，治热毒下黄赤汁，及赤如腐烂血，及赤滞如鱼脑，腹痛壮热，诸药无效方"，"治湿热为毒，及太阳伤寒，外热内虚，热攻肠胃，下黄赤汁，及如烂肉汁及赤滞，壮热肠痛者，诸热毒下良方"，"治温毒发斑"等。

冬温的变迁，反映温邪逐渐为人重视。《小品方》第六"治春夏温热病诸方"："葛根橘皮汤，治冬温未即病，至春被积寒所折，不得发，至夏得热，其春寒解，冬温毒始发出，肌中斑烂瘾疹如锦纹而咳，心闷呕，但吐清汁，宜服此汤则静方。"此处"冬温"与《伤寒例》之"冬温"不同，彼为中而即病，此是伏而为病，与《肘后备急方》中"时行"相似，但仍有差别，此冬温潜伏至夏方病，而彼时行至春发。原本中而即病的冬温，至葛洪变为伏而为病，至春乃发，至此潜伏的时间更长了，至夏方病。可以看出，此冬温由感而即发，变为可伏至春发、至夏发，应是比照《伤寒例》"中而即病者，名曰伤寒……不即病者，寒毒藏于肌肤，至春变为温病，至夏变为暑病"而来的，只是所感之邪，由寒邪变为了温邪，反映出温邪渐渐受到人们的重视。

三、巢元方演绎温病

巢元方所著《诸病源候论》，第七至十卷专论急性热病，内容大多来自《内经》《伤寒论》及《脉经》等著作。巢氏试图通过文献的整理，对伤寒与温病、时气、热病等外感病内容进行梳理，理清原本分类混乱的外感热病之病名与证候。

1. 首列热病、时气、温病、疫病诸候

《诸病源候论》所列诸候内容大多是前人内容的总结，巢氏继承了《小品方》分病论治的思想，将外感热病更加细分为伤寒、热病、时气、温病、疫病五种，分别论述其证候，试图将伤寒与温病作为相对独立的外感病分别开来。"时气候"言：

"时行病者,是春时应暖而反寒……其病与温及暑病相似,但治有殊耳。""热病候"言:"热病者,伤寒之类也。""冬伤于寒,至春变为温病,夏变为暑病。暑病者,热重于温也。"等等。

2. 继承伏寒、伏温之说

"温病发斑候"言:"夫人冬月触冒寒毒者,至春始发病,病初在表,或已发汗、吐、下而表证未罢,毒气不散,故发斑疮。又冬月天时温暖,人感乖戾之气,未即发病,至春又被积寒所折,毒气不得发泄,至夏遇热,温毒始发出于肌肤,斑烂隐疹如锦纹也。"既继承了《内经》《阴阳大论》之伏寒化温之说,又继承了《肘后备急方》《小品方》之伏温为病之说。

3. 强调温病染易

"温病令人不相染易候"言:"此病皆因岁时不和,温凉失节,人感乖戾之气而生病,则病气转相染易,乃至灭门,延及外人,故须预服药及为法术以防之。"强调了温病的传染性,且指出需要预防。

四、孙思邈阐述温病

孙思邈所著《备急千金要方》,广征博引,有论有方,收集了许多唐代之前的外感热病学说的珍贵资料,也有自己对温病的认识。

1. 以伤寒统称外感热病

《备急千金要方》将外感热病的内容统一放在"卷第九·伤寒上"与"卷第十·伤寒下",显然此处是以广义伤寒来统称外感热病,并且此广义伤寒比《难经》之"伤寒有五"包括的病种更多,既包括了《伤寒论》中的痉病、湿病、暍病、伤寒、中风、温病、风温、霍乱、阴阳易等,还包括《金匮要略》杂病中的百合病、狐惑病、阴阳毒、疟病等,且进一步扩充了疫病、热毒、斑出、豌豆疮、毒肿、温疟等外感温热性疾患,使广义伤寒的范围得到了更进一步的扩展。

2. 温病阴阳毒的治疗要结合五脏

温病阴阳毒是孙思邈在《备急千金要方·辟温》中首先提出来的。孙氏认为五脏皆有阴阳毒,故其治疗亦须结合五脏。将温病阴阳毒结合五脏进行治疗,这种理论对后世有一定影响,最明显的系宋代庞安时。庞氏在其《伤寒总病论》中将五脏阴阳毒与季节联系起来,名之为青筋牵、赤脉攒、白气狸、黑骨温、黄肉随,所用方基本上系《备急千金要方》所载,仅原书无方名,而庞氏名以方。

3. 首倡以"苦酢之物"治疗温病

温病的治疗,当时多应用《伤寒论》方,孙思邈在自己长期的临床实践中,首次提出:"凡除热解毒,无过苦酢物。故多用苦参、青葙、艾、栀子、葶苈、苦酒、乌梅之属,是其要也。夫热盛非苦酢之物不解也……今诸疗多用辛甘姜桂人参之属,此皆贵价难得,常有比行求之,转以失时,而苦参、青葙、葶苈、艾之属,所在尽有,除热解毒最良,胜于向贵价药也。"文中提示:① 温病的治疗宜用苦寒药;② 用苦寒药治疗温热病,其临床效果优于辛温药;③ 温药因"失时"而不宜用于温病。

4. 创立治疗温病的方剂

隋唐时期,许多医家以麻黄汤、桂枝汤等辛温解表剂治疗表证,而温病的风热表证,也多借用这些方剂,或在辛温发散药中加入苦寒清热之品,以监制其温性。孙思邈也采用这种方法,但也自创了一些新的方剂,以适用于风热表证。如芍药四物解肌汤,由芍药、黄芩、升麻、葛根组成,为辛凉解表之法,其方虽已被后世之银翘散、桑菊饮所取代,但是本方对后世尚有一定影响。又如治疗风温的葳蕤汤,用葳蕤、白薇、石膏清热养阴,佐以麻黄、独活辛温发汗,组成滋阴发汗之方,至今仍用于阴虚感冒等病症。

寒温渐化时期的温病学说

温病与伤寒初步分化时期在宋代,以庞安时、韩祗和、朱肱等为学说代表。温病与伤寒的分化完成时期在金元,学说上以刘河间、王履为代表。

一、庞安时温病学说思想

庞安时,字安常,北宋蕲州蕲水(今湖北浠水)人。庞氏集前贤医论,著《伤寒总病论》六卷,前三卷论述伤寒类六经病证,后三卷主要论述暑病、时行、寒疫、斑痘、天行温病等温病病证。庞氏对温病学说的创立和发展有着重要的贡献,为后世医家临证辨治外感温热病奠定了理论基础。

1. 主张明辨寒温之异

宋代以前,温病归于伤寒范畴,治疗也是宗伤寒之法。庞氏有感于当时医家不能区别伤寒与温病,以及治疗上有以伤寒方治温病的弊端,明确指出辨伤寒和温病的重要性。"四种温病,败坏之候,自王叔和后,鲜有迥然详辨者,故医家一例作伤寒行汗下……温病误伤寒,行汗下必死,伤寒汗下尚有错谬,又况昧于温病乎!天下枉死者过半。"又言:"风温与中风脉同,温疟与伤寒脉同,湿温与中湿脉同,温毒与热病脉同,唯证候异而用药有殊耳,误作伤寒发汗者,十死无一生。"温病与伤寒即便脉象相类,但总体证治各异,不可混同。庞氏第一次将温病与伤寒放于平等的地位上认识和辨治,对后世温病学的形成和发展产生了深远的影响。

2. 提出"天行温病"的概念

庞氏从病因上将温病分为伏气温病和天行温病。伏气温病,是由冬时感受寒毒之气,伏藏人体脏腑之间,至春夏阳气升发之时而引发,"辛苦之人,春夏多温热者,皆由冬时触冒寒毒所致,自春及夏至前为温病者"。天行温病,是由感受"异气"而发,具有流行性和传染性,"有冬时伤非节之暖,名曰冬温之毒,与伤寒大异,即时发病温者,乃天行之病耳"。对于"天行温病",庞氏还明确指出其具有强烈的传染性,甚至会引起大流行,"天行之病,大则流毒天下,次则一方,次则一乡,次则偏着一家。"

3. 详述温毒五证

庞氏所论温毒五证，有青筋牵证、赤脉攒证、黄肉随证、白气狸证、黑骨温证之谓。庞安时认为，春天属木，温毒在于肝，发病往往涉及少阴少阳，表现多为青筋牵证，常用柴胡地黄汤以及石膏竹叶汤来治疗；夏天属火，温毒在于心，发病往往涉及少阴太阳，表现多见赤脉攒证，常用石膏地黄汤来治疗；长夏属于土，温毒在于脾，发病往往涉及太阴阳明，表现多见黄肉随证，常用玄参寒水石汤来治疗；秋天属金，温毒在于肺，发病往往涉及太阳太阴，表现多见白气狸证，常用石膏杏仁汤以及石膏葱白汤来治疗；冬天属水，温毒在于肾，发病往往涉及太阳少阴，表现多见黑骨温证，常用苦参石膏汤以及知母解肌汤来治疗。庞安时所概括的温毒五大证，虽然后世医书极少引用，但其使用清热解毒法、通下泄毒法、辛温散毒法等，以"毒"立论的治疗原则，以及融汗、吐、下、补等诸法于一方的构方思想，对后世医家产生了较大影响。

4. 治温重用寒凉

庞安时鉴于用辛温解表治疗温病的流弊，主张治疗温病不能拘于辛温解表法，需要加以变通。庞氏认为，治疗温病必须重用寒凉药物，提倡采用清热解毒法，自制葛根龙胆汤、三黄石膏汤、大青消毒汤等方剂，常用药物如石膏、知母、栀子、大青叶、寒水石、羚羊角、丹皮等。庞氏善用大剂量石膏，书中治疗五脏温毒及四种温病等病证时，共选用16首方剂，其中用石膏者多达13方，少则一两，多至四两，或配知母、黄芩、大青叶以增强清热解毒之力；或配大黄、芒硝以攻下里热之积；或配淡竹叶、豆豉以清浮游之热；或配玄参、生地黄、葳蕤以滋阴护液；或佐以桂枝、生姜以制其寒凉之性。

二、韩祗和与《伤寒微旨论》

韩祗和为北宋医家，著《伤寒微旨论》，是书在明清之际曾一度失传，《四库全书》从《永乐大典》中将其辑出后，《伤寒微旨论》才在医学界流传开来。

1. 伏阳成温：阳气内郁成热病

《伤寒微旨论》中言："夫伤寒之病，医者多不审察病之本源，但只云病伤寒，即不知其始，阳气内郁结而后成热病矣，自冬至之后，一阳渐生，阳气微弱，犹未能上行，《易》潜龙勿用是也。至小寒之后，立春以前，寒毒杀厉之气大行时，中于人则传在脏腑，其内伏之阳被寒毒所折，深伏于骨髓之间，应时不得宣畅。"故韩氏认为"伤寒之病本于内伏阳为患也"，伏阳得春夏之气欲得发泄，若小寒之后所感寒气浅，至春伏阳发泄，则其病轻，发为温病；若感寒气重，至夏至后真阴渐发，伏阳不得停留，或因风寒、饮食、沐浴等因素，诱动骨髓郁结之伏阳，伏阳为外邪所引病证多变，发为热病。正如韩氏在《伤寒微旨论》中记载："伤寒既禀于冬，得春夏之气则欲发泄，而又因饮冷嗜欲则触起，因冲风雨则迫动，因他人病所着则外邪煦出，内邪既病之后变动不常。"

2. 创辛凉透表治法

韩祗和在辨明伏气温病的病因及其辨证特点的基础上，创立了较为完善的治疗方法，主张治疗外感热病，不用仲景的麻黄汤、桂枝汤、小青龙汤等辛温解表方剂，而是自创辛凉透表方剂，方中多用柴胡、薄荷、葛根、桔梗、防风、前胡、石膏、知母等辛凉清热之品，实开辛凉透表之先河。《伤寒微旨论·可汗篇》中调脉汤、薄荷汤、防风汤、葛根柴胡汤、人参桔梗汤、香芎汤、六物麻黄汤、七物柴胡汤、发表汤、人参汤、前胡汤、石膏汤、解肌汤、芍药汤、知母汤、黄芩汤等 16 首方剂均为韩氏所创制。

韩祗和又根据伏气温病"伏阳郁折"的病机特点，治疗上主张清里透表并用，在辛凉解表同时，佐以辛寒、苦寒清热之品，以防止郁热邪气向更深病位传变。从韩氏治温十六方中可以看出，其喜用石膏、知母、黄芩等苦寒之品，配佐薄荷、葛根、升麻、麻黄等辛散之剂，共奏清里透表、表里双解之功。

3. 处方用药因时而变

韩祗和指出："治伤寒病发表药，无出仲景桂枝汤，最为古今发表药之精要。于今时之用，即十中五六变成后患。非药之过，乃医流不知其时也……立春以前，天气寒冽，用桂枝汤发表，尚有鼻衄、狂躁、咽中生疮之患，甚者至于发斑、吐血、黄生，岂是药之过剂？盖人之肌体阳多，不能任其热药，况乎春之时矣。"

韩氏认为立春以后清明以前，春阳方生，寒邪余威未尽，伏阳郁折比较轻浅，以调脉汤治疗太阳伤寒表实证，以薄荷汤治疗中风表虚证，以六物麻黄汤治疗风寒两伤证。清明以后至芒种以前，阳气始盛，伏阳郁折比较深，以葛根柴胡汤治疗风寒表实证，以防风汤治疗中风表虚证，用七物柴胡汤治疗风寒两伤证。芒种以后至立秋以前，阳气由极盛开始转衰，以人参桔梗汤治疗风寒表实证，以香芎汤治疗中风表虚证，以发表汤治疗风寒两伤证。由此体现了其参合时令、审时用药的特点。

三、朱肱及《类证活人书》

朱肱，字翼中，号无求子，又号大隐翁，浙江吴兴人，北宋著名伤寒学家，著《类证活人书》，全书二十二卷。朱氏深感医家常将温病作伤寒误治，特于卷六专门讨论，辨证温病。其论温病与庞安时所述多相近，治温病之法，亦多取法于庞安时。自序中曾提到庞安时，受其影响颇有可能。

1. 提出"春月伤寒,谓之温病"

《类证活人书》卷第六"夏至以前,发热恶寒,头疼,身体痛,其脉浮紧"篇言:"此名温病也。春月伤寒,谓之温病。冬伤于寒,轻者夏至以前发为温病,盖因春温暖之气而发也。"朱肱将"发热恶寒,头疼,身体痛,其脉浮紧"名为温病,"春月伤寒,谓之温病",即发生于春月的伤寒,其在证候上与冬季伤寒没有区别,仅仅是因为发生在春季而不是冬季就认为其为温病。朱肱此言是温病有恶寒表证的最早记述,与《内经》等关于温病的传统观点相悖,但与清代温病学观点一致。新感温病之说应始于此,不过朱肱仍谓春月伤寒,即感受寒邪发病,此与后世新感温病为春感温邪而发有所区别。

2. 湿温不可发汗,中暑禁用温药发散

朱肱言:"其人尝伤于湿,因而中暑,湿热相搏,则发湿温。病苦两胫逆冷腹满,又胸多汗,头目痛苦,妄言,其脉阳濡而弱,阴小而急,治在太阴,不可发汗。"指出治疗湿温不可发汗,用白虎加苍术汤以清热祛湿,均为后世所接受。

又如中暑,"夏月自汗恶寒,身热而渴,其脉微弱者,此名中暑也。大抵中暑与热病外证相似,但热病者脉盛,中暑者脉虚以此别之"。此与《内经》"气虚身热,得之伤暑"相合,治疗取白虎汤,亦为中的之方。并且重申:"近人多不明中暑,或作热病法治之,复用温热药,必致发黄斑出,更为蓄血,尤宜戒之。"强调治暑与治一般外感热病不同,禁用温热药发散,独具己见。

四、刘完素之火热论

刘完素,字守真,自号通玄居士,河北河间人,故世人称其为刘河间,宋金时期著名医学家,以火热立论。

1. 伤寒即是热病

河间以前,将《素问·热论》"今夫热病者,皆伤寒之类也"理解为温病本属于伤寒范畴,属于对广义伤寒的补充。此说影响甚广,是温病长期囿于伤寒门户之内的根本原因。刘完素则主张凡伤寒皆为热病,而热病只能从热治,不能从寒医,将旧说彻底颠倒过来了。

河间认为"寒主闭藏,而腠理闭密,阳气怫郁不能通畅,怫然内作,故身热燥而无汗","非谓伏其寒气而变为热也",此与韩祗和"郁阳为患"之说一致。刘完素《伤寒直格·序》进一步指出:"六经传受,自浅至深,皆是热证,非有阴寒之病。"自成一家之说。他认为仲景伤寒与《内经》热病,是一病二名。遵《内经》,伤寒即热病;从仲景,热病即伤寒。《伤寒直格卷中·伤寒总评·主疗》言:"其伤寒汗病,本末身凉不渴,小便不黄,脉不数者,未之有也。"认为仲景四逆汤为救误治伤阳而设，所以三阴证中有用诸承气汤下热之说。刘氏阐发三阴病也是热证，实前所未闻。

河间伤寒即热病一说，马宗素在《伤寒医鉴》中这样说道："守真首论《伤寒》之差谬，故一切内外所伤俱有受汗之病，名曰热病。通谓之伤寒……然其阴证者，止为杂病，终不为汗病，由是伤寒汗病，直言热病，不言其有寒也……《素问》三篇：《刺热》《评热》兼杂病《热论》，不说其寒，非无谓者也。《热论》之外，《素问》更无说伤寒之证。"伤寒即热病，温病不从属于伤寒之意明矣。

2. 六气皆从火化

刘完素在风、热、火、湿、燥、寒六气中，着重强调火热二气，其余四气，虽与火气不同，但通过河间所谓"兼化"和"同化"之说亦皆可化热、生火，火热亦是生成其余四气的原因之一。如风与热的关系，《黄帝素问宣明论方·论风热湿燥寒》曰："风本生热，以热为本，风为标。言风者，即风热病也。"湿与热的关系："湿本土气，火热能生土湿。故夏热则万物湿润；秋凉则湿复燥干也。湿病本不自生，因于火热怫郁，水液不能宣行，即停滞而生水湿也。凡病湿者，多自生热也。"燥与热的关系："风能胜湿，热能耗液，皆能成燥……然燥虽属秋阴，而其性异于寒湿，燥阴盛于风热，火也。"寒与热的关系："经言人之伤于寒也则为病热。盖寒伤皮毛，则腠理闭密，阳气怫郁，不能通畅，则为热也。"

刘完素通过对《内经》"病机十九条"中相关病机病证的再认识，揭示了火热致病的广泛性，突出了"六气皆从火化"说在外感病机理论中的地位。风、湿、燥、寒与火同化，寒闭肌腠，阳郁化热；风善行数变，从阳化热；湿热相兼，从阳化热；燥为阴亏血少，多生内热。风、湿、燥、寒与火兼化，兼化是指两气相合或三气相合而出现的某种病理现象，六气阴阳属性不同，同性之气易于相合而病。风热燥同，多兼化也。寒湿性同，多兼化也，性异而兼化者有之，亦已鲜矣。火热也可以出现风、湿、燥、寒的反向转化。热盛则风动；火热怫郁，水液不能宣通，故停滞而生水湿；热极生寒，则有战栗恶寒之变；热能耗液成燥。

刘完素"六气皆从火化"之说不仅阐发外感火热病机，而且以脏腑（五运）结合六气（内在六气）研究人体病理变化，提出"脏腑六气病机说"。所以"六气皆从火化"中的"六气"不仅指"外界六气"，也包括"内在六气"。因此，我们需要全面认识"六气"。大多数医家都认为，刘完素提出了"六气皆从火化"说，扩大了病机十九条中火热病症的范围。但是，也有学者认为，刘完素未必特别强调火热，至于重视火热主病，源于《素问》，刘完素只是重申和阐发了《素问》理论。另外，刘完素专注于外感热病的研究，在六淫邪气中重视风、热、燥、湿四气为病，在病机十九条中五气具备，独燥缺如的情况下，大胆立说，补充了"诸涩枯涸，干劲皴裂，皆属于燥"理论。

3. 凡热病皆热证

《伤寒医鉴》进一步阐述了河间的观点:"守真曰:人之伤寒,则为热病,古今一同,通谓之伤寒。病前三日,巨阳、阳明、少阳受之,热在于表,汗之则愈;后三日,太阴、少阴、厥阴受之,热传于里,下之则愈。六经传受,由浅至深,皆是热证,非有阴寒之证也。古圣训阴阳为表里,惟仲景深得其意。厥后,朱肱编《活人书》,特失仲景本意,将阴阳二字释作寒热,此差之毫厘,失之千里矣。"

河间仍因"伤寒"之名,而其所论三阴三阳辨证皆为热证,乃宗《热论》原旨,以阴阳分辨表里而已。虽言"惟仲景深得其意",然不能与《伤寒论》强合,明乎此,方不失河间所论之意。河间以三阳证为表热证,三阴证为里热证,阴阳实指表里,反对朱肱以阴阳训寒热。

《伤寒直格·伤寒总评》中,更进一步阐释《伤寒论》中为何有四逆姜附之类热药。"经曰:夫热病者,皆伤寒之类也。又曰:人之伤于寒也,则为热病。然既身内有阴寒者,只为杂病,终莫能为汗病也……虽仲景有四逆姜附之类热药,是以治其本。里和,误以寒药下之太早,表热未入于里,而寒下,利不止;及或表热里寒而自利者,急以四逆汤攻里,利止里和,急以解于表也。故仲景四逆汤证后,复有承气下热之说也。"认为用四逆姜附,是为下之太早,为虚寒下利而设,非为明证而设。"辨伤寒阴阳之异证者,是以邪热在表,腑病为阳;邪热在里,而脏病为阴也。"从而提出了"六经传受,自浅至深,皆是热证,非有阴寒之病"的观点。

4. 风热病应作热治

刘完素认为外感热病初起多是"怫热郁结",证候上属于表里俱热,片面用辛温发散,则汗虽出而热不去,反使邪热更甚。《素问玄机原病式》曰:"一切怫热郁结者,不必止以辛甘热药能开发也。如石膏、滑石、甘草、葱、豉之类,寒药皆能开发郁结,以其本热,故得寒则散也。夫辛甘热药皆能发散者,以力强开冲也。然发之不开者,病热转加也,如桂枝、麻黄类辛甘热药攻表不中病者,其热转甚也,是故善用之者,须加寒药,不然则恐热甚发黄,惊狂或出矣。"

概述其意有三:其一,不仅热药可发表,寒凉药亦可发表;其二,用辛温药发表不当,使热转甚,甚至发黄,惊狂斑出;其三,用桂枝、麻黄类辛温药,应加寒药。

由此可以看出,河间对治疗温热病的认识,虽然也有辛温药加寒药解表之说,但已明确提出了发表不只是热药,寒凉药亦可发表。这较之庞、朱两氏又有大的发展,而为辛凉解表之嚆矢。

5. 治温另辟新径

河间云:"自昔以来惟仲景著述遗文,主伤寒三百九十七法,合一百一十三方,而后学者莫能宗之,谓如人病伤风则用桂枝解肌,伤寒则用麻黄发汗,伤风反用麻黄则致强项柔痉,伤寒反用桂枝则作惊狂发斑,或误服此二药则必死矣。故仲景曰:桂枝下咽,阳盛则毙;承气入胃,阳盛则亡。是也。守真为此虑,恐麻黄桂枝之误,遂处双解散,无问伤风、伤寒内外诸邪,皆能治疗,从下证错汗者亦不为害。"《素问病机气宜保命集·伤寒论第六》云:"余自制双解,通圣辛凉之剂,不遵仲景法桂枝、麻黄发表之药。非余自衒,理在其中矣。故此一时,彼一时,奈五运六气有所更,世态居民有所变。"

此说之意在于三:其一,公开提出不遵仲景法桂枝、麻黄之药,自制新方。虽言治伤风伤寒,实则为温病而设;其二,第一次提出用辛凉之剂治疗热病;其三,理由为五运六气有所更,世态居民有所变。其意义在于,以往虽有人看到用仲景辛温方治热病的流弊,但从来无人能弃仲景方不用。《伤寒论》虽有白虎、承气、黄芩汤等治温方剂,但拘于伤寒六经传变,固执先表后里成法,初起滥用麻桂解表,在温病治疗中酿成诸多不良后果。河间则宣称不遵仲景法,不用辛温之剂,而创辛凉解表之法。观双解散药物组成,虽仍不遗麻黄,但配伍了石膏、黄芩、栀子、连翘等清热药,芒硝、大黄等泻下药,当归、白芍、甘草等扶正药,集清、下、解表、补于一方,虽与后世温病学派辛凉解表法有所不同,然较纯用麻桂诸方者,已另辟新径。其勇于创新,所以能突破伤寒藩篱,这是伤寒与温病分化成熟的重要标志。

温病学说的伏邪与新感

"伏邪"与"新感"属于温病学说中病因范畴。伏邪，又称之为伏气。伏邪温病是指感邪后不即发病，邪气伏藏，逾时而发的一类温病；新感温病是指感邪后即刻发病的一类温病。伏邪与新感是温病发病学中相对的概念，感邪后的即发与晚发是概念的内涵。

一、伏邪温病说的形成

《素问·生气通天论》曰："是以春伤于风，邪气留连，乃为洞泄。夏伤于暑，秋为痎疟。秋伤于湿，上逆而咳，发为痿厥。冬伤于寒，春必病温。"《素问·阴阳应象大论》曰："喜怒不节，寒暑过度，生乃不固，故重阴必阳，重阳必阴。故曰：冬伤于寒，春必温病。春伤于风，夏生飧泄；夏伤于暑，秋必痎疟；秋伤于湿，冬生咳嗽。"《素问·热论》曰："凡病伤寒而成温者，先夏至日者为病温，后夏至日者为病暑，暑当与汗皆出，勿止。"

以上为温病伏邪（伏气）学说的滥觞，也为后世的伏邪温病理论奠定了基础。研读以上《内经》文献可以发现，一是温病的发生与气候因素密切相关，四时不正常的气候，特别是非时的温热，往往是造成瘟疫发生和流行的原因。二是从邪伏不即发的病机来看，并非温病所独有，春伤于风而夏病飧泄，夏伤于暑而秋生痎疟，秋伤于湿则冬生咳嗽，皆属于伏邪致病。

《伤寒例》曰："中而即病者，名曰伤寒；不即病者，寒毒藏于肌肤，至春变为温病，至夏变为暑病。暑病者，热极重于温也。""是以辛苦之人，春夏多温热病，皆由冬时触寒所致，非时行之气也。""从霜降以后，至春分以前，凡有触冒霜露，体中寒即病者，谓之伤寒也……从立春节后，其中无暴大寒，又不冰雪，而有人壮热为病者，此属春时阳气，发于冬时伏寒，变为温病。"

王叔和首次以寒邪的"中而即病"和"不即病"相对立论，在医学史上开创感邪后发病迟早别为两病的先河，新感发病和伏气发病的内涵已寓于其中。同由冬季感寒，即病者为伤寒；不即病者，寒邪伏于肌肤，至春发为温病。也就是说，斯时所谓温病只有寒邪内伏而发者，别无其他类型。此为伏邪学说的起始，基本内容为

"伏寒化温论"。宋代医家郭雍在《伤寒补亡论·温病六条》中也明确指出："冬伤于寒，至春发者，谓之温病；冬不伤寒，而春自感风寒温气而病者，亦谓之温。"

清代出现了有关伏邪温病学说的专著，如《伏邪新书》《温热逢源》等，"伏邪学说"在临证中受到不少医家的高度重视。具体而言，伏邪温病学说指发病初期以里热证候为主要表现，而与当令时邪的致病特点不相符合的一类病。推而广之，当邪气侵犯人体时，邪气不能被消灭或排除，也不能应期发病，而是在一定条件下保持整体的平衡，使毒邪伏藏待机，及至内外环境条件有利于毒邪时，毒邪暴张，干扰或破坏了体内正常生理状态而发病。

王叔和认为"寒毒藏于肌肤"，《诸病源候论》提出"邪伏肌骨"说。对于伏邪所藏部位，明清医家也有相关论述。一是邪伏膜原说，如吴有性在《温疫论》中言："邪自口鼻而入，则其所客，内不在脏腑，外不在经络，舍于伏脊之内，去表不远，附近于胃，乃表里之分界，是为半表半里，即《针经》所谓横连膜原是也。"二是邪伏少阴说，如叶天士在《三时伏气外感篇》中说："春温一证，由冬令收藏未固，昔人以冬寒内伏，藏于少阴，以春木内应肝胆也。"三是邪伏膜原与少阴说，如俞根初在《通俗伤寒论》中言："伏温内发，新寒外束，有实有虚。实邪多发于少阴膜原，虚邪多发于少阴血分、阴分。"四是邪伏部位随体质因素不同而异，如肾虚之体邪气伏藏于少阴，劳苦体实之人邪气伏藏于肌肤，等等。关于邪气伏藏的部位，历来没有统一的认识。

二、柳宝诒完善了伏气温病学说

柳宝诒（1842—1901），字谷孙，号冠群，江苏江阴人。撰《温热逢源》三卷，上卷详注《内经》《难经》及《伤寒论》中伏气温病；中卷辨证《温病暑疫全书》《伏邪篇》《伤寒绪论》《温疫论》中的有关论点；下卷重点论述伏气温病，对伏气温病的病因、病机、病位、辨治进行了系统的总结，为伏气温病学说的完善做出了重要贡献。

柳宝诒言："经曰：冬伤于寒，春必病温。又曰：冬不藏精，春必病温。分而言之，则一言其邪之实，一言其正之虚。合而言之，则惟其冬不藏精，而肾气先虚，寒邪乃得伤之。"指出伏气温病，乃冬伤于寒，而"肾气先虚"又是冬伤于寒的内在因素。

"即如伏气发温之病，惟冬伤于寒，故病温。惟冬不藏精，故受寒，其所受之寒，无不伏于少阴，断无伏于肌肤之理。其肾气未至大虚者，倘能鼓邪外达，则由少阴而达太阳，病势浅而轻。若肾虚不能托邪，则邪伏于脏而不得外出，病即深而重。同此邪，同此病，证有轻重，而理原一贯。"阐明了寒邪内伏于少阴及少阴肾气托邪外出的机制。

柳氏进一步指出：寒邪内伏于少阴，在来春外发之时，寒邪已经化热，既不同于一般的伤寒，两者一寒一温；又不同于新感温病，两者一出表，一入里。故柳氏曰："伏气温病，乃冬时寒邪，伏于少阴，迨春夏阳气内动，伏邪化而为热，由少阴而外出……则标见于外，而热郁于内，虽外有表证，而里热先盛。"

关于伏气温病的治疗，柳宝诒提出了三个要点：其一为清泄里热："伏气由内而发，治之者以清泄里热为主。其见证至繁且杂，须兼视六经形证，乃可随机立法。""初起治法，即以清泄里热，导邪外达为主。"其二为疏解外邪："其为时邪引动而发者，须辨其所夹何邪，或风温，或暴寒，或暑热，当于前法中，参入疏解新邪之意，再看其兼夹之邪轻重如何，轻者可以兼治，重者即当在初起时，着意先撤新邪，俟新邪既解，再治伏邪，方不碍手。此须权其轻重缓急，以定其治法。"其三为顾护阴液："其或邪已化热，则邪热燎原，最易灼伤阴液，阴液一伤，变证蜂起，故治伏温病，当步步顾其阴液……愚意不若用黄芩汤加豆豉、元参为至当不易之法。"

三、新感温病的提出

"新感"是针对"伏邪"温病的"伏"而提出的温病发病观。自秦汉至唐代，未有文献谈及感邪即发的温病，宋代始论温病有"即时发病"之说。

宋代医家庞安时著《伤寒总病论》，一面在"叙论"中深化"伏寒变温"的机制，谓："严寒冬令为杀厉之气也……其不即时发病者，则寒毒藏于肌肤之间，至春夏阳气发生，则寒毒与阳气相搏于荣卫之间……因春温气而变，名曰温病也。"一面在"天行温病论"中指出："辛苦之人春夏多温热者，皆冬时触冒寒毒所致。自春及夏至以前为温病者，《素问》、仲景所谓伤寒也……即时发病温者，乃天行之病耳。""感异气变成温病也。"并谓："温病若作伤寒行汗下必死。"明确提出"即时发病温者"之说。

继之宋代医家郭雍在《伤寒补亡论》"温病六条"中提出："冬伤于寒，至春发者，谓之温病；冬不伤寒，而春自感风寒温气而病者，亦谓之温；及春有非节之气中人为疫者，亦谓之温。三者之温自不同也。"又在"伤寒温疫记"条目下说："故古人谓冬伤于寒，轻者夏至以前发为温病，甚者夏至以后发为暑病也。此三者，其为伤寒本一也。惟有即发不即发之异，随脉变动，遂大不同。又有冬不伤寒，至春感不正之气为病，其病无寒毒之气为之根，虽名温病，又比冬伤于寒，至春再感温气为病轻。然春温冬寒之病，乃由自感自致之病也，若夫一乡一邦一家皆同患者，是则温之为疫者然也。"也提及温病的"即发"与"不即发"之说。

至明代，吴又可在《温疫论》"诸家温疫正误"中言："汪云：愚谓温与热有轻重之分，故仲景云若遇温气，则为温病（此为叔和之言，非仲景本论）。更遇温热气,即为温毒,热比温尤重故也。但冬伤于寒,至春而发,不感异气,名曰温病。此病之稍轻者也。温病未已,更遇温气,变为温病。此病之稍重者也。《伤寒例》以再遇温气,名曰温疫。又有不因冬月伤寒,至春而发温病者,此特感春温之气,可名曰春温,如冬之伤寒、秋之伤湿、夏之中暑相同也。(按:《素问·阴阳应象大论篇第五》四时正气之序,春温、夏热、秋凉、冬寒,今特感春温之气,可名曰春温;若感秋凉之气,可名秋凉矣。春温可以为温病,秋凉独不可为凉病乎?以凉病似觉难言,勉以湿证搪塞。既知秋凉病有碍,反而思之,则知春温病殊为谬妄矣。)以此观之,是春之温病有三种不同:有冬伤于寒,至春变为温病者;有温病未已,再遇温气而为温病者;有重感温气相杂而为温病者;有不因冬月伤寒,不因更遇温气,只于春时感春温之气而病者。若此三者,皆可名曰温病,不必各立名色,只要知其病原之不同也。"由此,有学者指出明代汪机首次提出新感温病说:"苟但冬伤于寒,至春而发,不感异气,名曰温病,病稍轻;温病未已,更遇温气,变为温毒,亦可名曰温病,病较重,此伏气之温病也;又有不因冬月伤寒而病温者,此特春温之气,可名曰春温,如冬之伤寒、秋之伤湿、夏之中暑相同,此新感之温病也。"

清代《伤寒选录》中温病的"新中"和"晚发",《温热经纬》中的"外感温病"和"伏气温病",《重订广温热论》中的"新感温热"和"伏气温热"等等,皆为温病"伏气"与"新感"之说的阐述。

四、新感、伏邪之争

历史上也有不少医家对新感、伏邪说进行质疑。如吴又可在《温疫论》"伤寒例正误"中指出:"风寒所伤,轻则感冒,重则伤寒。即感冒一证,风寒所伤之最轻者,尚尔头疼身痛……当即为病,不能容隐。今冬时严寒所伤,非细事也,反能藏伏过时而发也?更问何等中而即病?何等中而不即病?……何等中而不即病者,感则一毫不觉,既而延至春夏,当其已中之后,未发之前,饮食起居类如常,神色声色,纤毫不异,其已发之后,势不减于伤寒?况风寒所伤,未有不由肌表而入,所伤皆营卫,所感皆系风寒,一者何其蒙懵,藏而不知;一者何其灵异,感而即发。发而根属同源而异流,天壤之隔,岂无说耶?既无其说,则知温热之原,非风寒所中矣。"钱天来《伤寒溯源集·痉湿暍三证》亦曰:"《伤寒论》中并无一字涉及《黄帝内经》者,亦并无即病与不即病之说。乃叔和……云:不即病者,寒毒藏于肌肤,至春变为温病,至夏变为暑病。殊不知《玉机真藏论》云:风寒之客于人,使人毫毛毕直,皮肤闭而为热,当是之时,可汗而发也。风寒之中人如此之速,岂有寒毒而能安然久处于肌肤之中,半年三月,自冬至春而始变温,自冬至夏方变暑病者乎?"

伏邪、新感所揭示的是温病初期不同的发病类型。伏邪温病是指发病初起以里热证候为主要表现，而与当令时邪的致病特点不相符合的温病。其特点是初起必见里热内伏的症状，部分患者初起虽可兼见表证，但必以里热见证为主要表现。伏邪温病形成的历史久远，根本原因在于《内经》发病的"正邪观"，所谓"正气存内，邪不可干""邪气所凑，其气必虚"，正邪交争之结果有可能致使"邪伏于内"，逾时而发，与现代医学疾病之"潜伏期"有异曲同工之处。如果新感邪气强盛，正不胜邪，表现为即时发病，成"新感"之疾也。新感温病初起证候均与时令之邪的致病特点，包括邪犯部位、病机变化、证候特点等相一致，亦即是说病变初起的临床证候正是时邪致病的特异表现，所以近代文献中常据此而把新感温病的发病类型称为"病发于表"者。

伏邪、新感之温病皆存在于临床实际中。伏邪温病自不必多言，古之论述者多矣，柳宝诒之说可为代表。"温邪上受，首先犯肺，逆传心包"，这是清代吴门医家叶天士在《温热论》中对以风温为代表的新感温病的发生及传变规律的论述。叶天士又以卫气营血辨证为论，新感温病的病机传变基本趋势是由表入里，由浅入深，即由卫入气，再深入营血。疾病的每一阶段，皆有其治，所谓"在卫汗之可也，到气才可清气，入营犹可透热转气……入血就恐耗血动血，直须凉血散血"，使温病别具新意，建立了温病学说的理论体系。

伏邪、新感之说虽各有指代，在一定时空内各行其道，争论的结果却使得温病学说更为完善，更为前行。更多的医家认为伏邪、新感两者看似对立，却并无矛盾，统一于《内经》"正邪发病观"之中，所谓"新感无伏邪不张"，"伏邪无新感不动"，两者之兼收并蓄，亦即中医"审证求因""审因求证"之辨证施治精髓的体现。

王履对温病学说形成与发展的贡献

元末明初是中医外感热病学术发展重要的转折时期,众多的学者立足于《伤寒论》,对伤寒、温病、瘟疫等外感热病进行辨析,指出伤寒与温病病因有别,证候殊异,治法不同,寒温之分化实从此时始。最为革命性的观点是刘河间的"火热论",认为六气皆能化火,"六经传受,自浅至深,皆是热证,非有阴寒之病"。河间之说,不仅纠正了宋金时期滥用温燥之流弊,而且打破了当时医界墨守仲景成规的沉默局面。当然,刘河间辨治温热病的观点并未超出《伤寒论》六经辨证体系,且例用寒凉,"以伤寒一断为热而无寒"。

元末明初的吴中医家反对将伤寒、温病混为一谈,反对刘守真"亦以温暑作伤寒立论"等,明确提出"温病不得混称伤寒"之论。王履(字安道)所著《医经溯洄集》虽篇幅不多,以"张仲景伤寒立法考""伤寒温病热病说""伤寒三阴病或寒或热辨""伤寒三百九十七法辨"等篇目,对明以前的寒温研究进行了结论性评述,旗帜鲜明地提出温病与伤寒不同。吴鞠通称之"始能脱却伤寒,辨证温病",近代学者谢诵穆在《温病论衡》中也言:"温病学说之剧变,王安道启其端。"

一、因名乱实,当辨其名

王履在"伤寒温病热病说"中言:"有病因,有病名,有病形;辨其因,正其名,察其形,三者俱当,始可以言治矣。"具体而言,"且如伤寒,此以病因而为病名者也;温病热病,此以天时与病形而为病名者也。由三者皆起于感寒,或者通以伤寒称之,夫通称伤寒者,原其因之同耳。""夫惟世以温病热病混称伤寒,故每执寒字,以求浮紧之脉,以用温热之药,若此者,因名乱实,而戕人之生,名其可不正乎?"

病名之辨,关乎疾病之成因与治疗,确为关键之第一步。元明之前,庞安时、朱奉议等著名医家对此虽有主张,却分而未别。刘河间欲将伤寒看作热病,亦有寒温相混之嫌。王履在"张仲景伤寒立法考"中言:"朱奉议作《活人书》,累数万言,于仲景《伤寒论》多有发明,其伤寒即入阴经为寒证者,诸家不识,而奉议识之,但惜其亦不知仲景专为即病者立法,故其书中,每每以伤寒温暑混杂议论,竟无所别。""至于刘守真出,亦以温暑作伤寒立论,而遗即病之伤寒。"

王履以名证实,意在强调治疗伤寒、温病必须审因、正名、察形,不得混称,有了正确的诊断,方有正确的治疗,"一或未明,而曰不误于人,吾未之信也"。以前医家之所以寒温不分,或分而不别,皆因对《伤寒论》立法本意的认识不清。故王履在"张仲景伤寒立法考"中言:"读仲景之书,当求其所以立法之意。苟得其所以立法之意,则知其书足以为万世法,而后人莫能加,莫能外矣。苟不得其所以立法之意,则疑信相杂,未免通此而碍彼也。"

二、考张仲景伤寒立法

1. 伤寒方为即病之伤寒设

王履言:"夫伤于寒,有即病者焉,有不即病者焉。即病者,发于所感之时;不即病者,过时而发于春夏也。即病谓之伤寒,不即病谓之温与暑。夫伤寒温暑,其类虽殊,其所受之原,则不殊也。"明言伤寒与温病所感邪虽同,发病则不一。伤寒病寒自表始,由表入里,为即发病;温病热自内发,由里达表,为不即发病(伏气温病)。故伤寒温病,"施治不得以相混,以所称而混其治,宜乎贻祸后人"。

"法也,方也。仲景专为即病之伤寒设,不兼为不即病之温暑设也。后人能知仲景之书,本为即病者设,不为不即病者设,则尚恨其法散落所存不多,而莫能御夫粗工妄治之万变,果可惮烦而或废之乎?是知委废太半,而不觉其非者,由乎不能得其所以立法之意故也。"王履明确主张《伤寒论》所论为狭义之伤寒,并不包括广义伤寒之温病、暑热等。"惟后人以仲景书通为伤寒温暑设,遂致诸温剂皆疑焉,而不敢用。韩祗和虽觉桂枝汤之难用,但谓今昔之世不同,然未悟仲景书,本为即病之伤寒设也。且其著《微旨》一书,又纯以温暑作伤寒立论,而即病之伤寒,反不言及,此已是舍本徇末。"

2. 伤寒方可借以治温暑

"今人虽以治伤寒法治温暑,亦不过借用耳,非仲景立法之本意也。"王履认为:"夫仲景立法,天下后世之权衡也,故可借焉以为他病用。虽然,岂特可借以治温暑而已,凡杂病之治,莫不可借也。今人因伤寒治法,可借以治温暑,遂谓其法通为伤寒温暑设,吁!此非识流而昧原者欤。"

王履在此指出伤寒方之于温暑之治,乃为借用,不可因温暑之疾借用伤寒方之治而言伤寒方可通治温暑之疾。借用是有范围的,否则伤寒与温病的治疗就完全相通了,绝不可因前人多以白虎、承气之类用于温病有效,即言伤寒法可通治温暑。

王履例之曰:"但能明乎仲景本为即病者设法,则桂枝麻黄自有所用,诸温热之剂,皆不可略矣。若谓仲景法,不独为即病者设,则凡时行及寒疫、温疟、风温等病，亦通以伤寒六经病诸方治之乎？《伤寒例》曰：冬温之毒，与伤寒大异，为治不同。又曰：寒疫与温及暑病相似，但治有殊耳。是则温暑及时行寒疫、温疟、风温等，仲景必别有治法，今不见者，亡之也。观其所谓为治不同，所谓温疟、风温、温毒、温疫，脉之变证方治如说，岂非亡其法乎？决不可以伤寒六经病诸方通治也。""苟不能究夫仲景之心，但执凡伤于寒则为病热之语以为治，其不夭人天年者几希矣。"又如"伤寒温病热病说"所言："虽然，伤寒与温病、热病，其攻里之法，若果是以寒除热，固不必求异，其发表之法，断不可不异也！况伤寒之直伤阴经，与太阳虽伤，不及郁热即传阴经为寒证，而当温者，又与温病热病大不同，其可妄治乎？"

3. 辛温解表方加寒药，非治温本法

庞安时、朱肱、刘河间等皆有在麻黄、桂枝方中加寒药治温之论，王履认为其非仲景治温之本法。"仲景立桂枝、麻黄汤之有所主，用桂枝、麻黄汤之有其时矣"，"其《原病式》有曰：夏热用麻黄、桂枝之类热药发表，须加寒药，不然则热甚发黄，或斑出矣（此说出于庞安常，而朱奉议亦从而和之）。殊不知仲景立麻黄汤、桂枝汤，本不欲用于夏热之时也，苟悟夫桂枝、麻黄汤本非治温暑之剂，则群疑冰释矣。何也？夫寒之初客于表也，闭腠理郁阳气而为热，故非辛温之药不能开腠理以泄其热，此麻黄汤之所由立也。至于风邪伤表，虽反疏腠理而不能闭，然邪既客表，则表之正气受伤而不能流通，故亦发热也，必以辛甘温之药发其邪，则邪去而腠理自密矣，此桂枝汤之所由立也。其所以不加寒药者，盖由风寒在表，又当天令寒冷之时，而无所避故也。后人不知仲景立法之意，故有惑于麻黄、桂枝之热，有犯于春夏之司气，而不敢用，于是有须加寒药之论。夫欲加寒药于麻黄、桂枝汤之中，此乃不悟其所以然，故如此耳！若仲景为温暑立方，必不如此，必别有法，但惜其遗佚不传，致使后人有多歧之患。"

4. 考辨伤寒三百九十七法

林亿在"伤寒论序"曾提道："《伤寒论》十卷，总二十二篇，证外合三百九十七法，除复重，定有一百一十二方。"王履对"三百九十七法"进行了考辨。

首先，王履统计书中有论有方的条文，少于三百九十七条；而将有论有方和有论无方的条文相加，则超过了三百九十七条。其次，单纯计算六经病篇，去除《辨脉法》《平脉法》《伤寒例》和《可与不可》篇，但有论有方的条文太少，不到三百九十七条，而有论有方和有论无方的也不及三百九十七条。最后，王氏又计算六经病篇、痉湿暍病篇、霍乱病篇、阴阳易瘥后劳复篇，其中有论有方和有论无方的也超过三百九十七条。王履还试图通过成无己的《注解伤寒论》、王叔和的《脉经》、程德斋的《伤寒钤法》等书，考证《伤寒论》三百九十七法，但均未有定论。

于是，王履认为《伤寒论》三百九十七法之说不可靠。"余由是屏去其说，但即论之本文，寝食与俱，以绅绎之，一旦豁然始悟其所计之数，于理不通，而非仲景叔和之说矣。夫《伤寒论》仲景之所作也，至叔和时已多散落，虽叔和搜采成书，终不能复其旧。然则今之所传者，非全书也，明矣。后之昧者，乃不察此，必欲以全书视之，为钤为括，断之曰，某经几证，某经几证。以谓伤寒治法，略无余蕴矣。"

王履认为应除去重复和"无方治者"，当为二百三十八法，应该将"法"替换为"治"，得出"二百三十八治"。"余今于三百九十七法内，除去重复者，与无方治者，止以有方治，而不重复者计之，得二百三十八条，并以治字易法字，而曰二百三十八治，如此则庶或可通也。若以法言，则仲景一书无非法也，岂独有方者然后为法哉？且如论证论脉，与夫谆谆教戒，而使人按之以为望闻问切之准则者，其可谓之法乎？其不可谓之法乎？虽然，六经之外诸条，其二家去取不同，固不必辨，然其于六经之中，尤每有悖理而不通者。"

三、伤寒、温病为治不同论

1. 治温主张辛凉、苦寒

王履在"伤寒温病热病说"中言："夫伤寒盖感于霜降后春分前，然不即发，郁热而发于春夏者也。伤寒即发于天令寒冷之时，而寒邪在表，闭其腠理，故非辛甘温之剂不足以散之，此仲景桂枝、麻黄等汤之所以必用也。温病热病后发于天令暄热之时，怫热自内而达于外，郁其腠理，无寒在表，故非辛凉或苦寒或酸苦之剂不足以解之。此仲景桂枝、麻黄等汤，独治外者之所以不可用，而后人所处水解散、大黄汤、千金汤、防风通圣散之类，兼治内外者之所以可用也。"

王履此说认为，伏气温病，无寒在表，无须用辛温，因热由内达外，须辛凉、苦寒或酸苦之剂解之。此说完全摆脱了辛温之剂治疗温病时的影响，乃寒温分化之标志之一。"凡温病热病，若无重感，表证虽间见，而里病为多，故少有不渴者。斯时也，法当治里热为主，而解表兼之。亦有治里而表自解者。余每见世人治温热病，虽误攻其里，亦无大害，误发其表，变不可言，此足以明其热之自内达外矣。其间有误攻里而致大害者，乃春夏暴寒所中之疫证。邪纯在表，未入于里故也，不可与温病热病同论。"王氏的这一论述，突破了《伤寒论》先表后里的治疗原则，特别是他所说的"治里而表自解者"，确属创见之论。

2. 三阴证有寒证，亦有热证

王履在"张仲景伤寒立法考"一文中，赞同朱肱"阴经有寒证"说："其伤寒即入阴经为寒证者，诸家不识，而奉议识之。"又反对朱肱"阴经皆伤寒"之说：

"又视《伤寒论》为全书，遂将次传阴经热证，与即入阴经寒证，牵合为一立说，且谓大抵伤寒，阳明证宜下，少阴证宜温，而于所识即入阴经之见，又未免自相悖矣。夫阳明证之宜下者，固为邪热入胃；其少阴证，果是伤寒传经热邪，亦可温乎！况温病暑病之少阴，尤不可温也。自奉议此说行，而天下后世蒙害者，不无矣。"

在"伤寒三阴病或寒或热辨"中，王履总结张仲景"伤寒三阴，必有寒证，而宜用温热之剂也"之论，赞成刘河间反对以阴阳训寒热之说，同时又反对其"伤寒阴经无寒证"之说。"及读刘守真之书，有曰：伤寒邪热在表，腑病为阳；邪热在里，脏病为阴。俗妄谓有寒热阴阳异证，误人久矣。寒病有矣，非汗病之谓也，寒病止为杂病，终莫能为汗病，且造化汗液之气者，乃阳热之气，非阴寒之所能也。虽仲景有四逆汤证，是治表热里和，误以寒药下之太早，表热入里，下利不止；及或表热里寒自利，急以四逆温里，利止里和，急解其表也……则为热病，诚非寒也。"

王履认为三阴之病，既有寒证，亦有热证。"若夫三阴之病，则或寒或热者，何哉？盖寒邪之伤人也，或有在太阳经郁热，然后以次而传至阴经者；或有太阳不传阳明少阳，而便传三阴经者；或有寒邪不从阳经，而始直伤阴经者；或有虽从太阳，而始不及郁热，即入少阴，而独见少阴证者；或有始自太阳，即入少阴，而太阳不能以无伤者；或有直伤即入，而寒便变热，及始寒而终热者。其郁热传阴，与变便变热，则为热证；其直伤阴经，及从太阳即入少阴，则为寒证。其太阳不能无伤，则少阴脉证，而兼见太阳标病，其始为寒而终变热，则先见寒证，而后见热证。此三阴之病，所以或寒或热也。"

王履在此提出的三阴病或寒或热，是由于寒邪伤人后的六种传变情况。王履又言："夫《内经》所叙三阴病，一于为热者，言其常也；仲景所叙三阴病，兼乎寒热者，言其变也，并行而不相悖耳。后人谓伤寒本无寒证，得非知常而不知变欤！然世之怙守局方，好用温热剂者，乃反能每全于寒证无他，其守彼虽偏，治此则是。学人能知三阴，固有寒邪所为之证，则仲景创法之本意可以了然于心目之间，而不为他说所夺矣。"三阴病之常、之变明矣，三阴病之热、之寒由此矣。

由上，王履对伤寒温病病名之辨、伤寒立法之考、伤寒温病治法之析，以及温病学说的形成与发展贡献良多，解决了伤寒与温病长期以来纠缠不清的许多理论性问题，从而使温病挣脱了《伤寒论》的羁绊，从伤寒体系中完全分化出来，走上独立发展的道路。《四库全书总目提要》称赞王履："会通研究，洞见本原，于医道中实能贯彻源流，非漫为大言以夸世也。"洵不为过也。

叶天士《温热论》对温病学说的贡献

叶桂，字天士，号香岩，别号南阳先生，晚号上津老人，以字行。先世安徽歙县人，自高祖叶封山迁徙来苏州，乃占籍吴中。叶桂出生于江苏吴县（今江苏苏州），世居苏城阊门外下塘上津桥畔，为清代杰出的医学家，在中国医学发展史上，是一位贡献卓越的医学家，堪称吴门医派最为杰出的医家代表。

《温热论》是叶天士关于温病学说的著作，首次刊发于唐大烈《吴医汇讲》之中，名之《温证论治》。唐大烈序之云："《温热论治》二十则，乃先生游于洞庭山，门人顾景文随之舟中，以当时所语，信笔录记，一时未加修饰，是以词多诘屈，语亦稍乱，读者不免晦目。烈不揣冒昧，窃以语句少为条达，前后少为移缀，唯使晦者明之。至先生立论之要旨，未敢稍更一字也。"后来叶桂门人华岫云在《续选临证指南》中将本篇更名《温热论》而列于卷首。两种版本文字略有出入，而大体相同。

《温热论》内容简短，仅四千余字，记录了叶氏对温热病论述的精华。书中重点分析温邪上受、首先犯肺、逆传心包的传变规律，温热病的病理和"在卫汗之可也，到气才可清气，入营犹可透热转气，入血直须凉血散血"的治疗原则，用卫分、气分、营分、血分四个层次作为辨证的根据，并指出温病的传变模式有顺传与逆传两种：顺传由卫而气而营而血，逐步传入；逆传由卫分直入营分。此外书中还介绍了温热病察舌、验齿和观察斑疹、白痦的诊法等内容。此书基本确立了温病学的理论体系，反映了叶桂辨治温病的独特见解，被后世推崇为温病学经典著作之一。《温热论》对后世温病学的发展起到承前启后的推动作用，吴鞠通即受此影响而著成《温病条辨》，其中的一些学术见解直到现在仍为临床医家所重视。

一、阐明温病的发病机理和治疗大法

叶天士在《温热论》开篇即提出："温邪上受，首先犯肺，逆传心包。"首次明确了温病的病因是"温邪"，以区别于"冬伤于寒""戾气"等说法。所谓"上受"，是指邪从口鼻而入，指出了温邪的感染途径。"首先犯肺"是指温病的病变部位首先是肺脏，以区别于"病在太阳""邪伏骨髓""邪伏募原"等观点。由此，温邪上受，首先见到的是肺经病证，主要表现为发热、微恶寒、头痛、咳嗽、口渴、有汗或无汗、苔薄、脉浮等症。"逆传心包"是指温病有顺传与逆传两种转归，一则由卫分顺传入气分，一则"逆传心包"。叶氏认为温邪与伤寒的演变不同，"伤寒之邪留恋在表，然后化热入里"，而"温邪则热变最速"，易于伤阴动风，邪陷心包。因此，因温病和伤寒的病因有寒热不同，病理特点各异，"若论治法则与伤寒大异"。

叶天士从温病的病因、病位、感染途径、传变趋势、治疗特点等方面，阐明了温病的发病机理与治疗大法，使温病彻底从"皆伤寒之类"的概念中脱离出来，自成体系，是继《伤寒论》以来，在外感热病史上的又一次飞跃。

二、创立卫气营血的辨治纲领

叶天士温热理论的核心即卫气营血辨证，他明确指出："大凡看法，卫之后方言气，营之后方言血。在卫汗之可也，到气才宜清气。乍入营分，犹可透热，仍转气分而解……至入于血，则恐耗血动血，直须凉血散血。"其揭示了温病由表入里、由浅入深的一般发展规律，精辟地概括了卫、气、营、血四个阶段的证候特点和治疗原则，是继张仲景六经辨证学说以后，又一个新的外感热病的辨证纲领。

具体而言，在卫者，当以辛凉轻剂，"挟风则加入薄荷、牛蒡之属；挟湿加芦根、滑石之流"。若挟有风邪或湿邪时，则酌加辛凉散风或甘淡祛湿之品，以防湿热邪气与之相互裹结，不易治愈，反生他患。温邪不由卫分外解，渐次传入气分，其主要症状为壮热、汗出、烦躁、渴饮、脉大，或腹满便结、苔黄、脉沉实，以及身热起伏、缠绵日久、胸痞脘闷、苔腻、脉濡等，清热、攻下是其正治之法，凉膈散、小陷胸汤、泻心汤、小承气汤之类，皆可选用。温邪入营，营分受热则血液受劫，遂致斑疹隐现，热扰神明则为心神不安，烦躁难宁。若挟痰热，每易昏厥为痉，阴液耗灼，则舌色红绛，故可采用清气透营、凉营清心等治疗方法。前者药如犀角、生地、元参、连翘心、竹叶心、银花等；后者宜犀角、生地、连翘、郁金、菖蒲等；如神志昏愦则须加牛黄丸、至宝丹之类以开其闭。温邪深陷血分，病情较营分尤重，邪热炎灼，逼血妄行而见耗血动血诸证。叶氏认为邪陷血分的治疗，总以凉血散血为主，药如生地、丹皮、阿胶、赤芍等。如风动痉厥则加入犀角、羚羊角、牛黄丸、至宝丹等。挟瘀血如狂者，加入琥珀、丹参、桃仁等。本证是温热病最笃的阶段，若治疗得当，犹可邪去而正复，否则每致阴竭而不治。

三、重视察舌验齿，充实温病诊断

叶氏对温病诊断独具匠心，对病邪所居部位、津液存亡、病情轻重以及预后转归等情况，通过察舌、验齿等进行辨析。在这方面他积有丰富的临床经验，每被后人奉为温病诊断的准绳。其察舌之法既详且精，验齿之法尤为独到，辨斑疹、白㾦切合实用。

现仅以叶氏所论绛舌为例，说明叶氏对温病辨舌验齿之法研究的深度和广度。叶氏认为舌绛为热邪传营之证，而绛舌之中，又因其病证不同，而有不同的表现形式。若纯绛色鲜者，为热入心包，宜用犀角、生地、连翘、郁金、石菖蒲等；若舌绛而中心干者，为心胃火燔，即黄连、石膏亦可加入；若舌绛而中兼黄白者，为邪初传营，气分之邪未尽，宜泄卫透营；若舌绛望之若干，手扪之有津液者，为津亏湿热熏蒸，将成浊痰蒙闭心包；若舌绛而上有黏腻似苔非苔者，为中挟秽浊，当急加芳香逐之；若舌绛而光亮者，胃津亡也，急用甘凉濡润；若舌绛而干燥者，火邪劫营，凉血清火为要；若舌绛而有碎点白黄者，当生疳也；若舌绛而有大红点者，热毒乘心也，用黄连、金汁；若舌绛而不鲜，干枯而痿者，肾阴涸也，急以阿胶、鸡子黄、天冬等救之。若舌独中心绛而干者，胃热心营受灼也，当于清胃方中加入清心之品；若舌尖绛独干者，为心火上炎，用导赤散泻其腑；若舌绛欲伸出口，而抵齿难骤伸者，为痰阻舌根，有内风也；若舌心干而四边色红，中心或黄或白者，非血分也，乃上焦气热烁津，急用凉膈散，散其无形之热，等等。

至于验齿、辨斑疹、白㾦等，更是叶氏经验积累后的创新之举，因其符合临床实际，备受后世医家推崇，不仅对诊断温病的轻重、浅深及预后具有重要的价值，而且大大丰富和发展了中医诊断学的内容。

叶天士乃一代宗师，所创的温病诊治理论和方法，架构了温病学说的理论框架，促进了温病学的发展，对后世产生了深远的影响。

《黄帝内经》对络脉及络病理论的贡献

《黄帝内经》是络脉和络病理论形成的发端,该书首次提出经络的概念,有了一系列以络为中心的概念,如络、络脉、血络、阴络、阳络、浮络、孙络等。《内经》对络脉及络病理论的贡献主要体现在以下几方面。

一、构建了络脉系统的架构

经络系统是中医学的基本理论,是由《内经》所确立的。经典的经络概念认为经络是联系脏腑内外、运行气血的通路。较为粗大的是经,细小的部分就是络。《灵枢·脉度》指出:"经脉为里,支而横者为络,络之别者为孙。""经脉者,伏行分肉之间,深而不见……诸脉之浮而常见者,皆络脉也。"

《内经》确立的经络应该是现代医学解剖学上的概念,当然由于这种认识是颇为局限的,无法与现代医学的解剖概念相对应。最早出现的是"脉"的概念,由"脉"到"经"到"络",再到"经脉""络脉"的合称,说明的也是古人对某一概念认识的深入。古人可能将人体出现的某种现象定义为经络,但其本意是为了说明人体的某种结构。正如《素问·阴阳应象大论》所言:"上古圣人,论理人形,列别脏腑,端络经脉,会通六合,各从其经,气血所发,各有处名,溪谷属骨,皆有所起,分部逆从,各有条理,四时阴阳,尽有经纪,外内之应,皆有表里。"

《内经》给出的络脉架构是这样的:络脉是由经脉支横别出的细小分支,逐层细分,形成别络、大络、小络、浮络、孙络等层面,纵横交错,形成网络状结构,遍布全身。除了由十二经脉等直接分出的较大的部分有具体的名称外(十五络脉),大部分是没有名称的,即便有也是笼统的总称,比如将循行体表者称为"阳络""浮络",循行体内的称为"阴络",等等。

理解经与络的区别,可以从由大到小、由粗到细逐次细化的层面上来分析。因为粗大,经脉更多的概念是直行的主线,是一种线性的结构。而络脉因为细小,它的结构远比经脉复杂,空间上存在多维结构的特点——一干多支,一支多分,一分多极,最终形成一种空间上的网状结构;分布上又有极为广泛的特征——络脉无处不在,皮肉、骨脉、脏腑、筋髓等都有其所属络脉。

二、论述了络脉的生理功能

既然经络的本义是一种通道,除了自身的联系功能外,那么在通道内的物质就成了经络发挥作用的主要体现了。《素问·经脉别论》言:"食气入胃,浊气归心,淫精于脉,脉气流经,经气归于肺,肺朝百脉,输精于皮毛。"《灵枢·本脏》进一步指明经络能"行血气而营阴阳",因而经络的主要功能可以定义为将气血输送到全身各部,"内溉脏腑,外濡腠理"(《灵枢·脉度》),从而使机体内的脏腑和体表的五官九窍、皮肉筋骨等密切地联系到一起,各自正常地发挥其功能。

所以,络脉的作用与经脉一样,主要是联系人体各部和运行气血。虽然从某种意义上来说,络脉从经脉中分支出来,从属于经脉,但无论是联系的功能还是运行气血的功能,络脉都比经脉更受人关注。首先,络脉的无处不在,使得五脏六腑、四肢百骸终末的联系需要络脉来完成,络脉内气血的流通最终也是通过这方面的联系来完成对机体的营养输送的。其次,络脉内气血的运行与经脉的不同在于它的流通不是单方向的,这与络脉的结构密切相关,一支多极将使气血在络脉的流通上具有更多的方向性,更能使机体获得及时的营养。

此外,因为络脉的网状结构特点,其很大一个作用体现在络脉的渗灌上,络脉的蓄溢渗透,将气血灌注到相应的脏腑组织器官中,以实现养营作用,《灵枢·小针解》所言"节之交三百六十五会者,络脉之渗灌诸节者也",此之谓也。络脉还通过结构上的这种特点,调节经络内的气血状态,起到气血的"仓库"的作用。经脉内多余气血可以暂时流溢到络脉内,蓄积起来;当经脉内或其他的络脉气血不足时,络脉内的气血可以及时补充其不足。

三、阐述了络脉的病理变化

《灵枢·经脉》记载了十二经脉病变后的"是动则病"和"是主所生病",同样也记载了十二络脉异常后的疾病状态。如手阳明之络脉"实,则龋聋;虚,则齿寒痹隔",足阳明之络脉"其病,气逆则喉痹瘁瘖;实,则狂癫;虚,则足不收,胫枯",等等。

然而,更多的络脉是没有具体名称的,这些络脉病变后又有怎样的表现呢?《内经》首先论述了络脉在病邪传变中的作用。《灵枢·百病始生》云:"是故虚邪之中人也,始于皮肤,皮肤缓则腠理开,开则邪从毛发入,入则抵深,深则毛发立,毛发立则淅然,故皮肤痛。留而不去,则传舍于络脉,在络之时,痛于肌肉,其痛之时息,大经乃代。留而不去,传舍于经。"《素问·调经论》也说:"风雨之伤人也,先客于皮肤,传入于孙脉,孙脉满,则传入于络脉,络脉满,则输于大经脉。"

由此可见，络脉首先是作为疾病传经的途径之一的。

叶天士谓络病："其初在经在气，其久入血入络。"那么入络后的情况又如何呢？《素问·举痛论》记载："脉寒则缩蜷，缩蜷则脉细急，细急则外引小络，故卒然而痛。"寒邪客于络脉，可引起络脉拘急、收引，表现为卒然而痛，指出了络脉病变的特征——络脉细急，无论是新病还是久病，这种状态是络病的必然表现。《素问·痹论》说："病久入深，营卫之行涩，经络时疏，故不能通。"这里已将络脉瘀滞作为产生络脉疾病的原因了，并且有了"久痛入络"的雏形。

以上的论述都是络脉在结构上保持完整的情况下所出现的一些病理状态，如果络脉有了损伤后又有什么样的改变呢？《灵枢·百病始生》中有这样的论述："卒然多食饮则肠满，起居不节，用力过度，则络脉伤。阳络伤则血外溢，血外溢则衄血；阴络伤则血内溢，血内溢则后血。肠胃之络伤，则血溢于肠外，肠外有寒汁沫，与血相搏，则并合凝聚不得散，而积成矣。"《素问·痿论》则言："悲哀太甚，则胞络绝，胞络绝则阳气内动，发则心下崩，数溲血也。"

综上所述，《内经》在论述络脉的病理变化时，根据络脉分布的特点，认为络脉（孙络、浮络）是外邪内传的第一道屏障，由此进而传经、入内，甚至入脏、入腑、入内络。络脉病变多以瘀滞为病机，以疼痛为主要表现，络伤、络损后还会出现出血现象。

四、涉及了诊断络病的方法

既然络脉是机体最为外在的屏障，那么机体的内在病变从理论上来说可以通过外在的一些表现来判定。《素问·经络论》云："经有常色，而络无常变也。"经之常色者，"心赤、肺白、肝青、脾黄、肾黑，皆亦应其经脉之色也"；"阴络之色应其经，阳络之色变无常。随四时而行也"。但在《灵枢·经脉》中有这样的记载："凡诊络脉，脉色青则寒且痛，赤则有热。胃中寒，手足之络多青矣；胃中有热，鱼际络赤；其暴黑者，留久痹也；其有赤有黑有青者，寒热气也；其青短者，少气也。"可谓根据络脉诊病的早期资料。

《素问·通评虚实论》也说："络气不足，经气有余者，脉口热而尺寒也，秋冬为逆，春夏为从，治主病者……经虚络满者，尺热满，脉口寒涩也，此春夏死秋冬生也。"即通过诊断寸口脉来判断"络气不足，经气有余"及"经虚络满"。

在《灵枢·九针十二原》及《素问·三部九候论》分别提出了望络、扪络等特殊的诊断方法和刺络出血等治络方法，初步形成了络脉及其证候学的雏形，奠定了络病学说的基础。

《内经》还从浮络形态的改变来论述络脉所发生的病变，记载了血络、盛络、结络、横络、虚络等"病理性络脉"。如关于血络的记载，在《灵枢·邪客》中这样论述："肾有邪，其气留于两腘。凡此八虚者，皆机关之室，真气之所过，血络之所游。"现代研究认为血络即为气血瘀阻之处，或为怒张的小血管，颜色青紫，显现于皮下。"结"是络血结聚而粗突于常的意思，为瘀血留滞的征象。《灵枢·阴阳二十五人》言："切循其经络之凝涩，结而不通者，此于身皆为痛痹，甚则不行，故凝涩……其结络者，脉结血不和，决之乃行。"盛络是"血络盛而无结"的一种病理状态，具体是指络脉胀起异乎平常，也是一种形态异常的血络。"虚络"相对于"血络""结络""盛络"等而言，呈一种气血严重不足的状态，也是肉眼可见、触摸可及的。《素问·调经论》载："神不足者，视其虚络，按而致之，刺而利之，无出其血，无泄其气。"这里就涉及了络病的具体治疗方法。

综上，《内经》对络脉的论述是络脉理论形成的基础，包括络脉的循行分布、生理功能、病理变化，以及络病的一些诊断方法、治疗原则。一般而论，络脉从经脉主干支横别出，逐层细分为别络、大络、小络、浮络、孙络等各级分支，横行于经脉之间，交错分布在全身各处，起到通行气血、沟通表里等作用。络脉的瘀滞是络病形成的根本因素，初病在气，虚实并见，血伤入络，络脉痹阻，司外而揣内，司内而揣外，完成对络病以及与络脉相关内在疾病的诊断与治疗，形成完整的络病理论体系。

络病理论的价值体现在中医的异病同治上

络脉是中医基础理论的组成部分，对其病变认识的络病理论初见于《黄帝内经》，张仲景在《伤寒杂病论》中对其有了更为详尽的论述。真正在临床上将之作为准则应用的还是清代医家叶天士，他在《临证指南医案》中提出了"久病入络""久痛入络"的千古名论，引领着络病的临床诊治。现代络病理论研究的兴起，全面地从人体的微结构来认识络病的发生与发展，探讨络病的实质内容，为多种疑难病提供了新思路、新方法。笔者认为，络脉体现的是传统中医的"内微环境"，络病的实质是机体致病后的一种病理过程，而络病研究的价值主要体现在中医的异病同治上。

一、络脉体现的是传统中医"内微环境"的结构

经典的经络概念认为经络是连接脏腑内外、运行气血的通路，粗大的部分被定义为经，还给予了相应的名称，十二经脉、奇经八脉是这部分的主体。因为经络结构在空间上的多维性，从体表到体内均有其分布，经与经之间、体表与体内之间均要有相互的连接，于是就有了十五络脉的概念。这部分只是相对较粗的通路，也有具体的名称，但没有像经脉所严格规定的具体循行线路，《内经》将它定位成补充经脉循行的不足，用以沟通表里两经的联系。络脉的概念更多地被理解成由经脉支横别出的细小分支，逐层细分，形成别络、大络、小络、浮络、孙络等层面，纵横交错，形成网络状结构，遍布全身。这部分的通路是没有名称的，即便有也是笼统的总称，比如将循行体表者称为"阳络""浮络"，循行体内的称为"阴络"，等等。叶天士在《临证指南医案》中将分布于五脏的络脉称为心络、肝络、肾络、肺络等，是否是受十五络脉中脾之大络的启发，也无从考证。

既然络脉的本质含义是一种通路，那么其在功能上应该是与经脉相同的，只是作用的大小、范围有所区别罢了。由此，如果将所有的络脉功能合在一起，说络脉"内络脏腑、外联肢节"，具有贯通表里上下、环流气血津液、渗灌脏腑组织等生理功能应该是比较中肯的。

根据络脉由大到小、由细到微的逐层分布特点，很多人将细小络脉的实质定义

为人体的"微循环"结构系统，许多络病证治的准则也是建立在这个基础上的。"微循环"学说能很好地解释一些络病出现的现象，但如果将络脉系统定位在这个层面的话，有着非常大的局限性，也势必会引起一些概念上的混乱。络脉是"微循环"，作为其分支来源的经脉就被理解为"大循环"，最终就会将经络系统理解为现代医学的循环系统。显然这与经络的实质内容相违背，至少没有涵盖经络的全部内容。

笔者在此提出络脉的"内微环境"结构概念，理由有以下四方面：第一，络脉的主体无论是分布的范围还是分布的数量，都是较为细小层面的孙络部分，其本身就是人体"内微环境"的架构；第二，从络脉的实质来说，络脉是运行气血的通道，一方面是说络脉参与人体气血的流动，另一方面是说络脉对人体的气血有着储藏、调节作用，并且因为它的网状结构特点，这方面的作用还大于经脉，对人体的"内微环境"影响巨大；第三，从络脉的作用来看，除去网状结构的联系作用外，最大的作用是由内含在络脉中的气血所发挥的，即对人体各组织的滋养作用，这种作用应该是发生在微环境中的；第四，从中医学的特点来分析，中医的概念注重宏观层面，没有现代医学解剖等技术和知识的支持，中医的许多概念都很难与现在人们的认识相对应，也就使一些概念的内涵和外延都有了变化。拿经络来说，可能是古代医家对人体神经、肌肉、循环等系统功能现象的总括，并非专指现代医学所界定的某某系统，如果将络脉定义为人体的"微循环"，自然就大大缩小了络脉原来的内涵。

当然，用"内微环境"来表达络脉的概念，并不是排除络脉与"微循环"概念的联系。客观来说，《内经》中记载的络脉大多是从血行之脉的"血络"上来理解的，后世医家的发挥也集中在这方面，也就是说古人所指络脉的主体实质可能是血脉，只是不能说是唯一。《类经》在第四卷"藏象类"中就有这样的描述："血脉在中，气络在外。"提示络脉除了有血络外还有气络部分，与《素问·营卫生会》中"营行脉中，气行脉外"的论断一脉相承。

二、络病的实质是机体致病后的一种病理过程

络病者，从字面意思上来理解当然是指人体络脉系统的非正常状态，细细推究应该包括狭义和广义两方面的内容，并且理论的描述、治疗大法的确定多集中在广义的络病上，治疗的具体靶点落实在狭义的络病位置上。狭义的是指某一络或某一系统的络脉出现了问题，比如《灵枢·经脉》中说，足太阴之络"其病，厥气上逆则霍乱。实，则腹中切痛；虚则鼓胀"。十二经脉所对应的十二络脉均有各自的病变表现。广义的就是指络脉系统出现的病变或者说是病变过程，反映了络脉病变的整体特征。《素问·举痛论》说："寒气客于脉外则脉寒，脉寒则缩蜷，缩蜷则脉绌

急,细急则外引小络,故卒然而痛。"指出外寒之邪侵袭经脉和络脉后有各自的表现,并不专指某经某络。该篇又说:"寒气客于小肠膜原之间,络血之中,血泣不得注于大经,血气稽留不得行,故宿昔而成积矣。"这些都是从广义上来论述络病的。

那么,络病究竟是怎样的一种概念表述?当然涉及的还是结构和功能两方面。首先,络脉的结构是行气血的通道,在病理状态下就成了病邪入侵的通道。《素问·调经论》云:"风雨之伤人也,先客于皮肤,传入于孙脉,孙脉满,则传入于络脉,络脉满,则输于大经脉。"人体感受外邪由外向内传变,是由细小的孙络到较为粗大的络脉,再到经脉。这似乎不是通常意义上络病研究的关注点,人们更为注意的是病邪如何由经脉渐次深入,如何入脏入腑入细络的,进到这些细微之处时,具体发生的反应机制又是怎样的。

《灵枢·百病始生》上有这样一段文字:"卒然多食饮则肠满,起居不节,用力过度,则络脉伤,阳络伤则血外溢,血外溢则衄血;阴络伤则血内溢,血内溢则后血,肠胃之络伤,则血溢于肠外,肠外有寒汁沫,与血相搏,则并合凝聚不得散,而积成矣。"应当是邪入络脉后具体反应的论述。究其深意,是血络结构受损后的病变表现——血行脉外而见的各种出血症状。如果行于脉外的气血没有出处,自然将积聚成瘀血。

络病的第二方面表现在功能上。络脉内的气血是络脉功能发挥的基础,气病主要表现为气虚、气乱、气逆、气闭,甚至气脱等方面,血病主要表现为血虚、血瘀、血不循经等方面。《难经·二十二难》云:"气主煦之,血主濡之。气留而不行者,为气先病也;血壅而不濡者,为血后病也。"由此,气血的瘀滞是络病的主要表现,正如《类经图翼·针刺灸法》云:"凡病之作,皆由血气壅滞,不得宣通。"不管是因虚还是因实导致的气血瘀滞,形成的结果不外乎两点:一是局部组织的营养供给不够,导致机体这部分机能状态的不足,或者整体上出现麻木、乏力等症状;二是瘀滞本身导致的血行不畅,出现局部的刺痛等情况。比如浮络阻塞,则肌肤刺痛、甲错,皮下出血、瘀斑;瘀阻心络则胸痹、心痛;瘀阻脑络则中风、偏瘫;瘀阻肝络则癥瘕、抽搐;瘀阻肺络则气喘、发绀,等等。

当然,因为络脉在结构上的广泛性和功能上的多维性,具体的表现远比以上的描述复杂和具有不确定性。事实上,这些表现只是络病的结果。上面也曾提到,气血的瘀滞是络病的主要表现。瘀滞可以是病理过程中产生的病理产物,包括瘀血、痰瘀等概念,更重要的是它可以表述为一种病理过程,也就是中医所说证候上的概念。"瘀"的本质是"血行失度",过程是气血的运行失畅,结果是瘀血的形成,终致瘀血证。

这里就涉及了络病的本质问题——络脉瘀阻,络病所指不仅是络病的具体表现——临床结果，更重要的是结果产生的过程——临床病理。络病的实质是机体致病后的一种病理过程，阐述的是一种疾病的演变规律。

按照经典的疾病由外向内的传变路径，外络—经脉—内络（包括脏腑），路径由小到大，再到小，范围由广到局限，再到作用靶点。概述到络脉上，整个过程都是络病理论的表达。

络病理论中最为著名的是清代吴医大家叶天士提出的"久病入络""久痛入络"的观点。通观《临证指南医案》全文，"初在气结在经，久则血伤入络"，"数月久延，气分已入血分"，"经几年宿病，病必在络"，"百日久恙，血络必伤"，"久发、频发之恙，必伤及络，络乃聚血之所，久病，病必瘀闭"，"久痛必入络，气血不行"，此类论断比比皆是。在具体病例中，或因气滞而致血瘀、痰凝而致血瘀、因虚而致血瘀，等等，滞、虚、瘀最终使得络脉瘀阻而成络病，揭示了疾病发生发展的共同规律和邪气深入的共同通路，也是病情加重、变生诸病的根本。"邪与气血两凝，结聚络脉"，"血流之中，必有瘀滞，故致病情缠绵不去"，叶氏之论，可谓真知灼见。种种论述，其真意为络脉管径较为细小，运行气血缓慢，在病理上络脉易于出现瘀滞。气滞、瘀血、痰凝互为因果的病理过程，也就是络病形成的过程。

三、络病的共同点在"瘀"，是异病同治理论的基点

任何理论都是为临床服务的，能够对临床起具体而又实用指导作用的理论才会解决临床的实际问题，才会经久不衰。络病的发生在空间上具有多维性和多靶点性，在时间上具有持久性和动态性。不管络病产生的原因是单一的还是多元的，临床的表现是单系统的还是多系统的，也不管络脉损伤的程度和速度，络病形成的原因与结果之间是如何相互影响的，络病最终的根本在于络脉的瘀滞。这既是络病的病理过程和具体临床表现，也是络病演变的规律。掌握了这样的纲领，结合络病发生的病邪、病位、病性、病势等内容，其治疗将是顺理成章的过程。笔者以为络病理论的价值就是体现在这样的方面，也就是中医通常意义上所说的异病同治。

异病同治体现的是中医辨证施治的概念，强调的是在诊治疾病时要找出疾病发生、发展过程中内在的共同点，也就是共同的证候，这是中医确定治则的出发点。所谓"证同则治同，证异则治异"，相同的病机可以用基本相同的治法，不同的病机就必须用不同的治法。比如肝气郁结既可表现为头部经脉气血痹阻的头痛，也可以表现为肝经气血郁滞的胁痛，还可以表现为冲任两脉失调的月经病，等等，在治疗上的共同点就是疏肝理气解郁，如此诸病自当痊愈。

至于络病，既然络脉阻滞是病变的主要病机所在，那么消除络脉的瘀滞就是治疗的目的所在，也只有解决了络脉的瘀滞问题，络脉所损伤的结构才能得以修复，

在病变过程中产生的病理产物等才能得以清除，机体的整体功能才能得以恢复正常。至于临床上是祛邪通络还是补虚通络，是活血通络还是行气通络，等等，那是病性、病邪等因素决定的，并不影响通络大法的确定。

比较《临证指南医案》中的几个案例。"吐血"章节："水寒外加，惊恐内迫，阴疟三年，继患嗽血，迄今七年，未有愈期。询及血来紫块，仍能知味安谷。参其疟伤惊伤，必是肝络凝瘀，得怒劳必发。""胁痛"章节："嗔怒动肝，寒热旬日，左季胁痛，难以舒转，此络脉瘀痹。""诸痛"章节："积伤入络，气血皆瘀，则流行失司，所谓痛则不通也。"吐血、胁痛、诸痛之不同疾病，既然确定了血络瘀阻为其病变原因，叶氏在治疗这些疾病时皆以桃仁、当归尾等活血、破血的药物为首选，可见叶天士治疗因络阻而致的临床各种疾病时，通络大法是固定的。

对络病的现代研究，切入点大多集中在微循环上。张伯礼院士指出，微循环障碍可能是"久病入络"的病理实质。有人认为历代医家有关"孙络"的论述，与现代医学微血管极为相似。吴以岭院士提出络病理论框架"三维立体网络系统"，认为孙络与微血管在结构层次上具有同一性。周水平等借用视网膜消化铺片技术，认为络脉与微循环具有一致性，是功能和结构的有机统一，得出络病的本质是微循环障碍基础上的纤维化病变的结论。杨传华教授在研究高血压病血管重塑与络病关系的基础上提出了这样的观点："血管重塑体现了络病的微观化自然病程，治络之法和治络之药可能有助于高血压结构改变的逆转，表现为血管保护作用，有希望改善疾病结局。"等等。

笔者以为，这些研究结果大多是建立在对临床治疗效果的价值判断上，无法忽视推断等主观因素。即便是络脉与微血管在空间结构上具有同一性，其间也很难用等号来加以判断。微血管或者是微循环可以是络脉的组成部分，但还是难以有证据证明它就是络脉的全部，更何况药物作用于人体最终的结果与作用的靶点并不是一回事。比如血管内皮细胞在调节血管的舒缩状态和抗血小板聚集、维持血管壁完整方面意义重大，但血管内皮细胞作为血管内膜的主要结构，尚具有重要的内分泌功能。

然而，没有找到络病理论的循证医学证据并不妨碍临床应用这种理论，络病理论所确立的治疗原则已广泛用于一些疾病的诊治上，特别是"久病入络"理论，已成为临床慢性病、疑难病的共同病机，对临床治疗的意义重大。全小林教授等认为络脉的病理改变经历四个阶段：络滞—络瘀—络闭—络损，使用活血化瘀的药物对糖尿病微血管病变如视网膜、肾脏病变都有较好的防治作用，能明显减轻或者延缓微血管病变的发生发展。临床常见的心脑血管病变以及肝、肺纤维化等疾病，运用络病理论治疗取得了很大的成功。而在络病理论指导下诊治慢性肾炎、系统性红斑狼疮危象、类风湿性关节炎以及慢性胃炎等疾病均取得了一些突破。这些成果的取得，均是建立在络病理论指导的基础上，也是络病理论异病同治的具体临床实践。

络病理论的确立，为临床很大一类疾病找到了认识和治疗的切入点。无论是"微循环"说，还是"内微环境"说，很大程度上是中医病因学借鉴现代医学的病理学上的解释，"久病入络"更是一种病理学的过程，对阐述疾病的演变过程意义非凡。正确认识络病理论，能有效帮助我们全面认识疾病的本质，区分疾病的病位，判断疾病的预后，提高疾病的诊治效果。

络病理论在糖尿病血管并发症诊治中的应用

糖尿病血管并发症包括大血管并发症和微血管并发症。大血管并发症主要涉及心、脑、下肢大血管及糖尿病足等,微血管并发症主要涉及视网膜、肾脏、神经、肌肉、皮肤等组织。糖尿病血管病变特异性损害的作用机制可用中医络病理论加以诠释,通络治疗作为诊治糖尿病血管病变的原则在临床上得到了广泛的应用。

一、络脉、络病与络病理论

络脉是经络系统的组成部分,描述的是人体的正常生理结构。所谓"经脉为里,支而横者为络,络之别者为孙",概述了络脉作为经脉的分支结构,有逐级分次的特点。大络、支络、细络、孙络、毛络等,名称不一,指代不同,并且五脏、六腑、五体等均有各自的所属络脉,可以无限支横而别,由此形成气血运行和濡养机体的网状系统。清代喻嘉言《医门法律·络病论》中这样描述:"十二经生十二络,十二络生一百八十系络,系络生一百八十缠络,缠络生三万四千孙络,孙络之间有缠绊。"可谓一语中的。

络病指的是络脉的非正常状态,属于疾病的范畴。由于络脉分布上的广泛性,引起络脉出现异常状态的因素多样,可以因为作用的脏腑或组织系统的不一,形成不同络脉的病变。因此,络病指代的并不是某一种疾病或某一系统的疾病,更多的内涵在于病位和络脉病变的病理过程等内容,细辨之当属于中医病机学的概念。《内经》中就有很多因络病而致不同疾病的记载,如《素问·举痛论》说:"寒气客于脉外则脉寒,脉寒则缩踡,缩踡则脉绌急,绌急则外引小络,故卒然而痛。"又云:"寒气客于小肠膜原之间,络血之中,血泣不得注于大经,血气稽留不得行,故宿昔而成积矣。"《灵枢·百病始生》言:"卒然多食饮则肠满,起居不节,用力过度,则络脉伤,阳络伤则血外溢,血外溢则衄血,阴络伤则血内溢,血内溢则后血……"络病可以引发痛证、积聚、出血等。所以,络病的概念可以被这样定义:络病是指发生在以络脉为主要部位、以络脉功能和/或结构失常为主要病机表现的一类疾病的总称。

络病理论是研究中医络脉生理功能、络病发生发展及其临床诊治规律的理论架构，主体是一种学说。络病既然是一种广泛存在于多种内伤疑难杂病和外感重症中的病理状态，那么找出其中的共同性病机，为临床提供络病的诊治依据就成为络病理论的关键所在。络脉的概念首见于《内经》，论述了络脉的循行、生理及病理，为络病理论奠定了基础。至汉代张仲景在《伤寒杂病论》中论述了部分络脉病证及与络脉有关病证的病机、诊法和方药，进一步发展了络病理论。完善络病理论的应该是清代的叶天士，他在《临证指南医案》中明确提出"久病入络""久痛入络"的络病理论精髓，强调"初为气结在经，久则血伤入络"，总结出较为完整的络病辨治的理法方药，使络病理论真正成为一种辨治疾病的体系。现代著名学者王永炎院士等在实验研究的基础上提出瘀毒阻络是络病形成的病理基础，其基本病理变化是虚滞、瘀阻、毒损络脉。吴以岭院士认为络脉具有"三维立体网络系统"结构，"易滞易瘀""易入难出""易积成形"构成了络病的病机特点；络病的基本病理变化表现在络气郁滞、络脉瘀阻、络脉绌急、络脉瘀塞、络息成积、热毒滞络、络虚不荣、络脉损伤等八个方面。他们通过各自的工作，更是将络病理论赋予了循证医学的内容。

二、络脉与血管系统的相关性

经脉、络脉是中医经络系统的主要内容，两者的共性是"脉"，区别只是大小、粗细而已，由此再有功能上的差异。脉的本义是指血管，《说文解字》解释为"血理分斜行体者"，《素问·脉要精微论》言："夫脉者，血之府也。"《灵枢·经水》云："经脉者，受血而营之。"因此许多经络研究者在探寻经络的实体解剖结构时，认为经络的部分实质可能就是血管系统。清末医家唐宗海明确指出："《内经》名脉，西医名管，其实一也。"

虽然无法将络脉系统与血管系统完全等同起来，但是通过对近现代大量的研究资料分析，络脉与血管之间的关联性是确定无疑的，尤其是孙络等细小的络脉与微血管、毛细血管等更是有着极为密切的关系，甚至具有高度一致性。经络的本质是"通道"，其内运行的是气和血，中医在描述"心"的功能时又有"心主血脉"之说，心具有推动气血在经络通道中运行的能力，自然心、血、脉就构成了经络中的心脉环流系统，其中无疑看到了现代医学循环系统的影子。

《内经》中表达"经"的概念时，常与"气"相联，意为经脉是以经气为主的环流系统；在表述"脉"的概念时，常与"血"相联，意为络脉是以营血为主的濡养系统。简言之，经脉的主要作用在于运行气血，就是将营养精微物质输送到所需要的地方。较大的络脉可以加强经脉之间的联系，可以形成经脉与络脉之间的表里关系；细小的络脉尤其孙络，作为人体气血运行的最小功能单元，它们之间的"缠绊"完成了络脉的渗濡灌注、贯通营卫、津血互渗的生理功能，也就是机体营养物质交换的场所，这就非常类似现代医学的微循环。

所以，用现代医学的方法研究络脉，很大程度上会将络脉的结构定位与西医的微循环系统联系在一起，甚至有的学者就将络脉看作微循环系统，尤其在分析相关疾病的病理过程时更是如此。像现代医学的一些以小血管改变为主的周围血管病，如闭塞性周围动脉粥样硬化症、血栓性静脉炎、雷诺氏病、变应性肉芽肿血管炎等，大多以疼痛、麻木以及局部皮肤颜色的变化等为主要表现，病程又相对较长，现代医学认为这些疾病的发生发展与血管内皮的损伤不无关系。中医没有相对应的疾病名称，通常以"络病"来概述这类疾病，认为是局部的经络尤其是络脉气血的痹阻所致。比较因血管的内皮损伤引起的功能障碍与因络脉郁结引起的状态功能的不稳定，两者的特征显然是高度吻合的。

中医与西医有着不同的理论架构体系，中医理论是建立在系统分析上的，西医理论是建立在结构分析上的，虽然研究的对象都是人体，在一些具体概念的表述上还是存在巨大差异的。我们无法说中医的络脉就是西医的微血管，然而其间的关联性还是存在的，尤其是通过不断的临床实践，将中医的络病理论应用在西医的血管病变的治疗中，获得了非常好的治疗效果，为这种关联性提供了有力的佐证。

有学者临证中发现，观察患者眼球、舌底、鱼际等部位的络脉，只要看到紫黑色的改变或结、曲、弯、长、短等形态的孙络病变，用微循环仪检查均会发现不同程度的血流减慢，或呈停滞状态，或血管数目减少、管径变形等微血管的改变。而将现代医学的微循环检测如甲襞微循环、球结膜微循环、口唇微循环等应用于中医临床，成了四诊手段的延伸，通过微循环检测，观察到微血管的病理变化，成了络病理论的临床应用依据。

三、糖尿病血管并发症中的络病表现

1. 糖尿病的形成与演变过程中始终贯穿着痰瘀等致病因素

糖尿病属于中医消渴病范畴，据其病位在肺、胃、肾的侧重不同，分属上中下三消。中医对消渴病的病机认识较为一致：阴虚为本，燥热为标。也许是古人缺乏对糖尿病的检测手段，无法做到消渴病的早期发现，三消证的出现预示着机体已经历经了疾病的损害。随着中医"治未病"等理念的深入，糖尿病的早期发现早已成为现实，临床上出现了一大批隐匿性糖尿病，这类人群并没有太多的糖尿病临床表现。

因此对糖尿病的辨证目前不再局限于三消辨证。无论有无症状表现，现代医学认为糖尿病患者的高血糖状态将造成血流动力学异常、微循环障碍等。中医的表达就是患者的络气郁滞、络脉瘀阻、络虚失荣等病理变化，造成这些病理改变的主要

因素还是体内的痰瘀在作祟。所以，近年来有学者提出了糖尿病血瘀学说、糖尿病并发症络脉瘀结学说等，体现了络病理论在诊治糖尿病中的指导意义。

从病因学上来看，糖尿病患者有两大类型：肥胖型和消瘦型。肥胖者，多膏脂、痰浊壅积体内，此类有形实邪易沉积于大的脉络血管，阻碍血行，致瘀血内生；而瘀血又可与膏浊、痰湿等裹挟胶着，进一步沉积附着脉络，如此循环反复，终致痰瘀痼结，脉络损伤。消瘦型糖尿病，属消瘅范畴。消瘅多由内热所致，《金匮要略》首篇言"极热伤络"。大热内蕴，热伤血络，络损血溢，留而为瘀，或火热灼津，津亏血瘀，或因久病入络，血瘀络损，终致瘀血阻滞，脉络损伤。

从病程上来看，糖尿病患者病程较长，迁延日久，正气渐虚。叶天士认为"久发频发之恙，必伤及络。络乃聚血之所，久病必瘀闭"，体现的正是"久病入络"理论。虽然消渴病虚之本在于阴津不足，然而虚之变在于气虚。典型的糖尿病患者病程日久，除了"三多一少"的症状外，大多伴随气短、乏力、头晕、肢体麻木等症状，即成气虚之证。所谓"气不至则麻""血不荣则木"，气虚则鼓动"血行脉中"的能力下降，精微物质同时无法随脉布散周身，渐见脉中多瘀滞、痰浊，变证百出。这也是糖尿病血管并发症形成的根本原因。

2. 痰瘀阻络是糖尿病血管并发症发生的基本病机

糖尿病血管并发症多发生在糖尿病的中晚期，大血管病变（脉损）和微血管病变（络损）均可归属于中医的络病范畴，临床更多见到的是微血管病变，关联的是中医细小的孙络系统，因此糖尿病血管并发症更多的是指代中医的消渴病的络病变证。基于糖尿病血管并发症与络病的关联性，有学者建议将糖尿病的中医名称改为"糖络病"，定义为一组由血糖增高等因素引起的络脉损伤的疾患。

古人在临床上早已注意到消渴病的络病变证。《圣济总录》言："肾消，以渴而复利，肾燥不能制约言之。此久不愈，能为水肿痈疽之病。"《秘传证治要诀及类方》也说："三消久之，精血既亏，或目无见，或手足偏废，如风疾非风，然此证消肾得之为多"。

中医认为消渴病络病变证的成因是在消渴病气阴两虚（本虚）的基础上，侧重表现在瘀滞、痰浊（标实）等的形成，最终产生瘀阻络脉的变证。这与消渴病的总体病理改变是一致的，只是在临床症状的表现上更为突出。糖尿病络损的基础在气阴两虚，阴虚而致营血不足，络脉所获取的濡养成分不足，络脉失养；气虚而血行乏力，致津液不能正常输布，津凝为痰，痰阻脉道，痰瘀互结，进而影响到络脉功能的正常发挥。痰瘀形成后，又化热伤阴，血液煎熬浓缩，血液循环滞涩，致阴虚血瘀并存。

因此，有人认为糖尿病络病中虚、瘀是其迁延和深化的关键所在，标志着正虚邪实、病势胶着的状态。也有学者根据虚、瘀的程度，把糖尿病络病分为络气郁滞、络脉瘀阻、络脉瘀塞三个阶段。络气郁滞阶段：此时为糖尿病络病的早期改变，机体组织大多还没有器质性的改变，仅仅表现为络脉之气的郁滞；络脉瘀阻阶段：络气郁滞后如果没有及时地疏郁畅络，津凝为痰，血滞为瘀，痰瘀互阻，组织器官有了部分实质性的改变；络脉瘀塞阶段：此时血瘀有形之邪固定，络脉闭阻，使肢体失于气血的温煦、濡养，且痰瘀化热生毒，相互搏结。若痰瘀阻塞心脉，则胸阳痹阻，发为胸痹等；若痰瘀阻塞脑络，则蒙蔽清窍，发为中风；若阻塞下肢脉道，则脉道壅塞，发为疼痛、麻木、行走不利等；瘀毒在肾，则肾失其常，发为水肿、关格等；眼络损伤，可见出血、昏盲、雀目等。

现代医学认为糖尿病微血管病理改变的基本特征为微血管基底膜增厚，高血糖、高血脂、高血红蛋白症等引起血流动力学改变，局部血管壁损伤，最终致小血管硬化，微血管基底膜增厚，内皮增生，发展为糖尿病微血管病变。也有这样的观点：高糖、高脂、缺氧再氧化等均可抑制血管内皮细胞活性，同时增强中性粒细胞与血管内皮细胞的相互黏附作用，因而介导心脑血管疾病及糖尿病血管病变等。糖尿病微血管病理改变为络病理论提供了生物学依据。

四、络病理论在糖尿病血管并发症诊治中的应用

既然虚滞、痰瘀、毒损络脉是络脉阻滞类疾病的基本病理变化，糖尿病血管并发症中络脉的损伤也不例外。糖尿病络病发生的三个阶段并不是孤立的，随着病程发展，血行瘀滞渐重，络脉逐渐受损，络脉在不同层面的病理改变，虽有病气病血、病郁病虚的差异，络脉瘀滞是其共同病理基础。因此，活血、化瘀、通络始终贯穿在糖尿病络病的诊治过程中，是治疗糖尿病血管并发症的基本原则。

在具体应用中，因为络病的成因不同、络病所在的部位不同、络病所处的阶段不同、机体当时的状态不同等，确定相应的通络之法当有区别，需要将祛除病因、扶正祛邪、直接通络有机结合。《络病学》中将常用的络病治疗药物分为流气畅络、化瘀通络、散结通络、祛痰通络、祛风通络、解毒通络和荣养络脉7种，共计51味中药，总括了临床通络之法，多为大家遵从。

通络药物在糖尿病血管并发症中，也遵循以上原则，一直在广泛应用中。比如针对大血管并发症，因其多痰瘀稽留，胶着痼结，多选用破瘀、逐瘀等力大之品破瘀通脉；针对微小血管并发症，因其瘀滞所产生的痰、浊等病理性产物相对于大血管并发症较轻、较少，就较少应用破血之法，以免力量过大，损伤络脉，单用活血通络即能收效。针对糖尿病络病的不同阶段，络滞阶段当以调气解郁、活血通络为主，朱丹溪言"气血冲和，万病不生"，叶天士云"络以辛为泄"，故多用辛散活血之法。络瘀阶段当以行气化瘀、活血通络为主，遵《素问·至真要大论》"疏其血气，令其调达，而致和平"之意，故多用化瘀通络之法。络闭阶段当以搜剔开塞、

破血通络为主，此阶段正如叶天士在《临证指南医案》中所言："其通络方法，每取虫蚁迅速飞走诸灵，俾飞者升，走者降，血无凝着，气可宣通。"故对于瘀血痼结、络脉闭塞者，当以虫类药为主破瘀通络。

下面试举糖尿病肾病和糖尿病足具体说明之。

糖尿病肾病：特指糖尿病性肾小球硬化症，是糖尿病的微血管病变。糖尿病早期肾脏即出现结构及肾血流动力学的改变，络病的病理机制分为瘀、虚、痰、毒。糖尿病肾病的肾脏病理改变，如肾小球肥大、系膜区增宽、肾小球基底膜增厚等，都提示肾之血络瘀阻肿胀是客观存在的。以活血化瘀通络类为主的中药，在糖尿病肾病的治疗中已证实其主要的作用机制为：（1）使肾小血管收缩，降低毛细血管的通透性，减少尿蛋白。（2）改善血液循环，特别是微循环，增加肾脏血氧供应，促进坏死组织吸收，加快损伤组织的修复和再生，抑制肾小球纤维化、软化或吸收增生性病变，加快肾功能恢复。目前临床治疗糖尿病肾病常用的通络方法有滋阴润补通肾络法、活血化瘀通肾络法、温阳补气通肾络法、虫类搜剔通肾络法、清热利湿通肾络法、化痰活血通肾络法、消瘀散结通肾络法等。

糖尿病足：现代医学认为糖尿病足主要是由末梢神经病变、下肢动脉供血不足、细菌感染等多种因素引起的疾病，属于糖尿病的大血管病变。糖尿病足在中医属于"脱疽""脉痹"的范畴，《丹溪心法》云："脱疽生于足趾之间……颇类消渴，日久始发此患。"糖尿病足就是糖尿病迁延日久，正气渐虚，造成络脉瘀阻不通而发生的疾病。糖尿病足出现的下肢大动脉内皮功能障碍，动脉粥样斑块，管腔逐渐狭窄，以致下肢供血供氧不足以及下肢神经受损的病理状况，实际上首先是由肢端血络和气络，即微循环和神经内分泌免疫调节功能出现功能失调所逐渐演变、加重而来的。有学者将糖尿病足分为脾虚阻络型、瘀血阻络型、热毒炽盛型、气血两虚型及肝肾亏虚型等证型，在治疗上多用活血化瘀、改善血液循环之剂而获效。

五、结语

糖尿病血管并发症患者体内血液流变学异常、血液黏度增高，进而出现血管内皮的损伤，影响到机体的微循环系统，种种的临床症状与中医的络病表现相吻合。瘀滞始终贯穿糖尿病及其血管并发症发生发展的始终，采用调气解郁、化瘀通络、搜剔开络等活血通络的方法，在诊治糖尿病血管并发症上取得了显著的临床疗效。用络病理论来研究、治疗糖尿病血管并发症，尤其是微血管障碍，有着十分重要的临床价值。

叶天士《临证指南医案》奇经病诊治探析

叶天士对医学的创新性贡献是多方面的，温病学说中卫气营血辨证是其代表，而叶氏"久病入络"以及"养胃阴"等观点同样彪炳千秋。《临证指南医案》（以下简称《医案》）是叶天士门人根据叶氏诊病留下的医案整理而成，至今仍有极高的临床使用价值。其中关于奇经八脉之变的论述自成体系，不仅阐述了奇经八脉与肝肾、脾胃之间的密切关系，更为重要的是明示了奇经病多虚证、奇经病"通因"的诊治原则，特别是女性的经带胎产与奇经密不可分，所谓"奇经八脉为产后第一要领"（以下叶天士之言均引自《临证指南医案》，北京科学技术出版社，2014年出版）。现就《医案》中叶天士关于奇经病的诊治做一探讨。

一、奇经病诊治"通因"为要

叶天士对于奇经病变明确提出："奇经为病，通因一法，为古圣贤之定例。"疾病的发生、发展皆有其因和具体临床表现，奇经病变也不例外。奇经病虽多虚证，也不是皆用补虚一法即可完全取效的。如叶天士在诊治一"奇脉虚空，腰背脊膂牵掣似坠"病例时，告诫医者"医人不晓八脉之理，但指其虚，刚如桂附，柔如地味，皆非奇经治法"。奇经之虚不同于十二经之虚，更何况奇经之疾也有虚实之分。

所谓"通因"指的是顺其病因采用流通气血、通经达络的方法，强调在补虚的同时采用通达经络的方法，方可补而不滞，体现的是中医审证求因、辨证施治的基本原则。"奇经之结实者，古人必用苦辛和芳香以通脉络；其虚者，必辛甘温补，佐以流行脉络。务在气血调和，病必痊愈。"因此叶氏对"产后体虚，兼瘀而痛"之候，当"益体攻病"，可谓是叶氏对"通因"治法的最好诠释。叶氏推崇许叔微创制的"苦辛偶方"交加散诊治奇经疾病，取生地养血润燥，配生姜辛润流通，寓补于通，通补兼施。

在具体应用"通因"治法时，叶氏又有通阳摄阴、通补奇经、温通补下等不同方法，试结合叶氏医案说明之。

案一："施，冲气贯胁上咽，形体日渐枯槁，此劳伤肝肾，而成损怯。由乎精气不生，厥气上逆耳。议以通阳摄阴，冀其渐引渐收，非见病治病之方法矣。"叶氏以苁蓉、熟地、五味子、枸杞、柏子霜、茯苓、桑椹子、砂仁、青盐、羊肉胶丸主治。

按：本案因之于劳伤肝肾，阴精不足，无以制约阳气，气逆循冲脉而上。冲脉者，起于气冲，夹脐而上，出于咽喉，故有冲气上逆至咽之症候。日久阴阳皆损，形体日渐枯槁，终成损怯，所谓"阴亏本象，下愈虚则上愈实"。本病起于阴虚，叶氏以熟地、五味子、桑椹子、柏子霜等养阴敛阴，以羊肉胶丸温阳通阳，青盐味咸走肾，渐引渐收，以使阴阳渐复。类似医案还有："唐，三四，脉左沉小，右弦，两足腰膝酸软无力，舌本肿胀，剂颈轰然蒸热，痰涎涌出味咸。此肾虚收纳少权，督脉不司约束，阴火上泛，内风齐煽，久延痿厥沉疴。病根在下，通奇脉以收拾散越之阴阳为法。虎潜去知、柏、归，加枸杞、青盐、羊肉胶丸。"

案二："某，产后十年有余，病发必头垂脊痛，椎尻气坠，心痛冷汗。此督任气乖，跷维皆不用。是五液全涸，草木药饵，总属无情，不能治精血之惫，故无效。当以血肉充养，取其通补奇经。鹿茸、鹿角霜、鹿角胶、当归、茯苓、杞子、柏子仁、沙苑、生杜仲、川断。"

按：本案因于生产，或失于调养，或因于外感，累及督任两脉，致患者十余年病发头垂脊痛、腰脊坠沉、心痛冷汗等症。所谓"八脉隶乎肝肾"，督任病损渐及下元肝肾，升固八脉之气即为其首要。虽是阳虚为首要，叶氏却不以附桂之刚烈阳药为方，而以血肉有情之品鹿茸、鹿角霜、鹿角胶壮督脉之阴阳，从阳引阴；杞子、沙苑、生杜仲、川断等温润补肾；柏子仁安神养心；茯苓健脾养胃以助生化。观叶氏医案，男子中年以后，阴精渐损，阳气易浮越，多以柔剂之鹿角胶、熟地等从阴引阳；女子经漏产育，下元虚损，色夺气短，多以鹿角霜、苁蓉、杜仲等从阳引阴。

案三："邹，二八，产后成劳损，先伤下焦血分，寒热数发不止，奇经八脉俱伤。欲呕不饥，肝肾及胃，有形凝瘕，议柔剂温通补下。人参、当归（小茴香拌炒）、茯苓、沙苑、淡苁蓉、杞子、鹿角霜、生紫石英。"

按：本案产后劳损，寒热数发不止，伤及下焦血分，奇经八脉亦为之受损。此等病因病机颇与另一案例相似，"张氏，勉强攻胎，气血受伤，而为寒热，经脉乏气，而为身痛。乃奇经冲任受病，而阳维脉不用事也。《内经》以阳维为病苦寒热"。叶氏以人参补气升阳，甘温除热；沙苑、淡苁蓉、杞子等温养肝肾及任督之脉；当归养血通络，经小茴香拌炒后更有温血的作用；鹿角霜温通督脉之气；紫石英入奇经而暖宫镇冲，疗血海虚寒。诸药殊途同归，从阳引阴，入奇经缓图阴阳平复。

见病治病非叶氏所冀，辨证求因才是治病之根本。如一周姓女子，"十七，室女经水不调，先后非一，来期必先腹痛，较平日为重，饮食大减。始于初夏，入秋下焦常冷，腹鸣，忽泻忽结。究脉察色，是居室易于郁怒，肝气偏横，胃先受戕，而奇经冲任跷维诸脉皆肝肾属隶，脉不循序流行，气血日加阻痹，失注必结瘕聚、疬瘩之累。"叶氏以"南山楂、生香附、延胡、当归、青皮、三棱、莪术、牛膝、川楝子、泽兰、肉桂、炒小茴、葱白汁丸"为方，包含行气顺经、攻积逐瘀之意，既可顺肝胃逆乱之气，又可化奇脉瘀滞之积，以防癥瘕、痞聚之疾形成。其门人龚商年赞服："医者惟辨乎脉候，以明内外之因，审乎阴阳，以别虚实之异，病根透彻，而施治自效，慎毋以逐瘀为了事，亦毋以温补为守经。"门人邹滋九评价叶氏治病方略，认为"先生立法精详，真可垂诸不朽矣"，并非过誉。

二、奇经病用药特色

叶天士对奇经病的用药颇具特色，主要在于他发挥了奇经辨证及奇经药物归经的理论。唐代孙思邈首创奇经辨证，叶天士受其启发，认为"冲脉奇经在下焦，须固摄奇脉之药，乃能按经循络耳"。除了在与奇经密切关联的妇科经带胎产等疾病上强调奇经辨证外，在虚劳、痿痹、疟、痢、郁、疝、便血、淋浊、遗精等杂病中也广泛应用，提出了"久遗八脉皆伤""气血郁痹，久乃化热，女科八脉失调""下焦奇脉不流行，内踝重着，阴维受邪，久必化热""久漏奇脉少固"等观点，形成了充养奇经、通阳摄阴、通补奇经等治法。

《医案》"淋带"门叶天士治一患者，"淋带瘕泄，奇脉虚空，腰背脊膂牵掣似坠，而热气反升于上，从左而起"，叶氏认为"淋带瘕泄，诸液耗，必阴伤，此参附姜桂，劫阴不效，而胶地阴柔，亦不能效"，以震灵丹取效。龚商年评价："惟先生于奇经之法，条分缕析，尽得其精微，如冲脉为病，用紫石英以为镇逆，任脉为病，用龟板以为静摄，督脉为病，用鹿角以为温煦，带脉为病，用当归以为宣补，凡用奇经之药，无不如芥投针。"另一门人秦天一则叹服："观叶先生案，奇经八脉固属扼要。"

以下就叶天士奇经病用药特色做一分类析要。

督脉：督行身后，总督诸阳脉，为"阳脉之海"，《灵枢》有督脉"实则脊柱强，虚则头重"之说。督脉主病治在少阴，叶氏认为"久病宜通任督，通摄兼施"。龚商年在补记叶氏医案时说："若肾气上逆，则督虚为主病，宜用奇经之药以峻补真阳。"对于元气大亏之疾，叶氏也认为"非峻补难挽"。通常叶氏以鹿茸、鹿角霜、鹿角胶为其主药，言"鹿性阳，入督脉"，"鹿茸自督脉以煦提，非比姜附但走气分之刚暴，驱邪益虚，却在营分"，"鹿茸壮督脉之阳，鹿霜通督脉之气，鹿胶补督脉之血"，其他如紫河车、韭菜子、菟丝子、补骨脂、杞子、肉桂、黄芪，以及羊肉、羊肾、羊骨髓、猪骨髓、牛骨髓等。

任脉：任行身前，总任诸阴，其脉气与手足三阴经相通，为"阴脉之海"，《灵枢》有任脉"实则腹皮痛，虚则痒搔"之说。任脉主病治在厥阴，叶氏言任脉"失其担任，冲阳上冲莫制，皆肾精肝血不主内守，阳翔为血溢，阳坠为阴遗……《经》言精不足者补之以味，药味宜取质静填补，重者归下"。通常叶氏以龟板为其主药，言"龟体阴，走任脉"，其他如阿胶、熟地、鳖甲、紫河车、麦冬、覆盆子、玄参、沙苑子，以及鱼胶、淡菜、乌骨鸡等。

冲脉：冲行身之中，贯穿全身，其脉为总领诸经气血之要冲，有"十二经之海""血海"之称。《素问》言："太冲脉盛，月事以时下。""太冲脉衰少，天癸竭，地道不通。"冲脉之疾多与妇科疾病相关。"病在冲脉，从厥阴阳明两治"是叶氏对冲脉疾病诊治的高度概括。通常叶氏以紫石英为其主药，言"石英收镇冲脉"，其他如五味子、沙苑子、熟地、代赭石、山药、肉苁蓉、附子、枸杞、香附、吴茱萸、当归、杜仲、巴戟天、紫河车、鳖甲、丹参、白芍、木香等。

带脉：带行腰腹，状如束带，主约束诸经。《难经》言："带之为病，腹满、腰溶溶若坐水中"。带脉不和常见于妇女月事不调及赤白带下等疾病，叶氏谓："阴精下损，虚火上炎，脊腰髀酸痛，髓空，斯督带诸脉不用。"通常叶氏以震灵丹、当归为其主治，言"脉隧气散不摄，阴药沉降，徒扰其滑耳，必引之收之固之，震灵丹意，通则达下，涩则固下，惟其不受偏寒偏热，是法效灵矣"，"带脉为病，用当归以为宣补"。震灵丹由禹粮石、赤石脂、紫石英、代赭石、乳香、没药、朱砂、五灵脂组成。其他如山萸肉、湖莲、芡实、补骨脂、乌贼、熟地、牡蛎、龙骨、艾叶等。

跷脉：包括阳跷、阴跷两脉。阳跷、阴跷为足太阳、足少阴之支脉，具有交通一身阴阳之气，调节肢体运动的功能。《难经》言"阴跷为病，阳缓而阴急；阳跷为病，阴缓而阳急"，其治在肝肾。叶氏言"阳跷脉满，令人得寐""阳气不入跷穴，夜寤不寐"，通常叶氏以桂枝黄连汤为法，参以厥阴引经诊治跷脉之疾，常用药物为熟地、桂枝、五味、远志、龟胶、白芍、淮小麦、茯苓、山萸肉、黄柏、川连等。

维脉：包括阳维和阴维两脉。阳维联络各阳经，阴维联络各阴经，起到"溢蓄"气血的作用。《难经》言"阳维、阴维者，维络于身，溢蓄不能环流灌溉诸经者也"，"阳维为病苦寒热，阴维为病苦心痛"。叶氏言"维者，一身之刚维也"，"阳维脉衰，不司维续，护卫包举，下部无力，有形精血，不得充涵筋骨矣，且下元之损，必累八脉，此医药徒补无用"，"阴维受邪，久必化热烁血"。通常叶氏以当归、桂枝、黄芪、巴戟天、鹿茸、杞子、茯苓等药物入阳维脉，以龟板、鳖甲、麦冬、山萸肉、沙苑子、五味子、覆盆子等药物入阴维脉。

三、结语

奇经八脉主要的功能在于调节十二经及脏腑之气血,因而奇经病变多虚证,或表现为以虚证为主的虚实夹杂证。奇经之间在生理功能上联系紧密,在病理表现上相互影响。正如《医案》"崩漏"门中所说:"经漏三年……其不致崩决淋漓者,任脉为之担任,带脉为之约束,刚维跷脉为之拥护,督脉以总督其统摄。"其病变可以是单病,更多的时候是两条以上的交病。奇经八脉与肝肾及脾胃的关系极为密切,肝肾精血的充沛、脾胃功能的旺盛是奇经发挥溢蓄气血作用的基础。奇经病的治法以"通因"为要,历代医家虽然积累了丰富的经验,也创立了奇经辨证用药的诸多方法,但在奇经病用药方面叶天士有其独到之处,每以一味主药统领各奇经病诊治,尤其是以血肉有情之品调补奇经之阴阳,可谓提纲挈领,多为后世医家遵从。

(原载于《江苏中医药》2017年第8期)

叶天士论奇经病之表现

奇经八脉作为十二经脉之补充，体现着对十二经脉气血的溢蓄调节等作用。奇经病在临床上多见虚证，抑或虚实夹杂之证。叶天士在《临证指南医案》中关于奇经病的论述自成体系，明示"奇经八脉为产后第一要领"，不仅阐述了奇经八脉与肝肾、脾胃之间的密切关系，更为重要的是明示了奇经病多虚证、奇经病"通因"的诊治原则。以下就《临证指南医案》有关奇经病之临床表现做一阐述。

一、奇经病变多与肝肾、脾胃相关

奇经八脉作为十二经脉的补充，纵横交错于十二经脉之间，对十二经脉之气血起着渗灌溢蓄等调节作用。当十二经脉和脏腑气血旺盛时，奇经则加以储蓄，当十二经脉及脏腑生理功能需要时，奇经及时加以供应。叶天士赞服《内经》有关督脉为"阳脉之海"、任脉为"阴脉之海"、冲脉为"十二经之海"等论述，更注意到奇经与十二经及脏腑之间的关联性，认为奇经在病变时与肝肾、脾胃等关系极为密切。

肝肾为至阴之脏，主藏精血，为先天之本；脾胃为化生之源，主生气血，为后天之本。奇经八脉既然主理人体气血的调节，尤其是冲任督三脉，自然涉及气血阴阳的生成、转运、储藏，不仅表现在奇经八脉在分布上与十二经脉有着极为密切的联系，更表现在生理功能和病理改变上与十二经脉的相互依存、相互影响。

经言"八脉隶乎肝肾"，叶天士进一步阐述"奇经肝肾主司为多，冲脉隶于阳明，阳明久虚，脉不固摄，有开无阖也"，"肝肾怯不固，八脉咸失职司"，"肝肾精气受戕，致奇经八脉中乏运用之力"，"下元亏损，必累八脉"，"肝肾下病，必留连及奇经八脉，不知此旨宜乎无功"，等等。《奇经八脉考》言"其流溢之气，入于奇经，转相灌溉，内温脏腑，外濡腠理"，叶天士发挥为"十二经属通渠旋转，循环无端，惟奇经如沟，满溢流入深河，不与十二经并行者也"，"八脉不司维续，护卫包举，下部无力，有形精血不得充涵筋骨"，等等。其意"肝肾损伤，八脉无气"，肝肾所藏精血为八脉之本，本虚则八脉枝叶不荣，变证顿起，所谓"八脉无权，下无收摄，漏卮不已"，"欲涵阴精不漏，意在升固八脉之气"，正是这种思维的具体体现。

叶天士特别提及了肝肾与脾胃在病理上的相互影响,认为"脉如数,垂入尺泽,病起肝肾下损,延及脾胃";"久嗽气浮,至于减食泄泻,显然元气损伤,若清降消痰,益损真气,大旨培脾胃以资运纳,暖肾脏以助冬藏,不失带病延年之算";"肾虚嗽血,年分已久,肾病延传脾胃,遂食减腹膨,病是老劳,难以速功,行走喘促,元海无纳气之权,莫以清寒理嗽,急急收纳根蒂,久进可得其益";"无梦频频遗精,乃精窍已滑,古人谓有梦治心,无梦治肾,肾阴久损,阳升无制,喉中贮痰不清,皆五液所化,胃纳少而运迟,固下必佐健中";等等。病及肝肾多病久,久则伤精耗血,不仅奇脉损,反过来也会影响脏腑功能的发挥,因此在治疗上多用调脾胃之法,所谓"脾胃后天得振,始望精气生于谷食"。

二、奇经病变多虚证

纵观《临证指南医案》,叶天士所诊治的奇经病多虚证,如"痿"门中记载一案:"李氏,右肢跗足无力如痿,交子夜痰多呛嗽,带下且频。是冲脉虚寒,浮火上升,非治嗽清热。"又言:"冲为血海,隶于阳明,女科八脉,奇经最要……今天癸将绝年岁,脉络少气,非见病治病肤浅之见,愚意通阳摄阴以实奇脉,不必缕治。"

分析叶氏所论奇经病证,奇经虚证多由肝肾精血不足、脾胃化生受损所致,由此则气血阴阳敷布功能受限,常见之疾有虚劳、痿、遗精、淋浊、月经不调、淋带、崩漏、内伤发热、下元衰惫等。正如叶氏所言"督脉以总督其统摄",督脉空虚,常引起腰背酸软、空虚坠重等症。"任脉不固,可成遗精,任脉为病,男子七疝,女子带下。""血海者,即冲脉也,男子藏精,女子系胞,不孕,经不调,冲脉病也,腹为阴,阴虚生热,肢背为阳,阳虚生寒,究竟全是产后不复之虚损。""气血受伤,而为寒热,经脉乏气,而为身痛,乃奇经冲任受病,而阳维脉不用事也。"正如叶天士在《眉寿堂方案选存》中所言:"产后血去阴伤,肝肾先亏,致奇经诸络不至内固。阴既不守,阳泄为汗,多惊多恐,神气欲撤。""背痛彻心,带证多下,兼有气逆冲心,周身寒栗,乃冲、任脉虚损,病从产后来。"

这样的奇经虚证在《临证指南医案》中随处可见,如"肝肾冲任皆损"所见月事不调、淋带、久年不孕,"阳维脉衰,不司维续护卫包举"之"寒热遇劳而发","奇经八脉中乏运用无力"之"筋骨间病","奇经少津,乏气贯布"之"精衰气竭之象","肝肾冲任皆损,二气不交"之"延为劳怯","阳跷穴空"之不寐,"病伤已在任督"之溲下腐浊,等等。

试举一例加以说明:"陈,三七,脉左虚涩,右缓大,尾闾痛连脊骨,便后有血,自觉惶惶欲晕,兼之纳谷最少,明是中下交损,八脉全亏。早进青囊斑龙丸,峻补玉堂关元，暮服归脾膏，涵养营阴，守之经年，形体自固。"

本病为阴阳虚损于下，肝肾、八脉空虚，气血不能上承。叶氏言"肝肾阴损，阳冒不潜，法当和阳以就阴"，"阳宜通，阴宜固，包举形骸，和养脉络，乃正治方法"，故以补阳之青囊丸和滋阴之归脾膏阴阳兼顾，切合"欲涵阴精不漏，意在升固八脉之气"之意，也正是叶氏在《眉寿堂方案选存》中"肝肾液亏，冲任空乏，法当通补下焦"之应用。

当然奇经之病也有实证，产生的原因多在虚证的基础上，为瘀为积，致使奇经气血痹阻，终成虚实夹杂之候，常见于男子疝气、女子月经不调及瘕等疾病中。如"文，五五，产育频多，冲任脉虚，天癸当止之年，有紫黑血如豚肝，暴下之后，黄水绵绵不断，三年来所服归脾益气，但调脾胃补虚，未尝齿及奇经为病。论女科冲脉即是血海，今紫黑成块，几月一下，必积贮之血，久而瘀浊，有不得不下之理。此属奇经络病，与脏腑无异，考古云，久崩久带，宜清宜通，仿此为法。"即为典型之奇脉空虚所致血滞于内的证候。

三、奇经病变有单病和交病之别

奇经有八，生理和病理上互为影响，因此在病变表现上既有单经发病者，或以某一经主病者，比如上文列举的李氏冲脉虚寒案，因冲脉血虚而致虚火上浮，成痿成咳。又如"凡冲气攻痛，从背而上者，系督脉主病治在少阴；从腹而上者，治在厥阴，系冲脉主病，或培阳明"，"阴疟久伤成损，俯不能卧，脊强脉垂，足跗肿，乃督脉不用，渐至伛偻废疾"，论述的均是奇经的某一条脉发病。

更多的时候因为病久累及奇脉，表现为两条及以上的病变，称之为交病。如有一医案："谢，三十，能食不运，瘕泄，经事愆期，少腹中干涸而痛，下焦麻痹，冲心呕逆，腹鸣心辣，八脉奇经交病。"在叶氏其他的著作中也有类似论述，尤其是冲任受损。《保元方案》言："久泄腹满，下焦怯冷，经数载余，述起产后，此伤在冲任矣。"《未刻本叶天士医案》言："产后飧泄，数月不痊，下焦冲任空虚，清阳下陷，奇经失护使然，法宜温养。"《叶天士先生方案真本》云："女人多产，奇经八脉诸络患病，五液走泄，殆尽而枯。"《眉寿堂方案选存》云："产后五十日，暮热汗出，身动气喘，带下绵绵不断，腰脊酸软牵痛，此肝肾液亏，冲任空乏，法当通补下焦。"

在奇经交病中，叶氏认为冲脉为其枢要。"冲脉隶于肝肾，二脏失藏，冲气沸乱，其脉由至阴而上，故多冷耳。""冲脉逆，则诸脉皆动。""络血不注冲脉，则经阻，气攻入络，聚而为瘕乃痛。""冲脉血下，跷维脉怯不用。""冲脉动，而诸脉皆动，任脉遂失担任之司，下元真气，何以固纳。""冲脉动，则诸脉交动，浊阴散漫上布，此卧着欲起矣。""冲脉动，则诸脉皆逆，自述呕吐之时，周身牵引，直至足心，其阴阳跷维，不得自固，断断然矣。"等等，盖因冲脉为"十二经之海"，十二经之气血皆受冲任阴血之濡养，冲脉或虚或瘀，皆影响到十二经脉功能的正常发挥，尤其对肝脾肾的影响更为明显。

四、医案举例

案一："陈氏，脉小，泻血有二十年。经云，阴络伤，血内溢，自病起十六载，不得孕育，述心中痛坠，血下不论粪前粪后，问脊椎腰尻酸楚，而经水仍至，跗膝常冷，而骨髓热灼。由阴液损伤，伤及阳不固密。阅频年服药，归芪杂入凉肝，焉是遵古治病，议从奇经升固一法。"

按：本病属便血，因其罹患二十年，阴液已伤，阴损及阳，以致患者阴血不足而阳不得附，久则阳不固密，病及肝肾与奇脉，属奇脉交病，证见内热外寒之象。虽血为冲任所主，然需督阳助其行运，久则冲任督皆伤，用药当"能入奇经者宜之"，否则，正如叶氏在治"经漏"一案中所言："以冲脉之动而血下，诸脉皆失其司，症固是虚，日饵补阳不应，未达奇经之理耳。"本案叶氏以奇经升固之法治之，旨在固摄下焦之源。叶氏对阳虚之证偏责于督脉，常以鹿茸配鹿角胶，壮督阳补督血。对阴虚之证偏责于冲任，常以阿胶配紫河车，峻补阴血温养下元以调冲任之阴。阴阳皆损责于任督，常以紫河车配鹿角霜、鹿茸配阿胶等，似为叶氏升固奇经法之定式。

案二："宋，病者长夏霉天奔走，内踝重坠发斑，下焦痛起，继而筋掣，及于腰窝左臂。《经》云：伤于湿者，下先受之。夫下焦奇脉不流行，内踝重着，阴维受邪，久必化热烁血，风动内舍乎肝胆，所谓少阳行身之侧也。诊得右脉缓，左脉实。湿热混处血络之中，搜逐甚难。此由湿痹之症失治，延为痿废沉疴矣。三年病根，非仓猝迅攻，姑进先通营络，参之奇经为治。考古圣治痿痹，独取阳明，惟通则留邪可拔耳。鹿角霜，生白术，桂枝，茯苓，抚芎，归须，白蒺藜，黄菊花。"

按：本案起因于夏日冒雨涉水，水湿内淫，久则化热。失治误治后湿热内舍血络，伤津耗血，致使奇脉亏虚，气血不得流行。对于奇脉在机体中发挥的作用，叶天士是这样总结的："任脉为之担任，带脉为之约束，刚维跷脉为之拥护，督脉以总督其统摄。"本案虽属痹证，诚如叶氏所谓"湿热混处血络之中，搜逐甚难"，当"参之奇经为治"。若单以清热化湿为治，诸药"不能入奇脉，无病用之，诚是好药，借以调病，焉克有济？"叶氏在另一医案中言："脉络中气血不行，遂至凝塞为痛，乃脉络之痹症，从阳维阴维论病。"更何况寒热者亦有"气血受伤"所致，正如《内经》所言"阳维脉病苦寒热，阴维脉病苦心痛"。因此本案叶氏在通经活络的基础上以鹿角霜为主药，从阳引阴，通阳摄阴，可谓匠心独运。难怪龚商年在评价叶氏诊治"腰痛"时这样说："有老年腰痛者，他人但撮几味通用补肾药以治，先生独想及奇经之脉，隶于肝肾，用血肉有情之品，鹿角当归苁蓉薄桂小茴，以温养下焦。"

五、结语

奇经八脉之病候早在《内经》中就有记述，如《灵枢》言督脉"实则脊柱强，虚则头重"，任脉"实则腹皮痛，虚则痒搔"等。叶天士在《临证指南医案》中论述奇经之病变时，从临床实际出发，更多的是阐述脏腑病变累及奇经，以及奇经病变影响脏腑方面的内容。着力于奇经与肝肾、脾胃之间的密切关系，论述奇经病变多虚证、奇经病变有单病和交病之别等，延伸了《内经》对奇经病的纲领性论述，丰富了奇经病变的具体内容，更为临床所推崇。

（原载于《中医药学报》2016年第5期）

《临证指南医案》论痿证之成因与奇脉诊治

痿证包括现代医学多种疾病，如失神经肌萎缩、多发性神经炎、重症肌无力等。《内经》首次阐述了痿证病因病机及分类诊治等概念，后世医家多有发挥。尤其"治痿独取阳明"为治痿奠定了基本方法，强调阳明经脉是痿证发病中的重要环节。清代吴门著名医家叶天士《临证指南医案》专设治痿篇章，服膺先贤对痿证的论述，又不乏独到之认识，如痿证"奇脉少气"之成因和从奇脉入手论治痿证。笔者试就此做一阐述。

一、痿之成因

1. 肺热叶焦

《素问·痿论》有论五脏气热致痿者，其中以肺热叶焦冠其首，"肺热叶焦，则皮毛虚弱急薄，着则生痿躄也"。肺朝百脉而布水精，肺热致使津液失其输布，久则五脏失其濡养，痿病成矣。叶氏谓："五心热炽，四肢骨节热痿如堕，明是阴精内枯，致阳不交阴，转枯转涸。"故《临证指南医案·痿》篇首即论肺热叶焦致痿者，"有年偏痿，目瞀色苍，脉数"为痿之证候。其门人邹时乘述之"肺热干痿，则清肃之令不行，水精四布失度"，"津亡而气竭也"，"肺不但不能自滋其干，亦不能内洒陈于六腑，外输精于皮毛也"。

2. 湿热内淫

《素问·痿论》言："有渐于湿，以水为事，若有所留；居处相湿，肌肉濡渍，痹而不仁，发为肉痿。"又《素问·生气通天论》载："因于湿，首如裹，湿热不攘，大筋软短，小筋弛长，软短为拘，弛长为痿。"叶氏谓："雨湿泛潮外来，水谷聚湿内起，两因相凑，经脉为痹，始病继以疮痍，渐致痿软筋弛，气隧不用。"然"湿虽阻气，而热蒸烁及筋骨，久延废弃有诸"，言及湿邪致病，化热后易蒸烁筋骨，而成痿成痹。

3. 阳明络空（衰）

《素问·痿论》云："阳明者，五脏六腑之海，主润宗筋，宗筋主束骨利机关也。"只有阳明脉盛，气血才可源源不断供给脏腑，十二经筋才能禀脏腑气血发挥"束骨利机关"的作用；反之，阳明脉空，则"宗筋纵"，肢体痿软不用。因此，叶氏谓："阳明脉络空乏，不司束筋骨以流利机关，肩痛肢麻头目如蒙，行动痿弱无力。"诸多四肢痿废，不得转动，指节亦不能屈曲等，皆因"阳明脉衰"所致。

4. 久食甘肥

膏粱肥厚太过易酿内湿内热，湿邪遏阳，热邪伤津，皆可致痿。正如《医经原旨》所言："凡治消瘅、仆击、偏枯、痿、厥、气满发逆、肥贵人，则膏粱之疾也。"叶氏言，"平日善啖酒醴甘肥，此酿成湿火，蕴结下焦"，当见"少腹气胀上冲，两足沉重，艰于步履，腿股皮中甚热"。

5. 肝肾亏虚

肝主筋，肾主骨，肝肾精血充盛，则筋骨强健；肝肾精血亏虚，则筋骨失养。故《素问·痿论》有言："思想无穷，所愿不得，意淫于外，入房太甚，宗筋弛纵，发为筋痿。""恐惧而不解则伤精，精伤则骨酸痿厥，精时自下。"叶氏认为"痿躄在下，肝肾病多"，"下元络脉已虚，痿弱不耐，步趋常似酸楚，大便或结或溏，都属肝肾为病"。

6. 奇脉少气

叶氏言"八脉隶乎肝肾"，强调了奇经八脉与肝肾的密切关系。叶氏认为"奇经肝肾主司为多"，"肝肾精气受戕，致奇经八脉中乏运用之力"，"下元亏损，必累八脉"。肝肾同源，奇脉溢蓄其精血，肝肾奇脉互为影响。肝肾亏虚，奇脉少气，下元不固，易致痿病。因此，"阳脉渐衰，跷维不为用事""冲脉虚寒，浮火上升""肾虚收纳少权，督脉不司约束""精血内怯，奇脉中少气"等均易成痿证。

二、痿证从奇脉诊治

1. 奇脉病变当以奇脉辨治

叶氏强调痿证成因繁多，但正虚是其本质，或因久病成虚，或因新病伤正，终成正虚或虚实夹杂之候，其中肝肾虚损占其多数。八脉隶乎肝肾，肝肾多虚证，久则常累及奇脉。此时若以奇脉论治，"升固八脉之气"，自当事半功倍。对"凡八脉奇经，医每弃置不论"现象，如湿热下注后败精成痿，叶氏谓"医者但知八正厘清，以湿热治，亦有地黄汤益阴泻阳，总不能走入奇经"，自然临诊就无法取得理想的效果。《临证指南医案·淋浊》载有两则医案："顾，二四，败精宿于精关，宿腐因溺强出，新者又瘀在里，经年累月，精与血并皆枯槁，势必竭绝成劳不治，医药当以任督冲带调理。""夏，六三，案牍神耗，过动天君，阳燧直升直降，水火不交，阴精变为腐浊，精浊与便浊异路，故宣利清解无功。数月久延，其病伤已在任督。"对此，叶氏并非见病治病，而以鹿茸、茴香、补骨脂、枸杞子等温通奇脉之气，"欲涵阴精不漏"，通摄兼施，可谓独辟蹊径。

2. 久病宜通任督

奇经八脉纵横交错于十二经脉之间，对十二经脉之气血起着渗灌溢蓄等调节作用。作为十二经脉的补充，任督二脉为其首。督行身后，总督诸阳脉，为"阳脉之海"；任行身前，总任诸阴，其脉气与手足三阴经相通，为"阴脉之海"。督脉主病治在少阴，任脉主病治在厥阴，其原因在于任督与肝肾之间的密切关联性。肝肾为至阴之脏，主藏精血，功能赖于气血阴阳的生成、转运、储藏，以及任督之脉对其的溢蓄作用。久病肝肾亏虚，则奇脉不固，"八脉不司维续，护卫包举，下部无力，有形精血不得充涵筋骨"。如此互为影响，终成痼疾。

痿证病程大多日久，历经气虚血少，累及下元，肝之固藏、肾之摄纳为之失司，叶氏主张"久病宜通任督，通摄兼施"。如《临证指南医案·痿》载有一案："吴，三九，下焦痿躄，先有遗泄湿疡，频进渗利，阴阳更伤。虽有参、芪、术养脾肺以益气，未能救下。即如畏冷阳微，几日饭后吐食，乃胃阳顿衰，应乎外卫失职。但下焦之病，多属精血受伤，两投柔剂温通之补。"

通为温通之义，对元气大亏之疾，叶氏认为"非峻补难挽"。通常以鹿茸、鹿角霜、鹿角胶为通督脉之主药，因"鹿性阳，入督脉"，"鹿茸自督脉以煦提，非比姜附但走气分之刚暴，驱邪益虚，却在营分"，"鹿茸壮督脉之阳，鹿霜通督脉之气，鹿胶补肾脉之血"。又以龟甲为固护任脉之主药，因"龟体阴，走任脉"，并参合金刚丸为治。金刚丸由萆薢、杜仲、肉苁蓉、菟丝子组成，诸药多入肝肾及任督之经，既有利湿去浊作用，又能补肝肾、强筋骨，正合痿证之治。

3. 通阳摄阴为痿证奇脉诊治之要

叶天士对奇经病变明确提出："奇经为病，通因一法，为古圣贤之定例。"奇经病虽多虚证，但并非皆用补虚一法即可完全收效。所谓"通因"，指的是顺其病因而采用流通气血、通经达络的方法，强调在补虚同时采用通达经络之法，方可补而不滞。这体现的是中医审证求因、辨证施治的基本原则。

《素问·痿论》有奇经八脉在痿证发生中的作用论述："冲脉者，经脉之海也，主渗灌溪谷，与阳明合于宗筋，阳明总宗筋之会，会于气街，而阳明为之长，皆属于带脉，而络于督脉。故阳明虚则宗筋纵，带脉不引，故足痿不用也。"叶氏结合奇经病的诊治原则，认为通阳摄阴为治疗痿证累及奇脉的首要大法。所谓"邪风入络而成痿者，以填补精髓为主""冲任虚寒而成痿者，通阳摄阴，兼实奇脉为主""胃阳肾督皆虚者，两固中下为主""温通太阳督脉"等，即为此类治法。

当然，通阳摄阴并非痿证之专用，在调经、虚劳等兼有奇经病变者，叶氏也常用此法。如《临证指南医案·调经》载："费，经水紫黑，来时嘈杂，脉络收引而痛，经过带下不断，形瘦日减，脉来右大左弱，上部火升，下焦冷彻骨中，阴阳乖违，焉得孕育，阅医都以补血涩剂，宜乎鲜效，议通阳摄阴法。"《临证指南医案·虚劳》有："施，冲气贯胁上咽，形体日渐枯槁，此劳伤肝肾，而成损怯。由乎精气不生，厥气上逆耳。议以通阳摄阴，冀其渐引渐收，非见病治病之方法矣。"

三、医案举例

"李氏，右肢跗足无力如痿，交子夜痰多呛嗽，带下且频。是冲脉虚寒，浮火上升，非治嗽清热。夫冲为血海，隶于阳明，女科八脉，奇经最要。《内经》论之，女子五七年岁，阳明日衰。今天癸将绝年岁，脉络少气，非见病治病肤浅之见，愚意通阳摄阴以实奇脉，不必缕治。薛氏加减八味丸二两，匀七服，盐汤送下。"（《临证指南医案·痿》）

按：本案为右下肢无力之痿证，兼有夜间多嗽、带下频频，辨之为冲脉虚寒证。此时咳嗽非肺病，乃"虚阳上冒，肝肾根蒂不牢。冲脉震动，则诸脉俱逆，阳泄为汗耳。此咳嗽乃下焦阴不上承，非肺病也。急当收摄固纳"。关于冲脉为病，《内经》以男子内结七疝、女子带下瘕聚为论，叶氏言"冲脉动，则诸脉交动"，"厥逆之气，由肝入胃。冲脉不和，则经水不调"，"冲脉空乏，而风阳交动，厥之暴至之因由也"，"冲脉隶于肝肾，二脏失藏，冲气沸乱，其脉由至阴而上，故多冷耳"。可见，冲脉为病有虚有逆等区别，本案以冲脉虚寒立论。

本案患者乃天癸将绝之年岁，脉络少气，八脉空虚，冲脉虚寒，久而瘀浊，影响脏腑奇脉之功能发挥，由之成痿成蹙，治当通阳摄阴，以冀阴阳调和。本案体现了叶氏通阳摄阴之法。通阳者，温通流畅奇脉之阳气；摄阴者，摄纳固摄下元之精血。立法虽致力于冲任督带及跷维诸脉，脏腑则以肝肾为落脚点。一般来说，男子中年以后，阴精渐损，阳气易浮越，多以柔剂之鹿角胶、熟地黄等从阴引阳；女子经漏产育，下元虚损，色夺气短，多以鹿角霜、肉苁蓉、杜仲等从阳引阴。由此，"通纳八脉，收拾散越之阴阳"。本案叶氏以薛氏加减八味丸通阳摄阴，也正是体现了叶氏以奇脉诊治痿证的独到之处。

四、结语

《内经》以降至明清时期，痿证的诊治已相对成熟。叶天士《临证指南医案》梳理了痿证发生的原因，着力于"奇脉少气"。在清肺热、治阳明、补肝肾等常用方法上，另辟从奇脉诊治痿证。"冲任虚寒而成痿者，通阳摄阴，兼实奇脉为主"，

"精血内夺,奇脉少气而成痿者,以填补精髓为主",拓展了中医治痿的思路与方法,诚属对中医治痿的一大贡献。正如邹滋九所言:"先生立法精详,真可垂诸不朽矣。"

(原载于《中国中医药信息杂志》2017年第5期)

吴医新悟

"七情之方，虽有多门，原其本标，半因痰病"

此段文字出自元代吴门医家王珪所著《泰定养生主论》。"若夫六气循经，则有淫情内外之因，六淫之病，当祖仲景专科；七情之方，虽有多门，原其本标，半因痰病。"痰病之因，不出内外。六淫属外，风痰者，感风而发，挟风而变；寒痰者，冒风受凉，滞气凝血，不布津液；湿痰者，暑湿外感，壅阻气机，痰湿内生；燥（火）痰者，燥热伤肺，炼津成痰，顽疾难去。七情属内，"忧思损志，气郁涎凝"，久郁致痰，皆为气机阻碍，水湿停聚，痰浊内生。正如王珪所言："喜怒忧思智五者之气，郁结成痰也。""气痰者，因事逆意而然也。"又七情久郁化火，灼伤阴液，炼液为痰。

一、王珪与《泰定养生主论》

王珪，字均章（一作君璋），号中阳，道号洞虚子，晚年自号逸人、中阳老人，后人尊称为王隐君，生卒年失载。平江府常熟县（今江苏省苏州常熟市）人，其先祖由汴京（今河南开封）徙居虞城，元代著名医家、养生家。

王珪自幼聪慧，喜好医术，少年时就去各地求医问学，采集秘方。约在38岁（1301年）时，在做了十多年辰州同知后，弃官归里，屏绝世累，筑室于虞山南麓，澄心观道，益有所得，题其居名"中阳丹房"，此即后人尊称其为"王隐君"的由来。同时，又攻岐黄利济之道，探究丹术，嗣后又实践辟谷之术，"吾飞金津于肘后，炼玉液于丹田，未尝思忽，皆出自然"。经过埋头钻研，潜心体会，不久就深有所得，认为人所患痼疾皆由痰所致，由此成功研制滚痰丸、豁痰汤、龙脑膏等方，不仅治愈了自身的疾病，试之他人，亦多获效，被誉为"神仙"。

明代徐春甫在《古今医统大全》中这样评价王珪："王珪，字均章，号中阳老人，吴郡人。志行高洁，见道真明，尤邃于医学。屏世虑，隐居吴之虞山，人称隐君。所著方书，超出群表。自幼及壮至老，调摄有序，论证有旨。至于诸痰诸饮挟火为患，悉究精详，制有滚痰丸，最神效。"

泰定元年（1324），王氏约61岁，积练日久，植基已厚，把自己多年的养生体会、疗病心得记载下来，开始了《泰定养生主论》的撰写。直至1338年元惠宗至元四年，王珪约75岁时，此书得以刊行，历时十数年。自序谓："始作于泰定改元，又庄子云：宇泰定者发乎天光，故命曰泰定养生主论。庄子亦有养生主论。"交代了题名的缘由。

《泰定养生主论》十六卷，是目前研究养生及痰病诊治方面的经典著作，对后世在养生保健、疾病预防，痰病认识与治疗等方面都产生了深远的影响。王珪自序云："首以原心，为发明之始；次序婚合孕育，婴幼童壮，衰老宣摄避忌，以御未然之病；次论运气标本，阴阳虚实，脉病证治，以为全生去病之法；然后类方对证，以为规矩之用。备述痰证一条，以为方书补阙拾遗之式。更类杂治活法，常验之方，并无毫发苟简穿凿之妄，仓卒乏医之处，虽不能明脉问疾，用药井井有条。外选《肘后》《秘宝》诸家备急数门，续抄古今明训二道，自省一篇，以为闲邪存诚之要，用质高明。"

王珪养生学说要点在于强调人生各时期有不同养生要求和养生重在养心。所谓人生不同阶段的养生，在于婴幼儿、成年以及晚年等阶段应根据其生理特征加以区别。婴幼儿阶段需要"摄护有序，正确引导"，提出"养子十法"；成年阶段需要"调畅情志，调和气血"，养成不骄不躁的作风，否则会导致"郁而病"或"自暴自弃，言不及义，而狂"的不良后果；晚年阶段需要"恬淡虚无，无欲无求"，提倡"无欲无求"的养生理念。王珪秉承《黄帝内经》"心者，君主之官也，神明出焉"的思想，指出"心为身中君主之官，神明出焉，以此养生则寿，没齿不殆。主不明则道闭塞而不通，少乃大伤，以此养生则殆……养生之道，莫大于此"，阐述了养生重在养心的观点。

二、王珪的痰病学说

1. 痰病之因

中医论痰，总分为有形之痰和无形之痰，王珪所言"一切气急喘嗽，咯痰吐涎"，乃指"有形之痰"；"一切无痰不嗽不哕"，乃指"无形之痰"。痰之形成原因颇多，聚湿成痰、食积成痰、寒凝成痰、气虚生痰、阳虚生痰、气滞成痰、炼津成痰之类，虚实夹杂，寒热不一。痰所涉及的相关疾病极其广泛，"百病皆因痰作祟"，成定论之说。

王珪认为痰病的形成有先天和后天之因，医家不可"固执一端而不通"，仅认为痰因气结。"婴儿出腹，啼声初出，已有痰涎"，此为先天之因。"因风、寒、气、热、味"而致"喘咯咳唾"，"喜怒忧思智五者之气，郁结成痰也"，"气痰者，因事逆意而然也"，等等，均为后天之因。"髓脑滋唾涎，精津气血液，同出一源，而随机感应，故凝之则为败痰"，则为因他病而又生痰病。王氏通过设问的方式，解释了筋骨、四肢、五脏、顶门、脚心及卒暴迟久之病机，是由于留于肺中脾胃之痰阻于上焦，周流不利，气阻其中，奔溃四逸，随其所寓，缓急而为诸病。

2. 痰病辨识

痰病辨识当综合病因、病程、痰味等多方面因素，始能知其根结。病因："风痰者，因感风而发，或风热怫郁而然也。""寒痰者，因冲冒风凉不节之气而然也。""热痰者，因饮食辛辣烧炙煎煿，重裀厚褥及天时郁勃而然也。""气痰者，因事逆意而然也。""味痰者，因饮食酒醪厚味而唾痰也。"病程：新生之痰疾，痰清而白；日久之痰疾，则"痰黄浊稠结凝于下，清白稀薄浮于上"；日久湿热郁沸，则"咯吐尽为稠黄者"。痰味："一切痰涎，各有气味。"王氏认为在痰病的辨识上应注意询问病人之痰味。清白者味淡，日久渐成恶味，口舌有如嚼椒；有味咸者，如蚬肉、破絮之类，使人味咯咽痒；有味焦苦如豆腥者，使人上壅赤眼、口疮、热极喉闭等。其论痰味，提出"其味相兼者，兼病；其味单行者，单病"的观点。

3. 痰病的证候

痰病证候复杂多变，涉及多个脏腑，症状表现多样，所以有"怪病多痰"的说法。王珪云："元气氤氲，荣卫之间，不容发间，上焦停痰，周流不利，气阻其中，奔溃四逸，随其所寓，缓急而为诸病也。"王氏在其著作中列出的痰病症候达50余种，概括起来可以分为两类：一种是"一切气急喘嗽，咯痰吐涎"的有形痰证；一种是"一切无痰不嗽不哕"的无形痰证。前者主要以肺系症状为主，如咳嗽、咯痰等。无形痰证的证候则更为复杂多样，可以为情志的改变，如"丧心丧志，或癫或狂"；可以表现为身体感觉的异常，如"但觉遍身习习不安，如卧麦芒之中，间有数处刺然如被虫毛所蛰"；也有皮肤病的表现，如"或浑身燥痒，搔之则瘾疹随生，皮毛烘热，色如锦斑"；还有其他如夜寐不安多梦，四肢肌肉疼痛，头痛眩晕，中风瘫痪等表现。

4. 痰病的治法

王珪治痰提出应根据标本先后的原则来进行治疗，因痰证有"因病致痰"和"因痰致病"之分，所以治疗须分先后，其认为"因痰而致病者，先治其痰，后调余病；因病而致痰者，先调其病，后逐其痰"。其治疗原则虽有标本先后之分，但终须治痰，盖因病致痰，痰虽为标，但痰既形成，即可致病，故治其病后尚须逐其痰，其病方能痊愈。所以王珪云："有病在本，则治其本，有其在标，则治其标，其有败痰既下，诸恙悉痊者。"王珪还非常重视饮食因素对痰病的影响，他认为"胡椒、干姜辛辣，烧炙煎爆性热等物，发痰助壅。合锅热面，大发风痰，必须过水离汤，还汁令热，食之无毒。芋头、山药、鱼腥、油腻、黏滑等物，惹痰不利肠胃。"如素有痰疾者，在饮食上可以食"清凉果木"，但暴感风寒痰病者，应禁食之，等等。

5. 痰证的方药

滚痰丸：王珪创滚痰丸一方，临床至今应用不衰，由礞石、大黄、黄芩、沉香组方，礞石用量倍于沉香。其中大黄、黄芩有利痰顺气、清肺之功；礞石善攻陈积伏匿之老痰；沉香降逆下气，亦为治痰必先顺气之理。滚痰丸服用剂量从二三十丸至二三百丸不等，依据病情及个人体质因素而异，如治"一切久新失心丧志，或颠或狂等证，每服一百丸。人壮气盛，能饮食，狂甚者，一百二十丸已上，至三二百丸"，"一切久新痰气喘嗽，或呕吐涎沫，或痰结实热，或头晕目眩，每服八九十丸；虚老羸瘦者，五六十丸，未效加十丸"。总的来说，服用滚痰丸时应"以效为度"，不必拘泥于方书条目。

王珪还对服药时间和服药人群做了具体说明。王氏认为服药时间以睡前服用为佳，用水送药至咽即仰卧，令药在咽膈间徐徐而下，每次须连进两夜，以第二天排下痰涕恶物为效来增减药量。滚痰丸的适用人群范围广泛，只"脱形不食，及水泻并孕妇不服"，其余"自数岁之上，至八旬者有病"，皆可量度前法服用。

王珪在其书中另载有豁痰汤一方，用治一切痰疾，为滚痰丸相副。以小柴胡汤为主，再合以前胡半夏汤，素抱痰疾及肺气壅塞者，以柴胡为主，余者去柴胡，用前胡为主。原书中载有一则医案，为服用滚痰丸之后再用此方调理治之，较滚痰丸更性平而清疏温利。王珪在书中"历用得效方"中也以所载的"驱疟汤""通关散""寿香散""驱邪散""龙脑膏"等治疗痰病。

"亢则害，承乃制"

亢害承制理论出自《素问·六微旨大论》："亢则害，承乃制，制则生化。外列盛衰，害则败乱，生化大病。"本意在于五运六气变化过程中出现太过而表现出来的一种内在调控机制。五运者，指万物运动变化呈现的生、长、化、收、藏五种时态，用木火土金水指代。六气是风、寒、热（暑）、湿、燥、火的统称。《素问·天元纪大论》曰："寒暑燥湿风火，天之阴阳也，三阴三阳上奉之；木火土金水火，地之阴阳也，生长化收藏下应之。"

一物自有一物之承制，正如明代医家吴昆所言："言六气亢甚而过其常，则害乎己所胜者，故承于其下者，乃所以制其亢甚，不令为害也。"亢害承制理论以阴阳五行学说为核心，强调事物间相互制约、动态平衡。任何事物之间都存在生化和制约的现象，从而保持各个事物之间的相对平衡。《素问·六微旨大论》曰："显明之右，君火之位也。君火之右，退行一步，相火治之；复行一步，土气治之；复行一步，金气治之；复行一步，水气治之；复行一步，木气治之；复行一步，君火治之。相火之下，水气承之；水位之下，土气承之；土位之下，风气承之；风位之下，金气承之；金位之下，火气承之；君火之下，阴精承之。"构成了六气之间的承制关系：金气制约厥阴风木，阴精制约少阴君火，水气制约少阳相火，风气制约太阴湿土，火气制约阳明燥金，土气制约太阳寒水。

历代许多医家对亢害承制理论做了大量的阐述，或近言人身之生理病理，或远述天地自然之理，内涵逐渐深化，使之从古代运气理论逐渐演变为中医理论体系中认识人体生理、病理及指导治疗用药的重要法则，其中明代吴门医家王履所言尤为临床所重。

一、王履之前医家论亢害承制理论

从现有文献来看，王冰是最早阐述亢害承制理论的医家。"热甚水承，条蔓柔弱，凑润衍溢，水象可见。""寒甚物坚，水冰流涸，土象斯见，承下明矣。""疾风之后，时雨乃零，是则湿为风吹，化而为雨。""风动气清，万物皆燥，金承木下，其象昭然。""锻金生热，则火流金，乘火之上，理无妄也。""君火之位，大热不

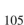

行，盖为阴精制承其下也。"王冰对"亢害承制"的阐发，重点在于通过自然现象来阐明深奥的医学理论，强调四时正常的自然现象中，均寓有"承制"之理，这种"承制"的存在有利于生化，使自然界保持生态的平衡，故而"诸以所胜之气乘于下者，皆折其慓盛，此天地造化之大体尔"。

及至金元时期，刘河间认为："五行之平时可以言承而不可言制，五行之亢时可以言制而不可以言承。"提出："春木旺而多风，大则反凉，是反兼金化制其木也；飘骤之下秋气反凉，乃金化承于木也。大凉之下天气反温，乃火化承于金也；凉极而万物反燥，乃火化制其金也；湿阴云雨，乃土化承于水也；寒极则水如地，乃土化制其水也；雨湿过极兼烈风，乃土化制其水也；冻凝极而起东风，乃木化承其土也。"承接了《内经》亢害承制理论。不仅如此，刘河间对亢害承制理论做了新的探索，他把"亢害承制"理论与人体五脏病变相联系，认为"亢则害，承乃制"是自然界的异常变化，推衍到人则是疾病产生的病理变化，并以此来解释人体病理变化中本质与现象的内在联系，提出了"反兼胜己之化"的著名病机分析观点。《素问病机气宜保命集》"寒类"中云："亢则害，承乃制，故病湿过极则为痉，反兼风化制之也；病风过极则反燥，筋脉劲急，反兼金化制之也；病燥过极则烦渴，反兼火化制之也；病热过极而反出五液，或为战栗恶寒，反兼水化制之也。""木极似金，金极似火，火极似水，水极似土，土极似木，故《经》曰亢则害，承乃制，谓己亢过极，则反似胜己之化也。俗未之知，认似作是，以阳为阴，失其意也。经所谓诛伐无过，命曰大惑。""湿类"中云："诸痉刚强，亢则害，承乃制，故湿过极，则反兼风化制之。然兼化者，假象，而实非风也。""风类"中云："筋缩里急，乖戾失常而病也。然燥金主于紧敛短缩劲切，风木为病，反见燥金之化，由亢则害，承乃制也……故诸风甚者，皆兼于燥。"

二、王履亢害承制论

明代吴中医家王履在"王太仆发之于前，刘河间阐之于后"的认识基础上，进一步阐发自己的观点，论述了人体内外环境的统一性，人体以五脏为中心的五大功能系统相互制约、协调和统一，以及在人体生理、病理中所起的作用。

《医经溯洄集》"亢则害承乃制论"中言："亢则害，承乃制二句，言抑其过也。制生则化（当为制则生化），止生化大病四句，言有制之常与无制之变也。承，犹随也。然不言随而曰承者，以下言之，则有上奉之象，故曰承。虽谓之承，而有防之之义存焉。亢者，过极也；害者，害物也；制者，克胜之也。然所承也，其不亢，则随之而已，故虽承而不见；既亢，则克胜以平之，承斯见矣……盖造化之常，不能以无亢，亦不能以无制焉耳。"

王履主要说明了两个问题：一为自然界的一切事物都是在不断运动和不断变易

的，宇宙万物没有一个固定不变的东西。故他说："易也者，造化之不可常也，惟其不可常，故神化莫能以测，莫测故不息也，可常则息矣！"他这里所称的"常"，就是固定、静止、不变的意思。王履认为，如果任何事物没有运动变化，则生命就要停止了。另一方面，他又指出，虽然天地万物无时无刻不在变动之中，但它始终离不开一个规律，即必须相互协调与相互平衡。正如其论中所述："尝观夫阴阳五行之在天地间也，高者抑之，下者举之，强者折之，弱者济之，盖莫或使然而自不能不然。"如果违反了这个规律，则万物的生机紊乱，在人体就会产生疾病甚至丧失生命。故他又说："不如是则高者愈高，下者愈下，强者愈强，弱者愈弱，而乖乱之政，日以极矣，天地其能位乎?!"王氏坚信天地万物以及人体生理和生命延续，都必须不断运动和随时变易，同时，它们之间都必须平衡协调，特别指出，这种运动变化和协调平衡，毕竟不是神化莫测而是可测的。在这个理论的基础上，他指出亢害承制对事物趋向协调发展起了极为重要的作用，是事物（包括人体）生成和败乱的关键。

　　王履认为"亢则害，承乃制"是"造化之枢纽"。亢为气之甚，承所以防其甚。如木甚则为风，火甚则为热，不甚便无风无热，而失去了木、火的作用。当其甚而未至于过极，则制木之金和制火之水，仅随之而已。至其甚而过极，金气便起而制木，水气便起而制火，以维持其相对的平衡，这些都是正常的生化现象。相反，或木火之气不甚；或甚而过极，金水之气不能制，是为生化反常的现象。由于亢害承制规律的普遍性，它在于人体，有"亢而自制"和"亢而不能自制"两种情况。若"亢而自制"则能"六气不至亢而为平，平则万物生，生而变化无穷矣⋯⋯以之论人，制则生化，犹元气周流，滋营一身，凡五脏六腑四肢百骸九窍，皆藉焉以为动静"。"亢而自制"使"五脏更相平"，即一脏不平，所不胜之五脏更相平之。如"以心火而言，其不亢，则肾水虽心火之所畏，亦不过防之而已，一或有亢，即起而克胜之矣。余脏皆然"。平则万物生生，而变化无穷。但若"亢而不能自制"，则"既亢为害，而无所制，则败坏乖乱之政行矣。败坏乖乱之政行，则其变极矣，其灾甚矣，万物其有不病者乎？生化大病，犹邪气恣横，正气耗散，凡五脏六腑百骸九窍，俱不能遂其运用之常也"，则发而为病。故用汤液、针石、导引之法以助之，制其亢，除其害。王氏将"亢则害，承乃制"结合人体生理、病理及治疗进行解释，其论述是颇为精当的。他提出的"造化之常，不能以无亢，亦不能以无制"的观点，已具有明显的辩证法因素。

三、后世亢害承制的发展

　　王履之后，明代医家虞抟论述亢害承制论，提出了一元、六元说以及子来救母的观点。《医学正传·医学或问》曰："制者，制其气之太过也。害者，害承者之元气也。夫所谓元气者，总而言之，谓之一元；分而言之，谓之六元。一元者，天一生水，水生木，木生火，火生土，土生金，金复生水，循环无端，生生不息。六元者，水为木之化元，木为火之化元，火为土之化元，土为金之化元，金为水之化元，亦运化而无穷也。假如火不亢，则所承之水随之而已；一有亢极，则其水起以平之，盖恐害吾金元之气，防止火盛烁金伤肺，子来救母之意也。六气皆然。此五行胜复之理，不期然而然者矣。"虞氏认为元气总而言之为一元，分而言之为六元。制者，即制其气之太过；害者，即损害承者之元气；不亢则仅随之而已，亢极则起而平之。其论说的要点在于突出元气在人身的重要性，并强调了五行相生相克的规律实际上是履行着生化和制约的职责。

明代医家张介宾推崇王履关于"亢害承制"理论的认识，也提出了自己的观点："亢者，盛之极也；制者，因其极而抑之也。盖阴阳五行之道，亢极则乖，而强弱相残矣。故凡有偏盛，则必有偏衰，使强无所制，则强者愈强，弱者愈弱，而乖乱日甚。所以亢而过甚，则害乎所胜，而承其下者，必从而制之，此天地自然之妙。"又说："承之为义有二：一曰常，一曰变。常者如六气，各专一令，一极则一生，循环相承，无所间断，故于六位盛极之下，各有相制之气随之以生，由生而化，由微而著，更相承袭，时序乃成。所谓阳盛之极，则阴生承之，阴盛之极，则阳生承之，亦犹阴阳家五行胎生之义，此岁气不易之令，故谓之常。常者，四时之序也。变者如《六元正纪大论》所谓'少阳所至为火生，终为蒸溽'，水承相火之象也……此则因亢而制，因胜而复，承制不常，故谓之变。""盛极有制，则无亢害。无亢害，则生化出乎自然，当盛者盛，当衰者衰，循序当位，是为外列盛衰。外列者，言发育之多也。""亢而无制，则为害矣，害则败乱失常，不生化正气而为邪气，故为大病也。"

由上，亢害承制理论从最早单纯用以说明六气之变，演绎变化为说明人体生理、病理变化乃至用以指导临床治疗的理论体系，内涵不断丰富，迄今仍有积极的临床指导意义。

"寒邪六经俱受，不必定自太阳"

此论出自尤怡《医学读书记》卷中，乃尤怡所创六经俱能感受寒邪的理论。

"伤寒传经次第，先太阳，次阳明，次少阳，次太阴，次少阴，次厥阴，此其常也。然而风寒之邪，亦有径中阳明者。仲景云：阳明中风，口苦，咽干，腹满，微喘，发热，恶寒，脉浮而紧。又少阳中风，两耳无所闻，目赤，胸中满而烦者是也。不独阳明、少阳为然，即三阴亦有之。云少阴病始得之，反发热、脉沉者，少阴初受寒邪之症也。太阴中风，四肢烦疼，阳微阴涩而长者，太阴初受风邪之症也。厥阴中风，脉微浮为欲愈，不浮为未愈，此厥阴初受风邪之脉也。此三者，又与三阴直中不同。直中者，病在脏，此则病在经也。是以六经皆能自受风寒，何必尽从太阳传入；即从太阳传入，亦不必循经递进。"

尤氏认为，人体感受风寒之邪，其传经的一般顺序是先由太阳经传入阳明经，再入少阳经，然后依次传入太阴经、少阴经和厥阴经。但风寒之邪，不必定自太阳一经，六经皆可直接受寒邪而为病。"夫风寒中人，无有常经，是以伤寒不必定自太阳，中寒不必定自三阴。论中凡言阳明中风、阳明病、若中寒及少阳中风、太阴少阴厥阴中风等语，皆是本经自受风寒之证，非从太阳传来者也。"（《伤寒贯珠集·阳明病风寒不同证治八条》）进而尤氏提出"六经皆能自受风寒，何必尽从太阳传入"的观点。此意在于：六经都能感受寒邪，不一定都是从太阳经传入；即使是从太阳经传入，也不一定都循经递进。这一见解是符合《伤寒论》原义的，同时也与临床实际相吻合。直中和传经确实有所区别，他的这一思想亦受到后世医家的重视。

尤怡认为"伤寒一证，古称大病"，故条分缕析《伤寒论》而成《伤寒贯珠集》。是书八卷，卷一、卷二论太阳证，分正治、权变、斡旋、救逆、类病等法；卷三、卷四论阳明证，分正治、明辨、类病等法；卷五论少阳证，分正治、权变和刺法；卷六论太阴证，分脏病、经病、经脏俱病等；卷七论少阴证，先列少阴脉证，后论少阴清法、少阴下法、少阴温法、少阴生死法以及少阴病禁等；卷八论厥阴证，分厥阴脉证、厥阴进退之机、厥阴生死微甚之辨以及厥阴清法、温法、病禁、简误、瘥后诸病等。尤怡从伤寒治法的角度解析《伤寒论》，总结提炼出了仲景治疗伤寒病的内在规律，这是《伤寒论》的精髓，可谓独具慧眼。以治法贯穿条文方证，总成一系，故曰"贯珠"。

尤氏之《伤寒贯珠集》开创了以法类证的先河。尤怡从临床实际出发，以辨证施治为原则，将《伤寒论》原文重新编次，并适当糅合《金匮要略》的有关条文，以六经分篇，每经首列条例大意，以阐明本经证治之大要。经下统法，此类大法为证治之要，如太阳之正治、权变、斡旋、救逆诸法。法下又贱方证，如太阳篇之麻黄汤、桂枝汤类，阳明篇之承气汤类等，再下层则列诸证，证随方出。对法、证的排列组合，则是遵循先主法主证，后变法变证，最后为类证的原则。如此方随法出，证随方出，环环相扣。这样划分编排最大的好处是突出治法，纲目明了，便于掌握及临床应用。正如尤氏书中所言："略引大端于前，分列纲目于后，而仲景之法方，周不备举……千头万绪，总归一贯，此于百八轮珠，个个在手矣。"

尤氏注重从经络、脏腑的角度来阐发六经证候。自宋朝朱肱提出六经经络说、传足不传手以来，医家们就伤寒六经问题展开了争论，有经络说、脏腑说、气化说、部位说、疆界说等。尤怡在《伤寒贯珠集》中，将三阳经病证分为经病、腑病，将三阴经病证分为经病、脏病，说明尤怡是以经络、脏腑解释伤寒六经的。如在太阳病正治法第一条注文中，尤氏指出："人身十二经络，本相联贯，而各有畔界，是以邪气之中，必各有所见之证与可据之脉。仲景首定太阳脉经，曰脉浮头项强痛恶寒。盖太阳居三阳之表，而其脉上额交巅，入络脑，还出别下项……"在太阳斡旋法太阳传本证治注释中说："脉浮小便不利，微热消渴者，病去标而之本，为膀胱腑热证也。"又如在少阳正治法柴胡汤主证条注解中有："胸胁苦满者，少阳之脉，其直者从缺盆下腋循胸过季胁故也。"太阳篇首云："太阴者，土也。在脏为脾，在气为湿。伤寒传经之热入而与之相搏，则为腹满吐利等证。"等等。

同时，尤怡还对伤寒之"三纲鼎立"学说做了修正与发展。自晋王叔和提出"风伤卫，寒伤营"之后，药王孙思邈于太阳表证提出："一则桂枝，二则麻黄，三则青龙，凡疗伤寒，此之三方，不出之也。"此后又经宋代许叔微、金代成无己两位医家发展丰富，再经明代方有执、清初喻嘉言最终发展成熟为伤寒"三纲鼎立"之说，成为错简重订派的主要观点之一。按照伤寒分立三纲，风伤卫则用桂枝汤，寒中营则用麻黄汤，风寒两伤营卫则用大青龙汤。至清代，该学说广为流行。但尤怡从临证实际情况出发，于其注文中大力反驳此说。他认为："桂枝主风伤卫则是，麻黄主寒伤营则非。盖有卫病而营不病者，未有营病而卫不病者。"寒邪侵犯太阳肌表，因其性属阴，功主收引、凝滞，是故足以外闭卫阳而内郁营血。且腠理受寒关闭而至无汗为表实之证，又怎么能说是卫虚！麻黄为去表实之药，如何单单遗漏卫分！所以，麻黄汤所主病证于尤氏看来实为"营卫并实"，即所谓"风寒两伤营卫"而非营实卫虚之证。

关于仲景原文所提到的卫强营弱之说，尤怡提出："仲景卫强营弱之说，不过发明所以发热、汗出之故。后人不察，遂有风并于卫，卫实而营虚；寒中于营，营实而卫虚之辨。不知邪气之来，自皮毛而至肌肉，无论中风、伤寒，未有不及于卫者，甚者乃并伤于营耳！""营卫本是和谐，卫受邪而反强，荣无邪而觉弱，邪正不同，强弱异等，虽欲和谐，不可得矣，故曰营气和者外不谐。"尤氏反对有些医家"炫新说而变旧章"，"风并于卫，则卫实而营弱；寒中于营，则营实而卫虚"，这种错误的观点忽略了风寒邪气伤人，皆自皮毛而入于肌肉的基本常识。卫分较之营分为表浅，其主要生理功能为卫外而兼温分肉，充皮肤，肥腠理，司开合之职，其性属阳，所以无论中风还是伤寒，都会伤及卫分，只有风寒邪气达到一定程度才会伤及营分。正如注文中提到的"寒之浅者，仅伤于卫；风而甚者，并及于营。卫之实者，风亦难泄；卫而虚者，寒犹不固"。所以对于表实无汗之太阳伤寒，用辛温发汗之麻黄汤去其表实而发散邪气；对于表虚有汗之太阳中风，用解肌发表调营卫的桂枝汤，助表气而逐邪气！关于如何判断该用麻黄汤还是桂枝汤，尤氏说道："但当分病证之有汗无汗，以严麻黄、桂枝之辨，不必执营卫之孰虚孰实，以证伤寒之殊。"

尤怡认为："治病者，必知前哲察病之机宜，与治疗之方法，而后合之气体，辨之方土，而从而损益之。盖未有事不师古，而有济于今者；亦未有言之无文，而能行之远者。"《伤寒贯珠集》以治法提挈纲领，条理通达，又不囿于古人，颇有创建。后人对此书评价甚高，公认是影响较大的伤寒注本。徐大椿、唐大烈等人对此书颇为推崇，都给予很高的评价。唐大烈《吴医汇讲》说："伤寒一证，头绪繁多，自仲景立方以来，叔和编次，无己注释，理蕴为之一显。迨后续为注释者，不下数十家，互相訾诋，殆无底止。余谓数十家中，独有喻氏之书脍炙人口者，以其繁简得宜，通乎众耳！然以尤在泾先生《贯珠集》较之，则又径庭矣！"徐大椿亦称赞尤氏"得古人意"。

"时疫之邪，自口鼻而入"

此为吴有性《温疫论·辨明伤寒时疫》中的论述，用以阐述伤寒与时疫的种种不同。所谓"伤寒与时疫有霄壤之隔"，受因、表现、病机、证治、预后等各有差异。在受因上，"伤寒感天地之正气，时疫感天地之戾气"；在感邪途经上，"伤寒之邪，自毫窍而入；时疫之邪，自口鼻而入"。由此吴有性创立了"异气致病说"。

一、异气不同于六气

中医有"百病皆生于六气"之经典理论，吴氏以前的医家虽认识到了其中的不足，有时气说、伏气说、瘴气说等观点，然而都没有离开"六气致病说"的框架。晋代王叔和认为"非时之气"是引起疫病发生和流行的原因，隋代巢元方承袭王氏之说，也认为时行病（疫病）是由于"非其时而有其气"引起。吴氏不拘旧说，从临床实践中认识到温疫病的发病原因，并非感受"六淫"之邪，也不是感受"非时之气"，而是由自然界一种异气所引起。

《温疫论》"原序"开篇就言："夫温疫之为病，非风、非寒、非暑、非湿，乃天地间别有一种异气所感。""伤寒例正误"一节中再次明确指出："夫疫者，感天地之戾气也。戾气者，非寒、非暑、非暖、非凉，亦非四时交错之气，乃天地间别有一种戾气。"吴氏把这种"异气"叫作"杂气"，并撰写"杂气论""原病""论气所伤不同"等专篇详加论述，认为气各不同，患病各异，以传染为其特征。

为了论述"异气"与"六气"的区别，吴氏在"杂气论"中较为详尽地加以阐述。"杂气为病最多，而举世皆误认为六气。假如误认为风者，如大麻风、鹤膝风、痛风、历节风、老人中风、肠风、疠风、痫风之类，概用风药，未尝一效，实非风也，皆杂气为病耳。至又误认为火者，如疔疮、发背、痈疽、肿毒、气毒流注、流火、丹毒，与夫发斑、痘疹之类，以为诸痛痒疮皆属心火，投芩、连、栀、柏未尝一效，实非火也，亦杂气之所为耳。至于误认为暑者，如霍乱、吐泻、疟痢、暴注、腹痛、绞肠痧之类，皆误认为暑，因作暑证治之，未尝一效，与暑何与焉？至于一切杂证，无因而生者，并皆杂气所成。从古未闻者何耶？盖因诸气来而不知，感而不觉，惟向风寒暑湿所见之气求之。既已错认病原，未免误投他药。""刘河间作《原病式》，盖祖五运六气，百病皆原于风寒暑湿燥火，无出此六气为病。实不知杂气为病，更多于六气。六气有限，现下可测，杂气无穷，茫然不可测，专务六气，不言杂气，焉能包括天下之病欤！"

二、异气致病从口鼻入

《温疫论》中对"异气"有多种表述，杂气、疫气、戾气、厉气等在不同的篇章中均有提及，其间是否有适用范围或指代意义的不同难以明确，总属于时疫的发病因素之列，乃是引起疫病发生、流行的一种特异性的致病因子。"是气也，其来无时，其着无方，众人有触之者，各随其气而为诸病焉。""夫物者气之化也，气者物之变也，气即是物，物即是气，知气可以制物，则知物可以制气也。夫物之可以制气者，药物也。"这种致病因子的物质性，"四时皆有，常年不断，但有多寡轻重耳"。

提出邪从口鼻而入这种感染途径者，吴有性并不是第一人。明代吴中医家缪希雍在《先醒斋医学广笔记》"春温夏热病大法"中认为外感热病是关乎死生之大病，提出了伤寒、温疫"凡邪气之入，必从口鼻"。从缪氏认为温疫发于非时不正之气可知，其所言邪气，属六淫病因，而吴有性所言"时疫之邪，自口鼻而入"，时疫之邪指代客观的致病物质，其"自口鼻而入"的感染途径含义更为深刻。

分析吴氏的描述，我们可以认为异气致病有两个途径：一是从口入，类似于现代医学的消化道感染途径；二是从鼻入，即"天受"，也就是现代医学的呼吸道传播的疾病。二者之外，当然也不排除通过接触而感染者，所谓"此气之来，无论老少强弱，触之者即病"。

吴有性还认识到温疫感受于人与人体的正气等密切相关。如"原病"中言："凡人口鼻之气，通乎天气，本气充满，邪不易入，本气适逢亏欠，呼吸之间，外邪因而乘之……若其年气来之厉，不论强弱，正气稍衰者，触之即病，则又不拘于此矣。其感之深者，中而即发；感之浅者，邪不胜正，未能顿发，或遇饥饱劳碌，忧思气怒，正气被伤，邪气始得张溢。""温疫初起"中言："凡元气胜者毒易传化，元气薄者邪不易化，即不易传……不传则邪不去，邪不去则病不瘳，延缓日久，愈沉愈伏，多致不起。"这种对传染病易感人群的认识难能可贵。

三、邪伏膜原说

异气侵入人体后作用于什么部位呢？吴氏是这样认识的："邪自口鼻而入，则其所客，内不在脏腑，外不在经络，舍于伏脊之内，去表不远，附近于胃，乃表里之分界，是为半表半里，即《针经》所谓横连膜原是也。"（"原病"）"若表里分传者，始则邪气伏于膜原，膜原者，即半表半里也。"（"统论疫有九传治法"）"时疫之邪，始则匿于膜原，根深蒂固，发时与营卫交并。"（"辨明伤寒时疫"）"所谓温疫之邪，伏于膜原，如鸟栖巢，如兽藏穴，营卫所不关，药石所不及。"（"行邪伏邪之别"）"温疫舌上白苔者，邪在膜原也。舌根渐黄至中央，乃邪渐入胃。"（"表里分传"）吴氏引申《内经》有关膜原的论述，将其用来解释温疫作用于人体的情况，指出了异气致病首先侵犯膜原，开始时可以没有自觉症状，治疗的结果也是将异气驱离膜原。吴氏认为温疫"有二三日即溃而离膜原者，有半月十数日不传者，有初得之四五日，淹淹摄摄，五六日后陡然势张者"。邪气潜伏至发病，有两三天至十数天等的潜伏期，可见其观察之细致。

"膜原"一说，首见于《内经》。《素问·举痛论》曰："寒气客于肠胃之间，膜原之下，血不得散，小络急引故痛。"《素问·疟论》曰："邪气内薄于五脏，横连膜原。"《灵枢》则以"募原"出现。《灵枢·百病始生》曰："是故虚邪之中人也……传舍于肠胃之外，募原之间，留着于脉，稽留而不去，息而成积。""募"与"膜"相通，"盖膜本取义于帷幕之幕，膜间薄皮，遮隔浊气者，犹幕之在上，故谓之幕，因从肉作膜。"（丹波元简《素问识·疟论篇第三十五》）"膜者，人之皮下肉上膜，肉之筋也。"（杨上善《黄帝内经太素》）"膜，谓鬲间之膜；原，谓鬲肓之原。"（王冰《重广补注黄帝内经素问》）"膜，脂膜与筋膜也。原者，肓之原，即腹中空隙之处。"（李中梓《内经知要》）膜原乃中医解剖部位之义明矣，即肠胃周围筋膜及其形成的腔隙。

吴有性将膜原明确定位在"伏脊之内，肠胃之后"，"附近于胃"，"半表半里"，"经胃交关之所"，既是时疫之邪潜伏之地，又是正邪交争的场所。"邪气蟠踞于膜原，内外隔绝，表气不能通于里，里气不能达于表。"邪气不胜正气，不即发病；邪气胜于正气，则感之即发，出现邪在膜原的一系列证候。病邪的出表入里，总以膜原为转折，吴有性立"疫之九传"述之："夫疫之传有九，然亦不出乎表里之间而已矣。所谓九传者，病人各得其一，非谓一病而有九传也。""有但表不里者，有但里不表者，有表而再表者，有里而再里者，有表里分传者，有表里分传而再分传者，有表胜于里者，有里胜于表者，有先表而后里者，有先里而后表者，凡此九传，其病则一。"

病在膜原，邪毒客于半表半里，正邪相争处于相峙状态，湿热淹滞难化，痰瘀胶结不解，郁阻三焦气机。"白苔润泽者，邪在膜原也。""使邪气溃败，速离膜原。""邪毒既离膜原，乃观其变，或出表，或入里，然后可导邪而去，邪尽方愈。"此为吴氏"开达膜原"立法之本，达原饮乃其所指第一方。"槟榔能消能磨，除伏邪，为疏利之药，又除岭南瘴气；厚朴破戾气所结；草果辛烈气雄，除伏邪盘踞。三味协力，直达其巢穴，使邪气溃败，速离膜原，是以为达原也。"

吴有性"邪伏膜原说"对后世温病学家影响深远。清代医家薛雪根据湿热阻遏膜原的病理特征，提出"膜原为阳明之半表半里"之说，指出湿热伏于膜原证，既非阳明里证，又与伤寒之邪传里化热而在足少阳之半表半里证有所区别，"湿热乃阳明太阴同病也，始受于膜原，终归于脾胃"。王士雄认为："暑疫之邪在膜原者，治必使其邪热溃散，直待将战之时，始令多饮米汤或白汤。"明确暑疫所在部位为膜原，等等。

异气致病说是吴有性疫病学术思想中最为精华的部分，在人类还没有能力看到微观世界之前，指出异气的物质性是伟大的创举，更是极大地丰富了中医病因学的内容。其创制的达原饮、三消饮等名方，直至今日在疫情防控中仍具有重大的意义。

"阳明为成温之薮"

"阳明为成温之薮"由吴门医家柯琴在《伤寒论翼·温暑指归》中首先提出。"相火寄甲乙之间，故肝胆为发温之源；肠胃为市，故阳明为成温之薮。"薮者，《说文解字》释之为"大泽"，本意为生长着很多草的湖泽，后引申为人或物的聚集之所。"二阳合明"，阳明经多气多血，外邪侵袭而传入阳明，则必然从阳化热化燥。柯琴以此说明阳明乃化燥成温的主要场所，由此而接着论述："阳明始虽恶寒，二日即止。即不恶寒，而反恶热，此亦病伤寒而成温之一征也。若夫温热不因伤寒而致者，只须扶阴折阳，不必补中益气矣。且温邪有浅深，治法有轻重，如阳明病，脉浮发热，渴欲饮水，小便不利者，猪苓汤主之；瘀热在里不得越，身体发黄，渴欲饮水，小便不利者，茵陈汤主之。"

柯琴，字韵伯，号似峰，浙江慈溪（今属余姚）人，后迁居虞山（今江苏苏州常熟）。柯氏生卒年不详，大约生活于清康熙、雍正年间。著《伤寒来苏集》，包括《伤寒论注》四卷、《伤寒论翼》二卷、《伤寒附翼》二卷。同邑好友孙介夫在《伤寒论翼·序》中这样评价柯琴："吾乡似峰先生，儒者也，好为古文辞，又工于诗。惜其贫不能自振，行其道于通都大国，而栖息于虞山之邑，又不敢以医自鸣，故鲜有知之者。"虞山友人季楚重则言："先生好学博闻，吾辈以大器期之。今焚书弃举，久志于岐黄之学，此正读书耻为俗儒、业医耻为庸医者。"

柯氏业医，"以毕志纂修潜通《灵》《素》幽隐，上接仲景渊源"，柯氏提出的"六经为百病立法""六经地面"等理论，对后世伤寒学术的继承与发展影响深远。"按仲景自序言作《伤寒杂病论》合十六卷，则伤寒、杂病未尝分两书也。凡条中不冠伤寒者，即与杂病同义，如太阳之头项强痛、阳明之胃实……是六经之为病，不是六经之伤寒，乃六经分司诸病之提纲，非专为伤寒一证立法也。"又言："盖伤寒之外皆杂病，病名多端，不可以数计。故立六经而分司之。伤寒之中，最多杂病，内外夹杂，虚实互呈，故将伤寒杂病而合参之，正以合中见泾渭之清浊，此扼要法也。""仲景约法能合百病，兼赅于六经，而不能逃六经之外。"因此提出："原夫仲景之六经，为百病立法，不专为伤寒一科。伤寒杂病，治无二理，咸归六经之节制。六经各有伤寒，非伤寒中独有六经也。"道出了《伤寒论》辨证论治的精神实质。

寒温对立、寒温之争是历史上长期存在的局面。《素问·生气通天论》中"冬伤于寒，春必病温"一语，道出了温病的病名和成因。《难经·五十八难》所言"伤寒有五：有中风、有伤寒、有湿温、有热病、有温病"，又将温病列入广义伤寒范畴。诸多医家借题发挥，寒温对立一说在温病学说形成之前一直占据着主要的学术地位。柯琴认为"仲景独挈发热而渴、不恶寒为提纲，洞悉温病之底蕴"。譬如《伤寒论》第6条虽名为"太阳病"，其实质为外感温邪初起，已具阴伤之热、渴之象，有别于中风、伤寒初起，所以柯氏将其视为温病之提纲。其实这种观点也还是没有跳出《难经》对伤寒的固有认识，即使柯氏"阳明为成温之薮"之观点的提出，从某个角度揭示了温病的实质，但并没有将温病从伤寒中独立出来，表达的也只不过是伤寒阳明病与温病关系的密不可分性。

至晚清陆懋修再次阐述"阳明为成温之薮"，以此作为否定温病学说的理论依据。陆懋修，字九芝、勉旃，号江左下工、林屋山人，元和（今江苏苏州）人，生于清嘉庆二十三年（1818），卒于清光绪十二年（1886）。陆氏少"为诸生"，并以文学著名，攻举子业，累试不授，而因先世以儒著称，"于读书有成后皆兼通医学"，遂放弃仕途，专心致力于医学。咸丰中转徙上海，致力于医而以医名。晚年其子（陆润庠）登第，就养京邸，乃定居北京，直至寿终。

陆懋修由儒及医，文学、医术兼备，精于训诂之学，言必有据成为陆氏的治学方法，对《黄帝内经》《伤寒论》等经典医籍皆有深刻细致的研究，以儒论医，广征博引，补经典之不足，阐述自己的见解，启发后学。比如陆氏对"疾病"的解释："疾病二字，世每连称。然今人之所谓病，于古但称为疾。必其疾之加甚始谓之病。病可通言疾，疾不可遽言病也。"在陆氏的医学著作中，以训诂解释疾病者随处可见。如其在"瘟疫病说"中对"疫"的阐述，"《说文》：疫，民皆病也。从疒，役省声。小徐《系传》：若应役然。《释名》：疫，役也，言有鬼行疫也。《一切经音义》注引《字林》：疫，病流行也。此即《内经·刺法论》所谓：五疫之至，皆相染易，无问大小，病状相似。亦即仲景原文所谓：一岁之中，长幼之病多相似者是也。惟其大小长幼罔不相似，故曰皆病。惟其皆病，若应役然，故谓之疫。"

陆懋修极其重视《伤寒论》的研究，对张仲景推崇备至，视"仲景为医中之圣，《伤寒论》为医书有方之祖"，故"用方者不仲景之是求而谁求哉？"陆懋修系统阐述了《伤寒论》的学术思想，对《伤寒论》的研究系统而周密，从其研究方法、论述体例、研究内容、辨别正误、考证史实等各个方面进行非常严谨的研究，博而不繁，约而有要，丝丝入扣，体现了一代儒医严谨的治学态度。在学术观点上，陆懋修多取法柯琴、尤怡两家的观点，间或有所发明。

其实陆氏承袭的是晋唐以前有些医家"法不离伤寒，方必遵仲景"的观点，认为《伤寒论》并非"详于寒而略于温"，而讨论的是广义伤寒，适用于所有的外感热病，并且其基本思想对内伤杂病同样具有指导意义，更为独树一帜的是陆氏认为温病本质是伤寒之一。这种观点的形成原因在于陆氏推崇《内经》"热病者皆伤寒之类"的论述，又本于《难经》"伤寒有五"之论，认为："伤寒者，病之总名也，下五者，病之分证也。伤寒为纲，其目则五。"故："余既取《难经》伤寒有五之文，明仲景撰用《难经》之意。凡温热之治，即当求诸伤寒之论者，无疑义矣。""温热之病本隶于《伤寒论》中，而温热之方并不在《伤寒论》外。""俾人知风寒温热之皆在论中，论中之方，可治风寒，亦治温热。""医者之学问，全在明伤寒之理，则万病皆通。"

对伤寒研究，陆氏独重阳明。"伤寒之病，阳明为多。伤寒之治，阳明为要。治之得失，生死系焉。故惟能治阳明者，使其病即愈于阳明，而不更传变，活人亦为最易。""余释伤寒病独取阳明。或问余曰：伤寒六经并重，而子独以阳明为言，何也？余曰：正以今日之病家，独不闻阳明之治法，以致治之有法者直至于无法可治，故不得不独言阳明，使人知仲景治阳明之法固至今存也。凡伤寒有五，而传入阳明遂成温病。其生其死，不过浃辰之间。即日用对病真方，尚恐无及，而可药不中病，溷此中焦危急之候乎？惟病家不知病在阳明，一日而病不减即是加。有加而无减，即不生。乃仅视同他病，亦可缓缓延之，而病即有不及待者。所愿病家之于阳明，知其治独急于中焦，而生之亦无难也。""凡勘病必先能治伤寒，凡勘伤寒病必先能治阳明。苟阳明之能治，岂不可推以治六经哉？"

基于"阳明为成温之薮"的病机观，陆懋修明确指出伤寒阳明病就是温病，温病即阳明病。凡"病之始自阳明者为温，即始自太阳，而已入阳明者亦为温"，若"以证言之，太阳为表，阳明为里。伤寒由表入里，其始仅为太阳证；温热由里出表，其始即为阳明证"，这一观点远承柯琴，近则受王朴庄以阳明寒凉法辨治温病的影响。陆氏更有感于后世温病学派，对温病的认识偏离了"阳明为成温之薮"这一基本点，一方面痛批喻嘉言、叶天士、吴鞠通等"歧说"，一边极力论辨其阳明病说，成就了陆懋修对于伤寒阳明病的专长。

"膜原为阳明之半表半里"

"膜原"在中医学中主要表达的是解剖部位,首出于《内经》。"膜原为阳明之半表半里"是清代吴门著名医家薛雪在《湿热论》中提出的观点,由此创立"膜原为三焦门户说",笔者就此做一简析。

一、关于膜原

"膜原"一词首见于《内经》,也称为"募原",主要涉及四篇文献。

《素问·疟论》曰:"其间日发者,由邪气内薄于五脏,横连募原也,其道远,其气深,其行迟,不能与卫气俱行,不得皆出,故间日乃作也。"

《素问·举痛论》曰:"寒气客于肠胃之间,膜原之下,血不得散,小络急引故痛。按之则血气散,故按之痛止……寒气客于小肠膜原之间,络血之中,血泣不得注入大经,血气稽留不得行,故宿昔而成积矣。"

《灵枢·百病始生》曰:"是故虚邪之中人也,始于皮肤……留而不去,传舍于肠胃之外,募原之间,留着于脉,稽留而不去,息而成积……或着于肠胃之募原,上连于缓筋……"

《灵枢·岁露论》曰:"卫气之行风府……其内搏于五脏,横连募原,其道远,其气深,其行迟,不能日作,故次日乃蓄积而作焉。"

从《内经》所论述的膜原(募原)概念,将膜原当作解剖位置来认识大概是没有异议的,关键是"膜"与"募"两字之间是如何相通的。"膜"在《说文解字》中作"肉间胲膜也"解,词性为名词;"募"则作"广求也"解,有招募、募集之意,当作动词解。《黄帝内经太素》注"地有林木,人有募筋"时,以"幕"代"募",言:"幕,当为膜,亦幕覆也。"《释名·释形体》中也言:"膜,幕也。幕络一体也。"根据"膜"与"募"的本意,有学者认为"膜"突出了"膜原"的形质,而"募"突出了"膜原"的功能,指代并不一致。更多的学者在认识膜原的解剖位置上,则将"膜""募""幕"三字相通而论。

"膜原"作为先秦医家从形态学角度所观察到的结构实体,是人体内相互联系并且广泛存在的一个膜状组织系统,并且认为肠胃部位是膜原分布最为集中的地方,历代医家对此也有各自不同的认识。

唐代杨上善《黄帝内经太素·卷第二十五·伤寒·五脏痿》曰:"膜者,人之皮下肉上膜,肉之筋也。"《黄帝内经太素·卷第五·人合》曰:"膜筋,十二经筋及十二筋之外裹膜、分肉者,名膜筋也。"膜的部位为"皮下肉上",乃皮肉之间的筋膜组织。又在"疟解"中言:"膜原,五脏皆有膜原。其邪气内着五脏之中,横连五脏膜原之输。"

唐代王冰注《素问·举痛论》曰:"膜,谓鬲间之膜。原,谓鬲肓之原。"表明膜原包含"鬲间之膜"与"鬲肓之原",大致为膈肌及其与心之间的腔隙,且膜具有分隔的作用,为肉间之膜。

宋元时期医家对膜原的论述少见于各类医籍,偶一见之,多泛泛而谈,或引唐代杨上善、王冰之说。

日本丹波元简在其著作《医賸·附录·募原考》中强调:"募原未详其义,检字书'募',广求也,无干人身之意。因考《素》《灵》诸篇,'募'者'幕'之讹也。""盖膈幕之系,附着脊之第七椎,即是膜原也。"并在《素问识·卷四·疟论篇第三十五》"横连募原"条下分析曰:"盖膜本取义于帷幕之幕,膜间薄皮,遮隔浊气者,犹幕之在上,故谓之幕,因从肉作膜。"

明代李中梓《内经知要·病能》在"寒气客于肠胃之间,膜原之下,血不得散,小络急引故痛"条下出注解:"膜,脂膜与筋膜也。原者,肓之原,即腹中空隙之处。"

明代张介宾曰:"膜,犹幕也。凡肉理脏腑之间,其成片联络薄筋,皆谓之膜,所以屏障血气者也";"原,谓膈肓之原";"肓者,凡腹腔肉理之间,上下腔隙之处,皆谓之肓"。膜原是人体内所有筋膜组织的总称,分布于躯体、脏腑、分肉、腠理、形体、官窍之间。

明代吴有性《温疫论·原病》中认为,疫"邪自口鼻而入,则其所客,内不在脏腑,外不在经络,舍于伏脊之内,去表不远,附近于胃,乃表里之分界,是为半表半里,即《针经》所谓横连膜原是也……凡邪在经为表,在胃为里,今邪在膜原者,正当经胃交关之所,故为如折。""邪气蟠踞于膜原,内外隔绝,表气不能通于内,里气不能达于外。"将膜原明确定位在"伏脊之内,肠胃之后""附近于胃""半表半里""经胃交关之所",形成了邪伏膜原学说的一套完整的证治理论系统。吴有性指出邪自口鼻直接可以传到"膜原",邪伏膜原后有九种表里传播途径,并立疏利透达法则进行治疗。

清代张志聪在《黄帝内经素问集注·疟论》中注:"膜原者,横连脏腑之膏膜。"指出了膜原对脏腑的联系性;在《举痛论》中注:"膜原者,连于肠胃之脂膜,亦气分之腠理。《金匮要略》云:'腠者,是三焦通会元真之处;理者,是皮肤脏腑之文理也。'盖在外则为皮肤肌肉之腠理，在内则为横连脏腑之膜原，皆三焦通会元气之处。"指出膜原以脾胃为中心，外与腠理相连，内与三焦相通，强调其通行元气功能。

清代周学海在《读医随笔·卷四·伏邪皆在膜原》中提出："膜原者，夹缝之处也。人之一身，皮里肉外，皮与肉之交际有隙焉，即原也。膜托腹里，膜与腹之交际有隙焉，即原也。肠胃之体皆夹层，夹层之中，即原也。脏腑之系，形如脂膜，夹层中空，即原也。膈肓之体，横膈中焦，夹层中空，莫非原也，原者，平野广大之谓也。"膜原分布广泛，包括胸腹、肉里、脏腑之间的空隙之处。

清代喻嘉言《寓意草》对膜原尚有"肺叶之外，膜原之间""肝、肺散叶空隙之间，膜原之内"的表述。清代医家基本保留了先前医家对膜原形态结构的初步认识，并对膜原病证进行积极探索，在前辈医家对膜原认知基础上，予以充分整理发挥，比如吴有性的邪伏膜原学，张志聪、高世栻的腠理—膜原—三焦说等。

当代《中医名词术语选释》确认膜原是"胸膜与膈肌之间的部位"，《实用中医字典》中指出膜原为"横膈膜"，《内经词典》言："膜，皮肉、筋骨、脏腑间的膜状组织……膜原，指上焦心肺与中焦胃肠间的膜状组织，因其广而平，故名。"膜原从最初指人体胸腹膈膜间的部位，拓展为全身脏腑形体内夹缝之处膜性结构的间隙。探究膜原的目的不在于明确具象性的"解剖位置"，而在于从膜原的功能态建立一套囊括理法方药的膜原辨证方法，犹如吴有性设立疏利透达、开郁通阻之达原饮的初衷。

二、膜原为阳明之半表半里

正因膜原不单单作为解剖学的位置，膜原的功能逐渐被历代医家重视，由膜原上升为膜原学说。膜原就其分布来说，确实与五脏六腑、奇恒之腑、经脉形体等有着密切的联系。后世医家逐步尝试将膜原理论纳入五脏理论体系之中，尤其是温病学家将"膜原"的概念引入温病证治中。吴有性"邪伏膜原说"的确立，突破了原有膜原病证的证治。邪"内不在脏腑，外不在经络"，而在表里分界之膜原，清代吴门著名医家薛雪继而提出了"膜原为阳明之半表半里"之观点，创立了"膜原为三焦门户说"，为后世三焦辨证的形成奠定了坚实的基础。

"湿热之邪，从表伤者十之一二，由口鼻入者十之八九。阳明为水谷之海，太阴为湿土之脏，故多由阳明、太阴受病。膜原者，外通肌肉，内近胃腑，即三焦之门户，实一身之半表半里也。邪由上受，直趋中道，故病亦多归膜原。要之湿热之病，不独与伤寒不同，且与温病大异。温病乃少阴太阳同病，湿热乃阳明太阴同病也。""湿热证，寒热如疟，湿热阻遏膜原……疟由暑热内伏，秋凉外束而成。若夏月腠理大开，毛窍疏通，安得成疟。而热有定期，如疟之发作者，以膜原为阳明之半表半里。湿热阻遏，则营卫分争，症虽如疟，不得与疟同治。"

薛雪言膜原者，以湿热立论，将脾胃、膜原与三焦联系起来，形成一个整体的功能系统，其中膜原为"三焦之门户"。膜原已不再是单单病位的概念，更多的是参入了膜原的功能。三焦为人身之大府，主内，联络五脏六腑，又为原气之别使，通行诸气，运行输布水液。而膜原居人体半表半里，主枢，可作为通达全身之枢机，通达表里上下，防止邪气深入。膜原所在，上可系于呼吸气道，下则络于饮食水谷之道，向外可至肌表，向内可达脏腑。"膜原，前近胸腹，后近腰脊，即上中下三焦之冲衢，人身半表半里之中道也。"（石芾南《医原·湿气论》）膜原分布广泛，成为沟通上中下三焦的道路，为其气机升降、出入之必经之处，故膜原有"三焦关隘""三焦之门户"之称。

薛雪明言湿热阻遏膜原，此证既非阳明里证，又与伤寒之邪传里化热而在少阳之半表半里证有所区别，根据湿遏热伏的病理特征和湿热秽浊之邪阻遏膜原的症状表现，多近于中焦阳明部位，虽其寒热如疟的症状与伤寒少阳证之寒热往来症状相似，但不似疟之寒热发有定期，故薛雪认为"膜原为阳明之半表半里"更为贴切。

少阳之半表半里证与湿热阻遏膜原之半表半里证临床表现除"寒热如疟"的相似点外，其他症状多有区别。少阳之半表半里证多见"往来寒热，胸胁苦满，嘿嘿不欲饮食，心烦喜呕"（《伤寒论》第96条），以及"口苦，咽干，目眩"（《伤寒论》第263条），又称为小柴胡汤证；湿热阻遏膜原之半表半里证，乃湿热留恋于上中焦之间、湿重而化热不显著的阶段，其临床表现有以下特点：一是必定兼有湿邪为患；二是湿热病邪上受，"直趋中道"，侵犯膜原，所以起病初期可以表证、里证同见；三是湿邪比热邪更重，表现出湿重热轻的特点，可见寒热如疟，身痛有汗，手足沉重，呕逆胀满，口苦黏腻，舌苔白厚腻浊如积粉等湿热秽浊郁闭之象。正因为如此，薛雪以"柴胡、厚朴、槟榔、草果、藿香、六一散、苍术、半夏、干菖蒲"等味，融吴有性达原饮之方义于其中，又以柴胡和解枢机、透邪外达，以藿香、苍术、半夏、干菖蒲之类芳香化湿，以六一散清热利湿，清热之力较弱而燥湿之力较强，"湿热两分，其病轻而缓"，以疏利透达为主要目的。

细思之，薛雪之"膜原为阳明之半表半里"，与吴有性膜原之"经胃交关之所"等论述如出一辙。

"风则伤卫，寒则伤营，风寒兼受，则营卫两伤"

此论出自喻昌《尚论篇》卷一"论太阳经伤寒证治大意"："夫足太阳膀胱，病主表也，而表有营卫之不同，病有风寒之各异，风则伤卫，寒则伤营，风寒兼受，则营卫两伤。三者之病，各分疆界，仲景立桂枝汤、麻黄汤、大青龙汤，鼎足大纲，三法分治三证。风伤卫则用桂枝汤，寒伤营则用麻黄汤，风寒两伤营卫，则用大青龙汤。用之得当，风寒立时解散，不劳余力矣。乃有病在卫而治营，病在营而治卫，病在营卫而治其一遗其一。与夫病已去营卫而复汗，病未去营卫而误下，以致经传错乱，展转不已，源头一差，末流百出，于是更出种种节目。辅三法而行……始得井井不紊。仲景参互错综，以尽病之变态，其统于桂枝、麻黄、青龙三法，夫复何疑？"

此为喻昌提出的太阳病"三纲鼎立"之说，以太阳经中风伤卫的桂枝汤证、寒伤营的麻黄汤证、风寒两伤营卫的大青龙汤证为大纲，"今大纲既定，然后详求其节目，始知仲景书中矩则森森。"喻氏的三纲鼎立学说是有历史渊源的。早在晋代王叔和的《伤寒论·辨脉法》中就提出"风则伤卫，寒则伤营，营卫俱病，骨节烦疼"的主张。尔后唐代孙思邈创"麻桂青龙"三法，"夫寻方之大意，不过三种，一则桂枝，二则麻黄，三则青龙。此三方，凡疗伤寒不出之也"。金代成无己注解《伤寒论》时，以"风则伤卫""寒则伤营"解释风寒之证，宋代许叔微于《伤寒发微论》中倡"桂枝治中风，麻黄治伤寒，青龙治中风见寒脉，伤寒见风脉"。明代方有执以"卫中风""营伤寒""营卫俱中伤风寒"改订太阳篇。喻氏则在此基础上正式提出三纲鼎立之说："风则伤卫"，即风邪入卫则脉外浮，用桂枝汤解肌；"寒则伤营"，即寒性收引则腠理闭密，用麻黄汤散邪外出；"风寒兼受，则营卫两伤"，即腠理闭而烦躁则用大青龙汤。

"太阳之为病，脉浮，头项强痛而恶寒"乃"太阳病"提纲。邪气袭表，卫阳被遏，表证必成。"太阳病，发热，汗出，恶风，脉缓者，名为中风。"此乃太阳中风证提纲。本证因于"中风"，即风邪侵袭人体卫分，邪正相争而致发热，因为风邪开泄腠理，腠理不固导致营阴外泄而汗出，故称为"风伤卫"。"太阳病，或已发热，或未发热，必恶寒，体痛，呕逆，脉阴阳俱紧者，名为伤寒。"此为太阳伤寒证提纲。本证缘于"伤寒",即人体被寒邪所伤,寒主收引、主凝滞,表寒困束,营阴凝滞,故称为"寒伤营"。"太阳中风,脉浮紧,发热恶寒,身疼痛,不汗出而烦躁者,大青龙汤主之。"此乃太阳表寒里热证,寒邪束表,营阴凝滞,阳郁化热所致,喻嘉言称之为"风寒两伤营卫"之证。

"风则伤卫"者,"风性属阳,从卫而入,以卫为阳气所行之道,从其类也"。以桂枝汤解肌祛肌表之阳邪为大纲一法,取桂枝汤中桂枝解肌祛风,桂枝为辛温之品,能够解散侵犯卫分的风邪,温通卫阳。太阳中风病强调的是风邪侵犯人体之初,尚未传而入里,在肌肤腠理之间所得之病。喻氏认为:"伤风者,但取解肌以散外,不取发汗以内动血脉……服桂枝时,要使周身漐漐然,然恐药力易过,又藉热粥以助其缓。"

"寒则伤营"者,"太阳病,头痛发热,身疼腰痛,骨节疼痛,恶风,无汗而喘者,麻黄汤主之"。以麻黄汤发汗为法,将寒邪托出,不使其入,正气足发汗而解。方中用麻黄以开肺卫之气,但麻黄辛温力猛,以桂枝、甘草来调和营卫,防止麻黄发散太过,杏仁润下止喘逆。治疗时虽以开腠发汗为法,同时要调理整体气机宣降肺气。喻氏将其整理归纳入太阳病辨寒伤营之证,认为不能违背仲景的法度。

"风寒兼受,则营卫两伤"者,"天气之风寒每相因,人身之荣卫非两截,病则俱病者恒多","风寒兼受,则营卫两伤",即风邪寒邪一起侵犯人体出现恶寒重、发热轻、阳气闭阻等症。喻氏认为,大青龙汤之仲景本意在于解肌发汗以除郁热,郁热得除,烦躁便解。方中石膏寒以胜热而助青龙升腾之势,辛以桂枝发散风邪,甘以麻黄散寒。

同时,喻昌又系统地提出了治伤寒不可犯六经之禁。所谓六经之禁,即足太阳膀胱经禁下;足阳明胃经禁发汗、禁利小便;足少阳胆经禁汗、禁下、禁利小便,此定禁也。指出太阳经下之太早,必变证百出;阳明经犯发汗、利小便之禁,则重损津液,脉必代结;少阳经犯汗则犯阳明,犯下则犯太阳,犯利小便则生发之气陷入阴中。至于三阴经虽无定禁,但非胃实,仍禁攻下。

喻氏治《伤寒》之学,追随方有执的错简重订之说。喻昌认为晋代王叔和"附以己意"编纂《伤寒论》之后,致其篇目先差后错,历代医家特别是林亿、成无己等先后校注《伤寒论》均"莫能舍叔和疆畛",且各鸣一己之见,甚至于"先传后经"。至方有执著《伤寒论条辨》,"削去叔和序例,大得尊经之旨",改订《太阳篇》"卓识超越前人"。为了追溯仲景原旨,喻昌自著《尚论篇》一书,重新编次《伤寒论》,终成一家言。喻氏"三纲鼎立"学说突出体现了他在《伤寒论》研究方法上继承和发展的创新性,着重阐述了太阳病变的营卫分证,显示了太阳统摄营卫而主表的生理机制,即太阳表证有在卫、在营之分,而其他五经病变则不分营卫而弱于营卫,也就弱于表证的病变。阳明、少阳、太阴、少阴、厥阴虽有中风与伤寒之分，但无伤卫伤营之别。

　　喻氏"三纲鼎立"学说对后世研究《伤寒论》的医家产生了很大的影响。清代张璐在《伤寒缵论》太阳病的编次中，效法喻氏"三纲"，其他经病的编次则与喻氏不同，其阳明经与少阳经病证以经证、腑证分次，三阴经条文以传经热证、中寒证、坏证归纳重编。周扬俊的《伤寒三注》承袭喻氏之说进一步标明了"三阳分经腑，三阴定寒热"的编次思想，完善了喻氏编次思想和方法。程应旄的《伤寒论后条辨》变其条目，强调寒热病因，是对"三纲鼎立"学说的修正。

"热病即伏寒也"

此论出自周扬俊《温热暑疫全书》"热病方论"卷二之"夏热病论":"热病即伏寒也。彼冬伤于寒,发于春为温病,发于夏为热病。何彼发于春,此发于夏耶?盖感之轻重不同,人之强弱亦异,而触发亦异。有因饥饱力役者,有因房室劳伤者,故春时虽行风木之令,使气血不致大亏,感触亦有先后,不即发也。至夏则阳气尽泄,火令大行,正属湿土寄旺,尔时邪乌肯伏?故其发源,皆自少阴。热病由出之途自阳明,温病由出之途自少阳,虽所合之经不一,要不离乎阳明少阳者。各因时令之气也,但为日既迟,为热愈炽。"

周扬俊,字禹载,清代苏州府(今江苏苏州)人,生卒年不详。周扬俊年少学儒,希望求得些许功名。然而事与愿违,后感叹范仲淹之名言"不为良相,宁为良医",于是弃儒习医,此时周扬俊已近 40 岁了。周氏初读王叔和、成无己、李东垣诸家医书,参考有年,仍觉茫然,后读喻昌《尚论篇》,遂豁然有悟。康熙辛亥年(1671)来到京师,遇到了他的恩师林北海,林氏对《伤寒论》有深刻的认识,其医术闻名于京师。整整 5 年的跟师学习,不仅提高了周扬俊的医道水平,也弘扬了周扬俊的医名,"语肺腑而穴膏肓,咸叹其技之神"。周扬俊习医虽晚,但医有大成,且勤于著作,《伤寒论三注》十六卷,《温热暑疫全书》四卷,《金匮玉函经二注》二十二卷,皆存于世。

《温热暑疫全书》为温病类著作,又名《温病方论》,成书于清康熙十八年己未年(1679)。本书选辑《伤寒论》《瘟疫论》等有关原文加以注释发挥,并参阅温病诸家之说,结合个人见解,将温病、热病、暑病、疫病依次分类论述,详细分析各种证候及其治法,并附前人医案作为临证借鉴,分为卷一"温病方论",卷二"热病方论",卷三"暑病方论",卷四"疫病方论"。本书在刊刻过程中,得到了薛生白、吴正功两位名医的校核而问世。是书是周氏的力作,全书平正通达精要,在温病学方面给后人不少启示。

周氏在《温热暑疫全书》序言中道:"医之道难矣哉!凡病伤寒最重,温热尤烈,伤寒仅在一时。温热暑疫,每发三季,为时既久,病者益多,苟不明其源,溯流不得清也,不辨其类,疗治不得当也。则温热暑疫,皆热证也。燎原之下,竟乏清凉一滴。"周氏认为伤寒只在一时，而温热暑疫一年有三季会发病，并且持续时间较长，患该病的人也较多，温病的发生与流行直接威胁着当时百姓的生命。因此，周氏首先要求医者要辨明温病与伤寒，极力反对当时医者用温热药治温病。正如其在《温热暑疫全书》自序中所言："自晋以来，疑鬼疑蜮，陋沿无已。如崔文行解温，用白术、乌头、细辛、桔梗四味，更加附子，名老君神明散，更加萤火，名务成子萤火丸，热药相投，以火济火，谁其辨诸！"

周扬俊对温病发病持伏邪之说，并遵从"伏寒化温"的观点，提出温病的发生为温邪自内而发，故有"热病即伏寒也"之论。伏邪学说渊源于《内经》，能正确阐述部分温病的病机，并能有效地指导临床辨证施治。周扬俊指出："所病者温也，所伏者少阴也，所发者少阳也，故病必有阳而无阴，药必用寒而远热，黄芩汤其主治也。"这对后人所述春温初起证治有很大启发。如叶天士谓："春温一证，由冬令收藏未固，昔人以冬寒内伏，藏于少阴，入春发于少阳，以春木内应肝胆也。寒邪深伏，已经化热，昔贤以黄芩汤为主方，苦寒直清里热，热伏于阴，苦味坚阴，乃正治也。"更可贵的是，周扬俊在"热病方论"卷二之"总论温热死脉死证"中还总结了温热病的危候脉证，以期引起医家足够的重视。如："二阳搏，病温者，死不治，虽未入阴，不过十日死，二阳者，手足阳明也；温病发于三阴，脉微足冷者难治；温病大热，脉反细小，手足逆冷者死；温病初起大热，目昏谵语，脉小足冷，五六日而脉反躁急，呕吐昏沉，失血痉搐，舌本焦黑，脉促结代沉小者皆死；温病汗后反热，脉反盛者死；温病误发汗，狂言不能食，脉躁盛者皆不治。"这些认识对温病、热病预后的判断很有参考意义。

至于暑病，周扬俊认为其与热病虽病因不同，但其证治基本一致，在"热病方论卷二"和"暑病方论卷三"两卷中，详析二者之异同。周氏强调《金匮要略》中的"太阳中暍""太阳中热"即是暑病。暑病"恐人误认为热病，故言暍自外来而渴，热由内伏而发，实为两途。然暑为夏火之令，伤人之气，脉虚、身热，遂令人大渴、齿燥，汗出而喘，与伏发无异，并治以白虎汤，俱主甘寒去热，苦寒降火，甘温益中。益中者，以暑伤气，故益之。然津液耗甚者，必加人参。"若发病之初新感之暑病可有表证抑或兼有湿邪，治疗亦会有所差异。周扬俊在"热病方论卷二"中载热病方4首、集方18首，而在"暑病方论卷三"中附暑病方2首、集方29首，即说明于此。

周扬俊对于正确使用祛暑药香薷还做了专门阐述："今人以香薷一味，谓伤暑必用之药，不知乘凉饮冷，遏抑阳气，或致霍乱者宜之。若强力作劳，内伤重者，清暑益气，庶几近之，苟用香薷，是重虚其虚矣。"其对于香薷适应证与禁忌证的论述，在今天仍具有指导价值。

周氏对疫病的认识接受了吴又可等人的观点。他在"疫病方论卷四之疫病论"

中言:"疫之行于天地间久矣,而人之治之者,未之知也。治之而适奏其效者,亦未知之也。观周礼方相氏所掌,难以逐疫,则疫者气为之也。惟气故为害,从口鼻入……若疫则古今来虽有是证,而天地间实无是气,或因天之风雨不时,地之湿浊蒸动,又因骸骼掩埋不厚,遂使大陵积尸之气,随天地之升降者,漂泊远近。人在气交中,无可逃避,感之而病而死。于是更增一种病气尸气,流行其间,复相渐染,至久弥甚矣。"

对于疫病的治疗,周扬俊则提出"凡疫邪贵乎早下"和"要以寒凉解毒则一"。首先,周扬俊认为:"要知瘟疫有伤气、伤血、伤胃之殊,故见证不同,治亦稍异。若入脏者,则必不知人而死矣。大法以证为则,毋专以脉为据也。"秉承吴又可疫病祛邪为主的理念,尤其重"疫邪贵乎早下",尽早使用下法,选用承气汤类祛疫邪于外。另外,周扬俊强调疫病治疗以"解毒"为关键原则。此观点承袭了喻嘉言治疗温疫逐邪的"三焦解毒治法":上焦——升而逐之,兼以解毒;中焦——疏而逐之,兼以解毒;下焦——决而逐之,兼以解毒。周氏在"疫病方论卷四"中附10则疫病医案、疫病方16首及集方16首,其中以"解毒"字样命名的方剂有8首之多。另外,他所列集方的16首方剂除"既济解毒汤"外,均源自张凤逵的《伤暑全书》,可以看出其亦受张凤逵医学思想的影响。

"伤寒时地议并六经治法"

明代吴中医家缪希雍在其著作《先醒斋医学广笔记》卷一"寒"中论述:"夫伤寒者,大病也。时者,圣人所不能违也,以关乎死生之大病,而药不从时,顾不殆哉。仲景,医门之圣也,其立法造论,后之明师如华佗、孙思邈辈,莫不宗之。汉末去古未远,风气犹厚,形多壮伟,气尚敦庞,其药大都为感邪即病而设。况南北地殊,厚薄不侔,故其意可师也,其法不可改也。循至今时,千有余年,风气浇矣,人物脆矣。况在荆扬交广梁益之地,与北土全别,故其药则有时而可改,非违仲景也,实师其意,变而通之,以从时也。如是则法不终穷矣。故做斯议,条列其方,稍为损益,以从时地。俾后之医师,知所适从。庶几患斯疾者,可免于夭枉尔。"

此段文字突出了缪希雍因人、因时、因地制宜诊治疾病的思想,尤其是对伤寒这类"关乎死生之大病"更需要遵循此类原则。因此,缪氏论治伤寒病,颇多独开门户化裁仲景成法。对太阳病之治,主用羌活汤而弃麻桂,药用羌活、前胡、甘草、葛根、生姜、大枣、杏仁等。这是因为江南之域"从无刚劲之风,多有湿热之患",而羌活正是祛风散寒除湿之要品,故为君药,而麻黄虽以散寒之力胜,但过于温热,不适宜南方,故避而不用。同时,在加减法中提出,随着时季转换,药应灵活变通,病值秋深冬月加紫苏、葱白;冬月严寒,感邪即病,可加麻黄一钱、生姜四片,得汗勿再服;病人自觉烦躁,喜就清凉,不喜就热,兼口渴,即欲传入阳明,羌活汤中宜加石膏、知母、麦冬,大剂与之,得汗即解。如《先醒斋医学广笔记》载缪氏治庄敛之一庄仆案说:"庄敛之一庄仆,因受寒发热,头痛如裂,两目俱痛,浑身骨内疼痛,下元尤甚,状如刀割,不可堪忍,口渴甚,大便日解一次,胸膈饱胀,不得眠,已待毙矣。敛之以其证来告。为疏一方:干葛三钱,石膏一两半,麦门冬八钱,知母三钱半,羌活二钱半,大栝蒌半个连子打碎,枳壳一钱,桔梗一钱,竹叶一百片,河水煎服。四剂而平。"对阳明病之治,缪氏常以清补之竹叶石膏汤易大寒之白虎汤,用大剂竹叶石膏汤解其在经之表邪。如《先醒斋医学广笔记》中治章衡阳铨部患热病,病在阳明,头痛,壮热,渴甚且呕,鼻干燥,不得眠,诊其脉洪大而实,遂用大剂竹叶石膏汤,天明投药,朝餐瘥。故随着时地变异,疗伤寒应变而通之。

除时间、空间等因素的变化外,缪氏医学思想的发展也是因时、因地制宜处置疾病的重要原因。如缪希雍论中风,"大江以南之东西两浙、七闽、百粤、两川、滇南、鬼方,荆、扬、梁三州之域,天地之风气既殊,人之所禀亦异。其地绝无刚猛之风,而多湿热之气,质多柔脆,往往多热多痰。真阴既亏,内热弥甚,煎熬津液,凝结为痰,壅塞气道,不得通利。热极生风,亦致猝然僵仆,类中风证。或不省人事,或言语謇涩,或口眼歪斜,或半身不遂。其将发也,外必先显内热之候,或口干舌苦,或大便闭涩,小便短赤,此其验也。刘河间所谓此证全是将息失宜,水不制火。丹溪所谓湿热相火,中痰、中气是也。此即内虚暗风,确系阴阳两虚,而阴虚者为多,与外来风邪迥别。法当清热、顺气、开痰,以救其标,次当治本。阴虚则益血,阳虚则补气,气血两虚则气血兼补,久以持之。"唐宋以前对中风病主要以"外风"学说为主,多以"内虚邪中"立论;唐宋以后,特别是金元以降,突出"内风"立论,如刘河间的主火说、李东垣的气虚说、朱丹溪的湿热痰说、薛己的肝肾亏损说等。缪希雍以"内虚暗风说"阐述类中风,实乃据南方地域之特点,吸收诸前贤论述而提出,进而立法、处方遣药,形成了较为完整的理论。具体用药则有标本先后之分。其治标则分别选用:清热药天冬、麦冬、菊花、白芍、白茯苓、天花粉、童便;顺气药苏子、枇杷叶、橘红、郁金;开痰药贝母、白芥子、竹沥、荆沥、瓜蒌仁。其治本则有益阴补阳之分,益阴者用天冬、甘菊花、生地黄、当归身、白芍药、枸杞子、麦冬、五味子、牛膝、人乳、白胶、黄柏、白蒺藜等;补阳则用人参、黄芪、鹿茸、大枣、巴戟天等。缪希雍一再强调上述立法用药,"与时消息,则因乎证",否则,"差之毫厘,谬以千里"。

缪希雍认为太阳病,宜先发汗以解表邪,其用药以羌活汤为主;阳明病,宜急解其表,用竹叶石膏汤大剂与之,不呕无汗与葛根汤,表证罢后邪结于里,与承气汤之类;少阳病,不可发汗,发汗则谵语,与小柴胡汤。"三阴病,其证有二。一者病发于三阳,不时解表,以致邪热传入于里。虽云阴分,病属于热,粪结宜下,腹满不可按宜下,有燥粪协热下利宜下……若从无阳邪表证,从不头疼、发热,寒邪直中阴经,此必元气素虚之人,或在极北高寒之地,始有是证,法宜温补以接其阳,附子、人参、干姜、官桂、大剂与之。"

缪希雍治疗外感热病善用清法、固护津液,认为清热、存津就是外感热病治疗的关键,他的这种理论在整个中医学外感热病论治的发展过程中,起到了承前启后的作用,尤其对清代温病学说和学派的形成都产生了深远的影响。

重视阳明,善用清法:缪氏认为,外感热病以阳明或兼阳明证者独多,故应注重阳明辨治。阳明又有经、腑之别殊,缪氏则尤重阳明经证,认为:"如病人自觉烦躁,喜就清凉,不喜就热,兼口渴,是即欲传入阳明也。"而身热、渴、咽干、鼻干、呕或干呕、舌干、脉洪实，更属阳明之证。缪氏善用辛凉、甘寒清气之法，尤擅用石膏，临床常取仲景白虎汤、竹叶石膏汤方，并提出解表用白虎汤的论点。其认为石膏辛能解肌，甘能缓热；大寒而兼辛甘，则能除大热。由于其清肺胃之火，而具清里解表之功，每以为君。缪氏用石膏，多以生用打碎入煎，剂量一般在一两二钱以上，重者一次有达四两者，甚至有一日夜进十五两五钱者，同时还佐以麦冬、竹叶、知母等甘寒之品，助石膏以清热，兼取生津润燥除烦之效，再和粳米、甘草、人参等顾护胃气，为清阳明热邪的重要方剂。

固护津液，慎于汗下：在外感热病的治疗中，注意固护津液是缪氏的另一特长。尤其对阳明病的治疗，在清热的同时，尤当重于保津，故缪氏虽运用竹叶石膏汤，却不用其中温燥劫阴的半夏。至于苦寒之品，既恐其苦燥伤阳，又虑其损伤胃气，使津液亏耗而难复，亦往往慎用。缪氏慎用汗、下两法，恐汗则津泄，下则津脱，若非见适应之证，不可轻投。缪氏指出："近代医师卤莽，既不明伤寒治法，又不识杂证类伤寒，往往妄投汗下之药，以致虚人元气，变证丛生。元气本虚之人，未有不因之而毙者矣。戒之哉！汗下之药，焉可尝试也？"

"肾为先天本,脾为后天本"

此论见于李中梓《医宗必读》"肾为先天本脾为后天本论",以及《删补颐生微论》"先天根本论第三""后天根本论第四"。李中梓以"治病必求于本"立论,究"本"之实质。"《经》曰治病必求于本,本之为言,根也,源也。世未有无源之流,无根之木,澄其源而流自清,灌其根而枝乃茂,自然之经也。故善为医者,必责根本。"李氏承《内经》理论及前贤脾肾学说,阐发脾肾在人体生老病死过程中的作用,以及在疾病治疗中的关键,提出"肾为先天之本,脾为后天之本"的学术主张,为后世医家遵从。

一、肾为先天本

李中梓言:"先天之本在肾,肾应北方之水,水为天一之源。""肾何以为先天之本?盖婴儿未成,先结胞胎,其象中空,一茎透起,形如莲蕊。一茎即脐带,莲蕊即两肾也,而命寓焉。水生木而后肝成,木生火而后心成,火生土而后脾成,土生金而后肺成。五脏既成,六腑随之,四肢乃具,百骸乃全。"

李中梓从发生学的角度论述肾为先天之本:"婴儿初生先两肾,未有此身,先有两肾,故肾为脏腑之本,十二脉之根,呼吸之本,三焦之源,而人资之以为始者也。故曰:肾水者,先天之根本也。"此与《内经》之论如出一辙。《素问·金匮真言论》说:"夫精者,身之本。"《素问·六节藏象论》曰:"肾者,主蛰,封藏之本,精之处也。"《素问·上古天真论》曰:"肾者主水,受五脏六腑之精而藏之。"《灵枢·经脉》说:"人始生,先成精。"《灵枢·本神》说:"生之来,谓之精。"

"精"可以说是李中梓先天之本思想的来源。李中梓探寻"天一之源",《删补颐生微论》"先天根本论第三"中言:"夫精也者,水之华池。神倚之如鱼得水,气依之如雾覆渊。"肾所藏的精,包括先天之精和后天之精。先天之精是来自父母的遗传物质,即天癸,"生之来谓之精",为先天元生之精,主生殖功能;后天之精乃因脾胃饮食充养后所得,即"肾精(肾阴与肾阳)",为水谷日生之精,主生长发育。两者相合而用,共同主宰生命过程。前者女子"七七任脉虚,太冲脉衰少,天癸竭,地道不通,故形坏而无子也",丈夫"七八,肝气衰,筋不能动,天癸竭,精少，肾脏衰，形体皆极"。后者"女子七岁肾气盛，齿更发长，二七天癸至，任脉通，太冲脉盛，月事以时下，故有子……丈夫八岁，肾气实，发长齿更。二八，肾气盛，天癸至，精气溢泻，阴阳和，故能有子"。

李中梓认为"日生之精皆从元精所化，而后分布五脏，盈溢则输之于肾"，元生之精与日生之精相互促进，突出了精的重要性，从而更明确"肾为先天本"的实际意义。结论是："足于精者，诸疾不生；穷于精者，诸邪蜂起。"

二、脾为后天本

李中梓言："后天之本在脾，脾为本宫之土，土为万物之母。""脾何以为后天之本？盖婴儿既生，一日不食则饥，七日不食，则肠胃涸绝而死。《经》曰：安谷则昌，绝谷则亡。犹兵家之饷道也，饷道一绝，万众立散；胃气一败，百药难施。一有此身，必资谷气，谷入于胃，洒陈于六腑而气至，和调于五脏而血生，而人资之以为生者也。故曰后天之本在脾。"

李氏立论依据源自《内经》。《素问·平人气象论》曰："人以水谷为本，故人绝水谷则死。"《灵枢·五味》曰："故谷不入，半日则气衰，一日则气少矣。"《灵枢·平人绝谷》曰："故平人不食饮七日而死者。"李氏又言："《经》曰：脾胃者，仓廪之官，五味出焉。又曰：食入于胃，散精于肝，淫气于筋。浊气归心，淫精于脉，脉气流经，气归于肺。饮入于胃，游溢精气，上输于脾，脾气散精，上归于肺，通调水道，下输膀胱，水精四布，五经并行，合于四时五脏阴阳，揆度以为常也。是知水谷入胃，洒陈于六腑而气至焉，和调于五脏而血生焉。行于百脉，畅于四肢，充于肌肉，而资之以为生者也。故曰安谷则昌，绝谷则亡。"其出亦源自《内经》。

可以说，李中梓"脾为后天之本"的认识基础来自《内经》，正所谓《素问·玉机真脏论》"脾脉者土也，孤脏以灌四傍者也"，《素问·太阴阳明论》"脾者土也，治中央，常以四时长五脏，各十八日寄治，不得独主于时也"，集中表达了"土爱稼穑""土生四象""土者，万物之所以资生也"等命题。在五脏学说中，以脾合土，言四时之中脾土无所不在，时刻滋养着肝心肺肾等他脏，故言脾为后天之本。李氏还以"伤寒危困之候"例之："是以伤寒当危困之候，诊冲阳以察胃气之有无，冲阳应手则回生有日，冲阳不应则坐而待毙矣。"

三、治病求本，脾肾并重

肾为先天之本，脾为后天之本。肾藏精，是生命之本原；脾主运化水谷精微，化生气血，为后天营养之来源。先后二天相辅相成，相互促进，在人体生命活动过程中至关重要，在病理上亦相互影响。历代医家在临证时均非常重视脾与肾的病理变化与治疗。

李中梓接受李东垣、赵献可、薛己诸家之说，临诊证治时强调治病求本，脾肾并重。"上古圣人见肾为先天之本，故著之脉曰：人之有尺，犹树之有根。枝叶虽枯槁，根本将自生。见脾胃为后天之本，故著之脉曰：有胃气则生，无胃气则死。所以伤寒必诊太溪，以察肾气之盛衰；必诊冲阳，以察胃气之有无。两脉既在，他脉立可弗问也。"

具体在诊治中，李中梓治先天根本"以厚生命之根"，言："先天根本，则有水火之分，水不足者，用六味丸壮水之主，以制阳光；火不足者，用八味丸益火之源，以消阴翳。治后天根本，则有饮食劳倦之分，饮食伤者，枳术丸主之。劳倦伤者，补中益气汤主之。每见立斋治症，多用前方，不知者妄议其偏，惟明于求本之说，而后可以窥立斋之微耳。"六味、八味两方，本为薛己善用补肾命水火之剂，而枳术丸、补中益气汤又是李东垣补脾胃之剂。李氏在证治中宗薛氏之法，取方于六味、八味、枳术、补中益气诸方之间，脾肾并重，效果显著。

李中梓认为，治先天之本，当分水火。《删补颐生微论》"先天根本论第三"中言："故曰肾水者先天之根本也，而一点元阳则寓于两肾之间，是为命门。盖一阳居二阴之间，所以位乎北而成乎坎也。人非此火，无以运行三焦，腐熟水谷。《内经》曰：少火生气。《仙经》曰：两肾中间一点明，逆为丹母顺为人。夫龙潜海底，龙起而火随之，元阳藏于坎府，运用应于离宫，此生人之命根也，乃知阳火之根本于地下，阴火之源本于天上。故曰水出高原。又曰火在水中。夫水火者，阴阳之征兆，天地之别名也。独阳不生，孤阴不长。天之用在于地下，地之用在于天上，则天地交通，水火混合而万物生焉。""其于水火之间，又有分别。水不足者，壮水之主，以制阳光，六味丸是也；火不足者，益火之源，以消阴翳，八味丸是也。只于年力方刚，迟脉独实者，微加炒枯知母、黄柏，以抑其亢炎。昧者以为滋阴上剂，救水神方，不问虚实而概投之。不知知母多则肠胃滑，黄柏久则肠胃寒，阳气受贼，何以化营卫而润宗筋，将髓竭精枯，上呕下泄，而幽潜沉冤，尚忍言哉！"

治后天之本，当分饮食劳倦。《删补颐生微论》"后天根本论第四"中言："《经》曰：因而饱食，经脉横解，肠澼为痔，或为胀满，或为积聚，或为诸痛，或为吐利之类。此所谓饮食伤也。《经》曰：有所劳倦，形气衰少，谷气不盛，上焦不行，下脘不通，胃气热，热气熏胸中，故内热。又曰：劳则气耗。劳则喘息汗出，内外皆越，故气耗矣。有所劳倦，皆损其气，气衰则虚火旺，旺则乘脾，脾主四肢，故困热无气以动，懒于语言，动作喘乏，表热自汗，心烦不安，此所谓劳倦伤也。""若起居失度，饮食失节，未有不伤脾胃者。脾胃一伤，元气必耗，心火独炎。心火即下焦阴火，心不主令，相火代之。火与元气，势不两立，一胜则一负，阴火上冲，气高而喘，身热而烦，脾胃之气下陷，谷气不得升浮，是春生之令不行，无阳以护其营卫，乃生寒热。《经》曰：劳者温之，损者温之。又曰：温能除大热。大忌苦寒，反伤脾胃。东垣于劳倦伤者，立补中益气汤，纯主甘温，兼行升发，使阳春一布，万物敷荣。易老于饮食伤者，立枳术丸，一补一攻，不取速化，但使胃强不复伤耳。"

对于各家之间的"补脾不如补肾"和"补肾不如补脾"之争，李中梓在《医宗必读》"不能食"中云："脾胃者，具坤顺之德，而有乾健之运，故坤德或惭，补土以培其卑监；乾健稍弛，益火以助其转运。东垣、谦甫以补土立言，学士用和以壮火垂训，盖有见乎土强则出纳自如，火强则转输不怠。火者，土之母也，虚则补其母，治病之常经。"可知李中梓在治疗上，主张脾肾并重，滋养无源，重在治脾以补土；运化不健，重在益火以助运。李中梓认为水为万物之元，土为万物之母，只有脾肾二脏安和，方可一身皆治，百疾不生。脾肾两脏均为人身之根本，有相辅相成之功，先天可济后天，后天可助先天。

"治病求本，必滋化源"

本者，根本也。中医论本者主要有二：一者肾之先天之本，二者脾胃之后天之本。吴门医家李中梓竭尽此论，为后世所推崇。另外，每病每症皆有其本质内容，即辨证施治之"证"，亦属中医"本"之内容。化者，《素问·天元纪大论》言"物生之谓化"，生化之谓也。化源之谓，首见于《素问·六元正纪大论》："必折其郁气，先资其化源，抑其运气，扶其不胜，无使暴过而生其疾。"意在对运气学说中的相生关系进行扶抑（补泻），以使其平衡而不病。王冰对此注释为资取化源，使后人对治疗大法的理解更为明确。

薛己秉承《内经》"资其化源"之余绪，将其创造性地运用于脏腑病症治疗，认为脾胃乃生化之源，与疾病的发生、发展及其转归关系密切。"人以脾胃为本，纳五谷，化精液，其清者入荣，浊者入胃。阴阳得此，是谓之橐龠。故阳则发于四肢，阴则行于五脏，土旺于四时，善载乎万物，人得土以养百骸，身失土以枯四肢。""内因之症，属脾胃虚弱。""脾土复伤，诸脏皆病，虚证蜂起。"故而薛己在《内科摘要》论治脾肺亏损所致的咳嗽、痰喘时言："当补脾土，滋化源，使金水自能相生。"论治脾胃亏损所致的停食、痢疾等症时说："脾胃亏损，不能生克制化，当滋化源。"论治头眩、痰气等症时指出："精血不足，但滋化源，其病自愈。又若饮食、劳役、七情失宜，以致诸症，亦当治以前法。"在《明医杂著·枳术丸注》中，论治津枯便难一症时言："症虽形气病气俱不足，脾胃衰弱，津血枯涸而大便难耳，法当滋化源。"此皆以滋化源为法，健脾实胃，俾生化之源不竭。"先生立斋专以滋化源为主，化源者何？脾胃之气是也，土为万物之母，非土则万物不能生，惟脾土旺则万物皆昌，而四脏多有生气。"此为清代医家黄履素在《医宗摘要》中对薛己滋化源学术观点的评述，可谓切中肯綮。

在滋化源的具体用药中，薛己将补中益气汤、归脾丸、六君子汤作为本方，尤以补中益气汤为多用。"内伤发热者，因饮食过量，劳伤过度而损耗元气，阴火得以乘其土位，故翕翕然而发热，宜用补中益气汤以升其阳。""脾胃为气血之本，若阳气虚弱而不能生阴血者，宜用六君子汤。阳气虚寒而不能生阴血者，亦用前汤加炮姜。若胃燥热不能生阴血者，宜四物汤。"补中益气汤为李杲所创，用于治疗内伤热中证，以补气、升阳、泻阴火为治法。薛己接受了李东垣治疗脾胃病阴火上乘而致内伤发热用补中益气的方法，而且不论阳气不足，还是内有虚火燥热，均主张以温补之法升发脾胃之阳气，使阳生阴长，人体气血阴阳得以恢复，最终形成其温补脾胃的治疗特点。

试举一例："通府薛允频，下血，服犀角地黄汤等药，其血愈多，形体消瘦，发热少食，里急后重。此脾气下陷，余用补中益气加炮姜，一剂而愈。"（《内科摘要·脾胃亏损停食痢疾等症》）此下血患者，因误服犀角地黄汤等清热凉血之剂，中伤脾胃，一派阳气不足而陷于下的证候，用补中益气汤升举阳气、补脾益胃，加炮姜温中摄血，故能一剂而愈。

薛己是命门学派的开创者之一，对肾的重视自然也让薛氏将肾命作为滋化源的重要内容。薛氏谓："肾两者，非皆肾也，其左者为肾，右者为命门。命门者，诸神精之所舍，原气之所系也，男子以藏精，女子以系胞。"（《难经经释·三十六难》）此说虽未脱离《难经》对肾命的认识，其根本内容在于认为命门之火寄于肾水之中，肾之虚损有阴阳两端。阴虚者，肾水不足也，既不能上承以发挥肾精对各脏腑的滋养作用，也不能制火，虚火为之旺；阳虚者，肾火不足也，命门之温煦作用无法正常行使，肾精亦无以敷布，无以制水，即为阳虚水泛。人身之元气为肾阴肾阳所化，虽需得后天脾胃之充养，但其本还在肾。薛氏对于肾之"滋化源"，意在滋肾以生发元气，强调元气在治病之本中的作用，故而薛氏在补脾土而无效的情况下，常责之于肾与命门，亦滋化源之方法之一。

薛氏在《明医杂著注》中指出："所以致病者，皆由气血方长，而劳心亏损，或精血未满……然而二尺各有阴阳，水火相互生化，当于二脏中各分阴阳虚实，求其所属而平之。若左尺脉虚弱而细数者，是左肾之真阴不足也，用六味丸；右尺脉迟软，或细沉而数欲绝者，是命门之相火不足也，用八味丸；至于两尺微弱，是阴阳俱虚，用十补丸。此皆滋其化源也。"薛氏对肾命滋化源所用方药一目了然矣。"吴江晚生沈察顿首云云：仆年二十有六，所禀虚弱，兼之劳心，癸巳春发热吐痰，甲午冬为甚，其热时起于小腹，吐痰而无定时，治者谓脾经湿痰郁火，用芩、连、枳实、二陈，或专主心火，用三黄丸之类，至乙未冬其热多起足心，亦无定时，吐痰不绝，或遍身如芒刺然。治者又以为阴火生痰，用四物、二陈、黄柏、知母之类，俱无验，丙申夏痰热愈甚，盗汗作渴……乃就诊于余，果尺脉洪大，余却虚浮，遂用补中益气及六味地黄而愈。"此为案例之一也。

基于五脏生克制化理论，脾肾互助既有助于脾土的运化，又利于肾命的活化，进而达到阴阳同调的目的。《内科摘要·饮食劳倦亏损元气等症》有言："夫阴虚乃脾虚也，脾为至阴，因脾虚而致前症，盖脾禀于胃，故用甘温之剂以生发胃中元气，而除大热。胡乃反用苦寒，复伤脾血耶。若前症果属肾经阴虚，亦因肾经阳虚不能生阴耳。《经》云：无阳则阴无以生，无阴则阳无以化。又云：虚则补其母，当用补中益气、六味地黄以补其母，尤不宜用苦寒之药。世以脾虚误为肾虚，辄用黄柏、知母之类，反伤胃中生气，害人多矣。大凡足三阴虚，多因饮食劳役，以致肾不能生肝，肝不能生火而害脾土，不能滋化，但补脾土，则金旺水生，木得平而自相生矣。"薛氏强调脾肾同治，明矣。

由此，薛己"治病求本，必滋化源"之说，在于滋化脾肾。甘温益中、补中益气是也；滋阴益火、温补命门是也；补土培元、脾肾兼顾是也。薛氏以脾肾立说，融会李东垣、钱乙等诸家学说，灵活化裁而有创新，总不离治病求本之经旨。

"胃属阳土，宜凉宜润"

"胃属阳土，宜凉宜润"，见于《临证指南医案·噎膈反胃》苏案："苏（五四），向来翻胃，原可撑持，秋季骤加惊忧，厥阳陡升莫制，遂废食不便，消渴不已，如心热，呕吐涎沫，五味中喜食酸甘。肝阴胃汁，枯槁殆尽，难任燥药通关。胃属阳土，宜凉宜润；肝为刚脏，宜柔宜和。酸甘两济其阴。（肝阴胃汁枯）乌梅肉，人参，鲜生地，阿胶，麦冬汁，生白芍。"

"胃为阳土，宜凉宜润"，既是叶天士对胃生理特性的概括，也是他对胃阴虚证提出的治疗原则。叶天士依据"脾喜刚燥，得阳始运""胃喜柔润，得阴自安"的理论，提出脾胃分治、滋养胃阴的治法，为后世脾胃病证治开一法门。正如叶天士所言："治胃阴虚，不饥不纳，用清补。"华岫云释之："所谓胃宜降则和者，非用辛开苦降，亦非苦寒夺下，以损胃气，不过甘平或甘凉濡润以养胃阴，则当津液来复，使之通降而已矣。"

一、胃阴虚的病因

胃阴不足，不能濡养胃腑，融化水谷，而致受纳、熟腐水谷的功能失常，胃气通降不利。"知饥少食，胃阴伤也""不饥不食，胃汁全亏"，此因釜中无水，不能熟腐也。纵观叶氏医案，导致胃阴虚的因素总在以下几方面：① 外感温邪内传入里，化热化燥而致胃阴匮乏；② 内伤疾病中因久患胃病及其他痼疾，长期不能食而致伤及胃阴，或出血症后津液不足；③ 素体肝火偏旺或五志过极化火，横逆犯胃，灼伤胃阴；④ 长期恣食辛辣香燥之品，嗜酒无度等五味偏嗜、饮食不节而伤及胃阴；⑤ 因病误治，过用辛散劫阴、燥热助火之品，伤及胃阴；⑥ 年老阴虚。

二、胃阴虚的证候

胃阴虚的证候主要表现为：① 食少乏味，甚则厌食而不饥；② 食入胃部痞胀疼痛；③ 脘中嘈灼隐痛，嗳气，干呕，泛恶，口干，口渴，咽燥；④ 口舌起糜、生疮，大便干燥或便秘，面白形瘦，苔薄欠润；⑤ 舌干质红，苔少无津，甚则舌光如镜面，脉细或细数无力。在《临证指南医案》中，胃脘痛、噎膈、呕吐、嘈杂、呃逆、木乘土、不寐、咽痛、中消等病症中常见胃阴虚证。

胃阴虚常伴兼证：① 兼有脾虚证，可见食少纳呆，口干而不欲饮，大便溏，舌淡红而干，面色白，神疲倦怠等；② 兼有湿滞证，此证多见于温病后期，湿温或暑温经久未愈，而湿邪留滞，损及胃阴，伤及胃气。可见不思饮食，口淡或口苦，大便不爽，胸闷不舒，神疲倦怠等；③ 肺胃阴虚证，多见饥不欲食或少食，咽干痒咳，可伴微喘、大便难等；④ 肝胃阴虚证，可见不欲饮食，眩晕，胁肋疼痛伴胀满，心烦易怒，恶心干呕，舌绛红而干等。

三、滋养胃阴的方法

滋养胃阴的方法，一般均以甘凉滋润为主。轻症仅见胃津不足者，治以甘平柔润，方如益胃汤、沙参麦冬汤之类，常用药物如沙参、麦冬、石斛、玉竹、天花粉、麻仁、山药、石莲子、谷芽、甘草、粳米等；重症胃阴耗伤者，治当甘寒滋养，方如增液汤之类，常用药物如鲜生地、鲜石斛、元参、麦冬、天冬、阿胶、蔗浆、梨汁、鲜芦根等。其具体运用当根据阴伤程度的轻重和兼证的不同而分别选择。

1. 胃阴不足，甘凉濡润

胃阴乃胃中特殊津液，由水谷精微转化生成，具有消化作用，故云："胃阴充足则思食。"胃阴虚则内火生，所谓"阳明阳土，非阴柔不肯协和"，养胃阴之法旨在柔润，沃焦救焚。甘寒柔润之品可"除肠胃之燥，可以济津液之枯"，使胃气下行，顺其通降之性情，寓通于清、柔、润之中，如此则胃阴来复，余热清除。然"阴药勿以过腻，甘凉养胃为稳"，叶氏常以"薄味调养胃阴"，选用《金匮要略》麦门冬汤化裁，药选沙参、麦冬、石斛、玉竹、扁豆、半夏、广皮等，一来柔养，二来清降。所用药物皆性味平和，益胃而不呆滞，清热而不损胃气，且在甘凉濡润药中，寓半夏、广皮等辛开苦降之品，使之滋而不腻，寓补于通，也有助于脾胃升降，充分体现了叶氏运用养胃阴法而不忽视通补，以及顺应脾胃生理特性的原则。如《临证指南医案·脾胃》"王，数年病伤不复，不饥不纳，九窍不和，都属胃病，阳土喜柔，偏恶刚燥，若四君异功等，竟是治脾之药，腑宜通，即是补，甘濡润，胃气下行，则有效验。麦冬（一钱）、火麻仁（一钱半，炒）、水炙黑小甘草（五分）、生白芍（二钱），临服入青甘蔗浆一杯。"

2. 肺胃阴亏，甘寒滋养

胃与肺的关系密切，胃有燥火，灼烁肺金，"胃津日耗，不司供肺"，胃阴久耗，未有不及肺阴者。叶氏多用甘凉甘寒滋养之品，质轻味薄，清养津液，和降肺胃，使"胃土日旺，柔金自宁"。药如沙参、麦冬、石斛、芦根、梨汁、甘蔗汁、桑叶、花粉、杏仁等。如《临证指南医案·咳嗽》："陆，廿三岁，阴虚体质，风温咳嗽，苦辛开泄，肺气加病，今舌咽干燥，思得凉饮。药劫胃津，无以上供，先以甘凉，令其胃喜，仿经意虚则补其母。桑叶、玉竹、生甘草、麦冬（元米炒）、白炒参、蔗浆。"

3. 肝胃阴虚，酸甘润补

胃阴不足，土不养木，肝失所养而伤肝阴；肝阴受损，肝气横逆犯胃，损及胃阴，均造成肝胃阴亏。叶氏有凉肝安胃、安胃和肝、理阳明以制厥阴等治法，常以人参、麦冬、石斛、南枣、小麦、粳米等甘味养胃和胃之品与酸味柔肝缓肝药如木瓜、乌梅、白芍、五味子、山茱萸等合用。甘能令津还，酸能制肝敛阴生津，配成酸甘化阴、益胃生津之复方。如《临证指南医案·吐血》："华，三八岁，劳怒用力，伤气动肝，当春夏天地气机皆动，病最易发，食减过半，热升冲咽，血去后，风阳皆炽，镇养胃阴，勿用清寒理嗽，生扁豆、沙参、天冬、麦冬、川斛、茯神。"

4. 阴虚挟湿，芳香清养

胃阴虚则胃气不振，湿浊不降，或湿温病后期湿邪久稽，伤及胃阴，往往出现胃阴虚夹湿证，如大便不爽利等，叶氏多用甘平芳香微辛的药物，如鲜省头草、陈皮、石斛、大麦仁、荷叶、陈香豉、陈半夏、北沙参、粳米、檀香泥、人参等，薄味可清养胃阴，芳香则醒脾悦胃化湿。如《临证指南医案·脾胃》："某，廿四，病后胃气不苏，不饥少纳，姑与清养。鲜省头草三钱，大麦仁五钱，新会皮一钱，陈半夏曲一钱，川斛三钱，乌梅五分。"

纵观叶天士对脾胃证治的论述，可以得见叶氏在《内经》"燥者濡之"的原则指导下，继承了张仲景滋养肺胃大法，推崇李杲的脾胃论思想，具体证治中也多有发挥，强调脾胃的生理功能及特性，分以辨证，认为脾为脏宜藏，主运化，为太阴湿土，得阳而健；胃为腑宜通，主受纳，为阳明燥土，得阴而安。叶天士创立的胃阴学说是对前代脾胃学说的继承和发展，华岫云以下的一段评述，可以让我们深刻理解叶天士的脾胃观："今观叶氏之书，始知脾胃当分析而论。盖胃属戊土，脾属己土。戊阳己阴，阴阳之性有别也。脏宜藏，腑宜通，脏腑之体用各殊也。若脾阳不足，胃有寒湿，一脏一腑，皆宜于温燥升运者，自当恪遵东垣之法。若脾阳不亏，胃有燥火，则当遵叶氏养胃阴之法。观其立论云：纳食主胃，运化主脾，脾宜升则健，胃宜降则和。又云：太阴湿土，得阳始运。阳明阳土，得阴自安。以脾喜刚燥，胃喜柔润也。仲景急下存津，其治在胃。东垣大升阳气，其治在脾。"

"用刚远柔，通补胃阳"

中医脾胃学说源自《内经》。《素问·灵兰秘典论》曰："脾胃者，仓廪之官，五味出焉。"《素问·五脏别论》曰："胃者，水谷之海，六腑之大源也。"《灵枢·五味》曰："胃者，五脏六腑之海也，水谷皆入于胃，五脏六腑皆禀气于胃。"《灵枢·营卫生会》曰："中焦亦并胃中，出上焦之后，此所受气者，泌糟粕，蒸津液，化其精微，上注于肺脉，乃化而为血，以奉生身，莫贵于此，故独得行于经隧，命曰营气。"脾胃之功能毕矣。

脾胃学说的完整体系直至金元时期才形成，其标志是李东垣《脾胃论》的问世。李东垣认为脾胃为元气之本："真气又名元气，乃先身生之精气，非胃气不能滋之。""元气之充足，皆由脾胃之气无所伤，而后能滋养元气。"脾胃是升降运动之枢纽，升则上输心肺，降则下归肝肾。脾胃伤则元气伤，升降失常，疾病成矣，即所谓"内伤脾胃，百病由生"。因此，李东垣确立了"补中升阳"的证治法则，提出了培土补中、益气升阳、甘温除热、升阳散火等治法，强调补益脾胃、顾护脾胃的重要性，创立了补中益气汤、升阳益胃汤、升阳散火汤等名方。

叶天士对李东垣的《脾胃论》推崇备至，所谓"脾胃为病，最详东垣""内伤必取法乎东垣"，充分说明了李东垣脾胃证治思想对叶天士的影响。叶天士对脾阳不足一证，全面继承了李东垣补脾升阳之法，善用补中益气汤、升阳益胃汤加减化裁，此类医案在《临证指南医案》中极为常见。叶氏认为脾和胃虽然同居中焦，但其功能各异，喜恶有别，故当不同而治，"运化主脾，纳食主胃，脾宜升则健，胃宜降则和"。又鉴于李东垣详于治脾、略于治胃，创新性地提出了"脾胃当分析而论"的观点。《临证指南医案·脾胃》华岫云按曰："盖东垣之法，不过详于治脾，而略于治胃耳。乃后人宗其意者，凡著书立说，竟将脾胃总论，即以治脾之药，笼统治胃，举世皆然。今观叶氏之书，始知脾胃当分析而论。"确为得当之语。

"太阴湿土，得阳始运，阳明燥土，得阴自安，以脾喜刚燥，胃喜柔润也。"脾胃生理上各有其特点，病理表现各有不同。叶天士认为胃阴受伤，津液不能上承则口干口苦，津液不能下行则大便干结；胃阴不足，功能失常，则不饥或饥不欲食；胃气上逆则干呕、呃逆。对此类病证，叶氏反对概用升补脾阳之法，倡导保护胃阴，运用甘平或甘凉濡润之品以濡养胃阴，常以张仲景麦门冬汤之意化裁用药，如麦冬、沙参、玉竹、石斛、生扁豆、蔗汁之类。由此创立胃阴辨证论治理论。华岫云对此有精辟阐述："所谓胃宜降则和者，非用辛开苦降，亦非苦寒下夺以损胃气，不过甘平或甘凉濡润，以养胃阴，则津液来复，使之通降而已矣。"叶天士脾胃分治、胃分阴阳的观点，发展了李东垣脾胃学说，完善和丰富了中医脾胃理论。

"用刚远柔，通补胃阳"，是叶天士脾胃分治、胃分阴阳观点对胃阳在人体中重要性的表述，是相对于李东垣重视脾阳、升发脾气观点而言的。脾阳不足，多出现脾失运化、清气不升的病证，诸如腹胀、泄泻、腹痛、纳差、水肿等；胃阳虚弱，常表现为胃失降浊、受纳失司的病证，诸如脘痞、呕吐、呃逆、胃痛、便秘、纳呆等症状。脾阳不足宜温补脾阳，胃阳虚弱应通补胃阳。正如叶氏云："大凡经脉六腑之病，总以宣通为是。《内经》云：六腑以通为补。今医不分脏腑经络，必曰参术是补，岂为明理？"又言："食谷不化，胃火衰也。""阳腑之阳非通不阖，胃中阳伤，法当温阳。""阳明胃腑，通补为宜。""通阳则浊阴不聚，守补恐中焦易钝。"等等。

所谓"通补胃阳"，是叶氏为胃阳损伤一证确立的证治大法。胃腑应以通降为顺，若为阳明热证及阳明腑实证，理当清之泻之。但若为虚证，则需补中有通，通补结合，使胃阳得补而不滞，阳明得顺而不壅，以恢复胃之通降。"若非温而通者，不能复其阳；非补而走者，不能兴其衰。"故叶氏"通补胃阳"一法多以辛甘温药组方，通补合用，补泻相参。常以张仲景之大半夏汤为"通补胃阳"基础方，尤其是胃阳初虚、失于通降者。大半夏汤以半夏、人参、白蜜三味组方，半夏燥湿化痰，降逆止呕；人参益气补虚，兼化痰湿；白蜜甘以补中，柔而润燥。叶氏认为"胃虚益气而用人参，非半夏之辛，茯苓之淡，非通剂矣"，由此变守补为通补，去甘守之白蜜，以免甘守不利宣通。再加入通补之茯苓，又常于方中配入生姜（或姜汁），合成小半夏汤法，既可助降逆止呕，又可制约半夏毒性。若兼肝寒犯胃，浊饮上逆，则用吴茱萸汤；若胃阳大虚，则用附子粳米汤，亦可据症配伍干姜、茯苓以助温理胃阳。

叶氏"通补胃阳"法具体应用时，体现在以下四个方面：① 益气降浊法：用于胃虚痰阻所致胃脘痞满、呕吐痰涎、口淡不渴、眩晕头重、形寒肢冷，舌质淡苔白腻，脉细滑等。方药如人参、半夏、茯苓、枳实、竹沥、姜汁等。② 温阳降胃法：用于阳虚胃逆所致胃脘疼痛、恶心呕吐、形寒肢冷、胃痛得温则舒而遇寒加重，舌质淡胖、苔白滑，脉沉细等。方药如人参、半夏、姜汁、淡附子、茯苓、淡干姜等。③ 温胃通阳法：用于胃阳不振、寒凝胃腑之胃痛阵作、呕吐纳差、肢冷不温、面色白，舌质淡苔白，脉沉迟等。方药如吴萸、半夏、荜茇、淡干姜、茯苓等。本法以通为补，而非以补治虚。④ 益胃化气法：用于胃阳虚弱，水湿停聚之脘腹胀满、胃脘有振水音、胃纳不佳、精神疲惫、形寒肢冷、舌质淡、苔白腻、脉弦细滑等。方药如人参、桂枝、半夏、茯苓、枳实、厚朴、干姜等。

所谓"用刚远柔",指"通补胃阳"之用药特点而言。喻昌《医门法律》谓:"刚者,气味俱雄,则变胃而不受胃变者也。"喻氏对于脾气不宣、胃气壅滞、化火伤津之证,皆治以性刚之药。胃阳虚者必寒胜。寒为阴邪,每致凝痰聚瘀,饮浊弥留中脘,故大忌阴柔润腻之药,诚如叶氏所言:"用药之理,远柔用刚。"必用辛温刚燥之品,温通流动气机,暖胃散寒,鼓舞胃阳,方能消除阴凝湿滞之患,恢复胃之活泼特性。叶氏温胃散寒喜用生益智、草果、煨姜、吴萸、桂枝、荜茇、川椒、良姜等味;对胃阳式微、阴寒湿浊内盛者,则动用干姜、附子、川草乌等大辛大热之刚药,但应中病即止,以免过用劫津伤阴;对胃阳虚不甚者,用辛温刚药的同时,宜酌情顾其胃阴。如叶氏治"木乘土·徐氏案",既用参、夏、苓、附子通补胃阳,又虑其刚药劫阴,佐以粳米以理胃阴,木瓜味酸以制肝,"兼和半夏、附子之刚愎"。叶氏虽强调用刚远柔以通阳,但又顾及阴阳之平衡,足见其制方之妙,匠心独运。

叶氏治胃阳除"通补胃阳"外,另有"建胃中清阳之法""理胃阳法""堵截阳明法""通阳泻浊法"等诸多胃阳虚治法。诸法名目虽有差异,但总不外通补相兼、以通为补之意。

"上下交损，当治其中"

此论出自《临证指南医案》卷一"虚劳"及卷三"遗精"。

"神伤精败，心肾不交，上下交损，当治其中。（中虚）参术膏，米饮汤调送。""神伤于上，精败于下，心肾不交，久伤精气，不复谓之损。《内经》治五脏之损，治各不同。越人有'上损从阳，下损从阴'之议。然必纳谷资生，脾胃后天得振，始望精气生于谷食。自上秋至今日甚，乃里真无藏，当春令泄越，生气不至，渐欲离散，从来精血有形，药饵焉能骤然充长？攻病方法，都主客邪，以偏治偏。阅古东垣、丹溪辈，于损不肯复者，首宜大进参术，多至数斤，谓有形精血难生，无形元气须急固耳。况上下交损，当治其中，若得中苏加谷，继参入摄纳填精敛神之属。方今春木大泄，万花尽放，人身应之，此一月中，急挽勿懈矣。参术膏，米饮调送。接进寇氏桑螵蛸散去当归。此宁神固精，收摄散亡，乃涩以治脱之法。"

一、"上""下""中"之本意

毋庸置疑，上中下乃指部位言，多指上中下三焦。从脏腑位置和功能的角度出发，上焦如雾，乃指心肺；中焦如沤，乃指脾胃；下焦如渎，乃指肾与膀胱。较为特殊的是肝，论其位，当属中焦；从其功能，温病学家从辨证的角度将温病后期出现的一系列肝的病证，归于下焦的病变范围，则肝又属下焦。就叶天士《临证指南医案》中原文之意，肝亦属下焦。

有学者在探寻"上下交损，当治其中"治法的来源时，以《伤寒杂病论》为例，上中下三者之意，除了三焦的概念外，也提出了以症状出现的部位来理解的论点。如《伤寒论》中喘与下利同见、呕与下利同见、渴或咳或噎与小便不利同见、眩晕与小便不利并见、颈项不适与小便不利同见、口眼生殖器黏膜溃烂并见之类，如《伤寒论》第34条："太阳病，桂枝证，医反下之，利遂不止，脉促者，表未解也，喘而汗出者，葛根黄芩黄连汤主之。"上部症状与下部症状同时出现。

无论从三焦言，还是从上下症状言，上下交损均指多脏腑合病，属于病机较为复杂、病情较为严重的阶段，通过脏腑生克制化，或一脏之病损及他脏或多脏，或两脏及多脏兼病之类。"上下交损，当治其中"，是中医整体观念在治疗中的体现，

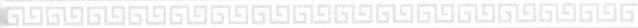

上下之疾，治其中焦，得以全生。具体到叶天士案中所言，上下交损，是指心肾不交，"神伤于上，精败于下"，久伤精气而不复。心者，火也，主藏神；肾者，水也，主藏精。心肾两者神精互用，心火下降于肾，温暖肾水，使其不寒；肾水上济于心，制约心火，使其不亢，即所谓水火既济、心肾相交。上损者，心也，火亢也；下损者，肾也，水亏也。顺其理，上损从阳，制其火也，使心火降于下；下损从阴，补其水也，使肾水升于上。此为正法。叶氏面对这种多脏同病之候，并非见病治病，而是强调脾胃在此类疾病中的枢机作用，以"参术膏，米饮汤调送"治其中，可谓匠心独运。

二、脾胃在人体中的重要性

脾胃的功能在《内经》中多有概述。《素问·灵兰秘典论》曰："脾胃者，仓廪之官，五味出焉。"《灵枢·营卫生会》曰："黄帝曰：愿闻中焦之所出。岐伯答曰：中焦亦并胃中，出上焦之后，此所受气者，泌糟粕，蒸津液，化其精微，上注于肺脉，乃化而为血，以奉生身，莫贵于此，故独得行于经遂，命曰营气。"《素问·经脉别论》曰："食气入胃，散精于肝，淫气于筋。食气入胃，浊气归心，淫精于脉……饮入于胃，游溢精气，上输于脾，脾气散精，上归于肺，通调水道，下输膀胱，水精四布，五经并行。"《素问·玉机真脏论》曰："五脏者，皆禀气于胃。胃者，五脏之本也。脏气者，不能自至于手太阴，必因于胃气，乃至于手太阴也。"

概而言之，脾胃位于中焦，为"仓廪之官"，饮食水谷经过胃的腐熟、脾的运化，化生气血精微而为人体所用，"水谷皆入于胃，五脏六腑皆禀气于胃"，故其为"生化之源""五脏六腑之海"，又称其为"后天之本"。病理上，"有胃气则生，无胃气则死"。因此，历代医家都重视脾胃功能在人体中的作用。尤其是金元时期，脾胃大家李东垣提出了著名的"人以胃气为本""脾胃内伤，百病由生"论点，认为"在人则清浊之气皆从脾胃出，荣气荣养于身，乃水谷之气味化之也"，"元气之充足，皆由脾胃之气无所伤，而后能滋养元气"，"胃之所出气血者，经隧也。经隧者，五脏六腑之大络也"，推动了脾胃学说的进一步发展。

三、上下交损，当治其中

李东垣在《脾胃论》卷下"脾胃虚则九窍不通论"中有言："胃者行清气而上，即地之阳气也。积阳成天，曰清阳出上窍，曰清阳实四肢，曰清阳发腠理者也。脾胃既为阴火所乘，谷气闭塞而下流，即清气不升，九窍为之不利，胃之一腑病，则十二经元气皆不足也。"从生理和病理上论述了脾胃的作用。叶天士对《脾胃论》推崇备至，认为"脾胃之论莫详于东垣"，"内伤必取法乎东垣"。叶天士汲取李东垣脾胃学说，结合自己的临床实践，认为"胃喜润恶燥""脾喜刚燥""纳食主胃，运化主脾，脾宜升则健，胃宜降则和"，在继承李东垣补脾升阳法治疗脾虚的基础上，创脾胃分治之养胃阴法，善用甘润养胃药，重视顾护胃阴，使脾胃学说愈臻全面。

正是源于脾胃在人体气机转运中的枢机作用，如明代医家李中梓所言："胃气一败，百药难施。一有此身，必资谷气。谷入于胃，洒陈于六腑而气至，和调于五脏而血生，而人资之以为生者也。故曰后天之本在脾。"故有"补肾不如补脾"之论。《慎斋遗书·辨证施治》曰："诸病不愈，必寻到脾胃之中，方无一失。何以言之？脾胃一伤，四脏皆无生气，故疾病日多矣。万物从土而生，亦从土而归。补肾不若补脾，此之谓也。治病不愈，寻到脾胃而愈者甚多。凡见咳嗽、自汗、发热、肺虚生痰，不必理痰清热，土旺而痰消热退，四君子汤加桂、姜、陈皮、北五味子，后调以参苓白术散。"

叶天士以"上下交损，当治其中"立论，体现了中医"治病求本"的原则，"调脾胃以安五脏"，健养脾胃而溉五脏，调脏腑阴阳之本。脾胃强健则气血生化有源，四肢百骸才能得以充养；脾失健运，胃失和降，斡旋上下失司，则气机壅滞，波及上下。叶氏之后，对此论的认识与临床运用更为丰富。如清代郭诚勋《证治针经·虚劳》中认为："上下交损，崇理中央。"清代程文囿《医述·遗精》中言："心肾不交，上下交损者，用归脾汤……等方。"清代汪艺香《汪艺香先生医案·吐血案》中言"上下交损，宜治其中，理中汤加味"。清代钱艺《慎五堂治验录》中言："上下交损，治当砥柱中流，即《内经》调以甘药之旨。"清代王之政《王九峰医案·咳嗽》中云："肾损于下，肺损于上，上损从阳，下损从阴，上下交损，从乎中治。"等等。

当然，"上下交损，当治其中"，叶天士并非仅仅用于心肾不交之证，而是作为疾病的证治法则，广泛应用于各类复杂性疾病的证治中。如《临证指南医案》卷二"吐血"中："《内经》分上下失血，为阴络阳络，是腑络取胃，脏络论脾。今饮食甚少，柔腻姑缓，上下交病，治在中焦。其午火升烦嗽，亦因血去阴伤，以胃药从中镇补，使生气自充也。人参，茯苓，白术，炙草，扁豆，白芍，山药。""阴脏失守，阳乃腾越，咳甚血来，皆属动象，静药颇合，屡施不应，乃上下交征，阳明络空，随阳气升降自由。先以柔剂填其胃阴，所谓执中近之。《金匮》麦门冬汤去半夏加黄芪。"

"八脉隶乎肝肾"

此言出于《临证指南医案》卷九"调经"朱案:"《经》云:阳维为病,苦寒热。缘上年冰雪甚少,冬失其藏,春半潮湿,地气升泄,以肝肾血液久亏之质,春生力浅。八脉隶乎肝肾,一身纲维,八脉乏束固之司,阴弱内热,阳微外寒矣。脊脊常痛,经事愆期,血海渐涸,久延虚怯,情景已露。《局方》逍遥散,固女科圣药,大意重在肝脾二经,因郁致损,木土交伤,气血痹阻,和气血之中,佐柴胡微升,以引少阳生气,上中二焦之郁勃可使条畅。今则入暮病剧,天晓安然,显是肝肾至阴损伤,八脉不为约束,故热无汗,至阴深远,古人谓阴病不得有汗也,当宗仲景甘药之例,勿取气辛助阳可矣。(肝肾奇脉阴虚)炙甘草,阿胶,细生地,生白芍,麦冬,牡蛎。"又在"腰腿足痛"汪妪案中言:"老年腰膝久痛,牵引少腹两足,不堪步履,奇经之脉,隶于肝肾为多。(腰膝痛)鹿角霜,当归,肉苁蓉,薄桂,小茴,柏子仁。"

一、奇脉乃人身之纲维

奇脉乃奇经八脉之简称,叶天士在《临证指南医案》中重视奇经在疾病证治中的作用,认为奇脉乃人身之纲维,纲维不用,疾病成矣。如"头风"王案言:"此少壮精气未旺,致奇脉纲维失护,《经》云:形不足者,温之以气,精不足者,补之以味。今纳谷如昔,当以血肉充养。"再"疟"华氏案言:"二十岁,天癸始通,面黄汗泄,内热外冷,先天既薄,疟伤不复,《内经》谓阳维为病,苦寒热。纲维无以振顿,四肢骨节疼痛通,八脉以和补,调经可以却病。"又"产后"陆案:"产后邪深入阴,气血胶结,遂有瘕疝之形,身体伛偻,乃奇脉纲维不用。充形通络可效。仿仲景当归羊肉汤意。"

纲维者,法度、纲纪之谓。奇经乃人身之纲维,多从奇经之功能而言。《灵枢·本脏》言经络"行血气而营阴阳",经络将气血输送至人体各部而"内溉脏腑,外濡腠理"。作为经络系统主体的十二经脉,"内属于腑脏,外络于肢节",总有循行之不足,奇经八脉即为其不可或缺的补充,并与十二经脉相互关联。

1. 冲脉

《灵枢·逆顺肥瘦》曰:"冲脉者,五脏六腑之海也,五脏六腑皆禀焉。其上者,出于颃颡,渗诸阳,灌诸精;其下者,注少阴之大络,出于气街,循阴股内廉入腘中,伏行骭骨内,下至内踝之后属而别。其下者,并于少阴之经,渗三阴;其前者,伏行出跗属,下循跗,入大趾间,渗诸络而温肌肉。"冲脉在《内经》中的表述并不一致,另在《灵枢·动输》《灵枢·五音五味》《素问·骨空论》中也论述了冲脉的循行,而《难经·二十七难》中亦有论述。要而言之,冲脉乃"十二经之海""五脏六腑之海""血海",起源于下元胞宫,与少阴肾经关系极为密切,五脏六腑皆禀受其气血的濡养,且关联到"天癸"的盛衰,所谓"太冲脉盛,月事以时下……七七,任脉虚,太冲脉衰少,天癸竭"。

2. 任脉

《素问·骨空论》曰:"任脉者,起于中极之下,以上毛际,循腹里,上关元,至咽喉,上颐循面入目。"《灵枢·经脉》《灵枢·五音五味》《难经·二十八难》等篇目中也论及任脉之循行。要而言之,任脉为"阴脉之海""经络之海",与冲脉、督脉皆起于下元胞宫,所谓"一源而三歧""总任诸阴""主胞胎",其脉气与手足各阴经相交会。

3. 督脉

《素问·骨空论》曰:"督脉者,起于少腹,以下骨中央,女子入系廷孔,其孔,溺孔之端也。其络循阴器,合篡间,绕篡后,别绕臀,至少阴与巨阳中络者合……"《灵枢·经脉》《难经·二十八难》等篇目中也有督脉循行之论述。要而言之,督脉乃"阳脉之海",能"总督诸阳",与任脉、冲脉同起于下元胞宫,其经脉上络于脑,下络于肾,脉气与诸阳经相交会。

4. 带脉

《灵枢·经别》曰:"足少阴之正,至腘中,别走太阳而合上,上至肾,当十四椎,出属带脉。"《难经·二十八难》曰:"带脉者,起于季胁,回身一周。"带脉为足少阴肾经别行之经,因其横行于腰腹之间,统束全身直行之经脉,"约束诸经",故称带脉,其脉气合于少阴肾、阳明胃、厥阴肝等诸经。

5. 维脉

《素问·刺腰痛》曰:"刺阳维之脉,脉与太阳合腨下间,去地一尺所……刺飞阳之脉,在内踝上五寸,少阴之前,与阴维之会。"《难经·二十八难》曰:"阳维阴维者,维络于身,溢蓄不能环流灌溉诸经者也。故阳维起于诸阳会也,阴维起于诸阴交也。"阳维、阴维分别维系、联络全身阳经、阴经,对气血的盛衰起到调节溢蓄的作用。

6. 跷脉

《灵枢·寒热病》曰："足太阳有通项入于脑者，正属目本，名曰眼系。头目苦痛，取之在项中两筋间。入脑乃别阴跷阳跷，阴阳相交，阳入阴，阴出阳，交于目锐眦。"《灵枢·脉度》曰："（阴）跷脉者，少阴之别，起于然骨之后，上内踝之上，直上循阴股，入阴，上循胸里，入缺盆上，出人迎之前，入顑，属目内眦，合于太阳、阳跷而上行。"又《难经·二十八难》曰："阳跷脉者，起于跟中，循外踝上行，入风池。阴跷脉者，亦起于跟中，循内踝上行，至咽喉，交贯冲脉。"跷脉具有交通一身阴阳之气，调节肢体运动功能的作用。

由上，奇经八脉在经络系统中起到了广泛的联系作用，与十二经脉等有着重要的关联性，通过奇经的维系、约束、统率、总督等，主导着人体全身气血的渗灌、调节，十二经脉才能有序地发挥各自功能。故而，《临证指南医案》中有诸多因奇经失于维系、约束、统率等而致的疾病。如"肾虚水液上泛为涎，督脉不司约束""肾虚收纳少权，督脉不司约束，阴火上泛，内风齐煽，久延痿厥沉疴，病根在下""肝肾至阴损伤，八脉不为约束，故热无汗""悲忧惊恐，内伤情志，沐浴熏蒸，外泄阳气，络中不宁，血从漏出，盖冲脉动，而诸脉皆动，任脉遂失担任之司，下元真气，何以固纳，述小便欲出，有酸楚如淋之状，诊脉微小涩""阳维脉衰，不司维续，护卫包举，下部无力，有形精血，不得充涵筋骨矣"等等，也由此而体现叶天士所谓"八脉隶乎肝肾，一身纲维""奇脉纲维"等论述的重要意义。

二、八脉为病，多及肝肾

1. 冲脉

《素问·骨空论》曰："冲脉为病，逆气里急。"张介宾从气血的角度释之曰："冲脉侠脐上行至胸中，故其气不顺则隔塞逆气，血不和则胸腹里急也。"《脉经》曰："冲脉……苦少腹痛上抢心，有瘕疝，绝孕，遗矢溺，胁支满烦也。"冲脉禀受肾所封藏之先天之精，得后天水谷化生之精，肾病之候明矣。又"冲为血海"，女子以血为本，故叶氏云："凡女人月水诸络之血，必汇集血海而下，血海者，冲脉也，男子藏精，女子系胞，不孕、经不调，冲脉病也。"即言冲脉与妇科疾病的密切关系。

2. 任脉

《素问·骨空论》曰："任脉为病，男子内结七疝，女子带下瘕聚。"《难经·二十九难》曰："任之为病，其内苦结，男子为七疝，女子为瘕聚。"任脉主病多以生殖系统疾病为主，多及肝肾与女子胞。故叶氏谓"任脉为担任之职，失其担任，冲阳上冲莫制，皆肾精肝血不主内守，阳翔为血溢，阳坠为阴遗，腰痛足胫畏冷，何一非精夺下损现症""阴虚阳动，冲脉任脉皆动，下无提防约束"。

3. 督脉

《素问·骨空论》曰："督脉为病，脊强反折……此生病从少腹上冲心而痛，不得前后，为冲疝。其女子不孕，癃，痔，遗溺，嗌干。"《灵枢·经脉》曰："督脉之别……实则脊强，虚则头重。"《难经·二十九难》曰："督之为病，脊强而厥。"督脉之为病与脑、脊柱、泌尿、生殖等疾病相关，亦关乎肾。叶天士常以"头垂欲俯""脊背上下引痛""腰脊酸楚""溺频且多""俯不能卧，脊强""腰重头疼，难转侧""两足腰膝酸软无力"等描述督脉为病，与《内经》同为一理。如"脉细促，三五欲歇止，头垂欲俯，着枕即气冲不续，此肾脏无根，督脉不用，虚损至此，必无挽法""食入欲呕，心中温温液液，痰沫味咸，脊背上下引痛，肾虚水液上泛为涎，督脉不司约束"。

4. 带脉

《难经·二十九难》曰："带之为病，腹满，腰溶溶如坐水中。"《素问·痿论》曰："阳明虚则宗筋纵，带脉不引，故足痿不用。"《脉经》曰："诊得带脉，左右绕脐腹腰脊痛，冲阴股也。"带脉之为病，常见下腹部胀满、重坠，腰部弛弱，足痿不用、带下等，多及肝肾。叶天士虑及冲任督带奇经之密切关系，常将带脉与冲、任、督诸脉并行而论，如"冲任督带交病""督带空虚"之类，病症则有"脊膂腰髀痿坠酸疼""经漏成带""膝骨跗胫易冷无力""脊腰髀酸痛"等。如"阴精下损，虚火上炎，脊腰髀酸痛，髓空，斯督带诸脉不用""经水后期不爽，带下脉脉不断，脊膂腰髀痿坠酸疼，膝骨跗胫易冷无力，由冲任督带伤损，致阴阳维跷不用"。

5. 维脉

《素问·刺腰痛》曰："阳维之脉令人腰痛，痛上怫然肿，刺阳维之脉。"《难经·二十九难》曰："阳维维于阳，阴维维于阴，阴阳不能自相维，则怅然失志，溶溶不能自收持。阳维为病苦寒热，阴维为病苦心痛。"阳维脉维系诸阳而沟通督脉，阴维脉维系诸阴而通于冲任。《临证指南医案》中，叶氏所言"阳维为病苦寒热"之"寒热"，多为"寒从背起，热起心胸""寒从背起，热过无汗""寒热时作"等，体质状态或为久疟阴伤，或为小产、产后，或为先天禀薄，或为天癸绝后，病机是下元阴阳并损，累及八脉，"八脉乏束固之司"，致使营卫循行失常而表现为寒热，非单纯"外感热病"表证之"寒热"。

6. 跷脉

《难经·二十九难》曰："阴跷为病，阳缓而阴急；阳跷为病，阴缓而阳急。"

跷脉脉气失调所致疾病与下肢运动功能的障碍密切相关，关联到肾之所藏精气与阳明所生气血。又由于阴阳跷脉皆交会于目内眦，入属于脑，故《灵枢·寒热病》有言："阳气盛则瞋目，阴气盛则瞑目。"跷脉通过卫气与人体的活动和睡眠相关联。叶天士继承了《内经》中跷脉与人体睡眠关系的观点，认为"阳跷脉满，令人得寐，今气越外泄，阳不入阴，勉饮酒醴，欲其神昏假寐"，此类疾病乃因中年以后，"下元先损"。"阳不入阴，不寐汗出，产伤，阴先受损，继而损至奇经。""烦劳太过，阳伤，痰饮日聚，阳跷脉空，寤不成寐，卫阳失护，毛发自坠，乃日就其衰夺矣。""脏液内耗，心腹热灼，阳气不交于阴，阳跷穴空，令人寤不成寐。"此类疾病，"乃损及肝肾，欲求阳和，须介属之咸，佐以酸收甘缓，庶几近理"。

三、肝肾不足，多累八脉

《临证指南医案》中，叶天士论述肝肾不足之证，多认为"肝肾必自内伤为病，久则奇经诸脉交伤。《经》谓冲脉动，而诸脉交动也"。肝肾之疾，多累八脉。

论"肝风"："痛从腿肢筋骨，上及腰腹，贯于心胸，若平日经来带下，其症亦至。此素禀阴亏，冲任奇脉空旷，凡春交，地中阳气升举，虚人气动随升，络血失养，诸气横逆，面赤如赭，饥不欲食，耳失聪，寤不成寐，阳浮，脉络交空显然。"

论"痹"："左脉弦大，面赤痰多，大便不爽。此劳怒动肝，令阳气不交于阴，阳维阳跷二脉无血营养，内风烁筋，跗蹑痹痛，暮夜为甚者，厥阴旺时也，病在脉络。"

论"痿痹"："寝食如常，仪容日瘦，语言出声，舌络牵强，手足痿弱，不堪动作，是肝肾内损，渐及奇经诸脉，乃痿痹之症，未能骤期速功。"

论"厥"："厥属肝病，几番病发，都因经水适来，夫血海贮聚既下，斯冲脉空乏，而风阳交动，厥之暴至之因由也，咸寒濡润，亦和阳泄内风之义。""冷自足上贯于心，初起周身麻木，今则口鼻皆有冷气，病起惊恐，内伤肝肾为厥，冲脉隶于肝肾，二脏失藏，冲气沸乱，其脉由至阴而上，故多冷耳。"

论"调经"："经水一月两至，或几月不来，五年来并不孕育，下焦肢体常冷，是冲任脉损，无有贮蓄，暖益肾肝主之。"

由此，不论何种原因造成的肝肾不足，皆可累及八脉而病。此外，肾为先天之本，肝为藏血之器，精与血皆为人体阴液之本，久病则伤气耗阴，故有久病及肝、及肾之说。同样，久病精血耗伤，脏腑功能失调，冲任之脉无阴无血可藏，督脉无阳可化，跷维之脉气血不及，久必自伤，皆影响八脉功能之发挥。叶天士言"久病阴分已虚""久病络脉空虚""久病延虚""久病必入血络""久病气馁神衰"等等，久病不复，则易损奇经。"肝肾必自内伤为病，久则奇经与诸脉交伤。"此真言也。

四、八脉虚损，求之肝肾

叶天士提出"八脉隶于肝肾""冲脉隶于阳明"等论点，主要还是从临床治疗的角度而言。温病学家将肝肾归属下焦，似乎与脏腑学说的"肝属中焦，肾属下焦"之论相矛盾，然温病学家是从肝肾功能而言，肾藏精，肝主血，温病多阴伤，其治疏散温热常结合育阴生津，合于肝肾之主体功能。再者，温热病在体内的传变，由表及里，由外及内，肝肾乃疾病之最深层面，属下元根本，少阴厥阴之治，亦在肝肾。

基于八脉与下元肝肾之间关系的密切性，八脉虚损，当求之于肝肾。八脉耗伤所致的病证十分复杂，且往往与其他脏腑经脉相兼为病，但究其证候，本在肝肾，其治亦求之肝肾。正如叶天士所言："凡冲气攻痛，从背而上者，系督脉主病，治在少阴，从腹而上者，治在厥阴，系冲任主病，或填补阳明，此治病之宗旨也。"

从以下具体案例中亦可窥见叶天士"八脉虚损，求之肝肾"之一斑。

"脏脉附背，督脉行身之背，足少阴真气不摄，唾中有血，吸气少入，而腰脊酸楚，寐泄魄汗，皆真气内损。若加嗔怒，再动肝阳，木火劫烁脂液，春木日旺，调之非易。水制熟地，蜜炙五味，女贞，茯神，川斛，炒山药，芡实，湖莲。"

"悲忧惊恐，内伤情志，沐浴熏蒸，外泄阳气，络中不宁，血从漏出。盖冲脉动而诸脉皆动，任脉遂失担任之司，下元真气，何以固纳？述小便欲出，有酸楚如淋之状，诊脉微小涩。最宜理阳通补。用青囊斑龙丸。"

"阅病原是劳损，自三阴及于奇经，第腹中气升胃痛，暨有形动触，冲任脉乏，守补则滞，凉润则滑，漏疡久泻寒热，最为吃紧，先固摄下焦为治。人参，炒菟丝饼，芡实，湖莲，茯神，赤石脂。"

"右肢骭足无力如痿，交子夜痰多呛嗽，带下且频。是冲脉虚寒，浮火上升，非治嗽清热。夫冲为血海，隶于阳明，女科八脉，奇经最要。《内经》论之，女子五七年岁，阳明日衰，今天癸将绝年岁，脉络少气，非见病治病肤浅之见，愚意通阳摄阴以实奇脉，不必缕治。（冲脉虚寒）薛氏加减八味丸二两，匀七服，盐汤送下。"

"天癸当止之年，经来淋漓不断，乃阴衰阳动。入秋深，夜寐甚少，汗泄四肢胸臆。夫冲脉隶于阳明，其气行乎身前，阳明脉空，阳越卫疏，阴火升举。当宗丹溪补阴丸，或虎潜丸之属。久病投汤太过，恐妨胃耳。每早服丹溪补阴丸四钱，十服。"

"老年冲脉既衰，所谓冲脉动，则诸脉皆逆。自述呕吐之时，周身牵引，直至足心，其阴阳蹻维，不得自固，断断然矣。仲景于半表半里之邪，必用柴芩，今上下格拒，当以桂枝黄连汤为法，参以厥阴引经，为通里之使，俾冲得缓，继进通补

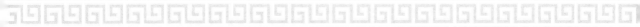

阳明。此为治厥阴章旨。"

五、肝肾亏虚，宜调八脉

邵新甫评述叶天士治虚损之疾有以下之箴言："久虚不复谓之损，损极不复谓之劳，此虚劳损三者，相继而成也。参其致病之由，原非一种，所现之候，难以缕析。大凡因烦劳伤气者，先生用治上治中，所以有甘凉补肺胃之清津，柔剂养心脾之营液，或甘温气味建立中宫，不使二气日偏，营卫得循行之义。又因纵欲伤精者，当治下而兼治八脉，又须知填补精血精气之分，益火滋阴之异，或静摄任阴，温理奇阳之妙处。若因他症失调，蔓延而致者，当认明原委，随其机势而调之。揣先生之用意，以分其体质之阴阳为要领，上中下见症为着想，传变至先后天为生死断诀，若逐节推求，一一有根荄可考，非泛泛然而凑用几味补药，漫言为治也。"

下元肝肾虚损，多疾病痼疾，以致八脉不调，故宜调八脉。"父母弱症早丧，禀质不克充旺，年二十岁未娶，见病已是损怯。此寒热遇劳而发，即《内经》阳维脉衰，不司维续，护卫包举，下部无力，有形精血，不得充涵筋骨矣，且下元之损，必累八脉，此医药徒补无用。鹿茸，杞子，归身，巴戟，沙苑，茯苓，舶茴香，羊肉胶丸。"此其一也。

"梦遗病，乃是阴气走泄，而湿热二气乘虚下陷，坠自腰中至囊，环跳膝盖诸处可见。久遗八脉皆伤。议用通药，兼理阴气。猪苓汤。又：熟地，五味，芡实，茯苓，湖莲，山药。"此其二也。

"下焦痿躄，先有遗泄湿疡，频进渗利，阴阳更伤，虽有参、芪、术养脾肺以益气，未能救下，即如畏冷阳微。几日饭后吐食，乃胃阳顿衰。应乎外卫失职，但下焦之病，多属精血受伤，两投柔剂温通之补，以肾脏恶燥，久病宜通任督，通摄兼施，亦与古贤四斤金刚健步诸法互参。""寝食如常，脉沉而缓，独两腿内外肌肉麻木。五旬又三，阳脉渐衰，蹻维不为用事，非三气杂感也。温通以佐脉络之流畅，仿古贤四斤金刚之属。淡苁蓉，枸杞子，牛膝，茯苓，白蒺藜，木瓜，川斛，萆薢。"此其三也。

"产后，陡然惊恐，阴亏，厥阳上逆，血涌吐痰，胸背胁俞大痛。乃八脉空乏之征，蓐劳重症延绵，最难全好。议镇固一法。熟地炭，炒杞子，五味，紫石英，茯神，牛膝炭。又：脉少敛，痛止血缓，仍用镇纳。熟地，炒杞子，五味，女贞子，芡实，茯神。"此其四也。

"脉左沉小，右弦，两足腰膝酸软无力，舌本肿胀，剂颈轰然蒸热，痰涎涌出味咸。此肾虚收纳少权，督脉不司约束，阴火上泛，内风齐煽，久延痿厥沉疴。病根在下，通奇脉以收拾散越之阴阳为法。虎潜去知、柏、归，加枸杞、青盐，羊肉胶丸。""症如历节，但汗出筋纵而痛，冬月为甚，腰脊伛偻形俯。据述未病前梦遗已久，是精血内损，无以营养筋骨，难与攻迫。议香茸丸，温通太阳督脉。（督阳虚）鹿茸三两，生当归二两，麝香一钱，生川乌五钱。雄羊肾三对，酒煮烂，捣丸。"此其五也。

"经漏三年，诊色脉俱夺，面浮跗肿，肌乏华色，纳谷日减，便坚不爽，自脊膂腰髀酸楚如堕，入夏以来，形神日羸。思经水必诸路之血，贮于血海而下，其不致崩决淋漓者，任脉为之担任，带脉为之约束，刚维跷脉之拥护，督脉以总督其统摄。今者但以冲脉之动而血下，诸脉皆失其司，症固是虚，日饵补阳不应，未达奇经之理耳。考《内经》于胸胁支满妨食，时时前后血，特制乌鲗丸，咸味就下，通以济涩，更以秽浊气味为之导引，同气相需。后贤谓暴崩暴漏，宜温宜补，久漏久崩，宜清宜通，正与圣经相符。况乎芪术皆守，不能入奇脉，无病用之，诚是好药，借以调病，焉克有济？夏之月，大气正在泄越，脾胃主令，岁气天和，保之最要。议以早进通阴以理奇经，午余天热气泄，必加烦倦，随用清暑益气之剂，顺天之气，以扶生生。安稳百日，秋半收肃令行，可望其藏聚气交，而奇络渐固。此久损难复，非幸试速功矣。（奇脉阴虚风阳动）"此其六也。

"八脉隶于肝肾"论点，既有经络理论为依据，又有临床实践为之证明。叶天士从奇经八脉以及肝肾的生理、病理等方面加以论述，并以此应用于临床而取效，为后世医家所赞同。"盖八脉丽于肝肾，如树木之有本也。"吴鞠通之言不妄矣。

"初病在气，久必入血"

此论出自《临证指南医案》"木乘土"芮案与"虚劳"王案。

"木乘土"芮案："前议肝病入胃，上下格拒，考《内经》诸痛，皆主寒客，但经年累月久痛，寒必化热，故六气都从火化，河间特补病机一十九条亦然。思初病在气，久必入血，以经脉主气，络脉主血也。此脏腑经络气血，须分晰辨明，投剂自可入彀。更询初病因惊，夫惊则气逆，初病肝气之逆，久则诸气均逆，而三焦皆受，不特胃当其冲矣。谨陈缓急先后进药方法，《厥阴篇》云：气上撞心，饥不能食，欲呕，口吐涎沫。夫木既犯胃，胃受克为虚，仲景谓制木必先安土，恐防久克难复，议用安胃一法。川连，川楝子，川椒，生白芍，乌梅，淡姜渣，归须，橘红。"

"虚劳"王案："久客劳伤，气分痹阻，则上焦清空诸窍不利。初病在气，久则入血，身痛目黄，食减形瘦。由病患及乎元虚，攻补未能除病。思人身左升属肝，右降属肺，当两和气血，使升降得宜，若再延挨，必瘀滞日甚，结为腑聚矣。（气血滞升降阻）旋覆花汤加桃仁、归须、蒌皮。"

一、立论本质

此为叶天士关于疾病两个阶段的论述，也可以认为是叶天士对络病两个阶段的论述。初病在气、在经、在络（外在表浅之络，也称之阳络），意在病邪初入，人体感邪之初，病位较浅，即刻发病，此阶段主要为"气"的运动失常，即气失条畅，叶天士常将此描述为"气结"，包含气滞、气虚两类；久必入血，则言疾病经过演变，血伤入络（内在深入之络，也称之阴络），意在病邪深入，病位较深，久后发病，此阶段主要为"血"的运动失常，即血瘀络阻，叶天士常将此描述为"入络""阻络"，包含血瘀、血虚两类。

此类描述在《临证指南医案》中有多处："初病在经，久痛入络，以经主气，络主血，则可知其治气治血之当然也，凡气既久阻，血亦应病，循行之脉络自痹。""初病在气，久则入血。""初为气结在经，久则血伤入络，病久痛久则入血络。""初病湿热在经，久则瘀热入络。""初病在经在气，其久入络入血。""初病气伤，久泄不止,营络亦伤,古谓络虚则痛也。"等等。

二、立论依据

"初病在气,久必入血"的思想来源于《黄帝内经》。

《素问·举痛论》曰:"百病生于气也,怒则气上,喜则气缓,悲则气消,恐则气下,寒则气收,炅则气泄,惊则气乱,劳则气耗,思则气结。""经脉流行不止,环周不休,寒气入经而稽迟,泣而不行,客于脉外则血少,客于脉中则气不通,故卒然而痛。"

《素问·调经论》曰:"五脏之道,皆出于经隧,以行血气。血气不和,百病乃变化而生,是故守经隧焉。"

《素问·逆调论》曰:"营气虚则不仁,卫气虚则不用,营卫俱虚则不仁且不用。"

《灵枢·百病始生》曰:"是故虚邪之中人也,始于皮肤,皮肤缓则腠理开,开则邪从毛发入,入则抵深,深则毛发立,毛发立则淅然,故皮肤痛。留而不去,则传舍于络脉,在络之时,痛于肌肉,其痛之时息,大经乃代。留而不去,传舍于经……""卒然多食饮,则肠满,起居不节,用力过度,则络脉伤。阳络伤则血外溢,血外溢则衄血;阴络伤则血内溢,血内溢则后血。"

《灵枢·痈疽》曰:"寒邪客于经络之中则血泣,血泣则不通,不通则卫气归之,不得复反,故痈肿。""营卫稽留于经脉之中,则血涩而不行,不行则卫气从之而不通。"

《灵枢》曰:"阳络伤则血外溢,血外溢则衄血;阴络伤则血内溢,血内溢则后血。肠胃之络伤,则血溢于肠外。"

《内经》不仅提出了络病的病因在于外感六淫、内伤七情、饮食劳逸失度等,也指出了络病的病机在于邪气在络、络脉绌急、络脉瘀阻、络脉损伤、络脉不荣等,同时还言及病邪传变由外及里、由浅及深、由气及血的过程,以及络病的诊断等内容。《难经·二十二难》也指出:"气留而不行者,为气先病也;血壅而不濡者,为血后病也。"叶天士络病理论与《内经》《难经》一脉相承,更为明确地提出了"初病在气,久必入血"论点。各种致病因素由阳络侵入,进而发展到经脉,即初病在气、在经;随着邪正斗争,邪盛正衰,病邪渐次深入,进一步入里侵袭到深层的阴络,久则留滞于络脉而出现瘀滞,形成气滞、血瘀、痰凝等病理产物,致使络脉不通,继而互为因果,恶性循环,即久病在血、入络。

三、络病理论与温热病

叶天士对络脉疾病的种种成因论述,如"寒邪入络""内风袭络""血伤入络""瘀热入络""痰火阻络""阴邪聚络"等,日久可导致疼痛、癥积、痹证等多种病证,故一般认为络病理论是叶天士对内伤杂病之病邪由经入络、由气及血、由功能性病变发展为器质性病变的慢性病理过程的理解。其实这是不够全面的。

叶天士所论络病的"初""久"是一种相对的概念,对病程较短的外感热性病而言,病邪在卫分气分不解,入营入血病程加长亦属"久"的概念。叶氏将其络病论治的思想延伸到外感温热病,从而创建了"卫气营血"辨证论治体系,形成继《内经》《伤寒论》之后又一重大学术发展。

叶天士阐述温热病的传变,大致分为卫气营血四个阶段,所谓"肺主气属卫,心主血属营""卫之后方言气,营之后方言血",这正是以"初病在气,久必入血"的病机理论为基础,即将初见的"气"分证和渐次出现的"血"分证更为精细地区分为卫、气、营、血证,这也说明温热病与杂病,其病虽异,其理实同。如叶氏所说"温热时疠,上行气分,而渐及于血分"(《临证指南医案·温热》),即温热病"初病在气,久必入血"的情况。论暑热时说"暑热邪伤,初在气分,日多不解,渐入血分"(《临证指南医案·幼科要略》),说明暑热之邪亦多由气入血。论疫疠时说"吸入疫疠,三焦皆受,久则血分渐瘀"(《临证指南医案·疫》),指出疫疠之邪久延也可由气及血。

"温邪上受,首先犯肺,逆传心包",是叶天士阐述的外感温热病传变途径,在《临证指南医案·温热》病案中也有类似的论述:"吸入温邪,鼻通肺络,逆传心包络中。"外感温热病虽然可以摆脱病邪由经入络即六经传变的具体过程,但其由外入里、由气入血的过程同样存在,只是较六经传变更为直接,属于垂直传变。故叶天士在《叶氏医案存真》中论述气分热邪充斥三焦的传变时言:"夫热邪湿邪,皆气也,由募原分布三焦,营卫不主循环,升降清浊失司,邪属无形,先着气分……但无形之邪久延必致有形,由气入血,一定理也。"络病理论同样适用温热病的辨证论治。

四、《临证指南医案》论"入络"

叶天士在论述络病时,常有中络、入络、动络、传络、乘络、袭络、犯络、阻络、流络、聚络、伤络、灼络、蒸络、络虚等,词义在具体论述时虽有些许差异,但基本内涵是一致的,主要区别在于络病形成的原因,比如相火之"扰络",咳呛之"震络",风伤之"中络",病传之"传络",等等,使用最为频繁的是"入络"。

"入者，内也。"由外而内之谓，中之缓者也。"入络"与"中络"之区分者，亦在缓急，入缓而中急也。凡病不在络脉，因他处患病而害及络脉、络血者，叶氏谓之入络，既有"宿疾久病，必皆入络"者，也有不待久病而入络者，故叶天士在具体描述时又有渐入、直入、攻入之分。总述《临证指南医案》中"入络"之语，有以下诸条：

邪风入络：证因感受外风，见于中痱、类中，如面瘫，症见口舌㖞斜。此与"中风"门中络异义，要在无偏枯发生，故言"入"不言"中"。如："头目口鼻㖞邪，继而足痿，此邪风入络所致。"

木火入络：证因肝胆火盛，广犯中宫二肠以至肺金。症见腹胀溺赤，喉痛声嘶，痰中带血。如："性躁，气有余便是火，肝胆中木火入络，成形为胀，便溺皆赤，喉痛声嘶痰血。肝病过膈犯肺，久延为单腹胀难治。"

寒气入络：寒入络脉，络被气乘，填塞阻逆。症见右胁疼痛、有形攻心、呕吐清涎、周身寒凛，痛止则症状寂然无踪。如："痛必右胁中有形攻心，呕吐清涎，周身寒凛，痛止寂然无踪。此乃寒入络脉，气乘填塞阻逆。以辛香温通法。"

温邪入络：证因温病日久，气分热邪逆传，深入营络，伤及营血，剧则引发内风而致瘛疭、痉厥，若邪通心包络，则见神昏。如："温邪深入营络，热止，膝骨痛甚。盖血液伤极，内风欲沸，所谓剧则瘛疭痉厥至矣。总是消导苦寒，冀其热止，独不虑胃汁竭，肝风动乎！拟柔药缓络热熄风。"

暑邪入络：证与温邪入络同论。暑由上受，先入肺络，气分窒塞日久，热邪侵入营血，瘀热留络，在肺不解，可见瘀血。暑热深陷，可发痉厥，热通心包，症见神昏。如："三伏中，阴气不生，阳气不潜，其头胀身痛，是暑邪初受。暑湿热必先伤气分，故舌白口渴身痛，早晨清爽，午夜烦蒸，状如温疟。沐浴扰动血络，宿病得时邪而来。"

瘀热入络：证因脓疡日久不已，初则湿热在经，久则瘀热入络，症见神昏。如："初病湿热在经，久则瘀热入络，脓疡日多未已，渐至筋骨疼痛。《金匮》云：经热则痹，络热则痿。数年宿病，勿事速攻。夜服蒺藜丸。"

饮气入络：证因病久络空，饮气逆攻入络。症见面色明亮，素有饮邪，腹痛日久，左胁有形，痛绕腹中及胸背诸俞，食辛辣则痛止。如："腹痛三年，时发时止，面色明亮，是饮邪，亦酒湿酿成。因怒左胁有形，痛绕腹中及胸背诸俞。乃络空，饮气逆攻入络。"

悬饮充入胃络：证因悬饮久而不愈，以致悬饮流入胃络。症见左胁疼痛、骨痛吞酸等。如："悬饮流入胃中，令人酸痛，涌噫酸水，当辛通其阳以驱饮。""夏季阳气大升，痰多呛咳，甚至夜不得卧，谷味皆变，大便或溏或秘。诊脉右大而弦，议以悬饮流入胃络，用开阖导饮法。"

疟邪入络：证因疟疾久不痊愈，邪入络脉，与气血凝结成形，变为疟母。如："疟母，是疟邪入络，与血气扭结，必凝然不动。今述遇冷劳怒，冲气至脘，痛必呕逆，必三日气降痛缓，而后水饮得入。此厥逆之气，由肝入胃，冲脉不和，则经水不调。"

气攻入络：络血不注冲脉，冲脉经阻，气攻入络，聚而为瘕作痛。络虚则胀，气阻则痛。如："络血不注冲脉，则经阻，气攻入络，聚而为瘕乃痛。冲脉是阳明属隶，痛升于右，胀及中脘，作呕清涎浊沫。操家烦怒，犯胃莫如肝，泄肝正救胃。"

血伤入络：证因反复寒暑劳形，郁怒劳力，久则阳气受伤，气钝血滞，日见瘀痹，血络损伤，此属伤力形证。如："骑射驰骤，寒暑劳形，皆令阳气受伤。三年来，右胸胁形高微突，初病胀痛无形，久则形坚似梗，是初为气结在经，久则血伤入络。盖经络系于脏腑外廓，犹堪勉强支撑，但气钝血滞，日渐瘀痹，而延癥瘕，怒劳努力，气血交乱，病必旋发。"

血结入络：脉络呆钝，气痹血瘀，郁而化热，积热熏灼，渐而络血痼结成痈。如："痈者，壅也。血结必入于络，吐痰口气皆臭，内痈已见一斑矣。"

败血入络：产后恶露不清，败血流入经络。如："产后十二朝，先寒战，后发热，少腹绞痛，腹膨满，下部腰肢不能转侧伸缩，小溲涩少而痛。此败血流入经络，延及变为痨症。议用交加散。"

叶天士的络病学说是《内经》络病理论在清代的一次总结。叶氏将络病分为初病、久病两个阶段，虽没有具体时间的规定，但从其证候表现确定病邪是否入络，乃是治络法的关键所在。叶天士久病入络、久痛入络的论点，直至今天仍然指导着临床疑难病的诊治。

"上燥治气,下燥治血"

"上燥治气,下燥治血,此为定评。"此论出自《临证指南医案》"燥"门,叶天士以此作为治疗燥病的原则。"秋燥一证,气分先受,治肺为急。若延绵数十日之久,病必入血分,又非轻浮肺药可医,须审体质证端。古谓治病当活泼泼地,如盘走珠耳。"(《幼科要略·秋燥》)上燥治气,治气分也;下燥治血,治血分也。上、下者,部位之谓,叶氏所谓上者,肺胃两者;下者,不出肝肾。燥者,病因、病性之谓,病因者,外感、内生之燥邪;病性者,燥热同性伤津耗液之称。

一、上燥治气

《灵枢·九宫八风》言:"风从西方来,名曰刚风,其伤人也,内舍于肺,外在于皮肤,其气主为燥。"此当叶天士"上燥治气"思想的滥觞。

上燥,用以概述上部燥病。就肺胃而言,"温邪上受,首先犯肺",此为叶天士温病传变之论,言"肺位最高,邪必先伤,此手太阴气分先病";"温自上受,燥自上伤,理亦相等",此为叶天士燥病受邪之论,言"世人误认暴感风寒,混投三阳发散,津劫燥甚,喘急告危"。两者均是"肺气受病",温燥同性,皆易津伤,"肺乏津液上供,头目清窍,徒为热气熏蒸,鼻干如煤,目瞑,或上窜无泪,或热深肢厥,狂躁溺涩,胸高气促,皆是肺气不宣化之征"。燥之成,无论外感还是内生,皆先伤肺,盖因"肺为娇脏",耐寒不耐热,易为热伤。即便受寒,风寒不解,入里化热,可直接伤及阳明气分,耗伤津液而成燥病。燥邪伤肺,传入中焦,胃恶燥,可见口燥咽干、心烦易饥、嘈杂干呕、反胃脘痞、大便干结、舌红少津、脉细数等,皆为阴伤之候。若平素嗜食辛辣,或情志易郁者,更易出现胃阴不足之证。胃阴不足,则胃阳偏亢,虚热内生,更使津伤液耗。

"气分热炽,头胀痰嗽。""右数大,议清气分中燥热。""脉数,右肩痛痿,经不调,经来气攻触,皆性躁,气分有热。"皆为叶氏对热犯太阴、气分有热之论,叶天士以轻清宣肺、甘凉润燥为治,常用药为连翘、桑叶、川贝、杏仁、沙参、竹茹、香豉、黑栀皮、桔梗、银花、薄荷、郁金、山栀、活水芦根汁等。肺气清则气得宣降,治节畅而津液行。

"阳明胃腑之虚,因久病呕逆,投以辛耗破气,津液劫伤,胃气不主下行,致肠中传送失司。《经》云:六腑以通为补。半月小效,全在一通补工夫,岂徒理燥而已?议甘寒清补胃阴。""劳心劳力经营,向老自衰,平日服饵桂附生姜三十年,病食噎不下膈吐出。此在上焦之气不化,津液不注于下,初病大便艰涩。按《经》云:味过辛热,肝阳有余,肺津胃液皆夺,为上燥。仿嘉言清燥法。"皆为叶氏对热伤肺胃、津液不足之论。叶天士以甘凉甘润、清肺救燥为治,常用药物为沙参、麦冬、鲜生地、天冬、麻仁、知母、生扁豆、桑叶、石膏、地骨皮、糯米须、甜梨肉、粳米、生白蜜等。肺气清则上焦之气得畅,清阳敷布而除热;胃津复则中焦之液得下,后天充养而得本。

二、下燥治血

明代李梴《医学入门》"外集"卷四"杂病提纲·外感"中言:"外因时值阳明燥令,久晴不雨,黄埃蔽空,令人狂惑,皮肤干枯屑起。内因七情火燥,或大便不利亡津,或金石燥血,或房劳竭精,或饥饱劳逸损胃,或炙煿酒浆厚味,皆能偏助火邪,消烁血液。"概言之为外燥伤肺卫,内燥伤精血,此为下燥治血立论之基础。

喻昌在其《秋燥论》中曾言:"五脏五志之火,皆有真液以养之,故凝聚不动,而真液尤赖肾之阴精,胃之津液,交灌于不竭。若肾胃之水不继,则五脏之真阴随耗,五志之火翕然内动。"故而"治燥病者,补肾水阴寒之虚",泻心火、除肠热、济胃津,由此"使道路散而不结,津液生而不枯,气血利而不涩,则病日已矣"。又言:"凡治燥病,须分肝肺二脏……肝脏见燥证,固当急救肝叶,勿令焦损。"

此论对叶天士有直接影响,叶天士对下燥之损,以肝肾之阴而论,与喻氏同出一辙。如叶天士治顾妪便闭一症,认为属老年血枯,内燥风生,下失滋养,即明言"昔喻氏上燥治肺,下燥治肝,盖肝风木横,胃土必衰,阳明诸脉,不主束筋骨,流利机关也",即"用微咸微苦以入阴方法"滋养肝肾之阴。

津液是生命活动中的必需物质,"温肌肉,充皮肤",既可化生血液,又对人体起着濡养、润泽的作用。燥邪伤津,或吐泻过度,或失血过多,或久病津耗,皆可致津液不足而燥化,或加重燥证病情,症见口渴咽干、唇燥而裂、皮肤干枯无泽、小便短少、大便干结、舌红少津等。燥病久延,损及于下,肝肾阴精为之伤,以致水亏于下,火亢于上,终成下虚上盛之证,可见咽干口燥、五心烦热、昼凉夜热、眩晕多梦、颧红盗汗等肝肾阴虚之证,严重者阴不制阳,肝风内动,出现面红目赤、急躁易怒、痉挛抽搐等症。对此类证候,叶氏采用补肝益肾为法,以滋其阴。

所以,下燥治血,其"治血"之意乃是"治精血"之谓。精血者,肝肾也。"热邪不燥胃津,必耗肾液"(《温热论》)。五志所伤,肝者,怒则伤肝,疏泄失司,气滞而郁,郁而化火,遂伤阴精;脾者,思虑伤脾,脾失所运,气血津液化生不足，诸证蜂起；心者，喜则气缓，缓者不收，肝火相乘，肾水不滋，心火独旺，移热于下，及肝肾矣；肺者，敷布清阳，悲哀动中，肺气乘肝，伤魂动魄，魄伤则狂，阴所不制也；肾者，封藏之本，大惊卒恐，摄纳不固，失肾精矣。又因各种劳倦内伤，脏腑所伤，久则及肾，肝肾同源，精血虚矣。

"老人舌腐，肉消肌枯，心事繁冗，阳气过动，致五液皆涸而为燥，冬月无妨，夏月深处林壑，心境凝然，可以延年"，心阳过动伤液之谓；"脉数虚，舌红口渴，上腭干涸，腹热不饥。此津液被劫，阴不上承，心下温温液液"，阴液为热所伤之候；"阳津阴液重伤，余热淹留不解，临晚潮热，舌色若赭，频饮救亢阳焚燎，究未能解渴。形脉俱虚，难投白虎，议以仲景复脉一法，为邪少虚多，使少阴、厥阴二脏之阴少苏，冀得胃关复振。因左关尺空数不藏，非久延所宜耳"，谓滋阴养液之治也，地黄、白芍、阿胶、龟板、人参、麦冬、桂枝、鸡子黄等为叶天士常用之药。此为治法，叶天士并非以此专治下燥证，有是证即用是药。如叶天士常以虎潜丸、侯氏黑散、地黄饮子、滋肾丸、复脉汤等之类，"缓肝之急以熄风，滋肾之液以驱热"，其因在于合乎证情，乃异病同治之法。

叶天士之后，清末医家俞根初在《重订通俗伤寒论》中将秋燥的病程分为上、中、下三个阶段，认为"上燥则咳，中燥则渴，下燥则结"，故而立治法"上燥救津，中燥增液，下燥滋血"，救津以平咳，增液以止渴，滋血以下结。分析俞氏之"上燥救津，中燥增液"，实质是叶天士"上燥治气"的分述。俞氏对燥病的病变阶段之论更为清晰，然"上燥救津"不如叶氏"上燥治气"确切，且"治血"之法并非"滋血"一法，故而《温病学》教材中以"上燥治气，中燥增液，下燥治血"作为定论，融合了两家之言，更为全面。

概而述之："上燥治气"，燥热之邪犯上焦肺时，应从治气、治肺入手，可以辛凉轻清之剂清肺润燥；"中燥增液"，燥热之邪损伤胃肠津液，需以甘寒清凉之剂增液濡润；"下燥治血"，燥热病邪损伤下焦肝肾精血，当以甘寒咸寒之剂滋肾养肝。

《临证指南医案》"燥"门之末有一段邵新甫的评述，能让我们更好地理解叶天士"上燥治气，下燥治血"的内涵，现录于下：

> "燥为干涩不通之疾，内伤、外感宜分。外感者，由于天时风热过胜，或因深秋偏亢之邪，始必伤人上焦气分。其法以辛凉甘润肺胃为先，喻氏清燥救肺汤，及先生用玉竹、门冬、桑叶、薄荷、梨皮、甘草之类是也；内伤者，乃人之本病，精血下夺而成，或因偏饵燥剂所致，病从下焦阴分先起。其法以纯阴静药，柔养肝肾为宜，大补地黄丸、六味丸之类是也。要知是症大忌者苦涩，最喜者甘柔。若气分失治，则延及于血，下病失治，则槁及乎上，喘咳痿厥，三消噎膈之萌，总由此致。大凡津液结而为患者，必佐辛通之气味；精血竭而为患者，必藉血肉之滋填。在表佐风药而成功，在腑以缓通为要务。古之滋燥养营汤、润肠丸、五仁汤、琼玉膏、一气丹、牛羊乳汁等法，各有专司也。"

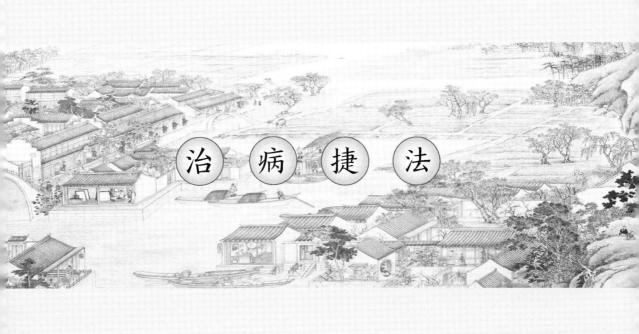

治病捷法

吴有性治疫病三期三法

吴有性在《温疫论》中指出"温疫之为病,非风、非寒、非暑、非湿,乃天地间别有一种异气所感","邪之所着,有天受,有传染,所感虽殊,其病则一","盖当其时,适有某气专入某脏腑经络,专发为某病,故众人之病相同,非关脏腑经络或为之证也",提出了温疫的"杂(戾)气致病"学说,又言杂气"邪自口鼻而入"的致病途径。吴有性将温疫病传变途径分为半表半里(膜原)、表(经)、里(胃)三个层次,分别代表了温疫病发展过程中的初期、中期、后期三个阶段,并确定了各自不同的证治要点,丰富了祖国医学关于温疫的理论,也为后世温病学说的发展奠定了坚实的基础。

一、初期:法宜疏利透达

吴有性认为疫邪的侵入并非传统的由表入里,而是"时疫感邪在内"。《温疫论》"原病"言:"邪自口鼻而入,则其所客,内不在脏腑,外不在经络,舍于伏脊之内,去表不远,附近于胃,乃表里之分界,是为半表半里,即《针经》所谓横连膜原是也。"又在"行邪伏邪之别"中说:"所谓温疫之邪,伏于膜原,如鸟栖巢,如兽藏穴,营卫所不关,药石所不及。""温疫初起"言:"温疫初起,先憎寒而后发热,日后但热而无憎寒也……其时邪在伏脊之前,肠胃之后,虽有头疼身痛,此邪热浮越于经,不可认为伤寒表证,辄用麻黄桂枝之类强发其汗。"

温疫之邪困阻膜原,"凡元气胜者毒易传化,元气薄者邪不易化,即不易传……不传则邪不去,邪不去则病不瘳,延缠日久,愈沉愈伏,多致不起",淹滞难化,秽浊、败精、痰浊、瘀血等因而产生,郁阻三焦气机,阻碍津液、气血的输布与代谢,导致机体机能失调与障碍。此为邪伏膜原,病位在半表半里,也是疫病初起时的病理阶段,同样也可以认为是温病的某个病理阶段,其实质在于正邪交争处于相持的状态。吴有性认为此阶段的治疗应"使邪毒速离膜原","必待其出表,或入里,然后可导邪而去,邪尽方愈",治法为开达膜原,即疏利透达、开通郁阻,达原饮是其代表方。

达原饮由槟榔、厚朴、草果仁、知母、芍药、黄芩、甘草组方。"温疫初起"

言："槟榔能消能磨，除伏邪，为疏利之药，又除岭南瘴气；厚朴破戾气所结；草果辛烈气雄，除伏邪盘踞。三味协力，直达其巢穴，使邪气溃败，速离膜原，是以为达原也。热伤津液，加知母以滋阴；热伤营血，加白芍以和血；黄芩清燥热之余；甘草为和中之用。以后四味，不过调和之剂，如渴与饮，非拔病之药也。"吴有性认为"证有迟速轻重不等，药有多寡缓急之分，务在临时斟酌"，故又列加减之药："凡疫邪游溢诸经，当随经引用，以助升泄，如胁痛、耳聋、寒热、呕而口苦，此邪热溢于少阳经也，本方加柴胡一钱；如腰背项痛，此邪热溢于太阳经也，本方加羌活一钱；如目痛、眉棱骨痛、眼眶痛、鼻干不眠，此邪热溢于阳明经也，本方加干葛一钱。"吴有性特别指出：此时"邪不在经，汗之徒伤表气，热亦不减。又不可下，此邪不在里，下之徒伤胃气，其渴愈甚"。

二、中期：法宜攻下逐邪

膜原邪溃，或出表，或入里。出表者，越于三经，病情转轻向愈；入里者，内传于胃，病情传变向重。故吴有性在"温疫初起"中言："感之重者，舌上苔如积粉，满布无隙，服汤后不从汗解，而从内陷者，舌根先黄，渐至中央，邪渐入胃，此三消饮证。若脉长洪而数，大汗多渴，此邪气适离膜原，欲表未表，此白虎汤证。如舌上纯黄色，兼之里证，为邪已入胃，此又承气汤证也。"祛邪逐邪之法，三消之，汗解之，攻下之。

吴有性将温疫病的传变列为九种，其在"统论疫有九传治法"中云："有但表而不里者，有但里而不表者，有表而再表者，有里而再里者，有表里分传者，有表里分传而再分传者，有表胜于里者，有里胜于表者，有先表而后里者，有先里而后表者。凡此九传，其去病一也。"简而言之，温疫的传变揭示了正邪交争的病邪出路，病邪入里即为传于胃，表示病邪向里深入，可下而解。

疫病乃疫邪所伤，祛邪逐邪就是治疗温疫的根本大法，所谓"麻征君复增汗吐下三法，总是导引其邪，打从门户而出，可为治法之大纲，舍此皆治标云尔"，邪去正尚能安。要言之，吴有性祛邪逐邪的原则在于客邪贵乎早逐、逐邪勿拘结粪、邪未尽而数下之，攻下逐邪为其要者。

1. 客邪贵乎早逐

吴有性在"注意逐邪勿拘结粪"中言："大凡客邪贵乎早逐，乘人气血未乱，肌肉未消，津液未耗，病患不至危殆，投剂不至掣肘，愈后亦易平复。欲为万全之策者，不过知邪之所在，早拔去病根为要耳。"疫病之初，邪气鸱张，正气未损，尚堪攻逐，邪去而正安，故邪应早逐，以拔病根，除去致病之因。倘若贻误治疗之时机，不趁早攻下逐邪，好比"养虎遗患"，导致"变证迭起"，治尤难矣。吴氏立此法，一是在于疫病治疗本身之需要，"邪为本，热为标，结粪又其标也。能早去其邪，安患燥结耶？"二是以救时医治疫之弊，攻下之药多峻烈性猛，《伤寒论》中言用之不当易成"坏证"，时医多拘于此而不敢早投多投。也正是祛邪攻逐的这种特点，吴氏强调用药的时机，"但要谅人之虚实，度邪之轻重，察病之缓急，揣邪气离膜原之多寡，然后药不空投，投药无太过不及之弊"。

2. 逐邪勿拘结粪

攻下逐邪是《伤寒论》为阳明腑实证所立之法，用于里热炽盛，与肠中糟粕相搏的病证。历代医家攻下多遵"下不厌迟"之说，强调肠中有结粪燥屎方可攻下。吴有性认为疫病的下法在于宣通气机，而非单纯下结粪。如"疫痢兼证"言："盖疫邪传胃十常八九，既传入胃，必从下解。疫邪不能自出，必藉大肠之气传送而下，而疫方愈。""辨明伤寒时疫"："邪留于胃，故里气结滞，里气结，表气因而不通，于是肌肉之邪，不能即达于肌表，下后里气一通，表气亦顺，向者郁于肌肉之邪，方能尽发于肌表。""发斑"："邪留血分，里气壅闭，则伏邪不得外透而为斑。若下之，内壅一通，则卫气亦从而疏畅，或出表为斑，则毒邪亦从而外解矣。""统论疫有九传治法"："然表里俱病，内外壅闭……宜承气先通其里，里邪先去，邪去则里气通，中气方能达表，向者郁于肌肉之邪，乘势尽发于肌表矣。"皆为此论之具体阐述，里（胃）气一结，气闭内壅，表气因而不通；里（胃）气一通，升降有序，表气亦为之顺。邪去则表里之气和顺，阴阳气机为之畅条，安有不治？因而吴有性认为温疫病"逐邪勿拘结粪"。

"注意逐邪勿拘结粪"云："温疫可下者，约三十余证，不必悉具，但见舌黄、心腹痞满，便于达原饮加大黄下之。"下法"实为开门祛贼之法，即使未愈，邪亦不能久羁"，且"承气本为逐邪而设，非专为结粪而设也"，并例之曰："况多有溏粪失下，但蒸作极臭如败酱，或如藕泥，临死不结者，但得秽恶一去，邪毒从此而消，脉证从此而退，岂徒孜孜粪结而后行哉！"又以津枯血燥、老年血液衰少、病后血气未复等每生燥结为例，"要知因邪热致燥结，非燥结而致邪热也。但有病久失下，燥结为之壅闭，瘀邪郁热，益难得泄，结粪一行，气通而邪热乃泄"，故而"燥结不致损人，邪毒之为殒命也"。言"逐邪勿拘结粪"之因也。

当然，下法之于结粪是常法，吴有性也多有论述。如"大便"："大便闭结者，疫邪传里，内热壅郁，宿粪不行，蒸而为结，渐至更硬，下之。结粪一行，瘀热自除，诸症悉去。""下格"："温疫愈后，脉证俱平，大便二三旬不行，时时作呕，饮食不进，虽少与汤水，呕吐愈加，此为下格……宜调胃承气热服，顿下宿结及溏粪、粘胶恶物，臭不可当者，呕吐立止。"等等。

吴有性在《温疫论》中攻下逐邪法运用广泛，如邪渐入胃证，实热结于肠腑证，热结下焦小便闭塞证，发斑里气壅滞证，胃家秽热发黄证，血为热搏之蓄血证，表里分传、里气壅滞之无汗证，三焦壅闭、表里气滞之水肿证，胃腑壅闭、胃气上逆之呕吐、呃逆证，阳气内闭之体厥、脉厥证，等等，《温疫论》"应下诸证"列苔、症等十九条详述之。吴氏之攻下逐邪，以大、小、调胃三承气汤立法。"三承气汤，功用仿佛。热邪传里，但上焦痞满者，宜小承气汤；中有坚结者，加芒硝软坚；惟存宿结而有瘀热者，调胃承气宜之。三承气功效俱在大黄，余皆治标之品也。"

3. 邪未尽而数下之

此原则体现了吴有性治疗疫病逐邪务尽的学术思想，见诸《温疫论》"因证数攻"一文中。吴氏认为"凡下不以数计，有是证则投是药"，如果"医家见理不透，经历未到，中道生疑，往往遇此证，反致耽搁"。所以，治疗疫病通下法，"有间日一下者，有应连下三四日者，有应连下二日间一日者"，要在疫邪除与不除，切勿拘于"某日应多与，某日应少与"。故吴氏在"妄投补剂论"中言："有邪不除，淹缠日久，必至尪羸。庸医望之，辄用补剂，殊不知无邪不病，邪气去而正气得通，何患乎虚之不复也？今投补剂，邪气益固，正气日郁，转郁转热，转热转瘦，转瘦转补，转补转郁，循环不已，乃至骨立而毙。"

吴有性认为治疗温疫病只要里实未尽就可以反复攻下。"温疫下后二三日，或一二日，舌上复生苔刺，邪未尽也。再下之，苔刺虽未去，已无锋芒而软。然热渴未除，更下之，热渴减，苔刺脱。日后更复热，又生苔刺，更宜下之。"至于"邪气复聚"、"膜原尚有余邪隐匿"、下后"膜原余邪复瘀到胃"等，均可再投下法。吴有性还列举了"邪未尽可频下"的两个典型案例加以说明。

"余里周因之者，患疫月余，苔刺凡三换，计服大黄二十两，始得热不复作，其余脉证方退也。"

"朱海畴者，年四十五岁，患疫得下证，四肢不举，身卧如塑，目闭口张，舌上苔刺，问其所苦不能答，因问其子，两三日所服何药？云进承气汤三剂，每剂投大黄两许不效，更无他策，惟待日而已，但不忍坐视，更祈一诊。余诊得脉尚有神，下证悉具，药浅病深也。先投大黄一两五钱，目有时而小动，再投，舌刺无芒，口渐开能言。三剂舌苔少去，神思稍爽。四日服柴胡清燥汤，五日复生芒刺，烦热又加，再下之。七日又投承气养荣汤，热少退。八日仍用大承气，肢体自能少动。计半月，共服大黄十二两而愈。又数日，始进糜粥，调理两月平复。"

值得注意的是，吴有性虽以攻下逐邪为治疗疫病邪在胃的主要方法，但并无滥用之嫌，见是证而用是药，且列攻下之禁证，"邪未入胃者不可下"及"阴虚甚者不可下"，为攻下逐邪设律法也。

4. 祛邪不言清热

吴有性治疫重攻下逐邪，是祛邪治本之法的体现。温疫病始终有发热见症，

"妄投寒凉药论"言："温疫热长，十二时中首尾相接，寅卯之间，乃其热之首尾也。"在吴有性看来，疫病之发热，在于"疫邪结于膜原，与卫气并，固而昼夜发热"，发热仅为疫病之标，疫邪去，热自清。故而"标本"中言："今时疫首尾一于为热，独不言清热者，是知因邪而发热，但能治其邪，不治其热，而热自已。夫邪之与热，犹形影相依，形亡而影未有独存者。若以黄连解毒汤、黄连泻心汤，纯乎类聚寒凉，专务清热，既无汗、吐、下之能，焉能使邪从窍而出！是忘其本徒治其标，何异于小儿捕影？"又专列"妄投寒凉药论"一论，反对疫病妄投寒凉，专务清热，尤忌滥用黄连。首先，吴有性认为"邪结膜原，气并为热，胃本无病，误用寒凉，妄伐生气"。其次，及邪传胃，当为应下之证，"概用寒凉，何异扬汤止沸？"大黄虽也属苦寒之品，但与黄连相比，"黄连苦而性滞，寒而气燥，与大黄均为寒药，大黄走而不守，黄连守而不走，一燥一润，一通一塞，相去甚远。且疫邪首尾以通行为治，若用黄连，反招闭塞之害，邪毒何由以泻？病根何由以拔？既不知病原，焉能以愈疾耶？"要言之，黄硝番芦之属，在于通下；连柏栀芩之类，专务清热。用此而不用彼，病机使然也。

三、后期，治宜养阴复液

吴有性说"疫乃热病也"，"邪气内郁，阳气不得宣布，积阳为火，阴血每为热搏"，故阴血为之伤。又因"下证以邪未尽，不得已而数下之，间有两目加涩、舌反枯干、津不到咽、唇口燥裂"，阴伤液耗之证。疫病"暴解之后，余焰尚在，阴血未复"，故治宜养阴复液为主，即"血燥津枯，非液不汗"。此论尊《伤寒论》"存阴液"之余绪，对后世温病学家养阴法有极大影响，所谓"留得一分津液，便有一分生机"，是也。

吴氏养阴之法，"数下亡阴"言："今重亡津液，宜清燥养荣汤。设热渴未除，里证仍在，宜承气养荣汤。""补泻兼施"言："证本应下，耽搁失治，或为缓药羁迟，火邪壅闭，耗气搏血，精神殆尽，邪火独存……不得已勉用陶氏黄龙汤。""论饮"言："盖内热之极……梨汁、藕汁、蔗浆、西瓜皆可备不时之需。"又有人参养营汤、柴胡养荣汤、萎贝养荣汤之类，或扶正，或祛邪，或补泻兼施，总在养阴救液。

正是由于疫病后阴液的损害，吴有性反对以人参、黄芪、白术之类相投，此类药物虽补气却燥散，有耗阴之弊，"得之反助其壅郁，余邪留伏，不惟目下淹缠，日后必变生异证。或周身痛痹，或四肢挛急，或流火结痰，或遍身疮疡，或两腿攒痛，或劳嗽涌痰，或气毒流注，或痰核穿漏，皆骤补之为害也。凡有阴枯血燥者，宜清燥养荣汤。若素多痰，及少年平时肥盛者，投之恐有腻膈之弊，亦宜斟酌"（《温疫论·解后宜养阴忌投参术》）。清代医家叶天士《温热论》中也有"不可妄投补剂，恐炉烟虽熄，灰中有火"之言，当为吴氏此论的进一步发挥。

吴有性并不是一概反对用补，其在"应补诸证"中言："向谓伤寒无补法者……此言其常也。及言其变，然又有应补者，或日久失下，形神几脱，或久病先亏，或先受大劳，或老人枯竭，皆当补泻兼施。设独行而增虚证者，宜急峻补，补之虚证稍退，切忌再补。补后虚证不退，反加变证者危。下后虚证不见，乃臆度其虚，辄用补剂，法所大忌。凡用补剂，本日不见佳处，即非应补。"良言良法也。

吴有性疫病三期治法之论，早期以疏利透达为治，透邪外达；中期以祛邪逐邪为主，攻下祛滞；后期以养阴救液善后，忌投壅补，为顺应疫病之变化而设。然疫病属重症急症，易传易变，甚至一日之内有多变。如"急证急攻"言："温疫发热一二日，舌上白苔如积粉，早服达原饮一剂，午前舌变黄色，随现胸膈满痛，大渴烦躁。此伏邪即溃，邪毒传胃也。前方加大黄下之，烦渴少减，热去六七。午后复加烦躁发热，通舌变黑生刺，鼻如烟煤。此邪毒最重，复瘀到胃，急投大承气汤。傍晚大下，至夜半热退，次早鼻黑苔刺如失。此一日之间，而有三变，数日之法，一日行之。因其毒甚，传变亦速，用药不得不紧。"三期治法并非一成不变，须随时斟酌，方为合病之治，不可不察。

吴有性疫病下后调治六法

攻下逐邪是吴有性治疗疫病的重要方法,体现了吴氏治疫以逐邪为第一要义的学术思想。攻下之后,有余邪尚存者,有生变证者,有气阴两伤者,吴有性各有方法加以治疗。现以六法概述之。

一、清气汗解法

此法用于疫病下后邪热浮于肌表而里无壅滞者,清气泄汗,汗出而解。其重要见症在于"下后脉浮"。

《温疫论》"下后脉浮"言:"里证下后,脉浮而微数,身微热,神思或不爽,此邪热浮于肌表,里无壅滞也。虽无汗,宜白虎汤,邪从汗解。若大下后或数下后,脉空浮而数,按之豁然如无,宜白虎汤加人参,覆杯则汗解。"

下后脉浮而微数,身微热,在里之壅滞虽去,浮越于肌表之邪热未清,用白虎汤清气而从汗解。白虎汤原为阳明经证所设,吴氏用以治疗疫病"热邪散漫"者,言:"白虎汤辛凉发散之剂,清肃肌表气分药也。""白虎辛凉解散,服之或战汗,或自汗而解。"治疗疫病"下后脉浮",吴氏言:"下后脉浮而数,原当汗解,迁延五六日脉证不改,仍不得汗者,以其人或自利经久,或素有他病先亏,或本病日久不痊,或反复数下,以致周身血液枯涸,故不得汗。白虎辛凉除肌表散漫之热邪,加人参以助周身之血液,于是经络润泽,元气鼓舞,腠理开发,故得汗解。"此时期,吴氏用白虎汤,必加生姜煎服,既抑白虎之"刚悍而伐胃气",又能散邪取汗,寓热于凉中之意。"脉空浮而数,按之豁然如无",虚证显然,当以气虚,取人参以补之,寓补于清中之意。

二、养阴复液法

此法用于疫病下后阴损液耗,以及疫病后期之津液不足者。其重要见症在于"燥"。

"数下亡阴"言:"下证以邪未尽,不得已而数下之,间有两目加涩、舌反枯干、津不到咽、唇口燥裂,缘其人所禀阳脏,素多火而阴亏。今重亡津液,宜清燥养荣汤。"

吴有性言:"疫乃热病也,邪气内郁,阳气不得宣布,积阳为火,阴血每为热搏,暴解之后,余焰尚在,阴血未复。"热邪伤津耗液,常理也,尤其是"素多火而阴亏",屡用攻下,则更易"重亡津液"。吴氏言"凡有阴枯血燥者,宜清燥养荣汤",用以养阴补虚,复液润燥。清燥养荣汤由知母、天花粉、当归身、白芍、地黄汁、陈皮、甘草组方,加灯芯煎服。知母、花粉,清余热以生津;当归身、白芍、地黄汁,养营血以润燥;陈皮,畅中气以醒脾胃;甘草,和诸药以缓急,伍白芍酸甘化阴。由此而养阴复液,清热润燥。此亦用于疫病下后"神虚谵语"者,以"邪气去,元神未复"为患,"不可以为实",用时当加辰砂以安神镇静。

三、和解养营法

此法用于疫病"下后脉反数""下后身反热"之阴枯血燥而表有余热者,以及"妇人时疫"之"经水适断,血室空虚,其邪乘虚传入,邪胜正亏,经气不振,不能鼓散其邪"者。其重要见症在于"郁"和"结"。

"下后脉反数"言:"应下失下,口燥舌干而渴,身反热减,四肢时厥,欲得近火壅被,此阳气伏也。既下厥回,去炉减被,脉大而加数,舌上生津,不思水饮,此里邪去,郁阳暴伸也。宜柴胡清燥汤去花粉、知母,加葛根,随其性而升泄之。""下后身反热"言:"应下之证,下后当脉静身凉,今反发热者,此内结开,正气通,郁阳暴伸也。即如炉中伏火,拨开虽焰,不久自息,此与下后脉反数义同。"

下后余热未清,津液已伤而余邪尚留膜原,邪未传胃,非下能除;邪不在表,非汗能解,惟以和解之法驱邪出于膜原,佐用清热生津之品,以补下后已伤之阴,俟其余邪复聚于胃,再用下法,方能邪清热退而无变证之虞。故用柴胡清燥汤缓剂调理,此方由柴胡、黄芩、陈皮、甘草、知母、天花粉组方,姜枣煎服。吴有性又拟柴胡养荣汤,由柴胡、黄芩、陈皮、甘草、当归、白芍、生地、知母、天花粉组方,姜枣煎服,用以解肌清热,养营润燥。吴有性以此方治疗"妇人时疫"之血室空虚而受邪者,血因邪结,气因邪郁,此等虚实夹杂难治之证,过补则留其邪,过逐则伤其证,亦只有和解以缓图之,调气调血,散结解郁,以使邪渐从血泄。

四、温中消痞法

此法用于疫病下后虚痞者,其重要见症为"痞满"。

"下后反痞"言:"疫邪留于心胸,令人痞满。下之痞应去,今反痞者,虚也。以其人或因他病先亏,或因新产后气血两虚,或禀赋娇怯,因下益虚,失其健运,邪气留止，故令痞满。今愈下而痞愈甚，若更用行气破气之剂，转成坏证。宜参附养营汤。"气血不足，中焦脾胃气机失其常乃是致痞致满的根本原因。吴氏所言"疫邪留于心胸，令人痞满"，下之而邪不出表，疫邪影响中焦升降之气机也。以参附养营汤温中健运，升降消痞，"果如前证，一服痞如失"。

参附养营汤由当归、白芍、生地、人参、附子、干姜组方，照常煎服。附子、干姜乃大热之品，补火助阳，温中逐寒；人参补脾益肺，生津止渴；地黄、当归、芍药，滋阴生精，养血缓中。以此调治下后虚痞，以热制寒，以补益虚，以滋救阴，补阴阳气血之虚，纠苦寒攻下之弊，邪去正安，痞满自消。

吴氏以祛邪为治疫病的根本大法，掌握攻下逐邪的具体适应证才能正确运用下法。故又言："倘有下证，下后脉实，痞未除者，再下之。此有虚实之分，一者有下证，下后痞即减者，为实；一者表虽微热，脉不甚数，口不渴，下后痞反甚者，为虚。"倘若"潮热口渴，脉数而痞者，投之祸不旋踵"，意在阴虚甚者禁下也。

五、和胃止呕法

此法用于疫病"下后反呕"者，其重要见症为"呕"。

"下后反呕"言："疫邪留于心胸，胃口热甚，皆令呕不止。下之呕当去，今反呕者，此属胃气虚寒，少进粥饮，便欲吞酸者，宜半夏藿香汤，一服呕立止，谷食渐加。"吴有性认为疫病呕吐出现的原因在于"疫邪留于心胸，胃口热甚"，以下法祛邪，所用多苦寒，下后热去，呕吐自当消失。下后反呕者，胃气虚寒所致。"载药者，胃也。"究其因，攻下以去实热，却伤脾胃之阳，以致脾胃虚寒，故而"少进粥饮，便欲吞酸"。吴有性以半夏藿香汤治，温中散寒，和胃止呕。

半夏藿香汤由半夏、真藿香、干姜、白茯苓、广陈皮、白术、甘草组方，水姜煎服，系由二陈汤合理中汤去人参、加藿香而成。二陈汤燥湿化痰，理气和中；理中汤温中祛寒，补气健脾；去人参以防峻补留邪于里，加藿香以芳香化浊、和中止呕，且有发表之用，散邪于表。如此，脾胃得温补而虚寒散，痰浊得香燥而从湿化，中焦气机畅顺，吞酸呕吐自止。

六、峻补气血法

此法用于疫病下后气血俱虚、神思不清者，其重要见症在于"虚"。

"夺气不语"言："时疫下后，气血俱虚，神思不清，惟向里床睡，似寐非寐，似寤非寤，呼之不应。此正气夺，与其服药不当，莫如静守虚回，而神思自清，语言渐朗。若攻之，脉必反数，四肢渐厥，此虚虚之祸，危在旦夕。凡见此证，表里无大热者，宜人参养荣汤补之。能食者，自然虚回，而前证自除；设不食者，正气愈夺，虚证转加，法当峻补。"人参养荣汤出自《三因极一病证方论》，由黄芪、白术、茯苓、人参、白芍、当归、桂心、五味子、陈皮、熟地、甘草、远志组方，用以益气补血，养心安神。

疫病下后，气血俱虚，心肺为之失主，肝脾为之失藏，故有神思不清、精神极为萎顿之象，自然不宜攻逐，否则即犯虚虚之戒。此时，"莫如静养节饮食为第一"，以饮食调养为主。食养之法，"宜先与粥饮，次糊饮，次糜粥，循序渐进，先后勿失其时"，顾护胃气，其愈可期。药物调理在于补气益血，人参养荣汤是其首选。"正气愈夺，虚证转加，法当峻补"，强化补气益血之功效也。

吴氏所列人参养营汤，由人参、麦冬、辽五味、地黄、归身、白芍药、知母、陈皮、甘草组方，照常煎服。观此方与人参养荣汤大同小异，蕴生脉散、四物汤之意，益气固脱，养血复脉，又以知母之清泄虚热，陈皮之理气和中，合则补气养阴，除烦安神。

薛生白治湿热七法

薛生白著《湿热论》，认为："湿热病，属阳明、太阴者居多。中气实，则病在阳明；中气虚，则病在太阴。""湿热之病，不独与伤寒不同，且与温病大异。""阳明必兼太阴……太阴内伤，湿饮停聚，客邪再至，内外相引，故病湿热。"

湿热病之证治"正局"自然是化湿清热，薛生白根据湿热病之病因病机，列诸多化湿清热法。湿蕴热伏于膜原，薛氏"仿吴又可达原饮之例"，芳香辟秽，化浊清热；脾胃之湿邪极盛，尚未化热，辛开理气、燥湿化湿；湿困脾胃，渐次化热，芳香化湿，清热利湿；湿热俱盛，阻闭中上二焦，气机闭塞不通，辛通开闭，化湿清热；湿热郁久，痰热内蕴，辛开燥湿，化痰清热；湿热蕴结中焦，阳旺热盛而太阴脾湿不去，畅中健脾，清热散湿等。以下例举薛生白化湿清热七法，以为抛砖引玉。

一、芳香解表，化湿清热

薛生白以此法主治湿伤肌表、卫阳郁遏之证。此时尚未化热，火化热不显，以芳香辛散之品解表化湿，透邪外出，常用藿香、香薷、薄荷、牛蒡子、羌活之类。

如《湿热论》第2条："湿热证，恶寒无汗，身重头痛，湿在表分。宜藿香、香薷、羌活、苍术皮、薄荷、大力子等味，头不痛者去羌活。"薛氏释之曰："身重恶寒，湿遏卫阳之表证。头痛必挟风邪，故加羌活，不独胜湿，用以祛风。此条乃阴湿伤表之候。"又如第3条："湿热证，汗出，恶寒发热，身重，关节疼痛，湿在肌肉，不为汗解。宜滑石、大豆黄卷、茯皮、苍术皮、藿香叶、鲜荷叶、通草、桔梗等味。不恶寒者去苍术皮。"薛氏释之曰："此条外候与上条同，惟汗出独异，更加关节疼痛，乃湿邪初犯阳明之表，故略见恶寒，乃至发热，恶寒当自罢矣，用药通阳明之表，而即清胃脘之热者，不欲湿邪之郁热上蒸，而欲湿邪之因渗下走耳。此乃阳湿伤表之候。"

二、理气宣肺，化湿清热

薛生白以此法主治湿热侵犯上焦气分，郁阻肺气者。肺主宣发，通调水道，薛氏据肺之生理特性，不重治其湿，而重治其气，即如王孟英所言："盖气贵流通，而邪气挠之则周行窒滞，失其清虚灵动之机。"故而气化则湿亦化。薛氏宣肺理肺多用开上焦气分之药，枇杷叶、杏仁、桔梗为常用之品，只有痰涎壅盛时才用葶苈子。王孟英总结薛氏治上焦气分用药技巧言："惟剂以轻清，则正气宣布，邪气潜消，而窒滞者自通。设投重药，不但已过病所，病不能去，而无病之地，反见遭克伐。"

如第9条："湿热证数日后脘中微闷，知饥不食，湿邪蒙扰三焦。宜藿香叶、薄荷叶、鲜荷叶、枇杷叶、佩兰叶、芦尖、冬瓜仁等。"薛氏释之曰："此湿热已解，余邪蒙蔽清阳，胃气不舒，宜用极轻清之品，以宣上焦阳气。若投味重之剂，则与病情不相值矣。"

又如第31条："湿热证，初起壮热口渴，脘闷懊侬，眼欲迷闭，时谵语，浊邪蒙闭上焦，宜涌泄。用枳壳、桔梗、淡豆豉、生山栀，无汗者加干葛。"薛氏释之曰："若病退后，脘中微闷，知饥不食，是余邪蒙绕上焦，故懊侬脘闷。眼欲闭者，肺气不舒也；时谵语者，邪逼心包也。若投轻剂，病必不除。《经》曰：高者越之。用栀豉汤涌泄之剂，引胃脘之阳，而开心胸之表，邪从吐散，一了百当，何快如之。"

薛氏在第17条中论述，胃腑湿热移于肺，肺不受邪，肺胃不和，症见"呕恶不止，昼夜不差，欲死者"，"宜用川连三四分，苏叶二三分，两味煎汤呷下即止"。薛氏认为此证"必用川连以清湿热，苏叶以通肺胃。投之立愈者，以肺胃之气非苏叶不能通也。分数轻者，以轻剂能治上焦之病耳"。又有第18条："湿热证，咳嗽昼夜不安，甚至喘不得眠者，暑邪入于肺络。宜葶苈、枇杷叶、六一散等味。"薛氏认为"葶苈引滑石直泻肺邪，则病自除"，多用于痰涎壅盛者。

三、泄邪救阴，化湿清热

薛生白以此法主治壮热伤阴、发痉神昏等证者。如第5条："湿热证，壮热口渴，舌黄或焦红，发痉，神昏，谵语或笑，邪灼心包，营血已耗。宜连翘、犀羚角、生地、元参、银花露、钩藤、鲜菖蒲、至宝丹等味。"薛氏释之曰："湿邪暑邪，本伤阳气，及至热极，逼入营阴，则津液耗而阴亦病。心包受灼，神识昏乱，用药以清热救阴，泄邪平肝为务。"泄邪救阴，化湿除热为其治。第6条："湿热证，发痉神昏，笑妄，脉洪数有力。开泄不效者，湿热蕴结胸膈，宜仿凉膈散。若大便数日不通者，热邪闭结肠胃，宜仿承气微下之例。"薛氏释之曰："此条乃阳明实热，或上结，或下结，清热泄邪，止能散络中流走之热，而不能除膈中蕴结之邪，故阳明之邪，仍假阳明为出路也。"泄热通下、急下存阴之法明矣。又如第7条："湿热证，壮热烦渴，舌焦红或缩，斑疹，胸痞，自利，神昏，痉厥，热邪充斥表里三焦。

宜大剂犀羚角、生地、元参、银花露、紫草、方诸水、金汁、鲜菖蒲等味。"薛氏释之曰："此条乃痉厥中之最重者，上为胸闷，下挟热利，斑疹痉厥，阴阳告困，独清阳明之热，救阳明之液为急务者，恐胃液不存，其人自焚而死。"湿热化热入营，上蒙清窍，中伤胃津，下走少阴，泄热救阴、化湿开窍诸法不可不用。

四、畅中分利，化湿清热

薛生白以此法主治湿浊中阻，脾为湿困之证。脾为湿土之脏，主运化水湿，喜燥而恶湿，如外湿束表，脾运被阻，或脾运不健，水湿潴留，则湿从内生。盖湿为重浊之邪，最易阻碍脾运，升降为之逆乱，气机为之壅塞，故湿之为病，与脾脏关系最为密切。

如第 8 条："湿热证，寒热如疟，湿热阻遏膜原。宜柴胡、厚朴、槟榔、草果、藿香、苍术、半夏、干菖蒲、六一散等。"薛氏释之曰："疟由暑热内伏，秋凉外束而成……如疟证发作者，以膜原为阳明之半表半里。湿热阻遏，则营卫气争，证虽如疟，不得与疟同治。故仿又可达原饮之例，盖一由外凉束，一由内湿阻也。"又如第 10 条："湿热证，初起发热，汗出胸痞，口渴舌白，湿伏中焦。宜藿梗、蔻仁、枳壳、桔梗、郁金、苍术、厚朴、草果、半夏、干菖蒲、佩兰叶、六一散等味。"第 12 条："湿热证，舌遍体白，口渴，湿滞阳明，宜用辛开。如厚朴、草果、半夏、干菖蒲等味。"第 13 条："湿热证，舌根白，舌尖红，湿渐化热，余湿犹滞，宜辛泄佐清热。如蔻仁、半夏、干菖蒲、豆卷、六一散、连翘、绿豆壳等味。"以上数条，皆以湿热滞于中焦脾胃为主，薛氏以"宜用辛开"为法则，畅中分利，行中焦之气机，助脾醒胃，使正气得以畅通，湿去热安，寒热如疟、汗出胸痞、口渴等症状亦随之消失。

薛氏此等分利之法亦用于湿热阻于下焦者。如第 11 条："湿热证，数日后自利，溺赤，口渴，湿流下焦。宜滑石、猪苓、泽泻、萆薢、通草等味。"薛氏释之曰："下焦属阴，太阴所司。阴道虚故自利，化源滞则溺赤，脾不转津则口渴，然必不引饮，太阴湿盛也。湿滞下焦，故独以分利为治。"湿热阻于下焦，小肠分清泌浊失常，小便赤涩而大便溏泄。《素问·太阴阳明论》言："伤于湿者，下先受之。"有言"治湿不利小便非其治也"，利小便既可以使湿从下而解，又有利于湿热两分，故薛氏应用滑石、猪苓、泽泻、萆薢、通草等甘淡之品淡渗利湿，使湿邪从小便而解，同时滑石、通草性寒，还具有清热的作用，使湿祛热除。

五、息风祛邪，化湿清热

薛生白以此法主治湿邪挟风、风动木张及余邪内留肝胆者。第 4 条："湿热证，三四日即口噤，四肢牵引拘急，甚则角弓反张，湿热侵入经络脉隧中。宜鲜地龙、秦艽、威灵仙、滑石、苍耳子、丝瓜藤、海风藤、酒炒黄连等味。"薛氏释之曰："此条乃湿邪挟风者。风为木之气，风动则木张，乘入阳明之络，则口噤；走窜太阴之经，则拘挛。故药不独胜湿，重用息风，一则风药能胜湿，一则风药能疏肝也，选用地龙诸藤者，欲其宣过脉络耳。"所以薛氏制方主以祛风胜湿之品如鲜地龙、秦艽、威灵仙、丝瓜藤等，仅以酒炒黄连、滑石清热利湿。又第20条："湿热证，数日后，汗出热不除，或痉忽头痛不止者，营液大亏，厥阳风火上升。宜羚羊角、蔓荆子、钩藤、元参、生地、女贞子等味。"薛氏释之曰："湿热伤营，肝风上逆，血不荣筋而痉，上升巅顶则头痛，热气已退，木气独张，故痉而不厥，投剂以息风为标，养阴为本。"息风养阴以止痉除热。

第27条："湿热证，按法治之，诸证皆退，惟目瞑则惊悸梦惕，余邪内留，胆气未舒。宜酒浸郁李仁、姜汁炒枣仁、猪胆皮等味。"薛氏释之曰："良由湿热之邪，留于胆中，胆为清净之府，藏而不泻，是以病去而内留之邪不去，寐则阳气行于阴，胆热内扰，肝魂不安。"经言"滑可去着"，而"郁李仁性最滑脱，古人治惊后肝系滞而不下，始终目不瞑者，用之以下肝系而去滞"。因此，"用郁李仁以泄邪而以酒行之，酒气独归胆也；枣仁之酸，入肝安神，而以姜汁制，安神而又兼散邪也。"祛邪而化湿清热之法也。

六、益气补阴，化湿清热

薛生白以此法主治湿热之邪伤及气阴者。盖湿为阴邪，易伤阳气，阳气旺，则湿易除；热为阳邪，易伤阴，补阴者，则热可去，此为阴虚之热也。

益气化湿之法，如第22条："湿热证，按法治之，数日后忽吐下一时并至者，中气亏损，升降悖逆。宜生谷芽、莲心、扁豆、米仁、半夏、甘草、茯苓等味，甚者用理中法。"薛氏释之曰："升降悖逆，法当和中，犹之霍乱之用六和汤也。若太阴急甚，中气不支，非理中不可。"此为中气不足，补中升提，化湿清热之治。

又如第25条："湿热证，身冷脉细，汗泄胸痞，口渴舌白，湿中少阴之阳。宜人参、白术、附子、茯苓、益智等味。"薛氏谓："此条湿邪伤阳，理合扶阳逐湿，口渴为少阴证，乌得妄用寒凉耶。"第26条："暑月病初起，但恶寒，面黄，口不渴，神倦，四肢懒，脉沉弱，腹痛下利，湿困太阴之阳。宜仿缩脾饮，甚则大顺散、来复丹等法。"薛氏谓："暑月为阳气外泄，阴气内耗之时，故热邪伤阴，阳明消烁，宜清宜滋；太阴告困，湿浊弥漫，宜温宜散。"此两条湿热证，病及脾肾，脾肾阳虚，人参、白术、茯苓之类益气健脾，脾阳根于肾阳，脾阳健，则反哺肾阳；附子、肉桂之类大温大热，扶少阴之阳以助脾阳；干姜、益智仁温热，温中散寒以逐湿。

补阴清热之法，如第 19 条："湿热证，十余日，大势已退，惟口渴汗出，骨节痛，余邪留滞经络。宜元米汤泡于术，隔一宿去术煎饮之。"薛氏释之曰："病后湿邪未尽，阴液先伤，故口渴身痛。此时救液则助湿，治湿则劫阴。宗仲景麻沸汤之法，取气不取味，走阳不走阴，佐以元米汤，养阴逐湿，两擅其长。"补阴而清余热，亦为病后调养之法。又如第 24 条："湿热证，十余日后，尺脉数，下利，或咽痛，口渴心烦，下泉不足，热邪直犯少阴之阴。宜仿猪肤汤凉润法。"虽有下利之症，然余症皆以"下泉不足，热邪直犯少阴之阴"之阴虚液少为患，且是证乃湿热病之十余日之后，阴伤明矣，故以凉润法清其余热。

七、破滞散瘀，化湿清热

薛生白以此法主治湿热病后期气血呆滞、灵机不运者，盖因湿性黏腻重着，易阻碍气血运行。如第 43 条："湿热证，七八日，口不渴，声不出，与饮食亦不却，默默不语，神识昏迷，进辛香凉泄，芳香逐秽，俱不效者，此邪入厥阴，主客浑交。宜仿吴又可三甲散，醉地鳖虫、醋炒鳖甲、土炒穿山甲、生天虫、柴胡、桃仁泥等味。"薛氏言："暑湿虽伤阳气，然病久不解，必及于阴，阴阳两困，气钝血凝，而暑湿不得外泄，遂深入厥阴，络脉凝瘀，使一阳不能萌动，生气有降无升，心主阻遏，灵气不通，所以神不清而昏迷默默也，用直入厥阴之药，破滞通瘀，斯络脉通而邪得解矣。"观薛氏用药，地鳖虫、鳖甲、穿山甲、桃仁等破血逐瘀、通经活络，僵蚕化痰散结，柴胡疏肝解郁，借其升发之性引邪外出。王孟英发挥此治法的一段话颇为点睛："良以百脉一宗，悉致其病，元神不布，邪气淹留，乃祖仲景法。用异类灵动之物鳖甲入厥阴，用柴胡引之，俾阴中之邪，尽达于表。䗪虫入血，用桃仁引之，俾血分之邪，尽泄于下；山甲入络，用僵蚕引之，俾络中之邪，亦从风化而散。缘病久气钝血滞，非拘拘于恒法所能愈也。"

薛生白化湿清热法诸法，以祛邪为主，邪去正自安，虚者治法多寓扶正于祛邪之中。化湿清热，化湿为其先，好用辛开、辛通，顺其因也。湿热之治，宜分不宜合，"湿热两分，其病轻而缓；湿热两合，其病重而速"。以上七法只是薛氏治疗湿热病的归纳，尚有遗漏之处，我们只有掌握薛氏治湿热病的原则与理念，方能在临床中灵活运用。

王珪治痰证三法

元代吴中著名医家、养生家王珪著《泰定养生主论》，制礞石滚痰丸，创中医痰证学说，开"怪病治痰"先河。礞石滚痰丸，在《泰定养生主论》中原称"滚痰丸"，加以"礞石"命名始见于明代吴门常熟医家马兆圣（无竞）之《医林正印》。此方又名王隐君滚痰丸、沉香滚痰丸。其一冠以"王隐君"，在于王珪尝官辰州路同知，后弃官退隐，人称"王隐君"，故明代刘宗厚《玉机微义》中首以"王隐君"冠之，以示王珪所制滚痰丸与其他滚痰丸的区别；其二冠以"沉香"，首见于明代楼英所著《医学纲目》"痰论"篇，意在突出君药沉香。后世皆知礞石滚痰丸者，在于清代汪昂《汤头歌诀》中的沿用。

礞石滚痰丸主要功效在于泻火逐痰，主治实热老痰证，传世之后一直为医家所重视。除去上文所述外，《仁斋直指方论》《丹溪心法》《本草纲目》《景岳全书》《医宗金鉴》《医碥》《金匮翼》《医方集解》《时方妙用》等皆加以引述，多为肯定之语。时至今日，礞石滚痰丸仍作为临床常用之效方，被列入《中华人民共和国药典》。

以下据《泰定养生主论》治痰所用三个主要方剂，以方立法，出王珪治痰三法。

一、礞石滚痰丸法：清热泻火，逐痰化滞

礞石滚痰丸，即大黄（酒蒸）、黄芩（酒洗）各八两，青礞石（硝煅）一两，沉香五钱，为末，水丸如桐子大。由此可见，以沉香为"滚痰丸"君药，并不符合王珪之原意，盖因"治痰必先理气"之论所致。从其组方分析，苦寒药合以重坠下痰药，以及行气药，清实热，逐痰湿，为治实热老痰之剂，据以"口燥，咽干，大便秘结"等症，清代医家张璐又加上"舌红，苔黄，口甜，脉滑"，确为中矢之语。

王珪将礞石滚痰丸用于一切痰证，认为"滚痰丸逐下败物，克日清宁，寒者即和，热者自清"，由此而"饮食复常，便溺有度也"。故而易患痰疾体质之"禀赋痰证"，外感风寒之"风痰""寒痰"，风热怫郁之"热痰"，情志怫郁之"气痰"，各种病理因素所致之"败痰""老痰"，等等，均可以礞石滚痰丸为治。如此，《泰定

养生主论》所列诸如一切久新失心丧志之或癫或狂、中风瘫痪、阳证风毒脚气之遍身游走疼痛、走刺气痛、无病之人之遍身筋骨等处平白疼痛、头疼、因风因寒致鼻塞身重等症、嗳气吞酸等数十种病症，按其所治病症，豁痰开窍、祛痰通滞、疏风解毒、行气通络、散邪止痛、顺气止酸等法皆蕴其中，治痰非三法，十数法、数十法皆可罗列。

分析礞石滚痰丸组方特点，大黄苦寒，功在泻火解毒，攻逐积滞，祛瘀活血，以酒蒸炮制，显其荡积滞、行瘀血作用。王珪自注："药性无毒，利痰顺气，荡涤腹中寒热，走而不守。"黄芩亦苦寒，功在清热燥湿，泻火解毒，止血安胎，尤能清上焦痰热，酒洗能去其部分苦寒之性。王珪自注："药性微寒，利痰清肺，除热安胎神妙，阳明引经之药也。"两药用量是他药的数倍，当为此方之君药。礞石咸平，功在坠痰软坚，下气平喘，平肝镇惊，焰硝同煅，取其燥悍重坠之性，攻逐陈积伏匿之老痰顽痰。沉香辛温，功在行气理气，温中散寒，调达气机而助诸药攻除积痰。

《古今名医方论》引柯韵伯言：王隐君"制老痰之方，不涉脾肺，而责之胃肾。二黄、礞石禀中央之黄色，入通中宫者也，黄芩能清理胃中无形之气，大黄能涤荡胃中有形之质。然痰之为质，虽滑而黏，善栖泊于肠胃曲折之处，而为巢穴，不肯顺流而下，仍得缘涯而升，故称老痰。二黄以滋润之品，只能直行而泄，欲使委曲而导之，非其所长也，故选金石以佐之。礞石之燥，可以除其湿之本，而其性之悍，可以迅扫其曲折依伏之处，使秽浊不得腻滞而少留，此滚痰之所由名乎！又虑夫关门不开，仍得为老痰之窠臼。沉香禀北方之色，能纳气归肾，又能疏通肠胃之滞，肾气流通，则水垢不留，而痰不再作，且使礞石不黏着于肠，二黄不伤及于胃，一举而三善备，所以功效若神也。"意在以痰病责之胃与肾，而不在于脾与肺，组方合辙始能神效。

礞石滚痰丸是王珪治一切痰证的主要方剂。《泰定养生主论》中诸多案例使用此方，现例举一案以为佐证："吴门一富室少年，神色壮盛，亦苦前疾，但不患疮。饮食倍常，恶闻声响，倦于执作。余令服滚痰丸。患家自谓其虚，不敢逐利，百药无效。遂为巫蛊所惑，移屋改墙，扶鸾祷圣，生理废置，数年之间，仓廪萧然，后始渐安。"

二、豁痰汤法：温利和胃，清疏化痰

王珪所制豁痰汤，组方为柴胡（洗去土并苗，四两）、半夏（洗去滑，四两）、黄芩（去内外腐，三两）、人参（去芦，风壅者不用，二两）、赤甘草（二两）、陈皮（去白，二两）、带梗紫苏（二两）、厚朴（去粗皮，姜汁制，二两）、南星（去脐，二两）、薄荷叶（一两五钱）、羌活（去芦，一两，无怒气者不用）、枳壳（去瓤，麸炒，一两）。

王珪又列加减法："以上一十二味，中风者去陈皮，入独活。胸膈不利者，去陈皮，加枳实去瓤麸炒，更加赤茯苓去皮。内外无热者，去黄芩。虚弱有内热者，勿去黄芩，加南木香。一切滚痰气之药，无有出其右者。气无补法之说，正恐药味窒塞之故。是以选用前件品味，并是清疏温利，性平有效者也。"

王珪自述：此方"以小柴胡汤为主，合前胡半夏汤，以南星、紫苏、橘皮、厚朴之类出入加减。素抱痰及肺气壅塞者，以柴胡为主，余者并去柴胡，用前胡为主"，以此"为滚痰丸相副"，"治一切痰疾"。

小柴胡汤为和解之剂，清解之中寓有补意；前胡半夏汤为祛痰之剂，用于痰气客于上中二焦而见咳痰呕逆不思饮食者。王珪加减用之，以柴胡、黄芩、薄荷叶之类清解，半夏、南星之类祛痰，陈皮、厚朴、紫苏、枳壳之类理气，人参、赤甘草之类调补，羌活之类发散，共同完成温利和胃、清疏化痰的作用。

王珪以"加减略例"例举一惊悸、遗泄患者以佐证：有一富商忽患一疾，"心惊如畏人捕，才闻脂粉气，即便遗泄，昼夜坐卧，常欲三五人拥护，方始放心，甫及交睫，即阳气不固。遍身红晕紫斑，两腿连足淫湿损烂，脓下不绝，饮食倍常，酬应不倦，所在求医，皆无少效"。王珪认为痰毒在内，须"逐去痰毒，然后调理"，服滚痰丸二次，三日脉气稍平，再服三次，"其脉渐和，患者已不齿及惊悸之苦，但求治遗泄之药"，王珪遂"用豁痰汤本方，加白茯苓煎服"，月余"诸证顿减，精神爽利，亦不用人扶策"。又："有富室子弟，因忧畏官事，忽患恶闻响声，鞋履作声，亦即惊怖，有事则彼此耳语而已，饮食自若，举动无差。余令服滚痰丸二次，即能起坐应酬。再以豁痰汤，并童壮门中分心气饮，相间服之而愈。"

三、龙脑膏法：疏散清利，醒脾化痰

龙脑膏，组方为薄荷（一斤）、赤甘草（二两）、防风（去钗，二钱半）、苦桔梗（去芦，二钱半）、川芎（洗去尘土，二钱半）、缩砂（五粒）、白豆蔻（三十粒）。

"上七味，匀为细末，入焰硝研细二两，梅花片脑半钱，和匀，生白沙蜜调搜成膏。每以一弹子大，噙化咽津。如年老枯衰，痰热喘满者，以一弹大略噙润，顿作一咽，遂觉胸中清凉，痰涎立转，或吐或散。大小强弱之人，并如此法。"

王珪认为"年高不任逐利者"，或者只要是"上焦热塞，咽膈不利等证"，均可服之而愈。龙脑即冰片，辛苦微寒，入丸散剂，清热泻火，凉开宣窍；薄荷辛凉，清轻凉散，芳香辟秽；防风辛甘，气味俱升，固表胜湿；川芎辛温，血中之气药，行气散郁，活血通瘀；桔梗苦辛，辛散苦泄，开宣肺气，祛痰利气；缩砂行气，醒脾化痰，消食和中；白豆蔻气味芳香，化湿行气，温中止呕；甘草补脾祛痰，调和

诸药。由此而达到疏散清利、醒脾化痰的作用。

王珪以"合用略例"证明之："昔有故旧富长者，强健威武，忽患喘满，不咳不吐，痰病日久，腿脚阴囊，尽为水肿，倚卧肩息，困极之至。余深悯之，谓其人曰：非水证也，但有一胸膈败痰，宜服滚痰丸。患者曰：非四五人扶持不能登溷，遂已之。至于用医针刺放水，备受诸苦，年余渐瘥，忽吐臭痰。患人抚床大声曰：果中前言。吾不智，以至久患，今则痰败，必成肺痈。急请余谢过求治，遂合龙脑膏一剂，服未竭而愈。"

又有一八十余岁老媪，"病心烦，喜怒改常，胸闭不能进食，迷闷发作，展转不安，并无寒热别证"，王珪以滚痰丸十丸一服，"既而逐下败痰三五片，一如水浸阿胶，顿然安好"，后以龙脑膏一剂，令其每夜噙睡，"无恙五载，中风而终"。

王珪治痰三法，总以礞石滚痰丸为纲，虽以苦寒之药为重，炮制有法以抑其寒，能清能泄，泻火荡滞。又得咸辛之品为佐，有降有升，泄降升散相合，旨在治病求本。况王珪认为一切老痰顽痰，皆火灼炼液而成，故能得效，为峻猛之剂。豁痰汤则去滚痰丸之峻猛，以清疏温利之药组方，兼以补气扶正，较之滚痰丸之于热痰老痰，豁痰汤更为适合痰证之平实者或偏寒者，为祛痰之平和之剂。龙脑膏所入诸药偏温者多，又以蜜调为膏，以清香宣散、醒脾化痰见长，实属缓补缓逐，多为王珪治痰善后之剂。从王珪治痰三法组方的差异性，亦能探知其对痰证治疗审证求因的思路痕迹。

尤在泾治痰七法

尤在泾在《金匮翼》卷二"痰饮"中列"治痰七法"，通述为攻逐、消导、和、补、温、清、润，滥觞于《金匮要略》"痰饮咳嗽病脉证并治"篇，又广泛汲取了历代医家对痰饮病的诊治经验，为治痰饮的不二法则。

一、攻逐法

"一曰攻逐。古云：治痰先补脾，脾复健运之常，而痰自化。然停积既甚，譬如沟渠瘀壅，久则倒流逆上，污浊臭秽，无所不有。若不决而去之，而欲澄治已壅之水而使之清，无是理也。故须攻逐之剂。"尤在泾列神仙坠痰丸、控涎丹、十枣汤、礞石滚痰丸四方。

补脾虽能健运化痰，但对于痰浊日久、胶固已甚者，尤氏喻之为"沟渠瘀壅"，非决不去，故须攻逐。所选四方，神仙坠痰丸出元代沙图穆苏的《瑞竹堂经验方》，控涎丹出宋代陈无择的《三因极一病证方论》，十枣汤出东汉张仲景的《伤寒论》，皆为攻逐痰饮的峻剂。礞石滚痰丸出元代王珪的《泰定养生主论》，用于治疗实热老痰、顽痰胶固之痰证。

尤在泾总结此法："痰之与饮，同类而异名者耳。痰者，食物所化；饮者，水饮所成，故痰质稠而饮质稀也。痰多从火化，饮多从寒化，故痰宜清而饮宜温也。痰多胶固一处，饮多流溢上下，故痰可润而饮可燥也。是以控涎、十枣为逐饮之真方，礞石滚痰乃下痰之的药，易而用之，罕有获效者矣，学者辨之。"

二、消导法

"二曰消导。凡病痰饮未盛，或虽盛而未至坚顽者，不可攻之，但宜消导而已。消者，损而尽之；导者，引而去之也。"尤在泾列《和剂》二陈汤、《济生》导痰汤、青礞石丸（三方）、半夏丸（二方）、鹤顶丹、青州白丸子等共九方。

此法适用于痰病未盛，或虽盛而未至成坚顽者，尤在泾以消导法治之，禁用攻伐。二陈汤出《太平惠民和剂局方》，主治湿痰，为治痰之要方。尤氏亦言此方

"治痰饮为患，或呕逆恶心，或头眩心悸，或中脘不快，或食生冷、饮酒过度，脾胃不和，并宜服之"。导痰汤出宋代严用和的《济生方》，主治一切痰厥，头目眩晕。青礞石丸，一方出元代朱丹溪的《丹溪心法》，燥湿化痰，破气消积。另列二方，与丹溪组方小有区别，皆用于食积而成痰者。《太平圣惠方》《丹溪心法》等中各有半夏丸，与尤氏所列两方均不同，尤氏所列半夏丸，"治热痰结在胸膈，咯吐不出，满闷作痛，名痰结。又胁下痛，作寒热，咳嗽气急，亦痰结也"。鹤顶丹以白矾、黄丹、全蝎组方，"治诸顽痰迷塞，关窍不通，声音不出"。青州白丸子首出《太平惠民和剂局方》，"治风痰壅盛，呕吐眩晕及瘫痪中风"。

三、和法

"三曰和。始因虚而生痰，继因痰而成实，补之则痰益固，攻之则正不支。惟寓攻于补，庶正复而痰不滋；或寓补于攻，斯痰去而正无损，是在辨其虚实多寡而施之。"尤在泾列橘皮汤、六君子汤两方。

此法用于虚实夹杂、正不耐攻之痰病者，所谓"补之则痰益固，攻之则正不支"，寓攻于补，或寓补于攻，调和也。尤氏所列橘皮汤，出自宋代杨士瀛所著《仁斋直指方》，由制半夏、茯苓、陈皮、细辛、青皮、桔梗、枳壳、炙甘草、人参、旋覆花组方，以方测证，系治疗肺脾气虚的痰嗽证无疑，寓补于攻。六君子汤出自明代虞天民所著《医学正传》，由人参、白术、茯苓、甘草、陈皮、半夏组方，益气健脾，燥湿化痰，用于脾胃气虚兼痰湿证者，寓攻于补。

四、补法

"四曰补。夫痰即水也，其本在肾；痰即液也，其本在脾。在肾者气虚水泛，在脾者土虚不化。攻之则弥盛，补之则潜消，自非圣知，罕能得其故也。"尤在泾列济生肾气丸、四君子汤、苓桂术甘汤三方。

此法系治疗肾虚或脾虚所致的痰饮本证，肾虚制水无权，脾虚水液不化，痰浊内生者。济生肾气丸出宋代严用和的《济生方》，由熟地黄、山茱萸、丹皮、山药、茯苓、泽泻、肉桂、附子、牛膝、车前子组方，温补肾阳，利水消肿，痰饮者伴喘促腰酸、畏寒肢冷用之尤佳，仲景肾气丸之余绪也。四君子汤出《太平惠民和剂局方》，方中人参大补元气，补益中气；茯苓、白术健脾益气，兼以燥湿化湿；甘草养胃和中，调和诸药。苓桂术甘汤出自《金匮要略》，由茯苓、桂枝、白术、甘草组方，温阳化饮，健脾利湿，用于中阳不足之痰饮者，见胸胁支满、目眩心悸、短气而咳等诸症。

五、温法

"五曰温。凡痰饮停凝心膈上下，或痞，或呕，或利，久而不去，或虽去而复生者，法当温之。盖痰本于脾，温则能健；痰生于湿，温则易行。"尤在泾列《千金》半夏汤、吴茱萸汤、沉香茯苓丸、《本事》神术丸四方。

此法源于"病痰饮者，当温药和之"之论。痰本于脾，脾得温则能健；痰生于湿，湿得温则易散；痰为阴邪，阴得温可化。正如尤氏所言："盖痰饮为结邪，温则易散，内属脾胃，温则能运耳。"亦如尤氏录《圣济总录》之言："气为阳，阳不足者，不能消导水饮，则聚而成痰，浸渍肠胃，上为呕逆吐酸，下为洞泄寒中，久不已则令人消瘦，少气倚息，妨于饮食。昔人治痰饮，多以温药和之，为此故也。"

《千金》半夏汤出《千金要方》，由白术、半夏、生姜、茯苓、人参、桂心、炙甘草、附子组方，温中下气，"治冷痰"。吴茱萸汤不同于《伤寒论》所载，尤氏所列吴茱萸汤由吴茱萸、人参、半夏、桂心、茯苓、甘草组方，调中和中，温化痰湿。尤氏所列沉香茯苓丸，由沉香、白茯苓、半夏、人参、丁香、甘草、陈皮、肉豆蔻、槟榔组方，温健脾土，消导化痰，尤氏言"温脾胃，利胸膈，和气血"。《本事》神术丸出宋代许叔微所著《普济本事方》，由苍术、生芝麻、大枣组方，健脾燥湿化痰，曾治愈许叔微本人"膈中停饮"引起的胁痛症。尤氏引许氏之说言："夫脾土恶湿，而水则流湿，莫若燥脾以胜湿，崇土以填窠臼，则疾当去矣。"

六、清法

"六曰清。或因热而生痰，或因痰而生热，交结不解，相助为虐。是以欲去其痰，必先清其热。昔人所谓痰因火盛逆上者，治火为先也。其证咽喉干燥，或塞或壅，头目昏重，或咳吐稠粘，面目赤热。"尤在泾列洁古小黄丸、《圣济》鹅梨煎丸、《圣济》千金散三方。

此法用于痰病兼热者，即清热与祛痰并用。痰病兼热者，痰热"交结不解"，相互为害。"痰因火盛逆上者，治火为先"，实为朱丹溪之论点。丹溪认为"痰因火升"，"东南之人，多是湿土生痰，痰生热，热生风也"，"痰在上，火在下，火炎上而动其痰也"。此类病证治痰只是治标，清热泻火方为治本，朱丹溪制清膈化痰丸、清化丸等名方以治痰火。

洁古小黄丸出自《洁古家珍》，由南星、半夏、黄芩组方，清热燥湿化痰，治热痰咳嗽、面赤烦热、唇口干燥等痰热证者。《圣济》鹅梨煎丸由鹅梨汁、皂荚汁、生地黄汁、薄荷汁、白蜜、人参、白茯苓、半夏、槟榔、青皮、桔梗、甘草组方，甘辛合用，益气和阴，涤痰清热，利膈而不伤正，补虚而不助邪。《圣济》千金散由半夏、蛤粉、甘草、寒水石组方，咸寒泄热，化痰利咽，用于热痰壅盛、咽膈不利者。

七、润法

"七曰润。肺虚阴涸，枯燥日至，气不化而成火，津以结而成痰，是不可以辛散，不可以燥夺。清之则气自化，润之则痰自消。"尤在泾列杏仁煎、节斋化痰丸二方。

此法用于肺虚阴涸之痰病者，即阴虚痰火之证。阴虚者当有虚火上越，虚火炼津为痰，亦是痰热之一因，只是此火源于肺肾等阴虚。阴虚当敛阴，以润诸脏。阴虚之痰者，尤氏认为既不可以辛散，又不可以燥夺，清之润之，虚火得平，痰湿自消。

杏仁煎首出《千金要方》，体现了清润甘泽的治法特点。尤氏所列杏仁煎由杏仁、生姜汁、白蜜、饴糖、桑白皮、贝母、木通、紫菀、五味子组方，养阴清火，调气化痰，养阴而不碍邪，清火而不伤中。尤氏谓："治燥痰在肺中，上气咳嗽，或心胸烦热。"节斋化痰丸由天门冬、黄芩、瓜蒌仁、橘红、海石粉、香附、芒硝、桔梗、连翘、青黛组方，清热养阴，化痰止咳，方中咸苦合用，苦以泄热，咸以软坚，可治顽痰老痰胶固黏稠，难于咯唾者。

缪希雍中风"内虚暗风"治法

中风病缘于正气亏虚，饮食、情志、劳倦内伤等引起机体气血逆乱，风、火、痰、瘀为其基本病机。《黄帝内经》中论述中风，常以"大厥""薄厥""仆击""偏枯""风痱"等为病症名称。如《素问·调经论》："血之与气，并走于上，则为大厥，厥则暴死。"《素问·通评虚实论》："仆击、偏枯……肥贵人则膏粱之疾也。"《灵枢·刺节真邪》："虚邪偏客于身半，其入深，内居营卫，营卫稍衰，则真气去，邪气独留，发为偏枯。"

对中风病的认识，唐宋以前多以"内虚邪中"立论，治疗上一般多采用疏风祛邪、补益正气的方药。唐宋以降，特别是金元时期，突出以"内风"立论，如刘河间力主"肾水不足，心火暴甚"，李东垣认为"形盛气衰，本气自病"，朱丹溪主张"湿痰化热生风"，王履从病因学角度将中风病分为"真中""类中"，明代张景岳以"内伤积损"立论提出"非风"之说，等等。

明代吴中名医缪希雍从"时地议"的角度认识中风，认为由于南北地域不同，中风当分真假内外。西北土地高寒，病多外风所致，多真中。"西北土地高寒，风气刚猛，真气空虚之人，猝为所中，中脏者死，中腑者成废人，中经络者可调理而瘳。治之之道，先以解散风邪为急，次则补养气血。此真中外来风邪之候也。其药以小续命汤，桂枝、麻黄、生熟附子、羌独治、防风、白芷、南星、甘草之属为本。"而大江以南之东西两浙，病多内生，而成类中风。"若大江以南之东西两浙、七闽、百粤、两川、滇南、鬼方、荆、扬、梁三州之域，天地之风气既殊，人之所禀亦异。其地绝无刚猛之风，而多湿热之气。质多柔脆，往往多热，多痰。"以致猝然僵仆而成类中风证，病机在于"内虚暗风"，"与外来风邪迥别"。

中风"内虚暗风"一说，见载于《神农本草经疏》卷一"论似中风与真中风治法迥别误则杀人""似中风问答"，《先醒斋医学广笔记》卷之一"中风"。内虚"确系阴阳两虚，而阴虚者为多"，暗风即内风。缪希雍以阴虚立论，"真阴既亏，内热弥甚，煎熬津液，凝结为痰，壅塞气道，不得通利，热极生风"，见症"或不省人事，或口眼歪斜，或语言謇涩，或半身不遂"，其先兆症为"外必先显内热之候，或口干舌苦，或大便秘涩，小便短赤"。

为了更好地加以说明，缪希雍设一问答："有患似中风证，眠不竟夕而易醒，心脉弦而不洪，多怒，肝脉弦而不长，语言謇涩不利，多痰声重，小便疾速不能忍，且有余沥，大便燥结，左尺脉浮洪，饮食少，不易消，此何以故？"缪希雍释之："眠不竟夕而易醒者，心血不足也，故其脉弦而不洪。"《经》言怒则气上逆，多怒者肝气必不和，"加以久病多郁，故益易怒，故肝脉亦弦而不长，弦为血少"。"肾家有火，则真阴日亏，津液日少，不能荣养于舌络，舌络劲急，故语言不利。火性急速，故小便疾出而不能忍，且有余沥，而大便亦多燥结也"。多痰声重在于热伤津液，煎熬浓稠而成痰，壅塞气道，而升降不利；"脾阴亏则不能消，胃气弱则不能纳"，由此而饮食少，不易消也，等等，总在阴血不足、津枯血燥之证。

对于"内虚暗风"的治疗，缪希雍认为"法当清热、顺气、开痰以救其标；次当治本，阴虚则益血，阳虚则补气，气血两虚则气血兼补，久之自瘳"。概而言之，急则治其标，以清热、顺气、开痰除实为主；标去或标缓则治其本，益血补气，随证而施。具体用药：清热，天门冬、麦门冬、甘菊花、白芍药、白茯苓、瓜蒌根、童便；顺气，紫苏子、枇杷叶、橘红、郁金；开痰，贝母、白芥子、竹沥、荆芥、瓜蒌仁、霞天膏；益阴，天门冬、甘菊花、怀生地、当归身、白芍药、枸杞子、麦门冬、五味子、牛膝、人乳、白胶、黄柏、白蒺藜；补阳，人参、黄芪、鹿茸、大枣、巴戟天。

缪希雍例举之："乙卯春正月三日，予忽患口角歪斜，右目及右耳根俱痛，右颊浮肿，仲淳曰：此内热生风及痰也。治痰先清火，清火先养阴。最忌燥剂。真苏子三钱、广橘红三钱、瓜蒌根三钱、贝母四钱、天门冬三钱、麦门冬五钱、白芍药四钱、甘草七分、鲜沙参三钱、明天麻一钱、甘菊花三钱、连翘二钱。河水二盅半，煎一盅，加竹沥、童便各一杯，霞天膏四五钱。饥时服，日二剂。"养阴清火，清气化痰，经月余调治而愈。

缪希雍又制丸方治半身不遂者："胡麻仁（三斤，即黑芝麻）、桑叶（酒拌蒸晒，三斤）、何首乌（三斤，九蒸九晒，人乳拌至一倍、两倍）、苍术（二斤，米泔浸，洗净，刮去皮，拌黑豆蒸，又拌蜜酒蒸，又拌人乳蒸，凡三次，蒸时须烘晒极干，气方透）、牛膝（如法，二斤）、甘菊花（二斤）、怀生地（三斤）、天门冬（去心，酒蒸，二斤）、柏子仁（二斤）、黄柏（一斤）、枸杞子（二斤）……炼蜜，同蒺藜糊和丸，如梧子大。每六钱，空心饥时各一服，淡盐汤吞。"以方测证，阴虚血亏之象明矣。

缪希雍治"内虚暗风"之中风者，遣方用药已脱离了唐人之前疏散外风与金元诸家单从某一病机入手的旧法，标本兼顾更为符合临床实际。虽以养阴化痰通络为主要治法，但并不是专以此法，重在辨证审因，气虚阳虚者亦以补气温阳为治。如缪希雍制一丸方，以人参、五味子、山茱萸肉、沙苑蒺藜、川巴戟天、莲须、枸杞子、川牛膝、天门冬、莲肉、白茯苓、黄柏、砂仁、怀生地、鹿角霜、鹿茸、菟丝子末、甘菊花组方为丸，治气虚半身不遂。

叶天士治中风八法

叶天士谓"内风乃身中阳气之变动",在脏属肝,故以"肝风"名之。"肝为风脏,因精血衰耗,水不涵木,木少滋荣,故肝阳偏亢,内风时起。""肝为风木之脏,因有相火内寄,体阴用阳,其性刚,主动主升,全赖肾水以涵之,血液以濡之,肺金清肃下降之令以平之,中宫敦阜之土气以培之,则刚劲之质得为柔和之体,遂其条达畅茂之性,何病之有?"华岫云之言明矣。中风者虽有内外之别,却主在内风。外风之变,唐宋之古说,小续命汤备矣;内风者,续接外风之说,中风论之探索、发展。

中风之治,内风之成者,血虚者,养之以血;气虚者,益之以气;阴虚者,补之以阴;阳亢者,潜之以阳;热者,清营中之虚热;寒者,回少阴之真阳。又挟邪者,痰湿者,燥湿化痰;痰热者,清热化痰;瘀滞者,化瘀通滞;蒙窍者,宣窍醒神;等等。此中风治疗之常法。变法全在医者心机,斡旋变动之根本在于识证。知常达变,方可万全。以下列《临证指南医案》治中风之八法加以概述。

一、通关开闭,宣窍醒神

"右太阳痛甚,牙关紧闭,环口牵动,咽喉如有物阻。乃阳升化风,肝病上犯阳络,大便欲闭。议用龙荟丸,每服二钱。又:肝风阻窍,脉象模糊,有外脱之危。今牙关紧,咽痹不纳汤水,虽有方药,难以通关,当刮指甲末,略以温汤调灌,倘得关开,再议他法。另以苏合香擦牙。"

此为"肝风"之包妪案,危急之候。华岫云言:"精液有亏,肝阴不足,血燥生热,热则风阳上升,窍络阻塞,头目不清,眩晕跌仆,甚则瘛疭痉厥矣。"颇合本证。开关启闭为急用之法。叶氏以龙荟丸为治,泻火通便,急则治其标,清泄邪火,荡去瘀滞。因其牙关紧闭,不纳汤水,以苏合香擦牙,此为开关之一法,取其芳香开窍之意。又有"中风"之沈案、葛案,"内风亦令阻窍,上则语言难出,下则二便皆不通调",以至宝丹芳香宣窍,解毒醒神;程案之"阴风湿晦中于脾络"者,以星附六君子汤益虚宣窍,舒展清阳。此类病症,"本质先虚,风挟痰火壅塞,以致营卫脉络失和。治法则先用开关,继以益气养血,佐以消痰清火,宣通经遂之药，气血充盈，脉络通利，是病可痊愈。"

二、回阳救逆，摄阴固脱

"中后不复，交至节四日，寒战汗泄，遂神昏不醒。是阴阳失于交恋，真气欲绝，有暴脱之虑。拟进回阳摄阴法。（脱）人参，干姜，淡附子，五味，猪胆汁。又：人参（三钱），附子（三钱）。又：人参，附子，五味，龙骨，牡蛎。"

邪气直中脏腑即为中风之闭证、脱证。闭者，邪气闭实；脱者，真气虚脱。中风脱证在于元气败脱，神明散乱，症见突然神昏或昏愦，手撒肢冷，汗多如注，重则周身湿冷，二便失禁等。叶氏以人参、附子、干姜之类大补元气，回阳固脱；以五味子、龙骨、牡蛎之类摄阴敛汗，救阴救逆；猪胆汁苦寒，益肺补脾，坚阴润燥，清泄上越之浮阳，摄纳下虚之沉阳。华岫云言："有身体缓纵不收，耳聋目瞀，口开眼合，撒手遗尿，失音鼾睡。此本实先拔，阴阳枢纽不交，与暴脱无异，并非外中之风，乃纯虚证也。故先生急用大剂参、附以回阳，恐纯刚难受，必佐阴药，以挽回万一。"此治法之谓也。

三、滋补肝肾，养阴清上

"失血有年，阴气久伤，复遭忧悲悒郁，阳挟内风大冒，血舍自空，气乘于左，口㖞肢麻，舌暗无声，足痿不耐行走。明明肝肾虚馁，阴气不主上承。重培其下，冀得风熄。议以河间法。熟地（四两），牛膝（一两半），萸肉（二两），远志（一两半，炒黑），杞子（二两），菊花（二两，炒），五味（一两半），川斛（二两四钱），茯神（二两），淡苁蓉干（一两二钱）。加蜜丸，服四钱。"

内风之成多为肝肾阴虚，阴不制阳，虚阳上升，所谓"操持经营，神耗精损，遂令阴不上朝，内风动跃"，此之谓也。这类病机证候是叶天士"中风""肝风"医案中的大多数，治之"非发散可解，非沉寒可清"，"肝为刚脏，非柔润不能调和也"，缘于阴虚生热，热升而生风也。虽为真阴不足，然肝肾同源，叶天士多用同补肝肾之法，以熟地黄、山萸肉、枸杞子、肉苁蓉、沙苑子等濡润之品，加阿胶、龟板等血肉有情之品，滋养肝肾之阴，以制上浮之虚阳、虚风。又以菊花、钩藤、桑叶、夏枯草之类凉肝清上，共同完成滋阴息风、制阳清上的作用。所谓"缓肝之急以息风，滋肾之液以驱热"，此之治也。

四、介类潜镇，摄纳虚阳

"初起神呆遗溺，老人厥中显然，数月来夜不得寐，是阳气不交于阴。勿谓痰火，专以攻消，乃下虚不纳。议与潜阳。龟腹甲心，熟地炭，干苁蓉，天冬，生虎胫骨，淮牛膝，炒杞子，黄柏。"

介类药质重，长于潜镇，而矿石类药物亦具有同样特性，用于潜降上越之肝阳者，即称之为重镇潜阳。肝肾阴虚，内风暗动，虚阳升腾，浮越于上，下元亏虚不纳，"阳气不交于阴"，阴阳相离在即，潜镇上越之肝阳即为当务之急。潜其上逆之火，镇其亢害之邪，平其冲激之势，使得上下维系，阴阳交接。所谓"下虚者，必从肝治，补肾滋肝，育阴潜阳，镇摄之治是也"。上述叶案，以龟腹甲心滋养肾阴，潜镇肝阳；熟地、枸杞、肉苁蓉之类，填补肾髓，固本之治；黄柏清下焦虚热；牛膝引气血下行。合以滋补下元，潜镇肝阳，以复肾之阴。

叶天士善用介类潜镇，凡阴虚阳浮者，多"介以潜阳，滋填涩固"。如"虚劳"金案："虚症五年，真阴既损不复，长夏阴不生成，阳扰升越巅顶而为痛胀，目患不痊。病根亦在肝肾，与潜阳以益乙癸。"诸如龟甲、磁石、龙骨、牡蛎、石决明、紫石英之类，是叶天士常用的介类潜镇之药。需要指出的是，介类潜镇总属治标救急之法，须合以培本滋肾之类，以生水涵木，标本兼治。

五、补血复脉，清心养阴

"脉细而数，细为脏阴之亏，数为营液之耗。上年夏秋病伤，更因冬暖失藏，入春地气升，肝木风动，遂令右肢偏痿，舌本络强，言謇，都因根蒂有亏之症。庸俗泄气降痰，发散攻风，再劫真阴，渐渐神愦如寐，倘加昏厥，将何疗治？议用仲景复脉法。（液虚风动）复脉汤去姜、桂。"

血之于阴，同类而异名也。阴虚者，重在肾；血虚者，重在营。血为心所主，又为肝所藏，血虚营中不足，肝血亦为之不足，如此则虚阳上亢，肝风内动。又有血虚生燥者，燥为火邪，挟肝风越于上，成内风矣。上述叶案，脏阴营液亏虚之证，液虚风动，故以复脉汤补血复脉，养阴清心，去姜桂者，防其温燥耗血伤阴也。热盛者，叶氏常合犀角、羚羊角、竹叶等清血分之热，继以生地黄、生白芍、天冬、女贞子、何首乌等养血息风。"肝风"中吴案之"操持积劳，阳升，内风旋动，烁筋损液"者，以及金案之"温邪深入营络，热止，膝骨痛甚，盖血液伤极，内风欲沸"者，即为此法典型之案例。

六、甘温益气，补虚通络

"寡居一十四载，独阴无阳，平昔操持，有劳无逸。当夏四月，阳气大泄主令，忽然右肢麻木，如堕不举，汗出麻冷，心中卒痛，而呵欠不已，大便不通。诊脉小弱。岂是外感？病象似乎痱中，其因在乎意伤忧愁，则肢废也。攻风劫痰之治，非其所宜，大旨以固卫阳为主，而宣通脉络佐之。（卫虚络痹）桂枝，附子，生黄芪，炒远志，片姜黄，羌活。"又："中络，舌喑不言，痛自足起渐上，麻木䐜胀，已属痼疾。参苓益气，兼养血络，仅堪保久。人参，茯苓，白术，枸杞，当归，白芍，天麻，桑叶。"

叶天士言："凡中风症，有肢体缓纵不收者，皆属阳明气虚。""阳明脉衰，厥阴内风暗旋不熄，遂致胃脉不主束筋骨以利机关，肝阳直上巅顶，汗从阳气泄越。春月病发，劳力病甚，此气愈伤，阳愈动矣。"中土虚衰，气血无以生化，阳明等脉则虚，土衰则不能生金，木失其制，所谓土衰木旺者也。此类病证叶天士认为"法当甘温益气"，"当用人参为首药，而附子、黄芪、炙草之类佐之"，以此培补中土，充养阳明之脉，即运中补虚，扶土抑木，益气通络。《临证指南医案》"中风"中叶氏所述"封固护阳"，与此法大同小异。

七、清化痰火，涤痰通络

"初春肝风内动，眩晕跌仆，左肢偏痿，舌络不和，呼吸不爽。痰火上蒙，根本下衰，先宜清上痰火。羚羊角，茯苓，橘红，桂枝，半夏，郁金，竹沥，姜汁。又：风热烁筋骨为痛，痰火气阻，呼吸不利。照前方去郁金、竹沥、姜汁，加白蒺藜、钩藤。又：炒半夏，茯苓，钩藤，橘红，金石斛，石菖蒲，竹沥，姜汁。又：人参，半夏，枳实，茯苓，橘红，蒺藜，竹沥，姜汁。"

肝风内动，痰火暴升，上蒙机窍，病机虽为"根本下衰"，然急则治其标，急当清化痰火，涤痰通络。上述叶案中，叶天士用羚羊角、竹沥、姜汁、郁金、茯苓、半夏等药清化痰热，息风定眩。又以桂枝解肌通阳，调和营卫，共同完成清气化痰、宣通经络的作用。后又按症情变化而加减，总在先去痰火之标，后养亏损之气阴。

八、滋液熄风，微逗通阳

"左肢麻木，膝盖中牵纵，忽如针刺。中年后，精血内虚，虚风自动，乃阴中之阳损伤。（阴中阳虚）淡苁蓉干（二两），枸杞（三两），归身（二两），生虎骨（二两），沙苑（二两），巴戟天（二两），明天麻（二两），桑寄生（四两）。精羊肉胶、阿胶丸，早服四钱，交冬加减，用人参丸服。"

内伤之中风，叶天士认为总在本虚，且以真脏之阴虚为主。然阴阳之间互为依存，所谓"无阳则阴无以生，无阴则阳无以化"，阴血亏虚，常及于阳，可见阴阳并虚之证。当然中风之阴阳并虚，主要矛盾还在于阴血之虚，肾阳之虚乃"阴中之阳损伤"，在于"风阳升于上也，上则下焦无气矣"。大温大补非其治，反有伤津耗液之弊，故而叶天士即以"微逗通阳为法，以脏液虚，不受纯温药耳"，常用药物有肉苁蓉、沙苑子、巴戟天等。上述叶案就是此类治法的运用。

又如叶天士治一老妪之"液燥下亏,阳挟内风上引,阴不上承,舌络强则言謇,气不注脉,则肢痿乏力步趋",认为"凡此皆肝肾脏阴本虚","镇补之中"需"微逗通阳为法",故在熟地、女贞子、黑稆豆皮、茯神、旱莲草、川石斛等滋肾阴、安心神方药中加入肉苁蓉,微逗通阳,摄纳肾气,又蕴"阳中求阴"之意。

尤在泾治卒中八法

中风古来虽有真、类的区分，"以贼风邪气所中者为真，痰火食气所发者为类"，尤在泾认为"天人之气，恒相感召，真邪之动，往往相因。故无论贼风邪气从外来者，必先有肝风为之内应。即痰火食气从内发者，亦必有肝风为之始基"，故"中风之病，其本在肝"。中风有中络中经、中脏中腑的不同，尤氏言："口眼㖞斜，络病也，其邪浅而易治；手足不遂，身体重痛，经病也，邪差深矣，故多从倒仆后见之；卒中昏厥，语言错乱，腑病也，其邪为尤深矣……至于唇缓失音，耳聋目瞀，遗尿声鼾等症，则为中脏，病之最深者也。"又言："病虚者，气多脱；病实者，气多闭。脱者欲其收，不收则死；闭者欲其通，不通亦死。"尤氏立治卒中八法，"以应仓卒之变"。

一、开关法：开关逐痰，利窍醒神

此法用于中风闭证。邪实内闭，清窍蒙蔽，神明为之昏糊，牙关为之紧闭，肢体为之痉强，故尤氏言："卒然口噤目张，两手握固，痰壅气塞，无门下药，此为闭证。闭则宜开，不开则死。搐鼻、揩齿、探吐，皆开法也。"尤在泾列白矾散、急救稀涎散、胜金丸等为开关法主方。

白矾散出自《圣济总录》，以白矾、生姜组方，"上二味，合研滤，分三服，旋旋灌之，须臾吐出痰毒，眼开风退，方可服诸汤散救治"，主治"急中风，口闭涎上，欲垂死者"。又有白矾（如拇指大一块为末）、巴豆（一粒，去皮膜）为方者，"于新瓦上煅令焦赤为度，炼蜜丸芡实大，每用一丸，绵裹，放患人口中近喉处良久，吐痰立愈。一方加牙皂一钱，研取三分，吹鼻中"。

急救稀涎散出自《普济本事方》，以猪牙皂角、白矾组方，"为细末和匀，轻者半钱，重者一钱匕，温水调灌下，不大呕吐，但微微冷涎出一二升，便得醒，次缓缓调治，大服亦恐过伤人"。治疗"中风涎潮，口噤气闭不通"。

胜金丸也出自《普济本事方》，以生薄荷、猪牙皂角、瓜蒂末、藜芦末、朱砂组方，"朱砂末一分，与二味末研匀，用膏子搜和，丸如龙眼大。以余朱砂为衣，温酒化一丸，甚者二丸，以吐为度。得吐即省，不省者不可治"。

以上开关三法四方，灌服、搐鼻、揩齿、探吐，总在开关窍，逐痰滞，醒神志。

二、固脱法：扶正固脱，救逆回阳

此法用于中风脱证。元气败脱，神明散乱，症见突然昏仆、手撒肢冷、目合口张、鼻鼾息微之类，急当补元固脱，救逆回阳。故尤氏言："猝然之候，但见目合、口开、遗尿、自汗者，无论有邪无邪，总属脱症。脱则宜固，急在元气也。元气固，然后可以图邪气。"尤在泾列参附汤为固脱法之主方。

参附汤由人参、制附子组方，以人参之大补元气，附子之温肾回阳，共奏益气回阳、救逆固脱之功。尤在泾言："用人参须倍于附子，或等分，不拘五钱或一两，酌宜用之，姜水煎服。有痰加竹沥。"

三、泄大邪法：疏风泄邪，从而调之

此法用于中风因于外感风邪者。中风病因由外风说发展到内风说，这是对中风病因认识的一大进步，限于认识的局限，古人并未完全舍弃外风说，以为贼风邪气亦是中风成因之一。所以尤在泾言："昔人谓南方无真中风病，多是痰火气虚所致，是以近世罕有议解散者。然其间贼风邪气间有之。设遇此等，岂清热、益气、理痰所能愈哉。续命诸方，所以不可竟废也。俟大邪既泄，然后从而调之。"尤氏列小续命汤、三化汤为主方图治，附《肘后》紫方、荆芥散、华佗愈风散、豆淋酒法、续命煮散，以备斟酌应用。

小续命汤出自《千金方》，由麻黄、桂枝、杏仁、芍药、甘草、人参、川芎、防己、黄芩、附子、防风组方，解表散邪，补虚通络，寒热并用，补泻兼施。补者益其正，泻者祛其邪，为唐以前主治中风的首选方剂。尤氏列加减法："无汗恶寒，加麻黄、防风、杏仁；有汗恶风，加桂枝、芍药、杏仁；无汗身热，不恶风，加葛根二两，桂枝、黄芩各依本方加一倍；有汗身热，不恶寒，加石膏、知母各二两，甘草一两；无汗身寒，加附子半两，干姜二两，甘草三两；有汗无热，加桂枝、附子、甘草，各依本方加一倍；肢节挛痛，或木不仁，加羌活四两，连翘六两。凡中风不审六经之加减，虽治之，不能去其病也。"

三化汤应该出自刘河间《素问病机气宜保命集》卷中"中风论"，非尤氏所言"洁古"方。"河间云：中风外有六经之形证，先以加减续命汤，随症汗之。内有便溺之阻隔，复以三化汤下之。"此方由厚朴、枳实、大黄、羌活组方，厚朴燥湿消痰，下气除满；枳实破气消积，化痰除痞；大黄泻毒荡滞，存阴救阴；羌活解表散寒，祛风胜湿。由此表里兼治，表邪散，里滞通，病向愈。

从小续命汤和三化汤的组方而言，偏于泻实，邪实正尚不虚者用之无虞，邪实正虚不耐攻者不宜应用。故尤氏言："续命、三化，并攻泄大邪之剂，人壮气实者宜之。若气弱无力者，不可用也。余故录《肘后》等方于后，以备参用。盖医者法必求备而用必极慎也。"

《肘后》紫方由鸡屎、大豆、防风组方，"疗中风脊强，身痓如弓"；荆芥散以荆芥一味，略炒为末，酒服二钱，"治中风口噤，四肢搐搦，或角弓反张"；豆淋酒法，"黑豆二升，熬令声绝。酒二升，纳铛中急搅，以绢滤取清"，顿服以取汗；续命煮散由桂枝、白芍、甘草、防风、独活、人参、熟地黄、当归、川芎、荆芥穗、细辛、干葛、远志、半夏组方，以"复营卫，却风邪"。

四、转大气法：转气散邪，顺养真气

此法用于中风之大气虚损证。大气乃胸中之气，是人身诸气之支撑，活动之动力，其证多"虚"，或衰或陷，影响人体全身功能。《经》言"大气一转，邪气乃散"，即大气能够布散宣通，祛邪气而正安。反之，"大气一衰，则出入废，升降息，神机化灭，气立孤危矣"。所以尤在泾言："大气，不息之真气也，不转则息矣。故不特气厥、类中，即真中风邪，亦以转气为先。"尤氏列八味顺气散、匀气散为"转大气"之主方。

八味顺气散出自《严氏济生方》，由人参、白术、茯苓、陈皮、青皮、台州乌药、香白芷、甘草组方，尤在泾言："凡患中风者，先服此顺养真气，次进治风药。"意在先补其虚，后祛其邪。由组方可见，八味顺气散其实是蕴泻于补，是标本兼治的方剂。所以，《医方考》言："人参、白术、茯苓、甘草，四君子汤也。《经》曰：邪之所凑，其气必虚。故用四君子以补气。治痰之法，利气为先，故用青皮、白芷、台乌、陈皮以顺气，气顺则痰行，而无壅塞之患矣。此标本兼施之治也。"

匀气散即顺风匀气散，出自《奇效良方》，由白术、乌药、人参、天麻、沉香、青皮、白芷、木瓜、紫苏、甘草组方。以方测证，当属气虚气滞而生湿瘀，阻遏大气敷布。白术、人参、甘草，以补正气；乌药、沉香、青皮，以行滞气；天麻、紫苏、白芷，以疏风气；木瓜化湿舒筋，土中泻木，以顺郁气。合则转气顺气，养真养正。

五、逐痰涎法：逐痰祛滞，开窍醒神

此法用于风痰阻络证。中风一病本于虚，标于实。虚者，脏腑之虚也，多阴虚而亢；实者，在风、在痰、在瘀也。风痰瘀蒙窍，神失其明，即可倒仆昏糊。故尤在泾言："或因风而动痰，或因痰而致风，或邪风多附顽痰，或痰病有如风病。是

以掉摇眩晕、倒仆昏迷等症，风固有之，痰亦能然。要在有表无表、脉浮脉滑为辨耳。"尤氏列涤痰汤、清心散为治。

涤痰汤出自《严氏济生方》，由制南星、半夏、枳实、茯苓、橘红、石菖蒲、人参、竹茹组方，涤痰开窍，行气化滞，"治中风痰迷心窍，舌强不能言"；清心散出自《古今医鉴》，由薄荷、青黛、硼砂、牛黄、冰片组方，"上为细末，先以蜜水洗舌，后以姜汁擦舌，将药末蜜水调稀，搽舌本上"，疏风清心，开窍醒神。风邪易挟痰，痰邪易壅滞，未必兼风，故尤氏告诫："风病兼治痰则可，痰病兼治风则不可。"

六、除热风法：养阴除热，清心化痰

此法用于内风化热证。尤在泾言："内风之气，多从热化，昔人所谓风从火出者是也。是证不可治风，惟宜治热。《内经》云：风淫于内，治以甘凉。《外台》云：中风多从热起。宜先服竹沥汤。河间云：热盛而生风，或热微风甚，即兼治风也。或风微热甚，但治其热，即风亦自消也。"言阴虚致热，热极生风也。尤氏以竹沥汤、地黄煎为治。

尤氏所列竹沥汤有四方：一者由竹沥、荆沥、生姜汁组方；二者由竹沥、荆沥、梨汁、陈酱汁组方；三者由竹沥、人乳汁、三年陈酱汁组方；四者由竹沥、生葛汁、生姜汁组方。所用多清散除热之品，热去风自消，"治热风，心中烦闷，言语謇涩"。地黄煎出自《千金方》，由生地汁、枸杞根汁、生姜汁、酥、荆沥、竹沥、栀子仁、大黄、茯苓、天冬、人参组方，以竹沥汤为基础，加清热逐瘀、益气生津之品，养阴除热，开窍，"治热风，心烦闷，及脾胃间热，不下食"。

七、通窍隧法：芳香通隧，开窍醒神

此法用于风痰蒙蔽隧窍者，为"闭则宜开"法则的应用。尤在泾言："风邪中人，与痰气相搏，闭其经隧，神暴昏、脉暴绝者，急与苏合、至宝之属以通之。盖惟香药，为能达经隧，通神明也。"尤氏列苏合香丸、至宝丹为其治。

苏合香丸、至宝丹是中医广泛用于息风开窍的中成药。苏合香丸重在辛温开窍，息风豁痰，所谓中风闭证之阴闭是也；至宝丹重在辛凉开窍，化浊解毒，所谓中风闭证之阳闭是也。两方的重点在于芳香开窍，启闭醒神，以治神明昏糊之中风重症。

八、灸腧穴法：温灸腧穴，通引绝阳

此法为药物治疗卒中的补充。真气陷于内，阴阳不得续接，以此法回阳救逆，续接阴阳。《扁鹊神书》中多用此法暖脾健脾、温肾壮阳，以生脾胃之气，回真阳

之气。尤在泾言："中风卒倒者，邪气暴加，真气反陷，表里气不相通故也。灸之不特散邪，抑以通表里之气。又真气暴虚，阳绝于里，阴阳二气，不相维系，药石卒不能救者，亦惟灸法，为能通引绝阳之气也。"尤氏列诸多腧穴灸法，以佐其言。如以神阙隔盐、隔姜灸治疗中风卒厥等危急症。

尤氏认为腧穴灸法，"炷如苍耳大，必须大实，其艾又须大熟。初得风之时，当依此次第灸之，火下即定。《千金翼》云：愈风之法，火艾特有奇能，针石汤药，皆所不及也。"

尤在泾治卒中所用八法，急证危证有之，外证内证有之，风证痰证有之，热证寒证有之，虚证实证有之，又列灸腧穴法，可谓详而备矣。然五脏有别，受邪有异，传变无常，要在挈其纲领，别证审因，若拘于成法，按图索骥，与尤氏之论背道矣。

叶天士治中风通络六法

中风病的实质在于风火痰瘀等致病因子导致人体脏、腑、经、络的痹阻。急者在脏在腑，脏腑的虚怠，邪气的闭阻，皆为其因，脏腑、阴阳为之失衡，清阳、关窍为之蒙蔽，故而神志昏糊；缓者在经在络，气血的不足，痰瘀的阻滞，经络、肢体为之失养，故而偏枯不用。由此而言，"风"乃中风之因，"虚"乃中风之本，"痰"乃中风之标，"瘀"则为中风之果。扶正补虚为中风治本之法，息风化痰为中风治标之治，祛瘀通络则为中风标本治疗中的基础治法。

通络治法由叶天士而显，"医不知络脉治法，所谓愈究愈穷矣"。《临证指南医案》"中风"中列30多个中风病医案，叶天士以"阳化内风"立论，各从其治。梳理叶天士对中风病的论述，络脉失和是其中重要的病机变化。如中风之后肢麻言謇，足不能行，为"虚风动络"；厥后右肢偏痿，口㖞舌歪，声音不出，为"阴风湿晦中于脾络"；语言欲出忽謇，多言似少相续，为"肾脉不营舌络"；舌音不清，麻木偏着右肢，为"阳明脉中空虚"，等等。其治则强调通络脉之壅滞，补络脉之不足，或通或补，旨在祛滞通络，畅顺经气。以下列叶天士治中风通络六法加以说明。

一、祛痰通络

"初春肝风内动，眩晕跌仆，左肢偏痿，舌络不和，呼吸不爽。痰火上蒙，根本下衰。先宜清上痰火。羚羊角、茯苓、橘红、桂枝、半夏、郁金、竹沥、姜汁。又：风热烁筋骨为痛，痰火气阻，呼吸不利。照前方去郁金、竹沥、姜汁，加白蒺藜、钩藤。"

百病皆为痰作祟，痰邪流窜经络，随气而动，痰阻络脉，络脉失养，麻木疼痛、偏废不用等症即起；痰气上扰，蒙蔽清阳，眩晕跌仆、神志昏糊旋发。痰从湿化，阴证也；痰从火化，热证也。上述叶案，痰应肝木之气，化火上蒙，又阻气滞络，先清痰火，后通其瘀滞。郁金、橘红、竹沥、姜汁，清化之品，清气化痰；茯苓、半夏、桂枝，通阳之品，祛湿化痰；羚羊角、白蒺藜、钩藤之类，平肝之品，息风通窍。诸药合用，息风祛痰而通络。又有痰从湿化者，如"眩晕"孙案："肝风内震，呕痰咳逆，头痛眩晕，肢麻，汗出寒热。（胃虚痰滞）二陈汤加天麻、钩藤。"

燥湿化痰之治也。

二、化湿通络

"脉濡无热，厥后右肢偏痿，口㖞舌歪，声音不出。此阴风湿晦中于脾络，加以寒滞汤药蔽其清阳，致清气无由展舒。法宗古人星附六君子汤，益气仍能攻风祛痰。若曰风中廉泉，乃任脉为病，与太阴脾络有间矣。（风湿中脾络）人参、茯苓、新会皮、香附汁、南星（姜汁炒）、竹节白附子（姜汁炒）。"

湿为阴邪，易伤阳气，"湿胜则阳微"。其性黏腻，易滞气机，其病多迁延。《经》言"诸湿肿满，皆属于脾"，故湿与脾关系极为密切，脾主肉，故又有"湿伤肉"之说。上述叶案为"阴风湿晦中于脾络"，脉濡者，湿重为患也；肢体偏废者，络脉阻滞而失养也；口㖞舌歪、声音不出者，脾脉散舌本下，为之痹阻也。其治：南星苦寒微辛，燥湿化痰，为阴中之阳；附子辛温大热，温阳散寒，为阳中之阳；南星合附子，一阴一阳，一寒一热，寒制热过，热防寒伤，清气化痰，展舒清阳。合以六君子汤，益气补中，理气化痰，则化湿通络之功更显。

三、宣窍通络

"风中廉泉，舌肿喉痹，麻木厥昏，内风亦令阻窍，上则语言难出，下则二便皆不通调。考古人吕元膺每用芳香宣窍解毒，勿令壅塞致危也。（胞络热邪阻窍）至宝丹四丸，匀四服。"

痰气从热而成痰热、痰火，随气上蒙清窍则昏糊、不语，下陷则二便皆不通调，见遗溺、尿闭。对此类证候，叶天士认为"医药之治痰治火，直走肠胃，是以久进多投无效"，当以芳香之剂宣通开窍，即以至宝丹之类化浊开窍，清热解毒。至宝丹功在辛凉开窍，痰热内闭心包证见神昏谵语、身热烦躁、痰盛气粗者，用之神速，寒证者不可用，当以苏合香丸之类。又有痰蒙机窍之虚证者，"脉细小带弦，冬季藏纳少固，遂至痹中，百余日来，诸患稍和，惟语言欲出忽謇，多言似少相续。此皆肾脉不营舌络，以致机窍少宣，乃虚象也"。叶氏则"早用地黄饮子煎法以治下，晚用星附六君子以益虚宣窍"，要在审证而治。

四、滋阴和络

"脉细而数，细为脏阴之亏，数为营液之耗。上年夏秋病伤，更因冬暖失藏，入春地气升，肝木风动，遂令右肢偏痿，舌本络强，言謇，都因根蒂有亏之症。庸俗泄气降痰，发散攻风，再劫真阴，渐渐神愦如寐，倘加昏厥，将何疗治。议用仲景复脉法。（液虚风动）复脉汤去姜、桂。"

真脏阴虚，不能上承，无以制阳，肝木风动，故而"令右肢偏痿，舌本络强，言謇"。因于营液之耗，肝肾阴虚，泄气降痰、发散攻风皆非其治，又恐伤津耗液，劫伐真阴。叶天士以滋阴养血之剂，益真脏之阴而调上亢之木，增阴复脉，养血和络，非治其络而络自和调。复脉汤去姜、桂，滋阴养血，益气和络，又防辛温发散劫阴。

五、补气和络

"男子右属气虚，麻木一年，入春口眼歪邪。乃虚风内动，老年力衰。当时令之发泄，忌投风药，宜以固卫益气。（气虚）人参、黄芪、白术、炙草、广皮、归身、天麻、煨姜、南枣。"

卫气行于肌表，为卫外之屏障，阳明所主。《灵枢·本脏》言"卫气者，所以温分肉，充皮肤，肥腠理，司开合者也"，"卫气和，则分肉解利，皮肤调柔，腠理致密矣"。若卫气虚无以固表，贼风邪气侵袭，中络则肢体偏废，汗出肤冷。此类病症忌投风药，劫痰亦非其治，投则表散而卫气愈虚。叶天士认为此类病症"大旨以固卫阳为主"，即以人参、黄芪、白术之类益气固表，和营卫，补虚络。"凡中风症，有肢体缓纵不收者，皆属阳明气虚，当用人参为首药，而附子、黄芪、炙草之类佐之。若短缩牵挛，则以逐邪为急。"

六、辛润通络

"中风以后，肢麻言謇，足不能行，是肝肾精血残惫，虚风动络，下寒，二便艰阻。凡肾虚忌燥，以辛润温药。苁蓉、枸杞、当归、柏子仁、牛膝、巴戟、川斛、小茴。"

辛味发散，通络之用又有辛香、辛润之别。"辛以润之"见于《素问·脏气法时论》："肾苦燥，急食辛以润之，开腠理，致津液，通气也。"历代医家对此各有解释，其中张景岳之释较为详备："肾为水藏，藏精气者也，阴病者苦燥，故宜食辛以润之，盖辛从金化，水之母也，其能开腠理致津液者，以辛能通气也。水中有真气，惟辛能达之，气至水亦至，故可以润肾之燥。"上述叶案，精血残惫，阴不制阳而化风，虚风动络。又见下元虚寒，寒性收引，易致气滞血瘀。叶天士以辛润温药，一则温药行气，辛味之发散也有利于瘀滞之脉络疏通；二则辛味入肾，通气生津，以润肾燥。当归、巴戟天、小茴香之类辛甘、辛温，温阳行气而通络；肉苁蓉、枸杞子、柏子仁、牛膝之类甘温、甘平，润而不燥，得辛味之助而强其效；川斛甘淡微寒，养胃生津，滋阴润燥。

缪希雍补脾阴三法

明代以前，医家多拘于脾为阴土，喜燥恶湿，习用香燥温补之品，略脾胃之阴。缪希雍从实践出发，大胆提出"世人徒知香燥温补为治脾之法，而不知甘寒滋润益阴之有益于脾也"，开创脾阴理论的先河。脾五行属土，土性敦厚，生化万物，故脾为气血生化之源。冯玉娥和熊秀萍认为，缪氏脾阴理论确立的基础是五脏苦欲补泻理论，且总结出缪氏补脾阴三法。

一、甘淡濡润法

《素问·刺法论》云："欲令脾实，气无滞饱，无久坐，食无太酸，无食一切生物，宜甘宜淡。"指出甘淡之法最宜于滋养脾阴。以脾阴不足，甘能补之；脾恶湿浊，淡能渗之；甘淡相合，扶正祛邪，寓补于泻，既无助湿碍脾之忧，又无助火劫津之弊。用药多选怀山药、茯苓、白扁豆、薏苡仁、芡实、莲子肉等。如痧疹之症，乃肺胃热邪所致，痧后由于热毒内陷，常出现泄泻，热毒与泄泻甚伤脾阴。对痧后元气不复、脾胃虚弱者，缪希雍主张以"白芍、炙甘草为君，莲子肉、白扁豆、山药、麦冬、龙眼肉为臣"，濡润脾阴，健运脾气，慎用人参、白术等温燥之类。又如顾鸣六儿一案，患儿素体脾虚，饮食俱废，形体倍削，缪希雍从甘淡润脾养阴入手，"以人参为君，茯苓、山药、白芍药、莲子肉、扁豆为佐"，百日即见初效，饮食顿加，半年肌体丰满。于此足见甘淡润脾法用药虽平淡，但因其具有不燥不腻之性，无碍脾耗液之虑，可常服久服，因而调治脾阴虚之证，此法可收奇功。

二、酸甘化阴法

成无己在《注解伤寒论》中首次提出"酸甘化阴"，甘能补益中气，酸能生血，酸甘同用可化生营血，滋养脾阴。同时"肝苦急，急食甘以缓之"，"肝欲散，急食辛以散之，用辛补之，酸泻之"，酸甘之品还可缓肝急，泻肝实，使"肝无不平之气，肝和则不能贼脾土"。缪希雍所用甘酸之品以白芍、酸枣仁、木瓜等为主。缪氏在《神农本草经疏》中言"芍药禀天地之阴，而兼得甲木之气以生"，"味酸寒得木化"，可凉血补血，益水填精，既能滋养阴血，又可扶持脾土，"酒炒为君，佐为炙甘草，为健脾最胜之剂"。对于酸枣仁，缪希雍曰："酸枣仁得木之气而兼土化，故其实酸平，仁则兼甘。"《本草求真》也记载，酸枣仁"本肝胆二经要药，因其气香味甘，故又能舒太阴之脾"。酸枣仁能补益肝胆，兼以芳香入脾，肝阴得养、肝气得补，就不会因病乘脾，脾阴自然得以复原。对于木瓜，缪希雍指出其"实得春生之气，禀曲直之化，故其味酸，气温无毒"，因其性温，入足太阴脾经与足阳明胃经，能够和脾胃，健脾除湿。因其味酸，兼入足厥阴肝经，与甘相合可发挥补肝制肝的特性。可见酸甘用治脾阴不足，确为恰当。

三、甘寒滋脾法

缪希雍在悉心探究本草的基础之上，深知甘寒之品禀春阳盎然之气，感清和稼穑之味，应万物生发之性，为养阴之佳品。有学者对缪希雍治疗内伤杂病药物四气、五味使用频数构成比进行统计，显示甘、寒之品分别为34.15%、40.12%，位列前二。临床选药以生地黄、枸杞子、车前子、石斛、白芍等为主。缪希雍每主用甘寒药物，立意甘寒生津，滋养脾阴；阴虚则热，寒味之品便是降火之药，甘寒合用，虚热可清。如一妇女产后腿疼案，患者不能行立，饮食不进，困惫之极。缪希雍认为："脾阴不足之候。脾主四肢，阴不足故病下体。"投以甘寒之剂如白芍、生地黄、枸杞子、茯苓、石斛、木瓜、牛膝等而立效。又有阴虚致热一案，孙氏患者病腹中若有癥瘕，不食不眠，烦懑身热，缪希雍言："病久饱胀烦闷者，气不归元也；不食者，脾元虚也；不眠而烦者，内热津液少也。"药用芍药、茯苓、麦冬、木通、石斛等，四剂而瘳。后复病，缪希雍认为，"此阴虚也"，更以麦冬、白芍、枸杞子、五味子、生地黄、车前子，而热遂退，疾病转愈。上举两案，其证均为脾阴不足，一者肢体失于濡养，一者阴虚内热，缪希雍取法于甘寒滋脾、清热，治本求源。脾阴足则后天阴血自得其滋注，火旺之证自愈。

缪希雍是一位承前启后的理脾阴大家，他不仅提出脾阴概念，还在临床实践中总结出了具体的用药原则及特点，即以五脏苦欲补泻理论为指导原则，以甘味之品为主，酸、寒、淡巧妙搭配，颇具特色，临床实可资借鉴。

薛己《内科摘要》治脾七法

明代吴中医家薛己以温补见长，并蓄各家之长，逐渐形成了自己的温补思想和方法，成为温补学说的先导，奠定了后世命门学说的基础。薛己温补学说的核心在于阐述脾肾与命门在人体中的中心地位，"治病必求于本"，以"滋化源"为法，补脾土，温肾阳，脾肾同治而化源不竭。

薛己重脾胃，认为"胃为五脏本源，人身之根蒂"，而"《内经》千言万语，旨在说明人有胃气则生，以及四时皆以胃气为本"。脾胃亏损是脾胃病发生的基本病机，"人之一身以脾胃为主，脾胃气实，则肺得其所养，肺气既盛，水自生焉，水升则火降，水火既济而成天地交泰之令矣。若脾胃一虚，则其他四脏俱无生气"。所以在治疗上，首当补脾，且有"补肾不如补脾"之论。以下以薛己《内科摘要》中有关脾胃病的证治，概述其治脾法。

一、健脾益气法

此法用于脾胃亏虚证，又可称补中益气法。脾胃亏虚证为薛己脾胃病证治之主证，所谓"食后胀痛，乃脾虚不能克化也；小腹重坠，乃脾虚不能升举也；腿足浮肿，乃脾虚不能营运也；吐食不消，乃脾胃虚寒无火也"，吞酸嗳腐，脾胃虚寒；痢疾里急后重，脾胃气下陷。薛己脾胃病理论的核心就是脾胃虚损。此类证候主要表现为肢体倦怠，形冷肢寒，声低懒言，纳少腹胀，等等。薛己以健脾养胃、补中益气为法，补中益气汤为其基础方。薛己认为东垣先生所制补中益气汤，"又冠诸方之首"，可见薛己对此方的推崇。《内科摘要》中载有202个医案，补中益气汤是薛己使用范围最广、频率最高的方剂，出现频次高达113次。又如"脾胃亏损吞酸嗳腐等症"："一上舍，饮食失宜，胸腹膨胀，嗳气吞酸，以自知医，用二陈、枳实、黄连、苍术、黄柏之类，前症益甚，更加足指肿痛，指缝出水。余用补中益气加茯苓、半夏，治之而愈。若腿足浮肿或㿠肿，寒热呕吐，亦用前药。"

"饮食劳倦亏损元气等症"："一男子，饮食劳倦而发寒热，右手麻木。或误以为疔毒，敷服皆寒凉败毒，肿胀重坠，面色痿黄，肢体倦怠，六脉浮大，按之如无。此脾胃之气虚也。询之果是销银匠，因热手入水梅银，寒凝隧道，前药益伤元气故耳。遂用补中益气及温和之药煎汤、渍手而愈。"又有脾胃虚弱不用补中益气之反例："黄武选饮食劳倦，发热恶寒，或用解表之药益甚，再剂昏愦，胸发黑斑，脉洪数而无力。余欲用补中益气之剂，不从而殁。"

二、暖脾散寒法

此法用于脾胃虚寒证，多为脾胃虚弱衍化而来。《内科摘要》所言"脾胃病"主要涉及胃脘痛、腹痛、食积、痢疾、泄泻、不思食、吞酸、痞满、酒积、便血等。脾胃虚寒者多见于胃脘痛、腹痛、痢疾、泄泻、不思食、吞酸等病，主要表现为腹胀纳少，腹痛喜温喜按，畏寒肢冷，大便溏薄清稀，或肢体困重，或周身浮肿，小便不利等。薛己以补气温中、暖脾散寒为法，用补中益气汤、六君子汤之类加附子、肉桂、人参、炮姜为治。

"脾胃亏损停食痢疾等症"："太常边华泉，呕吐不食，腹痛后重，自用大黄等药一剂腹痛益甚，自汗发热，昏愦脉大。余用参、术各一两，炙甘草、炮姜各三钱，升麻一钱，一钟而苏。又用补中益气加炮姜，二剂而愈。"又"脾胃亏损吞酸嗳腐等症"："一妇人吞酸嗳腐，呕吐痰涎，面色纯白，或用二陈、黄连、枳实之类，加发热作渴，肚腹胀满。余曰：此脾胃亏损，末传寒中。不信，仍作火治，肢体肿胀如盅。余以六君加附子、木香治之，胃气渐醒，饮食渐进。虚火归经，又以补中益气加炮姜、木香、茯苓、半夏，兼服痊愈。"

三、健脾举陷法

此法用于脾虚胃弱、阳气脱陷证，尤以中气下陷为多。此类证候主要表现为纳少腹胀，或食后脘痞，小腹重坠，或肛门坠重，或久痢不止，甚或脱肛，或子宫下垂等。脾胃虚弱，阳气陷于下，或维系脏腑无力，或升清泌浊失司，诸症蜂起。薛己以健脾益气、升阳举陷为法，用补中益气汤、归脾汤之类加茯苓、肉桂等为治。

"脾肾虚寒阳气脱陷等症"："一男子，形体倦怠，饮食适可，足指缝湿痒，行坐久则重坠。此脾胃气虚而下陷。用补中益气加茯苓、半夏而愈。"又《女科撮要》"阴疮"："一妇人阴肿下坠，闷痛出水，胸腹不利，小便频数，内热晡热，口苦耳鸣。先用小柴胡加车前、胆草、苓、术、升麻，二剂稍缓。又用加味逍遥加升麻，数剂稍愈。乃以加味归脾加升麻、柴胡，并补中益气加山栀，数剂渐愈。仍用加味逍遥、加味归脾二药，调理而瘥。"

四、健脾化湿法

此法用于脾胃虚弱，痰湿内生证，又名健脾化痰法。痰饮水湿，其性一也，故有痰湿同源之说。脾与痰湿的关系，《内经》中多有论述，重点在于脾主运化功能对痰湿产生和消除的影响。"饮入于胃，游溢精气，上输于脾，脾气散精，上归于肺。"运化健则痰湿无以成，且能化痰利湿；失运化则聚湿生痰，壅遏气机，所谓脾为生痰、生湿之源。《素问·至真要大论》言："诸湿肿满，皆属于脾。"痰湿之于人，在于困阳伤气，阻遏人体气机的升降，临床主要表现为头身困重，或浮肿，咳嗽咯痰，胸脘满闷，纳呆呕恶，泛吐清水，头晕目眩等症。健脾益气、化痰行气、燥湿利湿等是脾虚生湿证的治疗常法，薛己常以补中益气汤、二陈汤等方剂加减为治。脾胃虚弱兼有湿热滞留中焦者，以升阳益胃汤升举清阳，健脾除湿；长夏夹有湿热者，以清暑益气汤健脾燥湿，益气清暑；脾虚之脘痞、胸闷、呕吐者，多用补中益气汤加半夏、茯苓，以健脾化痰，补气调气；脾虚夹湿热痢疾、泄泻者，多以补中益气汤送服香连丸补脾行气，清热化湿；脾虚停食者，以补中益气汤加神曲、陈皮健脾运中，行气消食。

"脾肾亏损停食泄泻等症"："光禄柴黼庵善饮，泄泻腹胀，吐痰作呕，口干，此脾胃之气虚。先用六君加神曲，痰呕已止，再用补中益气加茯苓、半夏，泻胀亦愈。此症若湿热壅滞，当用葛花解醒汤分消其湿；湿既去而泻未已，须用六君加神曲，实脾土，化酒积。然虽为酒而作，实因脾土虚弱，不可专主湿热。"又如"脾肺亏损咳嗽痰喘等症"："儒者张克明，咳嗽，用二陈、芩、连、枳壳，胸满气喘，侵晨吐痰；加苏子、杏仁，口出痰涎，口干作渴。余曰：侵晨吐痰，脾虚不能消化饮食；胸满气喘，脾虚不能生肺金；涎沫自出，脾虚不能收摄；口干作渴，脾虚不能生津液。遂用六君加炮姜、肉果，温补脾胃。更用八味丸，以补土母而愈。"

五、健脾调肝法

此法用于脾虚肝乘、脾气郁结证。此类证候多由情志不遂、郁怒伤肝，或饮食不节、劳倦伤脾所致，在于肝失疏泄、脾失健运致使脾气郁结，中焦气机升降失常。脾失健运而土虚，肝郁气结而木乘，薛己以健脾益气、疏肝散郁为法，用六君子汤、归脾汤之类加木香、枳壳等为治。

"脾肾亏损停食泄泻等症"："进士刘华甫停食腹痛泻黄，吐痰，服二陈、山栀、黄连、枳实之类，其症益甚。左关弦紧，右关弦长，乃肝木克脾土，用六君加木香治之而愈。"案中"左关弦紧，右关弦长"，为脾虚食滞，肝郁气滞，肝木克脾土之象。以六君子汤益气健脾，燥湿化痰，佐以木香行气止痛，健脾消食，故愈。薛己又列加减："若食已消而泄未已，宜用异功散以补脾胃；如不应，用补中益气升发阳气。凡泄利色黄，脾土亏损，真气下陷，必用前汤加木香、肉蔻温补；如不应，当补其母，宜八味丸。"

六、补中止血法

此法用于脾虚而致脾不统血之证。脾胃为气血生化之源,脾又主统血,血以气得行,气以血得附,脾胃健则血行脉道,脾失统血则血溢脉外。脾与血的关系在《素问·示从容论》有明言:"脾气不守,胃气不清,经气不为使,真脏坏决,经脉傍绝,五脏漏泄,不衄则呕。"薛己有言"凡下血症,须用四君子以收功",意在补气而止血。薛己医案中多用补中益气汤、归脾汤或益气汤等补脾益气的方剂为治,"脾统血,肺主气,此劳伤脾肺,致血妄行,故用前药健脾肺之气,而嘘血归源耳!"

"脾胃亏损停食痢疾等症":"通府薛允频下血,服犀角地黄汤等药,其血愈多,形体消瘦,发热少食,里急后重。此脾气下陷,余用补中益气加炮姜,一剂而愈。""饮食劳倦亏损元气等症":"一儒者,素勤苦,因饮食失节,大便下血,或赤或黯,半载之后,非便血则盗汗,非恶寒则发热,血汗二药用之无效,六脉浮大,心脾则涩。此思伤心脾,不能摄血归源。然血即汗,汗即血。其色赤黯,便血盗汗,皆火之升降微甚耳;恶寒发热,气血俱虚也。乃午前用归脾加麦门、五味以补心脾之血,收耗散之液,不两月而诸症悉愈。"此补脾止血法治疗下血之例。

"脾肺肾亏损遗精吐血便血等症":"一男子,咳嗽吐血,热渴痰盛,盗汗遗精,用地黄丸料加麦门、五味,治之而愈。后因劳怒,忽吐紫血块,先用花蕊石散,又用独参汤渐愈。后劳则咳嗽吐血一二口,脾肺肾三脉皆洪数,用补中益气、六味地黄而痊愈。""辛丑夏,余在嘉兴屠内翰第,遇星士张东谷谈命时,出中庭吐血一二口。云:久有此症,遇劳即作。余意此劳伤肺气,其血必散,视之果然。与补中益气加麦门、五味、山药、熟地、茯神、远志,服之而愈。"此补脾止血法治疗吐血之例。

七、补脾温肾法

此方用于脾肾亏虚之偏阳虚证,或肾命火衰之脾胃虚寒证。由脏腑生克制化而言,脾病及肾、肾病累脾是疾病演变的常态方式,由此而有补母泻子等治法。对于脾胃病,薛己认为在直接补脾无效的情况下,尤其是脾肾同虚、命门火衰之类病证,当采用温补命门之法,以此益火生土,所谓补脾不效,当责肾命。或者脾肾同治,补脾益气生血而充养先天肾水,补肾助阳生精而温煦后天脾土。薛己温补命门的学术思想,虽以"无火者益火之源,以消阴翳;无水者,壮水之主,以制阳光"为原则,在具体阐述时却更为强调肾阳的亏损。在薛己看来,肾阴的不足,"亦因肾经阳虚不能生阴耳",所以肾阴不足之证也不应多用沉寒之药,须从温化。薛己温补命门一法，常以四神丸、八味丸为治。

"命门火衰不能生土等症"："廷评张汝翰，胸膈作痞，饮食难化，服枳术丸，久而形体消瘦，发热口干，脉浮大而微，用补中益气加姜、桂，诸症悉退。惟见脾胃虚寒，遂用八味丸补命门火，不月而饮食进，三月而形体充。此症若不用前丸，多变腹胀喘促、腿足浮肿、小便淋沥等症，急用济生加减肾气丸，亦有得生者。"又："一儒者，虽盛暑喜燃火，四肢常欲沸汤渍之，面赤吐痰，一似实火，吐甚宿食亦出，惟食椒姜之物方快。余谓食入反出，乃脾胃虚寒。用八味丸及十全大补加炮姜渐愈，不月平复。"此为温补命门之例。

"元气亏损内伤外感等症"："锦衣杨永兴形体丰厚，筋骨软痛，痰盛作渴，喜饮冷水，或用愈风汤、天麻丸等药，痰热益甚，服牛黄清心丸，更加肢体麻痹。余以为脾肾俱虚，用补中益气汤、加减八味丸，三月余而痊。以后连生七子，寿逾七旬。"此为脾肾同治之例。

"肾虚火不归经发热等症"："举人陈履贤色欲过度，丁酉孟冬发热无时，饮水不绝，遗精不止，小便淋沥。或用四物、芩、连之类，前症益甚，更加痰涎上涌，口舌生疮。服二陈、黄柏、知母之类，胸膈不利，饮食少思。更加枳壳、香附，肚腹作胀，大便不实，脉浮大，按之微细。余朝用四君为主，佐以熟地、当归，夕用加减八味丸，更以附子唾津调搽涌泉穴，渐愈。"此为分时补脾补肾之例。

薛己脾胃理论是基于李东垣的"补土"思想，《内科摘要》中治脾的方剂很多源自《脾胃论》《内外伤辨惑论》。在薛己看来，"大凡杂症属内因，乃形气病气俱不足，当补不当泻"，脾胃病也不例外。脾的生理功能主要在于运化，而运化之源在于脾气脾阳，清代医家石寿棠在《医原》中旗帜鲜明地提出了"脾有一分之阳，能消一分之水谷；脾有十分之阳，能消十分之水谷"的论点。薛己将自己的脾胃理论建立在健脾益气的基础上，也源于脾气脾阳在脾胃功能中的这种核心作用，这既是他"治病必求其本"滋化源思想的体现，也是其温补思想在脾胃病证治中的体现。

叶天士治脾胃虚证四法

有言"仲景急下存津,其治在胃;东垣大升阳气,其治在脾"。急下存津者,承气汤之类;大升阳气者,补中益气汤、升阳益胃汤之类。李东垣倡言"脾胃内伤,百病由生",著《脾胃论》而创建了脾胃学说,以益气、升阳之类统治脾胃疾患,故有"东垣之法,不过详于治脾而略于治胃"之论。脾胃分治论实由吴中医家缪希雍始,治脾胃而重润养脾阴。至清代叶天士,依据脾胃各自的生理特点,"纳食主胃,运化主脾;脾宜升则健,胃宜降则和",且"脾喜刚燥,胃喜柔润",故而"太阴湿土,得阳始运;阳明阳土,得阴自安",创立了养胃阴学说。然而叶天士对脾胃病的诊治并非局限于清养胃阴一说,《临证指南医案》中诊治脾胃病涉及脾胃的气血阴阳各个方面,全面而详备,且将顾护脾胃的思想贯穿于多种疾病的诊疗。以下即以《临证指南医案》中叶天士治脾胃虚证的常用四法予以分述。

一、胃阴虚:甘凉濡润,清养胃阴

甘凉之品,其性缓,其质润,作用在于清与养。甘味补益和中,凉性清润燥热,适用于胃阴亏虚、燥热未清的胃阴不足证,此为叶天士养胃阴之主要方法。胃阴不足之成因,从叶氏所载医案分析,主要原因为温病伤津、病久不复、病后胃气不苏、体质阴亏偏热、药动胃津等,症见不饥不纳,或不饥少纳,或知饥少纳,或食味不美,音低气馁,口苦舌燥,烦渴欲饮水浆,等等。

叶氏养胃阴贵在柔、润,常以《金匮要略》麦门冬汤化裁为治,常用药为麦冬、玉竹、沙参、川斛、知母、生扁豆、火麻仁、茯苓、粳米、生甘草等,其中尤以麦冬、沙参为主药。兼热者加蔗浆、梨汁、鲜生地、麦冬汁、地骨皮等;便秘者加松子仁汁、柏子仁汁、杏仁汁、苏子汁、白蜜等;热多口渴者加生石膏;兼痰者加川贝、枇杷叶。

"数年病伤不复,不饥不纳,九窍不和,都属胃病。阳土喜柔,偏恶刚燥,若四君、异功等,竟是治脾之药。腑宜通即是补,甘濡润,胃气下行,则有效验。麦冬一钱,火麻仁一钱半炒,水炙黑小甘草五分,生白芍二钱,临服入青甘蔗浆一杯。"

此为《临证指南医案》"脾胃"门王案，叶氏以甘润濡降之品，使胃气下行，以应腑以通为顺、为补之说。麦冬甘能生津，微苦微寒则其气下行，入阳明而养阴降逆，用为主药；火麻仁甘润滑利，下行而善除肠燥，大肠传输通畅则胃气可降；白芍苦而微寒性降，其炒用可治下利，生用则反可利肠，与甘草相伍则收酸甘化阴之功；甘蔗汁甘而性寒，生津下气。由此而濡润生津，下行胃气。

二、胃阳虚：辛温通阳，温通胃阳

辛温之品，其性散，其质阳，作用在于温与通。辛味发散行气，温性散寒通阳，适用于胃阳不足、湿盛阳微的胃阳虚损证。脾胃为中州之土，运化之枢机，中州阳失健运，湿聚则耗气伤阳。胃阳不足证的成因主要为老年气衰、积劳伤阳、食伤脾胃、寒凝胃阳、阳微痰滞或浊凝、苦寒伤胃等，症见食谷不化，或知饥少欲食，或知饥恶食，或食难用饱，口淡无味，晨起吐痰，呕胀吞酸，汗出形寒，脘痞便溏，或完谷而出，或久泄不止，脘痛手按少缓，短气，肢不温，等等。

叶天士补胃阳贵在远柔用刚和以通为补。华岫云言："若脾阳不足，胃有寒湿，一脏一腑皆宜于温燥升运者，自当恪遵东垣之法。"然叶天士对于胃阳不足证，不拘于补中、升阳等成法，立足于温通胃阳，特别强调通补，反对守补。"胃阳受伤，腑病以通为补，与守中必致壅逆。""通补为宜，守补则谬。"叶天士通补胃阳常以大半夏汤合二陈汤去甘草为主，或合附子粳米汤，亦有用桂枝汤去芍药加人参、茯苓者，或六君子汤去白术、甘草加益智仁、草果等，取辛甘温通之意。又视有无寒、饮、湿、痰、瘀兼挟者予以加减，寒滞者则温阳散寒，方如附子理中汤、桂枝附子汤等加减；饮停者则温阳蠲饮，方如苓桂姜甘汤、小半夏加茯苓汤等化裁；痰湿者则化痰燥湿，方如二陈、外台茯苓饮等；瘀滞者则通瘀化滞，方如旋覆花汤加桃仁、归须之类，均不离温通之旨。叶天士温通胃阳常用药物有人参、姜半夏、煨姜、良姜、茯苓、吴萸、川椒、荜澄茄、淡附子、桂枝等。

叶天士言："阳明胃腑，通补为宜，刚药畏其劫阴，少济以柔药，法当如是。人参二钱，半夏姜汁炒三钱，茯苓三钱，淡附子七分，白粳米五钱，木瓜二钱。胃虚益气而用人参，非半夏之辛，茯苓之淡，非通剂矣。少少用附子以理胃阳，粳米以理胃阴，得通补两和阴阳之义。木瓜以酸，救胃汁以制肝，兼和半夏、附子之刚愎，此大半夏与附子粳米汤合方。"治阳不忘护阴而两和阴阳，可谓心机缜密。

"壮年肌柔色黯，脉小濡涩，每食过不肯运化，食冷物脐上即痛，色脉参合病象，是胃阳不旺，浊阴易聚，医知腑阳宜通，自有效验。良姜，草果，红豆蔻，厚朴，生香附，乌药。""舌灰黄，脘痞不饥，形寒怯冷，脾阳式微，不能运布气机，非温通焉能宣达。（脾阳虚）半夏，茯苓，广皮，干姜，厚朴，荜茇。"以上为《临证指南医案》"脾胃"门中的钱案和汪案，正是叶氏此法的具体应用。

三、脾阴虚：酸甘敛阴，敛养脾阴

酸甘之品，其性收，其质柔，作用在于敛与养。酸性收敛固涩，甘性补益和缓，适用于脾阴亏虚、营血不足的脾阴虚损证。《经》言"人生有形，不离阴阳"，胃有胃阴胃阳，脾有脾阴脾阳。《临证指南医案》中，叶天士以"脾营"指代脾阴。营者，血也，"脾藏营"（《灵枢·本神》），"营气者，泌其津液，注之于脉，化以为血，以荣四末，内注五脏六腑"（《灵枢·邪客》），故《素问·五运行大论》中论脾阴"其性静兼，其德为濡"，《素问·平人气象论》云"脏真濡于脾"，充分说明脾阴对脏腑的濡养作用。"营"中蕴含的营气、营血特点，决定了脾阴不足本质上是气阴两虚，一是因为气阴的互为依存，二是因为脾阴中蕴含脾气的成分。

导致脾阴虚的原因有多种，如外感六淫、饮食劳倦、七情内伤、久病虚损，过用汗吐下法和辛温燥烈之品等，虚损、热伤为其两大主因。张景岳言："凡劳倦伤脾而发热者，以脾阴不足，故易于伤，伤则热生于肌肉之分，亦阴虚也。"为其一也。

脾阴虚常与胃阴虚相伴而现。"脾属阴，主乎血；胃属阳，主乎气。胃易燥，全赖脾阴以和之；脾易湿，必赖胃阳以运之。故一阴一阳，互相表里，合冲和之德，而为后天生化之源也。若脾阴一虚，则胃家饮食游溢之精气，全输于脾，不能稍留津液以自润，则胃过于燥而有火矣。"华岫云之言极是。

从叶氏医案分析，叶天士认为胃阴虚相对来说更偏重津液不足，脾阴虚偏重阴液、营血的亏虚，脾阴虚证较胃阴虚证病情更为严重，且多波及胃以及其他四脏等。脾阴虚证临床表现常为完谷不化、食欲不振、便秘消瘦、精神萎靡等。"若脾虚，渐成腹胀，夜剧昼静，病属于阴，当补脾阴。"此为缪希雍对脾阴虚的论述。

叶天士治疗脾阴虚证，认为"养中焦之营，甘以缓之"，常用药物为白芍、麦冬、沙参、玉竹、山药、茯苓、川斛、木瓜、冬葵子、鲜生地、柏子仁等，医案中又有"用景岳理阴煎"及"用缪仲淳法"等语，继承前人，效仿古法。理阴煎由炙甘草、熟地黄、当归、干姜、肉桂组方；缪希雍治疗"脾阴不足"所用药物如石斛、白扁豆、莲肉、怀牛膝、木瓜、生白芍、茯苓、麦冬等。叶天士用药与之相较，性味相近，甘淡平补以助脾阴，同提脾气。张景岳注重阳中求阴，叶天士与缪希雍在甘淡之中添入白芍、木瓜之类酸收之品，更重酸甘敛阴。

"脉沉微，下痢红紫黑，舌胎粉白，并不渴饮，此太阴脾营虚寒也，仿理阴煎。当归头，白芍，炮姜，炙草，茯苓，益智。"此为脾营虚寒之治；"营虚，内风逆，心悸头晕。炒杞子，柏子仁，三角胡麻，川斛，生左牡蛎，冬桑叶。"此为营血虚损之治；"馆课之劳，心脾营伤，食酸助木，中土更亏，春阳主升，血乃大吐，况茹素既久，当培土，营阴损极，热自内炽，非实火也。归脾汤去参。"此为心脾营伤之治;"脉涩,不能充长肌肉,夜寐不适,脾营消索,无以灌溉故耳,当用归脾汤意温之。(脾营虚)嫩黄,于术,茯神,远志,枣仁,当归,炙草,桂圆,新会皮。"此为脾营虚证之治,等等。《临证指南医案》此类医案反映了叶天士对脾阴虚证的证治思想。

四、脾阳虚:甘温助运,温运脾阳

甘温之品,其性热,其质刚,既无辛之燥,又无热之暴,作用在于养与运。甘味清缓补益,温性运中助升,适用于脾阳不足、脾失健运的脾阳虚证。脾胃互为表里,脾阳胃阳生理病理既有相通处,又有差异性。"纳食主胃,运化主脾",脾主升清,脾气以升为健;胃主降浊,胃气以降为顺,故而叶天士言:"脾宜升则健,胃宜降则和。""盖脾气下陷固病,即使不陷,而但不健运,已病矣。胃气上逆固病,即不上逆,但不通降,亦病矣。"

脾为己土,属阴,主运化水湿,升清阳气。华岫云言:"湿为重浊有质之邪,若从外而受者,皆由地中之气升腾,从内而生者,皆由脾阳之不运。"若脾失健运,脾气虚衰,运化水液障碍,痰饮水湿内生,困遏脾气,使脾气不升,脾阳不振,则影响正常功能的发挥,《经》言"诸湿肿满,皆属于脾",即为此说。脾阳虚"在中则不运痞满,传下则洞泻腹痛",其临床表现在叶氏医案中主要为食下膜胀,或食入反出,不饥不纳,渴喜热饮,脘痞胀满,嗳气不爽,溏泄不爽,汗泄,足肿,神力疲倦,目垂气短,肢木不仁,等等。

对于本证的治疗,叶天士认为:"大凡脾阳宜动则运,温补极是,而守中及腻滞皆非。""脾阳式微,不能运布气机,非温焉能宣达。""脾为柔脏,惟刚药可以宣阳驱浊。"脾阳不足既生阴邪,又易为阴邪所袭,如寒湿、痰饮、浊毒等,以刚治柔,阳以制阴,即为愈脾阳之治。《临证指南医案》中脾阳为病医案有40余则,常以温通脾阳、健运脾阳与醒化脾阳三法为治,助脾阳而复健运。温通脾阳者常以附子、肉桂、白术、半夏、桂枝、干姜、荜茇、肉豆蔻等组方,或附子理中汤、茅术理中汤、加桂理中汤之类,"脾阳衰者,术附必投";健运脾阳则多选补中益气汤、半夏汤、苓桂术甘汤等方,"若脾阳不运,湿滞中焦者,用术、朴、姜、半之属以温运之,以苓、泽、腹皮、滑石等渗泄之";醒化脾阳者以草果仁、佩兰、白扁豆、砂仁之类添入,"草果以醒脾"。

"脉象窒塞,能食少运,便溏,当温通脾阳。生白术一钱半,茯苓三钱,益智仁一钱,淡附子一钱,干姜一钱,荜茇一钱。又:温通脾阳颇适,脉象仍然窒塞,照前方再服二剂。如丸方,当以脾肾同治着想。"温通脾阳也;"今年夏四月,寒热不饥。是时令潮沴气蒸,内应脾胃。夫湿属阴晦,必伤阳气。吞酸形寒,乏阳运行。议鼓运转旋脾胃一法,苓姜术桂汤。"通阳化湿也;"目垂气短,脘痞不食,太阴脾阳不运,气滞痰阻,拟用大半夏汤。人参,炒半夏,茯苓,伽楠香汁。"健运脾阳也;"素有痰饮,阳气已微,再加悒郁伤脾,脾胃运纳之阳愈惫,致食下不化,食已欲泻。夫脾胃为病,最详东垣,当升降法中求之。(脾胃阳虚)人参,白术,羌活,防风,生益智,广皮,炙草,木瓜。"益气升阳也;"凡痰饮都是浊阴所化,阳气不振,势必再炽,仲景谓饮邪当以温药和之,前方劫胃水以苏阳,亦是此意。议用理中汤,减甘草之守,仍加姜附以通阳,并入草果以醒脾,二服后接用。人参,干姜,半夏,生白术,附子,生白芍。"温通脾胃、醒化脾阳也。

以上立足脾胃虚证论述叶天士脾胃证的治疗,因虚而致气滞瘀阻者、与他脏他腑兼夹者亦多见,叶案中也多有论及,且临床也常见脾胃证之实者,"治法总宜辨其体质阴阳,斯可以知寒热虚实之治",治者当审。

薛铠治小儿泄泻六法

薛铠，字良武，明代吴中医家，薛己父。薛铠精于医书，熟谙医理，工儿科，著《保婴撮要》。薛氏曾以医名显著而征于太医院医士，后赠院使。《保婴撮要》卷七列小儿冷泻、热泻、食泻、惊泻，蕴健脾益气、温中运脾等治小儿泄泻六法于其中，现简述之。

一、健脾益气，温中运脾

此法用于脾胃虚弱证，又称补益脾胃法，薛铠以此法为主治疗小儿冷泻。"冷泻者，乃脾胃虚寒，水谷不化而泄。"又言："小儿不能食乳，泻褐色，身冷，无阳也。"此类泄泻，薛铠以健脾益气、温中运脾为法，用异功散、理中汤、益黄散等加减为治。

异功散由四君子汤加陈皮组方，益气健脾，补而不滞；理中汤由人参、白术、炙甘草、干姜组方，补脾益气，温胃散寒；益黄散由陈皮、丁香、诃子、青皮、炙甘草组方，温中理气，健脾止泻。故薛铠引言曰："大便清白，口不烦渴，冷积泻也，理中汤主之。若口鼻吸风寒之气，脾胃受生冷之食而作者，先用理中汤，后用异功散……脾胃虚弱者，五味异功散。脾气下陷者，补中益气汤。脾气虚寒者，人参理中汤。寒水侮土者，益黄散。"

"一小儿泻利青白，手冷面青，或时吃逆，余用人参理中汤，更加腹痛。仍以前汤加木香、干姜二剂稍缓。又以五味异功加木香渐愈，又用五味异功散加升麻调理而痊。""一小儿吐泻腹痛，睡而露睛，小腹重坠，手足并冷，先用六君、升麻、干姜四服而痛坠愈。又用异功散加升麻、木香而悉愈。后又伤食腹痛，别服祛逐之剂，虚症悉具，余用理中丸、六君子汤而寻愈。但噫气下气，口角流涎，此脾胃虚寒也，复用理中、六君子二汤而愈。"此为薛铠健脾益气之类治法的例证。

二、补脾暖肾，温阳止泻

此法用于脾肾阳虚、命门火衰证。"命门火衰，不能温蒸中州之气，故脾胃虚寒者，用益黄散及八味丸。"脾阳根于肾阳，命门火衰，火不暖土，脾肾同病。此法本质上是温中运脾的延伸，温肾以暖脾，补脾以振阳，脾肾兼治，虚得补，寒得散，阳得复。薛氏之用八味丸是由六味地黄丸加附子、肉桂而成，即金匮肾气丸，温补肾阳，乃阴中求阳之意。又有用四神丸者，温肾散寒，涩肠止泻。

"一小儿久泻，兼脱肛，小腹重坠，四肢浮肿，面色萎黄，时或兼青，诸药到口即呕吐。审乳母忧郁伤脾，大便不实，先用补中益气汤、五味异功散及四神丸，调治其母，不两月，子母并愈。""一小儿年十四，患泄泻，小腹重坠，饮食甚少，先用六君子汤送四神丸数剂，泻渐止，饮食稍进。又用补中益气汤数剂，下坠渐愈。"此为薛铠补脾暖肾之类治法的例证，前一案例也蕴含婴病治母之意，药物通过乳汁而效也。

三、清热利湿，理气止泻

此法用于泄泻之湿热证，薛铠以此治疗小儿热泻。"小儿热泻者，大便黄赤有沫，乃脏中有积，或蕴结所致。"薛铠认为："大抵始病而热者，邪气胜则实也；终变为寒者，真气夺则虚也；久病而热者，内真寒而外假热也。"治疗时当审之。"若小便赤少，口干烦躁，当用四苓散，热甚者四逆散。右腮色赤饮冷，胃经实热也，用泻黄丸。恶冷喜热，胃经虚热也，用白术散。右腮及额间俱赤，心脾禽热也，用泻黄散加炒黑黄连。"

"一小儿泻而大便热赤，小便涩少。此热蕴于内也，先用四苓散加炒黄连一剂，其热顿退。又用白术散去木香二剂，热渴顿止。以四君、升麻调理而痊。""一小儿患泻，身热作渴，泻下秽气，此为内热而泻也，用香连丸一服而愈。""一小儿患泻，作渴饮冷，手足并热，睡而露睛，此为热泻，用黄芩汤一剂而愈，又用白术散二服而安。"此为薛铠清热利湿之类治法的例证。薛铠告诫"久泻元气虚寒"，当以虚寒治。

四、补中益气，升阳止泻

此法用于脾胃虚弱、中气下陷之证。脾胃居中焦，为气机升降之枢机，脾升胃降，完成机体的升清降浊的功能。《脾胃论》立升阳一法，用以治疗中气下陷等证，后世亦大量应用于小儿泄泻之中。薛铠言："脾气下陷者，补中益气汤。"此法本质上当属健脾益气法的延伸，用于气虚之下陷者也。

"一小儿腹痛作泻，饮食不化，小腹重坠，用补中益气汤加干姜为末，每服钱许，米饮调，日二三服，旬余稍愈。又以五味异功散为末，米饮调服，旬余渐愈。又以四君子汤而痊。""一小儿面色萎黄，伤食作泻，面色顿白，气喘痰涌。余谓脾肺气虚下陷，法当升补。彼不信，别服清气化痰之药，虚症蜂起。余先用补中益气汤一剂，诸症顿退，又用五味异功散而痊。"此为薛铠补中升阳之类治法的例证。

五、消食导滞，化积止泻

此法用于饮食伤脾、食积停滞之证。薛铠以此法主要治疗小儿食泻，症见食积停滞，脘腹胀满，嗳腐吞酸，不欲饮食，等等。"伤食则恶食，小儿食泻者，因饮食伤脾，脾气不能健运，故乳食不化而出。若嗳臭吞酸，胸膈胀满，腹痛按之益痛者，虽作泻，而所停滞之物尚未消也。"保和丸具有消食导滞、健脾和胃的功效，是此法用药的不二选择。"若儿暴伤乳食，用保和丸，乳母尤当忌厚味，节饮食。若乳母停食所伤，致儿吐泻等病，当治其母。"薛铠根据伤食泄泻的见症不同，又有其他方药加以选择。"腹痛按之不痛者，乳食已消也，用异功散；脾气伤而未复，不思饮食者，用六君子汤；所伤生冷之物及喜热者，并加木香、干姜；乳食已消，腹痛已止，泻尚未止者，脾失清升之气也，用补中益气汤。"审证求因之治。

"一小儿饮食后即泻，先用六君、升麻、神曲、山楂而止，又用五味异功散加升麻而痊。后伤食，吐泻腹痛，用保和丸二服，又用异功散，调补脾气而安。""一小儿泄泻不食，嗳腐酸气，用平胃散一服而泻止，又用五味异功散而饮食增。后复伤，吐泻喘嗽，手足指冷，面色黄白。余谓脾虚不能生肺也，用六君、升麻、桔梗而愈。"此为薛铠消食化积之类治法的例证。

六、平肝抑木，补脾止泻

此法用于肝木抑土、肝脾不和证，薛铠以此主治小儿惊泻。"小儿惊泻者，肝主惊，肝，木也，盛则必传克于脾。脾土既衰，则乳食不化，水道不开，故泄泻色青，或兼发搐者，盖青乃肝之色，搐乃肝之症也。亦有因乳母脾虚受惊，及怒动肝火而致者。《经》曰：怒则气逆，甚则呕血及飧泄。法当平肝补脾，慎勿用峻攻之药。脾气益虚，肝邪弥甚，甚至抽搐反张者，亦肝火炽盛，中州亏损之变症也。"故薛铠言："凡见惊症，即宜用四君、六君、异功散等方，加白附子定风，柴胡平肝引经以杜渐，则必不至泻搐而自安矣。今已见泻吐惊搐，尚不知补脾平肝，以保命、抱龙、镇惊等药治之，其亦去生远矣。"在"热泻"中也有"若左颊右腮俱赤，肝火乘脾土也，用四君子汤加柴胡"的论述。

"一小儿因惊久泻，面色青黄，余谓肝木胜脾土也。朝用补中益气汤，夕用五味异功散加木香，子母俱服而愈。""一小儿因惊吐泻腹胀，先用六君、木香、柴胡治之稍可，又以五味异功散而愈。后因惊搐痰甚，或用镇惊化痰之药，倦怠不食而泄益甚。先用异功散加木香、钩藤，四剂而愈。"此为薛铠平肝补脾之类治法的例证。

李中梓治泄泻九法

泄泻原因颇多，李中梓在《医宗必读·泄泻》中列举《黄帝内经》所论泄泻条文："春伤于风，夏生飧泄，邪气留连，乃为洞泄""清气在下，则生飧泄""湿胜则濡泄""暴注下迫，皆属于热""诸病水液，澄澈清冷，皆属于寒"，每条文献下皆加以注释，阐述经文之原旨。要而言之，寒湿、湿热、伤食之泄泻，发病急迫，实证为主；肝气乘脾、脾胃虚弱、肾阳虚衰者泄泻，病程日久，虚证为多。李氏列举治疗泄泻九法，垂范后世。

一、淡渗法

淡渗一法，淡味渗泄、利水渗湿之谓。"一曰淡渗，使湿从小便而去。如农人治涝，导其下流，虽处卑监，不忧巨浸。《经》云：治湿不利小便，非其治也。又云：在下者，引而竭之是也。"李中梓原意在于通过利小便以实大便，与喻嘉言治痢"急开支河"法同出一理，皆源自《金匮要略》"下利气者，当利其小便"的具体治法。

泄泻之成因有外感，有内伤，总以湿邪致病为主。外感之中湿邪最为重要，内伤之中脾（胃）为其枢机，脾恶湿喜燥，主运化水湿，脾失健运，升降失调，清气不升，清浊相混，自可成泻。故《古今医鉴》有言："夫泄泻者，注下之症也。盖大肠为传导之官，脾胃为水谷之海，或为饮食生冷之所伤，或为暑湿风寒之所感，脾胃停滞，以致阑门清浊不分，发注于下，而为泄泻也。"脾虚湿盛是导致本病发生的关键因素。基于此，利湿就成为治疗泄泻的关键点。明代医家张景岳言："凡泄泻之病，多由水谷不分，故以利水为上策。"是为箴言。

淡渗一法在于利水渗湿，使湿邪从小便分流，适用于病势急骤，泄泻清稀，甚至下利清水、小便不利、水肿、头身困重、舌苔白腻、脉濡缓的湿邪困脾证。《素问·至真要大论》明确指出："湿淫于内，治以苦热，佐以酸淡，以苦燥之，以淡渗之。"虽不是单以淡渗之法治疗，也可见淡渗之法由来已久。《伤寒论》中有诸多淡渗之剂，五苓散、猪苓汤、真武汤等皆蕴含淡渗之意，常用药物不外乎茯苓、猪苓、薏苡仁、泽泻等。以淡渗之剂五苓散为例，方中茯苓、泽泻、猪苓淡渗利湿，白术淡渗兼有健脾化湿之功，桂枝温通以助气化。若胀满甚者，可加厚朴行气，消胀除满；水湿壅盛而肿甚者，加大腹皮、桑白皮以行气利水。

二、升提法

升提一法，补中益气、升阳举陷之谓。"气属于阳，性本上升，胃气注迫，辄尔下陷，升柴羌葛之类，鼓舞胃气上腾，则注下自止。又如地上淖泽，风之即干，故风药多燥。且湿为土病，风为木药，木可胜土，风亦胜湿，所谓下者举之是也。"李中梓用升麻、柴胡、羌活、葛根之类，一则升腾鼓舞胃气，二则运用性燥之风药兼化湿醒脾、去浊开胃，意在补气健脾，升阳举陷。

李中梓升提一法，与李东垣升阳益胃法思路一致。李东垣《内外伤辨惑论》中有升阳益胃汤，以黄芪作为补气主药，与其确定的病机脾胃虚弱相应，意在补中益气。而李中梓以升麻、柴胡之类，着意在升提下陷之中气。脾乃运化之枢纽，气血生化之源，脾虚多生湿，湿困则更使脾失健运，中气乃陷，清浊不分，泄泻始作。此时脾气下陷乃是主要矛盾，与一般脾气虚弱不同，故需加强升提作用。李中梓言"胃气注迫，辄尔下陷"，用升提之药，使胃气上升，则泄泻可止。此法适用于脘腹坠胀，久泄不止，甚或脱肛，气短懒言，神疲乏力，头晕目眩，面色无华，食少，舌淡苔白，脉缓或弱的脾虚气陷证。

补中益气汤亦是升提法的主方，黄芪补中益气，升阳举陷；人参、白术、炙甘草甘温补中，补气健脾；升麻、柴胡轻清升散，升举下陷之清阳；当归养血和营，为气虚及血所设；陈皮调理气机，升清阳，降浊阴。具体使用时加减羌活、独活、葛根、荆芥、防风之类风药，则更符合李中梓之升提一法。

三、清凉法

清凉一法，苦寒燥湿、清解里热之谓。"热淫所至，暴注下迫，苦寒诸剂，用涤燔蒸，犹当溽暑伊郁之时，而商飚飒然倏动，则炎燠如失矣，所谓热者清之是也。"热者清之、以寒治热是治病之常法，《素问·至真要大论》云："诸呕吐酸，暴注下迫，皆属于热。"李中梓以清凉之剂治疗"热淫所至，暴注下迫"之泄泻，意在清解里之湿热，湿热去而泄泻止。

湿热之邪下迫肠道，清阳不升，大肠传导失司，下利臭秽，清凉之法适用于泄泻腹痛，泻下急迫，或泻而不爽，粪色黄褐，气味臭秽，肛门灼热，烦热口渴，小便短黄，舌质红，苔黄腻，脉滑数或濡数的湿热蕴脾证，《伤寒论》中葛根芩连汤是治疗此类泄泻的代表方。

方中葛根外解肌表之邪，内清阳明之热，煨用能升清止泻；黄芩、黄连苦寒清热燥湿，坚阴止利；甘草甘缓和中，调和诸药。亦可加木香理气化湿；白芍缓急止痛；兼呕吐者，加半夏、竹茹以降逆止呕；夹食滞者，加焦山楂、焦神曲以消食；如在夏暑期间为暑湿侵袭，表里同病，可用新加香薷饮合六一散以解暑清热，利湿止泻。清凉治法多苦寒之品，恐伤阳气而加重病情，不可久用，当"衰其大半而止"。

四、疏利法

疏利一法，疏理气机、消积化滞之谓。"痰凝气滞，食积水停，皆令人泻，随证祛逐，勿使稽留，《经》云：实者泻之，又云：通因通用是也。"无积不成利，痰凝、气滞、食积、水停等均可以导致泄泻，李中梓审证求因，以通因通用、疏利气机一法来治疗泄泻。

《素问·六微旨大论》言："出入废则神机化灭，升降息则气立孤危。故非出入，则无以生长壮老已；非升降，则无以生长化收藏。"指出了气机的升降出入在机体中的重要性。疏利一法在于疏利外邪，调节气机。脾胃居中焦，脾主升清，胃主降浊，脾胃作为中焦气机枢纽，对于全身气机调畅有着重要作用。《临证指南医案·脾胃》言："脾胃之病，虚实寒热，宜燥宜润，固当详辨，其于升降二字尤为重要。"故脾胃疾病不论寒热阴阳，最终均以恢复升降之枢机为主。

关于通因通用，《素问·至真要大论》言："通因通用。必伏其所主，而先其所因，其始则同，其终则异，可使破积，可使溃坚，可使气和，可使必已。"《伤寒论》中治疗肝气乘脾、阳郁致厥的四逆散，用于外邪郁闭、肺失治节之"自下利"证的葛根芩连汤等，皆是通因通用的著名方剂。李中梓以疏利一法治疗"痰凝气滞，食积水停"之泄泻，"随证祛逐，勿使稽留"，通过疏利祛去痰食、水湿的留滞，以及畅通中焦之气的壅塞，恢复脏腑功能。痰凝者，二陈汤可矣；气滞者，柴胡疏肝散可矣；食积者，保和丸可矣；水停者，胃苓汤可矣。邪去正自安而泄泻止。

五、甘缓法

甘缓一法，缓中缓急、健脾和胃之谓。"泻利不已，急而下趋，愈趋愈下，泻何由止？甘能缓中，善禁急速，且稼穑作甘，甘为土味，所谓急者缓之是也。"甘能缓中，又善缓急，李中梓以甘缓一法，借甘之缓急，使脏腑气机运行减缓，健脾和胃而治泄泻。

《素问·脏气法时论》言："肝苦急，急食甘以缓之。""脾欲缓，急食甘以缓之。"此为甘缓治法的发端，意在甘味药物能补、能缓、能和，具有缓急、缓中的特性，不仅起到缓急止痛的作用，同时起到补益和中之效。甘缓一法的理念广泛见于《伤寒论》中，如十枣汤中的大枣，小建中汤中的饴糖，以及运用广泛的甘草，均从不同角度体现了甘味药缓急和中之作用，也体现了治疗疾病同时固护脾胃的思想。

脾虚作泻，自然当健脾。健脾之药多甘味，人参是也，党参是也，白术是也，山药是也。由此类药物组成的方剂，亦是以此为特征，人参健脾丸、香砂六君子丸、补中益气丸、参苓白术散、四君子汤之类皆是。甘味缓急治疗泄泻之代表证是肝郁泄泻，症见每逢抑郁恼怒或情绪紧张之时，即发生腹痛泄泻，腹中雷鸣，攻窜作痛，腹痛即泻，泻后痛减，矢气频作，胸胁胀闷，嗳气食少，等等，以痛泻要方抑肝扶脾，缓急止痛，调中止泻。方中白芍养血柔肝，缓急止痛，兼敛脾阴；白术健脾燥湿，以扶土虚；陈皮理气醒脾，燥湿和胃；防风疏脾升阳，升清止泻。若肝郁气滞，胸胁脘腹胀痛，可加柴胡、枳壳、香附疏肝理气；若脾虚明显，神疲食少者，加黄芪、党参、扁豆益气健脾；若中焦虚寒，脘腹寒痛，加干姜、吴茱萸以温中祛寒；若久泻不止，可加酸收之品，如乌梅、五倍子、石榴皮等涩肠止泻。

六、酸收法

酸收一法，酸涩收敛、涩肠止泻之谓。"泻下有日，则气散而不收，无能统摄，注泻何时而已？酸之一味，能助收肃之权。《经》云：散者收之是也。"李中梓秉《内经》"散者收之"之旨，以酸味药收敛之性，治疗泄泻之久而不愈者。

《伤寒论》中用以治疗蛔厥的乌梅丸，"又主久利"，是为酸收一法的代表。《素问·脏气法时论》言："心苦缓，急食酸以收之。"作为一种治法，酸收应用较为广泛，而不是仅仅用于治疗泄泻。

泄泻日久往往导致统摄无能，精气耗散而不收，常及脾肾，治其标者，当酸收涩肠；治其本者，当温补脾肾。此类泄泻临床表现为大便滑脱不禁，日夜无度，甚则脱肛坠下，脐腹疼痛，倦怠食少，舌淡苔白，脉迟细。四神丸可治，用以温补脾肾，固涩止泻。方中补骨脂温阳补肾；吴茱萸温中散寒；肉豆蔻、五味子收涩止泻。亦可选真人养脏汤加减，涩肠固脱，温补脾肾，方中重用罂粟壳涩肠止泻；肉豆蔻温中涩肠；诃子酸涩止泻；肉桂温肾暖脾；人参、白术、炙甘草健脾补中；当归、白芍药养血和血；木香调气醒脾；甘草调和诸药，酸收补益合用，标本兼治。

又《素问·生气通天论》言："味过于酸，肝气以津，脾气乃绝。"酸收之药应用需要注意用量、时间。用量要适当，不宜过量使用；把握适应证，不应过早运用或单独应用，以免闭门留寇，误伤肝脾。

七、燥脾法

燥脾一法，燥能胜湿、健脾化湿之谓。"土德无惭，水邪不滥，故泻皆成于土湿，湿皆本于脾虚，仓廪得职，水谷善分，虚而不培，湿淫转甚。《经》云：虚者补之是也。"所谓无湿不成泻，一方面湿能困脾，影响水湿运化，终致脾虚；另一方面，脾虚生湿，湿邪愈显，故《素问·至真要大论》有言："诸湿肿满，皆属于脾。"李中梓谓"湿皆本于脾虚"，此之谓也。此时以醒脾、健脾、燥脾等进而化湿，即为正治，亦是虚者补之之意。

关于机体水液代谢，《素问·经脉别论》中有一段精彩论述："饮入于胃，游溢精气，上输于脾，脾气散精，上归于肺，通调水道，下输膀胱，水精四布，五经并行。"脾、肺、肾、三焦、膀胱等脏腑参与其中，脾为其中枢机。太阴湿土喜燥恶湿，脾土水湿泛滥，水谷清浊不分故而下利，以健脾燥湿为治本之法。"自利不渴者，属太阴，以其脏有寒故也。当温之，宜服四逆辈。"《伤寒论》第 277 条是此类方法的具体应用，即从脾脏喜燥恶湿出发，运用温性药物补脾祛湿。

脾虚泄泻的临床表现主要为大便时溏时泻，稍进油腻食物或饮食稍多，大便次数即明显增多，迁延反复，兼有饮食减少，食后脘闷不舒，面色萎黄，神疲倦怠等。以健脾益气，渗湿止泻为治，参苓白术散为其代表方。方中人参补脾益气以扶正；白术健脾燥湿以燥脾；茯苓健脾利水以渗湿；山药益气补脾助运化；砂仁化湿醒脾以行气；扁豆健脾化湿以和中；莲子肉补脾益肾以止泻；薏苡仁温健脾气以渗湿；陈皮行气理气以畅中；桔梗宣开肺气利水道。若脾阳虚衰，阴寒内盛，可用附子理中汤以温中散寒；若久泻不愈，中气下陷，可用补中益气汤以益气升清。

八、温肾法

温肾一法，少火生气、温肾暖脾之谓。"肾主二便，封藏之本，况虽属水，真阳寓焉！少火生气，火为土母，此火一衰，何以运行三焦、熟腐五谷乎？故积虚者必挟寒，脾虚者必补母。《经》曰：寒者温之是也。"肾主二便，为封藏之本，内寄命火真阳，李中梓以"少火生气，火为土母"立论，利用肾阳温煦气化的作用，立温肾法以温肾暖脾而止泻。

李中梓重视脾肾，提出"肾为先天之本，脾为后天之本"的先后天观点，以"治病必求于本"为理念，健脾不忘补肾，补肾不忘补脾，脾肾同调。以肾阳温煦脾土，而使太阴湿土得升，脾土运化正常，则泄泻可止，治本之法也。

肾虚作泻多见黎明之前脐腹作痛，肠鸣即泻，泻下完谷，泻后即安，小腹冷痛，形寒肢冷，腰膝酸软等症，以温肾暖脾、固涩止泻为治，四神丸为其代表方。方中补骨脂辛苦而温，温阳补肾，暖脾止泻；吴茱萸辛热，温中散寒，理气燥湿；肉豆蔻辛苦而温，温中行气，涩肠止泻；五味子酸甘而温，补肾涩精，酸收止泻；生姜辛温，温胃散寒，以助运化。若脐腹冷痛，可加附子理中丸温中健脾；若年老体弱，久泻不止，中气下陷，可合补中益气汤升阳健脾，亦可合桃花汤固涩止泻。

燥脾法重在健脾利湿，温肾法重在温补真阳，从脾肾功能的相关性和在水液代谢的各自作用上言，脾肾同治，两者相辅相成则功效更显，所谓"澄其源而流自清，灌其根而枝乃茂"，同理也。

九、固涩法

固涩一法，健脾固脱、涩肠止泻。"注泄日久，幽门道滑，虽投温补，未克奏功，须行涩剂，则变化不愆，揆度合节，所谓滑者涩之是也。"李中梓认为泄泻日久，脾肾阳虚，不能统摄，需用固涩之剂方可止泻。

从李中梓脾肾先后天的角度来看，先天肾之本，需得后天脾之滋养；后天脾之用，需有先天肾之温煦。泄泻日久，脾肾皆虚，故见形寒肢冷，面白舌淡等症。命门火衰，火不暖土，脾阳不振，无以散精，下注之势不减，统摄之权乏力，所谓急则治其标，固涩泻下以收敛正气成法矣，乌梅丸可治。方中附子、干姜、细辛、蜀姜之类温补脾肾，振奋中阳；乌梅酸涩，归肝脾肺大肠经，敛肺生津，酸收涩肠，肺虚久咳、久泻久利功效显著；黄连、黄柏清肠化湿，厚肠止泻；人参、当归补气摄气，补血和血，诸药合用，固涩与补虚相合，温阳与敛阴同治，标本兼顾而得效。若大便滑脱不禁较重，可加肉豆蔻、赤石脂、乌贼骨等涩肠止泻。

酸味药与涩味药同有收敛固涩之性，一般统称为酸涩之药，故酸收一法与固涩一法同理，皆源于《内经》"散者收之"之经旨。无论是脾肾阳虚所致久泻久利，还是肺脾气虚所致的久咳久喘，或者心脾两虚所致的神衰不寐，抑或五脏不足所致的气不固摄之类，酸收固涩皆可抑其病势，固摄正气，以复正气统摄之权，只是需要合以相应他法，所谓"揆度合节"是也。

李中梓集前贤之菁华而立治泻九法，详备而系统，可效可法。今录早于李中梓的明代医家李梴在《医学入门》"泄泻"中的一段文字，以更好地理解李中梓的治泻九法。"凡泻皆兼湿，初宜分理中焦，渗利下焦，久则升提，必滑脱不禁，然后用药涩之。其间有风胜兼以解表，寒胜兼以温中，滑脱涩住，虚弱补益，食积消导，湿则淡渗，陷则升举，随证变用。又不拘于次序，与痢大同。且补虚不可纯用甘温，太甘则生湿；清热亦不可太苦，苦则伤脾。每兼淡剂利窍为妙。"

喻嘉言治痢三变法

一、逆流挽舟法

《医门法律·痢疾门》云："久痢之脉，深入阴分，沉涩微弱矣，忽然而转弦脉，浑是少阳升发之气，非用逆挽之法，何以得此。"喻嘉言治痢之逆流挽舟法，用以治疗外感风寒湿邪陷里而成的痢疾，可以理解为用向上、向外升提的药物，逆挽下陷的清阳之气，使其不至于陷入阴分，恢复清阳的生生之机，透散表邪，舒畅里滞。

喻氏言，痢疾一证，"在《内经》冬月伤寒，已称病热，至夏秋热暑湿三气交蒸互结之热，十倍于冬月矣，外感三气之热而成下痢，其必从外而出之，以故下痢必从汗，先解其外，后调其内，首用辛凉以解其表，次用苦寒以清其里，一二剂愈矣。"又言："久痢邪入于阴，身必不热，间有阴虚之热，则热而不休，今因逆挽之势，逼其暂时燥热，顷之邪从表出，热自无矣。久痢阳气下陷，皮肤干涩，断然无汗，今以逆挽之法，卫外之阳领邪气同还于表，而身有汗，是以腹中安静，而其病自愈也"。

喻氏以人参败毒散为痢疾兼表证之逆流挽舟法主方，"三气门中，推此方为第一"。方中羌活、独活辛苦性温，气雄而发散，味薄而上升；柴胡轻清，得天地春生之性，助木气升达宣畅，可升阴中所陷之少阳；前胡气味苦寒，功专下气，与柴胡一升一降，调达全身气机，则少阳之气不致陷下；川芎辛温升浮，养血活血，为少阳之引经助清阳而开郁；枳壳味苦微寒，治下而主气；桔梗升浮，为诸药舟楫，载药至胸中；人参、茯苓甘淡入脾，甘草得土气最厚，为土家之正药，补脾之力更强，三者并用，补益脾土，脾土得健，则可升其清阳，脾阳一升，木得土而达，少阳之气随之亦升。

喻嘉言《寓意草》有案例为证："周信川年七十三岁，平素体坚，不觉其老，秋月病痢，久而不愈，到冬月成休息痢，一昼夜十余行，面目浮肿，肌肤晦黑，求治于余。余诊其脉沉数有力，谓曰：此阳邪陷入于阴之症也，吾以法治之，尚可痊愈，明日吾自袖药来面治。于是以人参败毒散本方煎好，用厚被围椅上坐定，置火其下，更以布条卷成鹅蛋状，置椅褥上，垫定肛门，使内气不得下走，然后以前药滚热与服。良久又进前药，遂觉皮间有津津微润。再溉以滚汤，教令努力忍便，不得移身。如此约二时之久，皮间津润总未干。病者心燥畏热，忍不可忍，始令连被卧于床上。是晚止下痢二次，已后改用补中益气汤，一昼夜止下三次。不旬日而全愈。盖内陷之邪，欲提之转从表出，不以急流挽舟之法施之，其趋下之势，何所底哉！闻王星宰世兄，患久痢，诸药不效。苏郡老医，进以人参败毒散，其势差减，大有生机，但少此一段斡旋之法，竟无成功。故凡遇阳邪陷入阴分，如久疟、久痢、久热等症，皆当识此意，使其缓缓久久透出表外，方为合法。"

二、通因通用法

通因通用法为《内经》确定的反治法之一，"逆者正治，从者反治"。王冰注："逆病气而正治，则以寒攻热，以热攻寒，虽从顺病气，乃反治法也。"张介宾释之："病热而治以寒，病寒而治以热，于病似逆，于治为顺，故曰逆，正顺也。病热而治以热，病寒而治以寒，于病若顺，于治为反，故曰顺，正逆也。""火热内蓄，或大寒内凝，积聚留滞，泻利不止，寒滞者以热下之，热滞者以寒下之，此通因通用之法也。"

《伤寒论》中有下法治利，即属反治法。"少阴病，自利清水，色纯清，心下必痛，口干燥者，急下之，宜大承气汤。"病虽"自利清水"，其实质在于阳明腑实，热结旁流，故急下泻热涤垢，腑气通畅，不止利而利止。

喻嘉言认为："又有骤受暑湿之毒，水谷倾囊而出，一昼夜七八十行，大渴引水自救，百杯不止。此则肠胃为热所攻，顷刻腐烂，比之误食巴豆、铅粉，其烈十倍。"此时运用逆流挽舟之法，"迂矣，远矣"，食积与暑湿诸气交蒸互结胃肠，熏灼肠络成痢，需急驱积邪，邪去则正安，故"每从《内经》通因通用之法，大黄、黄连、甘草，一昼夜连进三五十杯，俟其下利上渴之势少缓，乃始平调于内，更不必挽之于外。盖其邪如决水转石，乘势出尽，无可挽耳"。喻氏又言："治痢用通因通用之法，亦有金针。盖火湿热之邪，奔迫而出，止宜用苦寒之药，如在小承气汤之类。"喻氏用大黄、黄连、甘草煎汤频饮，药虽三味，功专力著，使肠胃之火毒荡涤无遗，且含预护津液不致流失过多之妙，故效。

喻嘉言《寓意草》有案例为证："朱孔阳年二十五岁，形体清瘦，素享安逸，夏月因构讼，奔走日中，暑湿合内郁之火而成痢疾，昼夜一二百次，不能起床，以粗纸铺于褥上，频频易置，但饮水而不进食，其痛甚厉，肛门如火烙，扬手掷足，躁扰无奈。余诊其脉，弦紧劲急，不为指挠。谓曰：此证一团毒火蕴结在肠胃之内，其势如焚，救焚须在顷刻，若二三日外，肠胃朽腐矣！于是以大黄四两，黄连、甘草各二两，入大砂锅内煎，随滚随服。服下人事稍宁片刻，少顷仍前躁扰，一昼夜服至二十余碗，大黄俱已煎化，黄连、甘草俱煎至无汁。次日病者再求前药，余诊毕，见脉势稍柔，知病可愈，但用急法不用急药，遂改用生地、麦门冬各四两，另研生汁，而以天花粉、牡丹皮、赤芍、甘草各一两，煎成和汁，大碗咽之。以其来势暴烈，一身津液从之奔竭，待下痢止，然后生津养血，则枯槁一时难回。今脉势既减，则火邪俱退，不治痢而痢自止，岂可泥润滞之药而不急用乎！服此药，果然下痢尽止，但遗些少气沫耳。第三日思食豆腐浆，第四日略进陈仓米清汁，缓缓调至旬余，方能消谷。亦见胃气之存留一线者，不可少此焦头烂额之客耳。"案中，喻昌以大剂苦寒，频频服药之法，荡涤实邪而取得效果。

三、急开支河法

喻昌治痢，"更有急开支河一法"，其法取之仲景"下利气者，当利其小便"之旨。喻昌认为："其邪热之在里者，奔迫于大肠，必郁结于膀胱，膀胱热结，则气不化而小溲短赤，不用顺导而用逆挽，仍非计也。清膀胱之热，令气化行而分消热势，则甚捷也。"此类下利，由于湿热壅滞，气机紊乱，大肠传导失常，清浊不分，水液与糟粕相混而下，常伴有小溲短赤症状。治当清膀胱之热，分别肠中湿邪，利其小便，湿热从小便而出，下利自止。故喻昌立急开支河一法，"夫气者，膀胱之气化也，反从大肠而出，当利其小便，非急开支河之谓乎？"通过利小便以清膀胱之热的方法，"令气化行而分消热势"，痢则自止。喻昌认为"水出高源，肺不热则小溲自行，肺与大肠为表里，大肠之热，皆因肺热所移"，主张"尤宜用辛凉之药，先清肺之化源"。

喻昌对痢疾之急开支河法未列出具体方药，但其载录了张仲景《金匮要略》中的紫参汤和诃黎勒散两方。"《金匮》有下利肺痛者，紫参汤主之；气利，诃黎勒散主之。后人疑二方非仲景之方，讵知肠胃有病，其所关全在于肺。《本草》谓紫参主心腹中有积聚，疗肠胃中热，通九窍，利大小便。仲景取之，固通因通用之意也。诃黎勒有通有塞，通以下涎液，消宿食，破结气，涩以固肠脱。仲景取之，亦通塞互用之意也。又可见肺气不通而痛，则急通其壅；大肠之气坠而逼迫，则通塞互用，而缓调其适矣。"

又清代温病家吴鞠通在《温病条辨》中载"四苓合芩芍汤"，由苍术、猪苓、茯苓、泽泻、白芍、黄芩、厚朴各二钱，广皮一钱五分，木香一钱组方，吴氏谓："四苓散分阑门，通膀胱，开支河，使邪不直注大肠，合芩芍法宣气分，清积滞，预夺其滞下之路。"以此方治疗热蕴膀胱之气痢，实为喻昌急开支河法治痢的补充。

以上为喻昌治痢之三大变法，实为创新之举。喻昌还创治痢"律三条"，知常达变，以告治痢不辨标本先后、不审病情虚实、不分所受湿热多寡，医之原罪，振聋发聩矣。此非治痢之专律，普适所用之诊疗也。录之如下："凡治痢不分标本先后，概用苦寒者，医之罪也！""凡治痢不审病情虚实，徒执常法，自恃专门者，医之罪也。""凡治痢不分所受湿热多寡，辄投合成丸药误人者，医之罪也。"

缪希雍治气三法与治血三法

气血同源，共为脾胃所化生。气无形而血有质，所谓气为血帅、血为气母。气血相生相伴，相互资生，相互转化，相互制约，"气血不和，百病乃变化而生"。众多医家承《黄帝内经》气血理论之余绪，以气血立论而证治疾病，进一步发展了气血理论。明代吴中医家缪希雍在其著作《神农本草经疏》中总结出治气三法与治血三法，虽未超脱前贤对气血的论述，其用药却颇多新意。

一、治气三法

《神农本草经疏》卷一"论治气三法药各不同"中，缪希雍认为："盖气分之病，不出三端。治之之法，及所主之药，皆不可混滥也，误则使病转剧。""一、补气：气虚宜补之，如人参、黄芪、羊肉、小麦、糯米之属是已。二、降气、调气：降气者，即下气也。虚则气升，故法宜降。其药之轻者，如紫苏子、橘皮、麦门冬、枇杷叶、芦根汁、甘蔗。其重者，如番降香、郁金、槟榔之属。调者，和也。逆则宜和，和则调也。其药如木香、沉水香、白豆蔻、缩砂蜜、香附、橘皮、乌药之属。三、破气：破者，损也。实则宜破，如少壮人暴怒气壅之类，然亦可暂不可久。其药如枳实、青皮、枳壳、牵牛之属。"

缪希雍立治气三法：补气、降气调气、破气，分别针对气虚、气逆、气壅等证，虚者补之、逆者调之、壅者破之。缪希雍治气特色，常熟市中医院黄永昌先生在其《缪希雍治气经验简介》一文中论述颇详，撷其要于下：

1. 脏虚宜补，不漫投参芪

缪氏言："天地之间，动静云为者，无非气也。人身之内，转运升降者，亦气也。天地之气不和，则山川为之崩竭，人身之气不调，则肠胃失其转输。"气在人体生命活动的过程中起着决定性的作用，内而消化循环，外而视听言行，都离不开气的作用。治气之法，"有邪当以散邪"，"脏虚岂能不补"。缪氏补气善用清凉调补法，如治无锡秦公安泄泻不食案即是明例。患者下利完谷不化，食后饱胀不适，面色黧白，前医曾投枳壳、青皮等破气药不效，仲淳用人参、白术、橘红、干姜、炙甘草、大枣、肉豆蔻五剂而愈。三年后病人又寒热不思饮食，一医因病者前用理中法取效，仍以参术治之，结果病反转剧。缪氏诊之，此是阴虚之证，不宜参术温补，应清养调治，药用麦门冬、五味子、牛膝、杞子、白芍、茯苓、酸枣仁等，十余剂即告痊愈。

缪氏重视后天水谷精气的作用，"谷气者，譬如国家之饷道也，饷道一绝，则万众立散，胃气一败，则百药难施"。所以他治病慎进苦寒败胃之品，以防"伤脾作泄"或"损伤津液"。在治各种虚弱病证时，更刻刻维护胃气。缪氏还指出：脾虚有十二证，总的有脾阳不振和脾阴不足之别。脾阳不振宜温养之，脾阴不足应清养之。特别是对于久病之体，脾阳虽伤，脾阴亦必不足，治之当时时顾护脾阴。缪氏为了纠正"脾喜燥恶湿"而治脾每用刚燥药之偏，言："白术陈皮虽云健胃除湿，救标则可，多服反能泻脾，以其燥能损津液故耳。""世人徒知香燥温补为治脾之法，而不知甘寒滋润益阴有益于脾也。"在当时起了补偏救弊、开辟新径的作用，故有"叶桂多取其说"之论。

缪氏虽然善于调补，但也不滥用参芪。如他治庄敛之次女产后发热一案，前医投人参、当归等补益之剂，病反剧，他却用甘寒养阴、降气和胃之法，病获愈。又如他在治姚平子头痛身热案中，能透过久病体弱、气息奄奄之表象，抓住舌上有厚苔、胸膈烦闷之实质，弃除了人参之补，急投大黄、瓜蒌下之，二剂而愈。可见他不但娴于调补，亦善于凉攻。邪实当以攻下，但攻邪不忘扶正，以免邪去正伤。特别是对于久病阳损及阴之证，更不可徒事攻消，孟浪急进，常须调补脾胃，缓缓图治，以收全功。

2. 气乱宜调，重在降逆

缪希雍重视脏腑气机的升降功能，如脾气之升，胃气之降；肾水之升，心火之降；肝之升发，肺之肃降。"升降者，病机之要最也"，故"升降乃治法之大机"。而脾胃居中焦，是气机升降运动的枢纽，也是"病之枢要"。

缪氏调气之法，虽有清、降、升、和、养、补、调的不同，但细观其大部分立论和医案，调气重在降逆，临床特别强调降法的运用和作用，"虚则气升，故法宜降"，"逆则宜和，和则调也"。概言之，其降法有以下几方面：降气润肺，药如苏子、桑皮、沙参、麦冬、瓜蒌、杏仁、枇杷叶等；降气清热，药用芦根、石膏、天冬、沉香、竹茹等；降气养肝，用郁金、降香、白芍、甘草、甘菊、麦芽等；降火滋水，用黄柏、生地、杞子、首乌、山药、牛膝、龙齿、酸枣仁等。

缪氏还认为，降即降气火，气降火自降，降则阳交于阴血火自潜。故其见上实下虚之证，每用这一治法。以下缪氏诊治案例即是明证："臧仪部静涵，患气喘，自汗，昼夜不眠食。诸医以外感治之，病甚。仲淳诊之曰：此肾虚气不归元，故火上浮，喘汗交作；脾虚故不思食。亟以麦门冬、五味子、枸杞子，滋阴敛肺；以苏子、橘红，降气消痰；以芍药、酸枣仁、茯苓，补脾敛汗，不数剂瘳。"此类之法在缪氏医案中还有众多例证，如肝气冲逆，降气治肝；肺热气上，降气清肺；胃虚气逆，降气养胃；等等。

3. 破气不宜久，养阴兼和血

破气法虽是临床重要的治法之一，但用之不当常可损伤阴气。因此，缪氏认为："气分之病，不出三端""破者，损也""治之之法，要在合宜"。破气药辛燥劫津，易于伤气，故只可在邪实气壅时用之，且宜暂不宜久，还需配合养阴和血之品，否则津伤血耗，徒劳无益。正如缪氏所言："阴血者，难成易亏者也。"缪氏临床习用的破气药有：青皮、枳实、枳壳、槟榔、厚朴、牵牛、木香等，并认为"元气虚弱者，勿用槟榔枳壳"。其常用的养阴和血药有：沙参、杞子、麦冬、生地、枣仁、当归、白芍、甘草等，认为芍药和甘草之类是治疗血虚的圣药，酸枣仁为补心益血的良药，这些都为经验之谈。

现举缪氏治先安人腰痛案例证之："先安人因亡女，忽患腰痛，转侧艰苦，至不能张口受食。投以鹿角胶不效，以湿痰疗之亦不效。遍走使延仲淳，曰：此非肾虚也，如肾虚不能延至今日矣。用白芍药三钱，橘红二钱，白芷二钱，炙甘草一钱，香附童便浸炒三钱，肉桂二钱，乳香、没药各七分半，灯芯同研细，临服下之。一剂，腰脱然，觉遍体疼。仲淳曰：愈矣。再煎滓服，立起。予骇然问故。仲淳曰：此在《素问》木郁则达之，故诸君不识尔。"

二、治血三法

《神农本草经疏》卷一"论治血三法药各不同"中，缪希雍认为："盖血为荣，阴也，有形可见，有色可察，有证可审者也。病既不同，药亦各异。治之之法，要在合宜。倘失其宜，为厉不浅。差剧之门，可不谨乎。""血虚宜补之。虚则发热，内热。法宜甘寒、甘平、酸寒、酸温，以益荣血。其药为熟地黄、白芍药、牛膝、炙甘草、酸枣仁、龙眼肉、鹿角胶、肉苁蓉、甘枸杞子、甘菊花、人乳之属。血热宜清之，凉之。热则为痈肿疮疖，为鼻衄，为齿衄，为牙龈肿，为舌上出血，为舌肿，为血崩，为赤淋，为月事先期，为热入血室，为赤游丹，为眼暴赤痛。法宜酸寒、苦寒、咸寒、辛凉，以除实热。其药为童便、牡丹皮、赤芍药、生地黄、黄芩、犀角、地榆、大小蓟、茜草、黄连、山栀、大黄、青黛、天门冬、玄参、荆芥之属。血瘀宜通之。瘀必发热发黄，作痛作肿，及作结块癥积，法宜辛温、辛热、辛平、辛寒、甘温以入血通行，佐以咸寒，乃可软坚。其药为当归、红花、桃仁、苏木、桂、五灵脂、蒲黄、姜黄、郁金、京三棱、延胡索、花蕊石、没药、䗪虫、干漆、自然铜、韭汁、童便、牡蛎、芒硝之属。"

缪希雍立治血三法：补血、清血凉血、通血，分别针对血虚、血热、血瘀等证，血虚宜补之、血热宜清之凉之、血瘀宜通之。此皆治血之常法，毋庸多言。然缪希雍治血三法中，每法皆例举多种治法，颇为详备，多可效法。如补血，"法宜甘寒、甘平、酸寒、酸温，以益荣血"；清血凉血，"法宜酸寒、苦寒、咸寒、辛凉，以除实热"；通血，"法宜辛温、辛热、辛平、辛寒、甘温以入血通行，佐以咸寒，乃可软坚"。

治血三法，从缪氏原文言，非为专病所设，而是为证所设，以诸药之性味述治法，禀药性之用也，即缪氏所言"审度病机者，医之智也；攻邪伐病者，药之能也"。每药各有其性其用，有其长，亦有其短。"凡有益于阳虚者，必不利乎阴；有益于阴虚者，必不利乎阳。能治燥者，必不宜于湿；能治湿者，必不宜于燥。能破散者，不可以治虚；能收敛者，不可以治实。升不可以止升，降不可以疗降。寒有时而不宜于热，热有时而不宜于寒。"此为缪氏于"药性简误指归"中所言，常理也。用之"须合众药之所长，而又善护其短，乃能苏凋瘵而起沉疴，其在良医善知药性，剂量无差，庶得参互旁通，彼此兼济，以尽其才，而无乖剌败坏之弊也"，故每多见缪希雍用一法而蕴他法，病因之故也，病机之故也，药性之偏故也，即如缪氏所言："病之热者，当察其源。火苟实也，苦寒咸寒以折之；若其虚也，甘寒酸寒以摄之。病之寒也，亦察其源。寒从外也，辛热辛温以散之；动于内也，甘温以益之，辛热辛温以佐之。"审证求因、辨证而治使然也。

试举一例以作证明：缪希雍有"补血须用酸枣仁"之论，与同时代名医王肯堂交好。王氏治外兄虞检庵病呕血病时，"医欲用降火平肝止血之药，而余贻尺牍止之，奈虽用余言，从事于补，而时止时作，大率吐后新血既生，四五日还复吐出，迁延岁月，忽得散脉，知决不可为矣。更数日卒。"病中"未尝瞑目而卧也"，王氏未明其因，"余一时思不及此，心常缺然"。及至与缪希雍交流，闻其说"补血须用酸枣仁"，大悟，"肝为藏血之脏，故人卧则血归肝，今肝脏虚极，不足以摄血，而荣卫之气，亦不复行于表分，故不复瞑目而卧，则血无所归矣。血无所归，故积久而复吐出，自然之理也"。酸枣仁味酸性收，其主治多在肝胆二经。"肝虚则阴伤而烦心不得卧。肝藏魂，卧则魂归于肝，肝不能藏魂，故目不瞑。酸枣仁味归肝，肝受养，故熟寐也。"缪氏认为酸枣仁为"阳中之阴"，具有"补中益肝气，坚筋骨，助阴气"的作用，为补血养阴之良药。故王氏言"若用补血养肝，血有所归，如茯神、龙眼肉、酸枣仁等，随症择用"，当有一线生机。补血从肝入手，甘补酸收，血复归于肝，此亦缪希雍"宜补肝，不宜伐肝"之意。

由上也可知，缪希雍治气、治血虽各立三法，但从气血的关联性而论，各治法之间并不孤立，可以单独应用，更多是结合应用，以应对临床复杂病情。缪希雍"治法纲"中一段论述，可为此论依据："病从气分，则治其气。虚者温之，实者调之。病从血分，则治其血。虚者补肝、补脾、补心，实则为热、为瘀，热者清之，瘀者行之。因气病而及血者，先治其气；因血病而及气者，先治其血。因证互异，宜精别之。"

缪希雍治吐血三要法

缪希雍"吐血三要法"见载于《先醒斋医学广笔记》卷之二"吐血"篇，要言之："宜行血，不宜止血"，"宜补肝，不宜伐肝"，"宜降气，不宜降火"。此论对后世医家治疗血证影响颇大。

一、宜行血，不宜止血

缪希雍言："血不行经络者，气逆上壅也。行血则血循经络，不止自止。止之则血凝，血凝则发热、恶食，病日痼矣。"析其原文，缪氏以"气逆上壅"立论，由此"血不行经络"而见出血之证。

见出血而止血是治疗血证的常法，唐容川《血证论》中将"止血"立为血证第一要法，谓"存得一分血，便得一分命"，并无不妥。然出血自有其因，气虚、火热、瘀滞之类皆是其因，相应就有补气、清热、行瘀等止血方法。缪氏所言"气逆上壅"，从气血关系而论，气为血之帅，血为气之母，"是知人身之血，赖气升降矣，气升则升，气降则降，气逆则逆，气和则和，气浊则乱"。气逆而血壅，逆者宜降，壅者宜行，降气行血使得血行脉中，则无瘀溢之患，不止血而血自止。见血而止血，瘀血在内者，更增其滞，稍久则郁而化热，迫血妄行而反复出血，发热、恶食等症旋起，病情加重，成痼疾矣。

缪希雍对治气、治血各有立法，其在《神农本草经疏》卷一"论治气三法药各不同"和"论治血三法药各不同"章节中阐述，治气不外乎补气、降气、破气，治血在于补血、清血凉血、通瘀。对通瘀一法，有辛温、辛热、辛平、辛寒、甘温、软坚之别，均为针对气血病证之因而论。

行血者，活血散血之谓；止血者，固血涩血之谓。缪氏所言"不宜止血"，并非禁止之意。见血而不止血，此乃违背常理之举，只因壅滞影响机体气机，通瘀滞方能生新血。对于反复出血者，"离经之血即是瘀血"，单纯止血难免留瘀，引起变证。唐容川亦言："吐衄便漏，其血无不离经。凡系离经之血，与荣周身之血，已睽绝而不合……此血在身，不能加于好血，而反阻新血之化机。""经隧之中，既有瘀血踞住，则新血不能安行无恙，终必妄走而溢矣。"

行血破血之药，缪氏在《神农本草经疏》卷二"诸病应忌药总例"中，列桃仁、红花、苏方木、延胡索、干漆、五灵脂、花蕊石、乳香、没药、姜黄、三棱、水蛭、虻虫、䗪虫、桃枭、穿山甲、麒麟竭等之类，与现代人们常用的三七、藕节、血余炭、蒲黄、丹参、桃仁等活血生血之品稍有区别。

二、宜补肝，不宜伐肝

缪希雍言："《经》曰：五脏者，藏精气而不泻者也。肝为将军之官，主藏血。吐血者，肝失其职也。养肝则肝气平而血有所归，伐之则肝虚不能藏血，血愈不止矣。"缪氏从五脏闭藏精气而论，肝主藏血，吐血等出血之症，肝失其藏，肝血不足，故"宜补肝，不宜伐肝"，亦是治病求本之法。肝体阴而用阳，如木得滋涵，肝气平而不上逆，则血有所归。因此补肝实为柔肝，是阴虚内热吐血的治本大法。

肝病吐血自有虚实二端。虚者，肝不藏血，血失归藏而妄行，溢于脉外；实者，肝气逆则血随气升，气郁则易于化火，血随火气上溢。李时珍有"肝无补法"之说，是基于肝木喜条达，善动难静，而肝气易郁易亢的特点而言，因此治疗肝病时也注重克伐疏利。肝为刚脏，具有升发之性，易动、易升、易亢，肝气过旺，肝体必伤。诚如李用粹所言："况造物之理，太刚则折，肝气过旺，肝亦自伤，不但脾虚，而肝亦虚矣。"张景岳在《质疑录·论肝无补法》中也云："肝血虚则肝火旺，肝火旺者，肝气逆也；肝气逆则气实，为有余。有余当泻，举世尽曰伐肝，故谓肝无补法。不知肝气有余不可补，补则气滞而不舒，非云血之不可补也……若谓肝无补法，见肝之病，尽以伐肝为事，愈疏而愈虚，病有不可胜言矣。"

肝病之虚者，自当补虚，补肝亦为治疗血证之大法，倘若不究虚实，必犯虚虚实实之诫。缪氏之"宜补肝"，是补其阴血不足，针对的是肝阴虚损所致虚热内炽、灼伤血络之出血而言，通过补肝阴、肝血而去虚热，热去而能使血行脉中。此时用药不宜刚而宜柔，不宜伐而宜和，否则易致肝血、肝阴耗损，产生变证。"不宜伐肝"，非绝对之言，倘若怒动肝火而致吐血，伐肝泻其气火有余，清肝泻火、疏肝降气、平肝潜阳等即为常法，缪氏之言"不宜伐肝"，前提在于"肝虚不能藏血"，伐之，则"血愈不止矣"。

缪希雍在《神农本草经疏》卷一"五脏苦欲补泻论"中的论述，可以帮助我们全面理解缪氏之"宜补肝，不宜伐肝"之论："肝为将军之官，言不受制者也。急则有摧折之意焉，故苦而恶之。缓之，是使遂其性也。甘可以缓，甘草之属是已。扶苏条达，木之象也；升发开展，魂之用也。故其性欲散，辛以散之，解其束缚也，是散即补也。辛可以散，川芎之属是已。若其太过，则屈制之，毋使逾分，酸可以收，芍药之属是已。急也，敛也，肝性之所苦也，违其性而苦之，肝斯虚矣。补之以辛，是明以散为补也，细辛、生姜、陈皮之属是已。"

三、宜降气,不宜降火

缪希雍言:"气有余即是火,气降即火降,火降则气不上升,血随气行,无溢出上窍之患矣。降火必用寒凉之剂,反伤胃气,胃气伤则脾不能统血,血愈不能归经矣。今之疗吐血者,大患有二:一则专用寒凉之味,如芩、连、山栀、四物汤、黄柏、知母之类,往往伤脾作泄,以致不救。一则专用人参,肺热还伤肺,咳嗽愈甚;亦有用参而愈者,此是气虚喘嗽,气属阳,不由阴虚火炽所致,然亦百不一二也。"明言寒凉之剂降火和专用人参补气治疗血证之弊端,故治血"宜降气,不宜降火"。

《内经》把血证的病机概括为气虚和血热两个方面,张仲景《金匮要略》用泻心汤、赤小豆当归散来治疗血热出血,此后泻火法治疗血证为众多医家广泛运用。《素问·阴阳应象大论》云:"人有五脏化五气,以生喜怒悲忧恐。"气之常态也。《素问·至真要大论》云:"诸逆冲上,皆属于火。"气化火,气之病态也。《质疑录》云:"顾人身之气,有正气,亦有邪气;人身之火,有少火,亦有壮火;少火生人之元气,是火即为气,此气为正气;壮火食人之元气,是气即为火,此气是邪气。邪气有余即为火,若正气有余,便是人生之元气,不可便指为火。"《吴医汇讲》云:"气有余便是火,此当专以病气立论;若元气,有不足而无有余者也。"气之不同也。

"气有余便是火",乃丹溪之论。由此而言,泻火、降火即成治血之常法。张景岳言:"凡治血症,顺知其要,而血动之由,惟火惟气耳。"唐容川言:"知血生于火,火生于心,则知泻心即是泻火,泻火即是止血。"缪氏虽以"气有余便是火"立论,但对降气、降火之治有不同之论。"气降即火降,火降则气不上升",吐血多由气逆于上,挟血上升所致,火热迫血并非其主要原因,况且寒凉之剂伤胃损脾,气亦为之伤,此类血证"宜降气,不宜降火",气降血静而不上溢,亦是病因之治。辨证求因,医家之准则也。如张景岳言:"气逆于脏,则血随气乱,而错经妄行,然必有气逆喘满,或胸胁痛胀,或尺寸弦强等证,此当以顺气为先。""火盛逼血妄行者,或上或下,必有火脉火证可据,乃可以清火为先。火清而血自安矣。"又有唐容川言:"阳明之气,下行为顺,今乃逆吐,失其下行之令,急调其胃,使气顺吐止,则血不致奔脱矣。"

从本质上言,降气也是降火,上盛下虚之证,缪氏多用此法。其在《神农本草经疏》卷一"论制方和剂治疗大法"中言:"阴虚则水不足以制火,火空则发而炎上,其为证也,为咳嗽,为多痰,为吐血,为鼻衄,为齿衄,为头痛,为齿痛,为眼花,为恶心,为呕吐,为口苦舌干,为不眠,为寒热,为骨蒸,是为上盛下虚之候,宜用苏子、枇杷叶、麦门冬、白芍药、五味子之属以降气,气降则火自降,而气自归元。"

缪希雍所常用的降气之药,《神农本草经疏》言:"降气者,即下气也。虚则气升,故法宜降。其药之轻者,如紫苏子、橘皮、麦门冬、枇杷叶、芦根汁、甘蔗。其重者,如番降香、郁金、槟榔之属。"

缪希雍之"吐血三要法"具有强烈的时代特征,当中医的辨证论治还没有完全作为法则遵循时,治疗血证多循火热迫血、气虚不摄等泛泛论述,简单运用凉血止血、清热降火、泻肝伐肝等见血止血的方法,以致药不对证,影响临床疗效,或者出现变证、坏证。缪希雍从临床实践出发,提出治"吐血三要法",意在审证求因,详审病机,顺势而治,并非肯定一法而否定一法,强调辨证施治乃是缪氏之本意。清初医家喻嘉言云:"仲淳先生善以轻药疗人重病,治血三要法,尤为精当。"此言不虚也。

叶天士通络五法

络脉的结构具有网络性,是经络系统的重要组成部分,联系着内在的脏腑和外在的肌肉腠理,顺承着经脉气血的运行,将营养物质传送至机体各组织。由此,络病也具有病机的复杂性和病位的广泛性、多层次性。叶天士发挥《黄帝内经》《伤寒论》关于络病的相关论述,提出"久病入络"的论点,为络病的证治提供了律法。叶天士在《临证指南医案》中,以"通"为原则,论述络病证治:"积伤入络,气血皆瘀,则流行失司,所谓痛则不通也,久病当以缓攻,不致重损。""久病在络,气血皆窒,当辛香缓通。"叶天士对络病的诊治,可归纳出具体治络五法,简述如下。

一、辛润通络法

叶天士认为"络以辛为泄""酸苦甘腻不能入络",故治络,叶氏多取辛味药,以辛润、辛温、辛香等立法,宣通行散,疏通痹阻。

辛润通络法,是以辛味药结合润燥通络药,用以治疗胁痛、胃痛、郁证、失血、发黄等病证的治法。此类病症病程日久,多与肝络病变密切相关,叶天士认为"肝体本刚,相火内寄","若以刚治刚,一派苦、辛、燥,势必劫伤营络","必柔以济之,而自臻效验"。所以主张用柔药以治,以润血通络之品配合疏肝理气,以防伤阴劫液,而"辛香刚燥,决不可用"。常用旋覆花汤加减进行治疗,药选旋覆花、新绛、青葱管、当归须、桃仁、柏子仁、郁金等治之。

旋覆花汤出自《金匮要略》,仲景用以治疗肝着病。"肝着,其人常欲蹈其胸上,先未苦时,但欲饮热,旋覆花汤主之。"以旋覆花三两、葱十四茎、新绛少许组方,治疗肝着气血郁结、胸中痞闷或疼痛者。叶天士以旋覆花汤加当归须、桃仁、柏子仁、郁金等,共成辛润通络之剂,使本方辛散而润,无刚燥升散之弊,共奏辛润通络之功,此方被后世医家视为辛润通络的祖方,叶氏将其广泛运用于络病的治疗中。

如"痰饮"施案:"诊脉右虚,左小弦。面色黄,少华采,左胁肋痛,五六年未愈。凡久恙必入络,络主血,药不宜刚,病属内伤,勿事腻补。录仲景旋覆花汤,加柏子仁、归须、桃仁。"

二、辛温通络法

寒入络脉，或阴邪聚络，则气滞血瘀，脉络凝痹，此时治疗非温则寒邪不散，非通则血瘀不化。叶天士以"辛温入血络"为治疗大旨，以辛温散寒药和活血化瘀通络药相合组成辛温通络之法，用来治疗络病兼有阳虚偏寒的寒痹等证。常用薤白、桂枝、官桂、小茴香、吴茱萸等辛温通络，配以蒲黄、五灵脂、川楝子、延胡、归须等。

如"积聚"曹案："着而不移，是为阴邪聚络。诊脉弦缓，难以五积肥气攻治，大旨以辛温入血络治之。（脉络凝痹）"以当归须、延胡、官桂、橘核、韭白为治，辛温通络。又如"癥瘕"张案："久痛在络，营中之气，结聚成瘕，始而夜发，继而昼夜俱痛，阴阳两伤。遍阅医药，未尝说及络病。便难液涸，香燥须忌。（营络气聚结瘕）"即以青葱管、新绛、当归须、桃仁、生鹿角、柏子仁为治，仿辛润通络意，加生鹿角温肾助阳，行血消肿，总成辛温通络之功。

三、辛香通络法

辛香通络一法，以性味辛香，具有芳香走窜之性的药物，配伍活血通络药而组成，用以治疗络病兼有气滞所致的胃痛、心痛、头痛、胁痛、瘕聚等病症，多用于寒气互结，络脉壅闭，突发剧痛，甚或绞痛，并伴有其他寒性症状。此时治疗既要辛香入络温散，更需芳香走窜，宣通络中瘀痹，常用绛香汁、香附、荜茇、葱白等药物，辛香宜透，疏泄气机，配伍乳香、没药、姜黄、归须、桃仁、山甲、延胡等药物，活血化瘀，宣痹通络。

如"疟"金案："经年老疟，左胁已结疟母，邪已入络，与气血胶结成形，区区表里解散之药，焉得入络通血脉，攻坚垒？佐以辛香，是络病大旨。"以生牡蛎、归须、桃仁、桂枝、炒蜀漆、公丁香为治，以公丁香芳香走窜之性，合以诸活血通络之药，辛香通络之法成矣。又如"癥瘕"周案："瘕聚结左，肢节寒冷。病在奇经，以辛香治络。"以鹿角霜、桂枝木、当归、小茴、茯苓、香附、葱白为治，辛香之品合温通之药，共奏辛香通络之功。

四、虫蚁通络法

对于久病入络、久治不愈的病证，痰瘀交阻，一般通络药物往往难以取效，即以虫蚁等虫类药搜剔络中瘀滞，加强通络效果，此类治法谓之虫蚁通络法。叶天士认为虫蚁之类最能搜剔络道之邪，对于病邪留伏较深之顽证痼疾，需"藉虫蚁血中搜逐，以攻通邪结"。叶氏效法仲景治劳伤血痹诸法，每取"虫蚁迅速飞走诸灵"，使"飞者升，走者降，血无凝着，气可宣通"，多以鳖甲煎丸为方，常用药有蜣螂、䗪虫、全蝎、水蛭、蛴螬等，以此流通瘀滞，松透病根。考虑到虫蚁通络药药性峻猛，叶氏又提出"新邪宜急散，宿邪宜缓攻"的治疗原则，对慢性久病，气钝血瘀者，主张用缓通、缓攻、缓逐、缓消等方法，而不主张急攻、峻攻，"急攻必变胀病"，特别是有形癥积已成，更"非峻通可拔"，治疗绝无速效之理。

如"疟"某案："夏秋湿热疟痢，正虚邪留，混入血络，结成癥瘕疟母。夫湿气热气，本属无形，医治非法，血脉蕴邪，故寒热间发。仲景立法，务在缓攻，急则变为中满，慎之。兼服鳖甲煎丸。"以知母、草果、半夏、黄芩、乌梅、生姜为治，秋露水煎，兼服鳖甲煎丸，祛邪截疟，消痞化积，疏郁化瘀。

又"疟"江案："远客水土各别，胃受食物未和，更遭嗔怒动肝，木犯胃土，疟伤，胁中有形瘕聚。三年宿恙，气血暗消。但久必入血，汤药焉能取效？宜用缓法，以疏通其络。若不追拔，致阳结阴枯，酿成噎膈，难治矣。"以生鳖甲、桃仁、麝香、䗪虫、韭白根粉、归须、郁李仁、冬葵子熬膏，化裁鳖甲煎丸为膏剂，辛味通络，伍以虫蚁通络法。

五、补虚通络法

叶天士认为："大凡络虚，最宜通补。"对于络病兼有虚证者，往往寓通于补，通补结合，此为补虚通络法。补虚通络法主要是运用辛甘通络的药物配伍滋润通补的药物，用于治疗络虚所致瘀血久留、络脉枯涩、干血内着、难消难化之症。

补虚通络一法，是叶氏根据仲景大黄䗪虫丸之意化裁而来。大黄䗪虫丸出自《金匮要略》："五劳虚极羸瘦，腹满不能饮食，食伤、忧伤、饮伤、房室伤、饥伤、劳伤、经络荣卫气伤，内有干血，肌肤甲错，两目黯黑。缓中补虚，大黄䗪虫丸主之。"仲景原用于治疗久病血络受损所致的劳伤之证。叶天士化裁大黄䗪虫丸，加入滋阴温阳之品成补虚通络之剂。

补虚通络法具体运用时，一则辛甘通补，即辛味药配伍甘味药，略参活血通络之品。叶氏常以此治疗中焦气虚、失于温煦之胃痛、脐腹疼痛病证，进以辛甘，略佐通药，温通扶阳，补气养荣，常用人参、当归（或归须）、桂枝、炙甘草、煨姜、南枣、桃仁等治疗。二则滋润通补，即以滋阴柔润药加祛瘀药组成，可滋润滑利，清化瘀血。叶氏常用于因虚致瘀、虚实夹杂、以虚为主之候，此类病症皆因瘀血久留、络脉枯涩等所致，治疗上往往攻补两碍，活血通络祛其瘀，不仅干血不行，反而重损其阴液；滋阴柔润补其虚，则每每久瘀不去，新血不生，徒劳无益。叶氏寓通于补，以补药为体，作通药之用，既可通瘀，又可防虚。常用大量生地黄、阿胶、麦冬、白芍、甘杞子，柏子仁等，大队濡润阴柔之品养阴增液，使干者得润，着者得行，配伍活血化瘀之品，如桃仁、丹皮、泽兰，择其一二味，共成叶氏补虚通络治法。

如"胃脘痛"秦案："久有胃痛，更加劳力，致络中血瘀，经气逆，其患总在络脉中痹窒耳。医药或攻里，或攻表，置病不理，宜乎无效。形瘦清减，用缓逐其瘀一法。"治疗以大黄䗪虫丸化裁，用蜣螂、䗪虫、五灵脂、蜀漆、桃仁、桂枝、老韭根白捣汁制丸。久病入络，虚中夹瘀，不可急图，宜丸药缓攻为上。

又如"产后"程案："冲脉为病，男子内结七疝，女子带下瘕聚。故奇脉之结实者，古人必用苦辛和芳香，以通脉络。其虚者，必辛甘温补，佐以流行脉络，务在气血调和，病必全愈。今产后体虚，兼瘀而痛，法当益体攻病，日期已多，缓治为宜。"以生地、生姜、丹皮、琥珀末（调入）为治，辛味通络，甘味补虚，通补兼用。再如"产后"邹案："产后成劳损，先伤下焦血分，寒热数发不止，奇经八脉俱伤。欲呕不饥，肝肾及胃，有形凝瘕。议柔剂温通补下。"以人参、当归（小茴香拌炒）、茯苓、沙苑、淡苁蓉、杞子、鹿角霜、生紫石英为治，濡润通补。

以上五法，前四者针对络病属实者，后一法乃络病属虚者。络病因其临床表现的复杂性，多呈现虚实夹杂之候，治疗时当审证求因，灵活应用叶天士治络方法。叶氏有言"不知络脉治法，所谓愈究愈穷"，倘将治络法仅仅理解为活血化瘀，或者理气活血，在叶氏看来"未能讲究络病功夫"。叶天士创立的治络诸法，皆针对机体整体状态而言，直至今日仍不为过时。

李中梓治五体痹五法

《素问·痹论》是专门论述痹病的一篇文献，有风寒湿所致的行痹、痛痹、着痹三淫痹，有邪客于骨、筋、脉、肌、皮五体的五体痹，有邪客脏腑的五脏痹，以及肠痹、胞痹。痹病的发生，"各以其时重感于风寒湿之气也"。五体痹的成因在于各以其时节而遇风寒湿三邪，所谓"以冬遇此者为骨痹，以春遇此者为筋痹，以夏遇此者为脉痹，以至阴遇此者为肌痹，以秋遇此者为皮痹"。五体痹不愈，一则由外向内传变，正如《儒门事亲》所言："皮痹不已而成肉痹，肉痹不已而成脉痹，脉痹不已而成筋痹，筋痹不已而成骨痹。"二则内舍于其相合的五脏，渐成五脏痹，如《素问·痹论》所言："骨痹不已，复感于邪，内舍于肾。筋痹不已，复感于邪，内舍于肝。脉痹不已，复感于邪，内舍于心。肌痹不已，复感于邪，内舍于脾。皮痹不已，复感于邪，内舍于肺。"

吴门医家李中梓在《医宗必读》卷之十"痹"门中论痹，认为行痹等三淫痹与五体痹无法截然分开，只是分类不同，两者之间互有交叉重叠。对于三淫痹的治疗，行痹者，散风为主，兼以御寒利湿，参以补血之剂；痛痹者，散寒为主，兼以疏风燥湿，参以补火之剂；着痹者，利湿为主，兼以祛风解寒，参以补脾补气之剂。至于五体、五脏之痹，五体痹属于"初病在外"，"在外者祛之犹易"，散邪为亟；五脏痹是五体痹"各因其合而内舍于脏"，"入脏者攻之实难"，养正为先。以下即列李中梓治五体痹五法，以阐述其治痹思想。

一、骨痹：温里散寒，理气止痛

肾主骨，骨痹内应于肾，病变在骨，涉及肌肉、筋膜，临床多表现为肢体关节疼痛、拘挛、僵硬、沉重，甚则畸形强直等。"痹在于骨则重"，为五体痹中病位最深、病情最重者。《素问·长刺节论》云："病在骨，骨重不可举，骨髓酸痛，寒气至，名曰骨痹。"《灵枢·气穴论》云："积寒留舍，荣卫不居，卷肉缩筋，肋肘不得伸，内为骨痹。"

骨痹的临床表现为："骨痹身重。"（《素问·四时刺逆从论》）"骨痹，是人当挛节也。"（《素问·逆调论》）"病在骨，骨重不可举，骨髓酸痛。"（《素问·长刺节论》）"骨痹，举节不用而痛，汗注烦心。"（《灵枢·寒热病》）"邪在肾，则病骨痛阴痹；阴痹者，按之而不得，腹胀腰痛，大便难，肩背颈项痛。"（《灵枢·五邪》）由其表现来看，骨痹一病类似于现代医学的骨关节炎、类风湿性关节炎、强直性脊柱炎、大骨节病、痛风性关节炎等出现骨质破坏的一类疾病。

李中梓认为："骨痹，即寒痹、痛痹也，痛苦切心，四肢挛急，关节浮肿。"李氏所述与因寒致痹的寒痹、痛痹症状一致，盖因李氏是从寒邪所侵入较深病位来认识骨痹的。寒主收引，主痛，由此而引起的痹病疼痛剧烈，易演变为肢体筋缩拘挛而失用的骨痹，可能是造成李氏分类时偏差的因素之一。骨痹的病机在于肝肾亏虚，痰浊瘀血留着，筋骨失荣，正虚为其本，风寒湿等外邪为其标，其治以补气益血、补肾填髓以扶正虚，散寒祛湿、化痰祛瘀以祛邪实。

李中梓以五积散主治骨痹，一应他对骨痹即寒痹、痛痹的认识。五积散出自《仙授理伤续断秘方》，由苍术、厚朴、干姜、枳壳、麻黄、陈皮、桔梗、半夏、白芷、茯苓、当归、川芎、甘草、肉桂、芍药组方，具有温里散寒、祛湿化痰、理气活血等功效，李中梓谓其"治感冒寒邪，头痛身痛，寒痹大痛，无问内伤生冷、外感寒邪皆效"，寒痹、痛痹及骨痹以痛为主要表现者皆可用之。

二、筋痹：疏风养血，宣痹止痛

肝主筋，筋痹内应于肝，病变在经筋，涉及肌肉、骨骼、关节，筋痛、筋急、转筋、筋缓、筋痿是筋痹的主要表现。又经筋"主束骨而利机关"，故而筋痹的临床症候多表现为肌肉、筋骨、关节等十二经筋所属部位的疼痛、无力、活动不利等。《素问·长刺节论》云："病在筋，筋挛节痛，不可以行，名曰筋痹。"《中藏经·论筋痹》曰："大凡风寒暑湿之邪入于肝，则名筋痹。""筋痹者，由怒叫无时，行步奔急，淫邪伤肝，肝失其气，因而寒热所客，久而不去，流入筋会，则使人筋急而不能行步舒缓也，故曰筋痹。"

筋痹的临床表现为："其病当所过者支痛及转筋。""经筋之病，寒则反折筋急，热则筋弛纵不收，阴痿不用。阳急则反折，阴急则俛不伸。"（《灵枢·经筋》）"虚邪之中人也……搏于筋，则为筋挛……有所疾前筋，筋屈不得伸，邪气居其间而不反，发为筋溜。"（《灵枢·刺节真邪》）"手屈而不伸者，其病在筋。"（《灵枢·终始》）"肝气衰，筋不能动。"（《素问·上古天真论》）"在于筋则屈不伸。"（《素问·痹论》）"病在筋，筋挛节痛，不可以行。"（《素问·长刺节论》）"少阳有余病筋痹，胁满；不足病肝痹。"（《素问·四时刺逆从论》）"筋膜干则筋急而挛，发为筋痿。"（《素问·痿论》）"因于湿……大筋软短，小筋弛长，软短为拘，弛长为痿。"（《素问·生气通天论》）由其表现来看，筋痹一病类似于现代医学的肩周炎、肱骨外上髁炎、腱鞘炎、髋关节滑囊炎、梨状肌综合征、肌肉扭伤等以筋膜、肌肉损害为主的疾病,以及三叉神经痛、神经根型颈椎病、臂丛神经炎、肋间神经痛、坐骨神经痛等以神经损伤为主的疾病。

李中梓认为:"筋痹,即风痹也。游行不定,上下左右,随其虚邪,与血气相搏,聚于关节,或赤或肿,筋脉弛纵,古称走注,今名流火。"诊其脉候:"左关弦紧而数,浮沉有力为筋痹。"肝脉所主,兼有风、寒、热者。李氏所述筋痹症状与因风致痹的风痹、行痹一致,盖因李氏是从风邪所侵入经络、经筋、关节等部位所引起的关节或赤或肿、筋脉弛纵等症状来认识筋痹的。"风者,善行而数变,故为行痹,行而不定,凡走注历节疼痛之类,俗名流火也。"走注、流火与痹病并非同类疾病,李中梓以此等同于行痹、筋痹,大概因为两者在症状上所表现的疼痛特点均为走注不定、流窜似火、痛无定处等,后世并无认同者。

李中梓对风痹、行痹的治疗,言:"治行痹者散风为主,御寒利湿,仍不可废,大抵参以补血之剂,盖治风先治血,血行风自灭也。""散风"为针对主因的治疗;"御寒利湿"为兼夹证的治疗,因为痹证之成,单一因素者少,风寒湿合而为之者多;"参以补血之剂"为治本之法,痹证之体多虚,血虚又能生风、生燥,补之而能息风润燥。李中梓对筋痹的治疗思路与治疗风痹、痛痹一致,一应其筋痹即风痹的观点,以防风汤为主方。防风汤由杏仁、当归、赤茯苓、防风、黄芩、秦艽、葛根、羌活、桂枝、甘草组方,与刘河间《黄帝素问宣明论方》中所载同名方大同小异,仅以葛根易麻黄。李中梓用此方,意在疏风活络,宣痹止痛。又列如意通圣散、桂心散、没药散、虎骨丸、十生丹、一粒金丹、乳香应痛丸七方,多为扶正祛邪、通络止痛之剂。

三、脉痹:清散邪热,凉血解毒

心主脉,脉痹内应于心,病变在脉,涉及肌肉、皮肤,主要原因在于邪气痹阻血脉,导致"血凝而不流",临床多表现为肢体的疼痛、无力,以及脉象的细弱甚至无脉等,又多兼有寒热虚实之象。如寒者,表现为肢体冷痛、重着、恶寒,骨节困痛,脉络青紫等;热者,表现为肢体热痛、灼痛,喜冷怕热,脉络赤胀;虚者,表现为肢体酸痛,麻木无力,肌肉萎缩等,起病缓,病程长;实者,表现为肢体疼痛较剧,或肿胀,或刺痛,起病急,病程短。

《黄帝内经》中除《素问·痹论》所言"风寒湿三气杂至,合而为痹……以夏遇此者为脉痹"外,并无脉痹的具体命名,但对其症状表现多有论述。《灵枢·刺节真邪》云:"虚邪之中人也,洒淅动形,起毫毛而发腠理,其入深……搏于脉中,则为血闭不通。"《素问·举痛论》云:"(寒气)客于脉中则气不通,故卒然而痛。"《素问·四时刺逆从论》云:"阳明有余,病脉痹,身时热;不足,病心痹。"《素问·五脏生成》云:"是故多食咸,则脉凝泣而变色……(血)凝于脉者为泣。"《素问·宣明五气》云："脉涩曰痹。"等等。总在正虚邪侵所导致的"血凝而不流"，从而影响营卫、气血、津液的运行，化生瘀血、痰浊等虚实夹杂证。脉痹一般类似于现代医学的血栓闭塞性脉管炎、多发性大动脉炎、闭塞性动脉粥样硬化、肢体动脉栓塞、血栓性浅静脉炎、下肢静脉曲张、雷诺病等以血管损伤为主要表现的疾病。

李中梓认为："脉痹，即热痹也。脏腑移热，复遇外邪，客搏经络，留而不行，故瘅痹；肌肉热极，唇口反裂，皮肤变色。"李中梓又以"血"代"脉"，言"左寸急不流利为血痹"。脉痹中有热证者，更多是脉瘀所致，李中梓将以"热痹"论述脉痹，寻其因或在于血行脉中，"脏腑移热，复遇外邪"等因素或导致血中热起，再有血虚生热之说，因而将热痹与脉痹等同而论。也可能受《圣济总录》论述热痹的影响，"盖腑脏壅热，复遇风寒湿三气至，客搏经络，留而不行，阳遭其阴，故瘅痹熻然而热闷也。"其实《黄帝内经》中有"热痹"之论，如《素问·四时刺逆从论》："厥阴有余，病阴痹；不足，病生热痹。"《素问·痹论》："其热者，阳气多，阴气少，病气胜，阳遭阴，故为痹热。"

基于脉痹即热痹的认识，李中梓以升麻汤为治。此方由升麻、茯苓、人参、防风、犀角、羚羊角、羌活、桂枝组方，源于《圣济总录》卷二十。升麻、犀角、羚羊角之类，清热解毒，凉血息风；人参、茯苓之类，补气复脉，生血安神；防风、羌活、桂枝之类，发表散邪，胜湿通络，合则补气而生血，疏散而清热，凉血而息风，共同完成清散邪热、凉血解毒的作用，脉痹之有热者可用。

四、肌痹：健脾助运，补气通络

肌痹又称肉痹。脾主肌肉，肌痹内应于脾，病变在肌肉，涉及皮部、筋骨、关节，主要原因是外邪痹阻肌腠，脾虚无以荣养肌腠，属于邪实本虚之疾。肌痹的临床表现多为肢体肌肉的疼痛、麻木不仁、痿软无力，甚至肌肉萎缩。《中藏经》中对肌（肉）痹与脾的关系做了较为详细的论述："肉痹者，饮食不节，膏粱肥美之所为也。脾者肉之本，脾气已失，则肉不荣；肉不荣，则肌肤不滑泽；肌肉不滑泽，则腠理疏，则风寒暑湿之邪易为入。故久不治则为肉痹也。"

肌痹病名首见于《黄帝内经》。《素问·长刺节论》云："病在肌肤，肌肤尽痛，名曰肌痹。"《素问·四时逆从论》云："太阴有余，病肉痹，寒中。"《素问·痿论》云："大经空虚，发为肌痹。"其临床表现为："（痹）在于肉则不仁。"（《素问·痹论》）"荣气虚则不仁，卫气虚则不用，荣卫俱虚，则不仁且不用。"（《素问·逆调论》）"虚邪之中人也……留而不去则痹，卫气不行则为不仁。"（《灵枢·刺节真邪》）"营卫稽留于经脉之中，则血泣而不行，不行则卫气从之而不通，壅遏而不得行。"（《灵枢·痈疽》）"骨为干……肉为墙……骨不濡则肉不能着也，骨肉不相亲则肉软却。"（《灵枢·经脉》）《灵枢·九针十二原》言："皮肉筋脉，各有所处，病各有所宜，各不同形。"各种原因导致的肌肉疼痛、麻木、无力、萎缩等均属于肌痹范畴，类似于现代医学的风湿性多肌痛、多发性肌炎、皮肌炎、重症肌无力、纤维肌痛综合征、进行性肌营养不良等以肌肉损害为主要表现的疾病。

李中梓认为："肌痹，即着痹，湿痹也。留而不移，汗多，四肢缓弱，皮肤不仁，精神昏塞，今名麻木。"李中梓又以"肉"代"肌"，言"右关脉举按皆无力而涩为肉痹"。李氏将肌痹等同于着痹、湿痹，盖因从湿邪侵入机体肌肉、肌腠等部位而言。李氏所描述的症状表现，为湿邪致病而困遏阳气，或因脾虚生湿，致使阳气不举，营气不运，肌腠失养，经络不通，不通则痛。唯见"汗出"一症，或见于湿热证，但与李氏所列症候不符。虽然营卫不和可导致汗出，"卫气者，所以温分肉，充皮肤，肥腠理，司开阖者也。"（《灵枢·本脏》）湿困阳遏所致营卫不和，困倦、重着、泄泻等为其见症，使腠理开多阖少而致汗出，似有牵强之嫌。

李中梓以神效黄芪汤主治肌痹，方由黄芪、人参、白芍药、炙甘草、蔓荆子、陈皮等药组成。此方出自《兰室秘藏》卷上，李东垣用以治疗浑身麻木不仁，以及羞明畏日、视物无力、目少睛光等眼疾。观全方补气生血为主，加陈皮理气，使补而不滞，妙在蔓荆子一味，清利头目，轻浮上行，引气血于上。以方测证，此证属于脾虚胃弱，脾失健运，湿浊内生，表现在肢体肌腠而成着痹、湿痹，兼外邪则证更重。李中梓以湿通论肌痹，《经》言"诸湿肿满，皆属于脾"，故选此方治之。李中梓又列加减法："小便涩，加泽泻；有热，加酒炒黄柏；麻木虽有热，不用黄柏，再加黄芪一钱；眼缩小，去芍药。"

五、皮痹：疏风养血，温经通络

肺主皮毛，皮痹内应于肺，病变在皮肉肌表，涉及肌肉、筋骨、关节，主要原因是外邪痹阻皮肤肌腠，或脏腑虚损，营卫失调，致使皮腠不通不荣，终成皮痹。有学者认为皮痹："是以肤冷麻木、浮肿，甚则皮肤变硬、萎缩，关节屈伸不利为主要表现的风湿病。"中华中医药学会制定的"皮痹"规范与标准中则表述为："皮痹亦称系统性硬化症，是一种以局限性或弥漫性皮肤及内脏器官结缔组织纤维化或硬化，最后发展至萎缩为特点的皮肤病。"

《素问·痹论》中对皮痹论述较详："风寒湿三气杂至……以秋遇此者为皮痹。"《圣济总录》中对皮痹内应于肺做了阐述："盖肺主皮毛，于五行为金，于四时为秋，当秋之时，感于三气，遂为皮痹。"

皮痹的临床表现在《黄帝内经》中亦有描述："荣卫之行涩，经络时疏，故不通，皮肤不营，故为不仁……（痹）在于皮则寒。"（《素问·痹论》）"卧出而风吹之，血凝于肤者为痹。"（《素问·五脏生成》）"少阴有余，病皮痹，瘾疹；不足病肺痹。"（《素问·四时逆从论》）"虚邪之中人也……寒则真气去，去则虚，虚则寒搏于皮肤之间，其气外发，腠理开，毫毛摇，气往来行，则为痒；留而不去，则痹；卫气不行，则为不仁。"（《灵枢·刺节真邪》）"腠理闭而不通，其开而遇风寒，则血气凝结。"（《灵枢·贼风》）概而言之，皮痹的临床症状主要为肌表的疼痛、不仁、瘙痒、瘾疹等，类似于现代医学的系统性硬化症、混合结缔组织病，如硬皮病、皮肤型红斑狼疮等以皮肤损害为主要表现的一类疾病。

李中梓认为："皮痹者，邪在皮毛，瘾疹，风疮，搔之不痛。"确定治疗原则为疏风养血，但未出处方。从李中梓所列方药及本证的表现，人参益气汤（黄芪、人参、白芍、生甘草、炙甘草、升麻、柴胡、五味子）符合其治，也是李氏"补气先于补血"的医学思想的体现。汪娅蓓等在"《医宗必读》治痹特色探析"中列《金匮要略》黄芪桂枝五物汤（黄芪、桂枝、芍药、生姜、大枣）方，认为此方为仲景"固表而不留邪，散邪而不伤正"的代表方，君药黄芪，补益卫表之气；臣药桂枝、芍药，调营和血通经；生姜疏散风邪，大枣养血和营，共为佐使。

李中梓认为痹病的形成是多原因的，"《内经》论痹，四时之令，皆能为邪，五脏之气，各能受病，六气之中，风寒湿居其半，即其曰杂至，曰合，则知非偏受一气可以致痹"。故其治疗痹病多杂合以治，散邪养正兼及，以应病情表现之标本。对于五体痹，李中梓以三淫痹参入为立论依据，治以五法，一应其散邪养正的治痹理念，虽为一家之言，却值得借鉴。

张璐治痹自创四方三法

治痹证，古来医家重视外邪如风寒湿之病机，以及内伤气血、痰湿阻闭、肝肾亏虚等内因证，清初吴门医家张璐也不例外。张璐治痹，风邪致痹者，祛风通络，麻黄、桂枝、防风、生姜之类为其常用药物，越婢汤、越婢加术汤、桂枝芍药知母汤、乌药顺气散为其常用方；寒邪致痹者，散寒通络，桂枝、附子、川乌、干姜之类为其常用药物，桂枝附子汤、千金附子汤、金匮乌头汤、吴茱萸散、活络丹为其常用方；湿邪致痹者，除湿通络，苍术、白术、茯苓、羌活、泽泻之类为其常用药物，除湿蠲痛汤、五苓散、羚羊角散等为其常用方；痰湿阻络所致者，化痰除湿，常选指迷茯苓丸、二陈汤、导痰汤等；气血虚弱者，补气益血，常选用人参丸、神效黄芪汤、补中益气汤、三痹汤、防己黄芪汤等；肝肾亏虚者，补肝益肾，常选安肾丸、巴戟丸、虎骨散等。皆为继承古法，然常法中蕴变法，对痹证治疗多有发挥。《张氏医通》卷十四"痹门"列治痹33方，其中通痹散、茯苓丸、巴戟丸、巴戟天汤为张璐创制，概述如下。

一、通痹散：祛风除湿，通络止痛

张璐"通痹散"加减于《奇效良方》中同名方。《奇效良方》卷三十八"痹门"列"通痹散"：独活、川芎、天麻、当归、白术，各等分组方，为细末，每服二钱，食前用好酒调服，"治腰以下至足，风寒湿三者合而成痹，两足至膝冷如冰，不能自举。或因酒热立冷水中，久成此疾"。

张璐以《奇效良方》"通痹散"中加入"藁本"而成新方"通痹散"，治疗"风寒湿三气袭于足三阴经"，为散，"每服二三钱，热酒调，晨昏各一服"。独活辛苦微温，祛风湿，止痹痛，《名医别录》曰："治诸风，百节痛风无久新者。"川芎辛温，血中气药，行气活血，祛风止痛，"去一切风，调一切气"。《神农本草经》曰："主中风入脑头痛、寒痹，筋脉缓急。"天麻甘平，平肝抑木，祛风通络，虽主头风头痛，诸风麻痹不仁者也可用之。当归甘温，生血祛瘀，通滞止痛，《医学启源》曰："能和血补血，尾破血，身和血。"白术健脾，清热燥湿，《长沙药解》曰："补中燥湿，止渴生津，最益脾精，大养胃气，降浊阴而进饮食，善止呕吐，升清

治病捷法

阳而消水谷，能医泄利。"诸药合用，祛风除湿，通络止痛。张璐所入藁本，祛风散寒，除湿止痛，上至巅顶，下及腰腿，"治头面及遍身皮肤风湿"。藁本辛散温通，能入肌肉、筋骨、经络之间，重于祛风散寒燥湿，与独活、川芎配伍，更增祛风湿、止疼痛的作用。

二、茯苓丸：滋阴暖肾，利湿通络

有名称类似方指迷茯苓丸，出自《类证治裁》，半夏曲、茯苓、枳壳、风化硝，燥湿导痰，行气散结，两臂疼痛、手不得上举之类也可选用。张璐所制"茯苓丸"，由赤茯苓、细辛、泽泻、肉桂、紫菀茸、附子、生地黄、牛膝、山茱萸肉、干山药组方，"为末，蜜丸，梧子大，每服五七十丸，食前米饮，临卧温酒送下"，用以治疗"胞痹小腹膀胱，按之内痛，若沃以汤，涩于小便，上为清涕"。张璐言："此方虽以茯苓通利为名，全赖牛膝、地黄、山茱、山药调补津液为主，更需桂、附之辛以行牛膝、地黄之滞，深得若沃以汤、涩于小便之旨。其用紫菀者，上滋化源，下利膀胱也。妙用更在细辛一味，开发上窍，专主上为清涕而设。九味相配成方，更无遗议。世本尚多黄芪、白术、甘草、芍药、花粉、半夏、防风、独活等，味不特滋繁，而且滞气耗阴，因从上编削去。"其心机明矣。

方中地黄甘温质润，大补肝肾之阴，《本草经疏》谓其"补肾家之要药，益阴血之上品"，《本草纲目》言其"填精髓，长肌肉，生精血"，且能"通血脉"，补血养阴，填精益髓。牛膝入肝肾之经，补肝肾，强筋骨，活血通经，利水通淋，《神农本草经》谓其"主寒湿痿痹，四肢拘挛，膝痛不可屈伸，逐血气"。山茱萸肉酸涩微温，其性温而不燥，补而不峻，补益肝肾，既能益精，又可助阳，《药性论》谓其能"补肾气，兴阳道，添精髓，疗耳鸣"。山药甘平，"补中，益力气，长肌肉"（《神农本草经》），"益肾气，健脾胃"（《本草纲目》），益气养阴，补脾肺肾，固精止带。以上为君药。又以赤茯苓、泽泻渗利湿热，利湿泄浊；肉桂、附子温肾助阳，鼓舞肾气；紫菀茸润肺下气，上滋化源，下利膀胱；细辛祛风散寒，开发上窍，和奏其效。以方测证，此方用于胞痹之肝肾阴虚偏热者较为对证，对于下元亏损偏阴虚之痹证也较为适用。阴虚可生内热，此为虚热；又可外感湿热，此为实热。由此而致痹证伴小便不畅者，颇为有效。

三、巴戟丸：温肾助阳，补虚通络

巴戟丸古来有多种同名方剂，尤以《圣济总录》中载录为多。张璐所制巴戟丸，由巴戟天、生地黄、桑螵蛸、肉苁蓉、山药、山茱萸肉、菟丝子、附子、肉桂、远志、石斛、鹿茸组方，"为末，炼白蜜丸，梧子大，每服三五十丸，空心卧时米饮、温酒任下，羊肾汤亦佳，黄丝汤尤妙"。

观其组方，大致由三类药物组成。一是温补肾阳药，巴戟天、肉苁蓉、菟丝子、附子、肉桂、鹿茸之类，君类药物，是为主药；二是滋阴养阴药，生地黄、远志、石斛之类，臣类药物，是为辅药；三是微酸微咸收涩药，桑螵蛸、山茱萸肉之类，是为佐药。张璐以此方治疗"胞痹虚寒，脐腹痛，溲数不利，睡则遗尿"等症，与茯苓丸相较，此证偏于脾肾阳虚者。故张璐言："巴戟丸，治胞痹虚寒之候。详溲数不利，当是膀胱热壅，何以见其虚寒而用桂、附、巴戟、苁蓉、鹿茸等大热之剂？当知其人肾气久虚，寒气乘虚而入，所以脐腹痛。巨阳之气化不行，纵溺积郁化为热，非温补不能蒸动气化，因仿佛地黄饮子之制，稍兼生地、石斛为假热之使，不必更用利水药也。上编止十二味，世本尚多杜仲、续断、龙骨、五味子等药，得无转助酸收之患乎？"肢体经络痹证之阳虚寒凝者，经络痹阻，也是极为合适之证。

四、巴戟天汤：补肾壮阳，散寒止痛

张璐所制巴戟天汤由巴戟天、附子、五加皮、石斛、炙甘草、茯苓、当归、牛膝、川草、肉桂、防风、防己、生姜组方，"水煎，空心温服"，治疗"冷痹脚膝疼痛，行步艰难"。

巴戟天汤治证与巴戟丸相同，温补肾中之阳为其治法，不同者在于巴戟丸治症以命门火衰而寒入胞中为主，巴戟天汤治症以命门火衰挟有寒邪为患，且以寒阻肢体经络而见疼痛为主，本质虽一，病候有异。

巴戟天汤中巴戟天、附子、肉桂之类，温补命门，散虚寒，强筋骨；防风、石斛、炙甘草、茯苓、当归之类，补气养血，益气血，通经络；五加皮、牛膝，补肝肾，祛风湿；防己、川草，利水祛湿，通络止痛；生姜散寒止痛。全方蕴阴中求阳之意，温药得阴药之助而生化无穷，共同完成温肾阳、散阴寒、止疼痛的作用。

叶天士治痿八法

《临证指南医案》中叶天士有对痿证的专论，侧重于痿之成因、痿之临床证候及痿之诊治。纵观叶氏对痿证成因的认识，虽原因繁多，但正虚是其本质，或因久病成虚，或因新病伤正，终成正虚或虚实夹杂之候。叶氏对痿证的诊治，邹滋九评价"先生治痿，无一定之法，用方无独执之见"，其"立法精详"。究其原因在于叶氏对痿证诊治的审证求因和辨证论治。总括叶氏治痿，多有甘寒清热、苦辛寒燥、流通胃气、通阳摄阴等方法。下文结合叶氏医案探析叶氏常用的治痿八法。

一、甘寒清热法

医案："汤，六三，有年偏痿，日瘦色苍，脉数，从《金匮》肺热叶焦则生痿躄论。玉竹、大沙参、地骨皮、麦冬、桑叶、苦百合、甜杏仁。"

按：肺热生痿，诸多医家多以肺热伤津、津伤五脏失濡立论。如《证治汇补》言："内热成痿，此论病之本也，若有感发，必因所挟而致。"又如《类证治裁》言："痿者，肢弱而无力，筋弛而不收，为热伤血脉之症。"叶氏虽未详述"肺热叶焦"致痿的原因，但在上述医案中论述了具体的症状表现，在接下来的医案中也说"面瘰䏢软，此属肺热痿躄"。面部望诊成其重点，盖因肺热津伤，不能上承下达。肺为五脏之巅，易受外邪侵袭，正如叶氏在《温热论》开篇所言"温邪上受，首先犯肺"。叶氏以甘寒清热法治疗肺热叶焦致痿，取玉竹、沙参、地骨皮、麦冬等诸多甘寒清润之品，既可补养肺阴、清泄肺热，又兼补胃阴及肝肾之阴、除体内虚热；桑叶疏散风热、清肺润燥，共奏清热养阴、润肺救燥之功。

二、苦辛寒燥法

医案："张，湿中伏热，沉着下焦，用苦胜湿，辛通气分，然必循经入络，渐次达及阳明。"处方：绵茵陈，生茅术，黄柏，晚蚕砂，寒水石，茯苓皮。

按：苦辛寒燥主要针对湿热沉着下焦而成痿者，叶氏谓此类病患多嗜食肥甘，由此"酿成湿火，蕴结下焦"。在另一医案中叶氏言："素饮必有湿热，热瘀湿滞，气血不行,筋缩,肌肉不仁,体质重者难移,无非湿邪之深沉也。"苦寒能燥湿,辛味可通气,叶氏常用苦寒之黄柏、辛寒之寒水石等清热燥湿,苦辛之苍术、茵陈等清利湿热,兼以甘淡之茯苓等健脾渗湿。黄柏、苍术为《丹溪心法》之二妙散,功在清热燥湿,叶氏常以此为基础,加牛膝组成三妙丸,再加薏苡仁组成四妙丸,补肝肾、利湿热,治湿热下注之足痿无力者。因湿邪多有绵久之势,叶氏告诫:"此病从口而入,必茹素戒饮,一二年之久,病根可拔,当恪守勿懈为要。"

三、流通胃气法

医案:"廉,三二,诊脉论体,从遗精漏疡,继而环跳穴痛,遂不堪行走,脏阴伤及腑阳,阳气日加窒塞,经脉不司舒展,食入壅脘欲吐,大便旬日不通,痞阻日甚而为痿症。《内经》论治痿独取阳明,无非流通胃气,盖胃脉主乎束筋骨利机关窍也,议用加味温胆汤。"

按:"治痿者独取阳明"为《黄帝内经》治痿之准则。阳明胃腑为水谷生化之源,人体气血无不依赖于脾胃化生而得以资养,《素问·五脏别论》谓之"五脏六腑之气味,皆出于胃"。叶氏膺服《黄帝内经》之论断,以为肝肾之精全赖阳明气血之充养,脾胃壅塞当影响气血之生成和布散。因此在《叶氏医案存真》中也有这样的论述:"痿躄,食下呕恶,脘闷,当理阳明。"流通胃气为此类痿证的诊治首要。叶氏以加味温胆汤,取理气化痰、清胆和胃之意。《临证指南医案》中多处论及以温胆汤调和胃气,无论是"腑气不宣之象"之"痞闷恶心,痰多唇燥,大便不利",还是"胃中邪热劫津"之"寒郁化热,营卫气窒,遂发疮痍,食入即吐,胃中热灼",均以加味温胆汤治之。主要用药为石斛、半夏、竹茹、陈皮、茯苓、橘白、木瓜、谷芽之类。华岫云评价叶氏"治胃之法,全在温通"。胃气流通既可化解木郁之气,又可平呕吐干哕等症,以使脾胃得健,十二经筋秉承阳明之气血,发挥"束骨而利机关"作用。

四、宣通脉络法

医案:"沈,长夏湿热,经脉流行气钝,兼以下元络脉已虚,痿弱不耐,步趋常似酸楚,大便或结或溏,都属肝肾为病。然益下必佐宣通脉络,乃正治之法。倘徒呆补,恐季夏后,湿热还扰,须为预理。鹿角霜、当归、生茅术、熟地(姜汁制)、茯苓、桑椹子、苁蓉、巴戟、远志、小茴。金毛狗脊三斤,酒蒸,水熬膏和丸,淡盐汤送下。"

按:痿证虽有因湿热浸润者,因肝肾不足最终的表现多为"经脉流行气钝",气血运行失畅,或痹阻,或失养,故有将痿证与痹证合称为"痿痹"者。《诸病源候论》曰:"夫风寒湿三气合为痹。病在于阴,其人苦筋骨痿枯,身体疼痛,此为痿痹之病。"治痿虽当审因而治,叶氏更强调宣通脉络,是众因之下采用的通用之治。"温通以佐脉络之流畅",只有经脉之气流畅,十二经筋才能得气血而行"约束"功能。叶氏在辨证治疗的同时常以当归、牛膝、巴戟天等行气活血、温通经脉。

五、清营息风法

医案:"俞,五旬又四,阳气日薄,阳明脉络空乏,不司束筋骨以流利机关,肩痛肢麻头目如蒙,行动痿弱无力。此下虚上实,络热,内风沸起,当入夏阳升为甚。燥湿利痰,必不应病,议清营热以息内风。犀角,鲜生地,玄参心,连翘心,冬桑叶,丹皮,钩藤,明天麻。"

按:阳明脉衰少可以致痿,终有阴阳气血之侧重。"凡天地间,冬主收藏,夏主发泄,内损多年不复元,阳明脉衰所致。"此为阳明脉阳气衰少,治当偏于温阳。故叶氏以羊肉胶、杞子、锁阳等温补阳气,以当归宣通脉气,与上述医案不尽相同。俞氏一案虽"阳气日薄",最终却为"下虚上实"。下虚者,下元亏虚之谓也。本案当以阳明脉衰偏阴者,或肺胃或肝肾阴虚,致使生热于营血,进一步耗伤阴血;上实者,清阳蒙蔽之谓。阴虚无以制热,虚火扰动清阳,从而出现头目如蒙等症情,叶天士谓之"络热",积久终见"内风沸起"之阴虚风动之证。对于这类证候,叶氏定"清营热以息内风"法则,以冀营热去而内风息。犀角今不能再用,多以水牛角代替,意在清营凉血。苦能清泄,寒能清热,甘温能除虚热,叶氏以鲜生地、玄参心、丹皮等甘寒、苦寒之品养阴生津、清热凉血,桑叶、钩藤之类疏风散热、清肝息风。此类疾病正如叶氏所言,倘若见病治病,以燥湿利痰为治,"必不应病"。

六、柔剂温通法

医案:"吴,三九,下焦痿躄,先有遗泄湿疡,频进渗利,阴阳更伤。虽有参、芪、术养脾肺以益气,未能救下。即如畏冷阳微,几日饭后吐食,乃胃阳顿衰,应乎外卫失职。但下焦之病,多属精血受伤,两投柔剂温通之补。以肾脏恶燥,久病宜通任督,通摄兼施,亦与古贤四斤金刚健步诸法互参。至于胃药,必须另用。夫胃腑主乎气,气得下行为顺,东垣有升阳益胃之条,似乎相悖,然芩连非苦降之气味乎?凡吐后一二日,暂停下焦血分药,即用扶阳理胃二日,俾中下两固。《经》旨谓阳明之脉,束筋骨以利机关,谅本病必有合矣。鹿茸,淡苁蓉,当归,杞子,补骨脂,巴戟天,牛膝,柏子仁,茯苓,川斛。吐后间服大半夏汤加淡干姜姜汁。"

按:这是一个颇为复杂的案例,既有肺脾气虚的证候,又有脾肾阳虚的证候,也兼有肝肾阴虚和胃阳虚惫的证候。在这样多种证候出现的情况下,需要抓住主要证候进行诊治。如医案所言，以参、芪、术等补养脾肺未能奏效。叶氏认为"肾脏恶燥，久病宜通任督"，结合痿证"宣通脉络"的治法，温通少阴之脉即为首选。本案有阴阳皆虚之证，叶氏以通摄兼施。阳虚为首要，叶氏却不以附桂之刚烈阳药为方，而以血肉有情之品鹿茸、鹿角霜、鹿角胶壮督脉之阴阳，从阳引阴。柔剂温通，兼以淡苁蓉、杞子、补骨脂、巴戟天等温润补肾，病患得以恢复。至于胃阳虚怠之候，当以理胃兼而治之。

同样的方法也用在其他医案中："某，症如历节，但汗出筋纵而痛，冬月为甚，腰脊伛偻形俯。据述未病前，梦遗已久，是精血内损，无以营养筋骨，难与攻迫，议香茸丸，温通太阳督脉。"处方：鹿茸三两，生当归二两，麝香一钱，生川乌五钱。雄羊肾三对，酒煮烂，捣丸。

七、补益肝肾法

医案："席，雨水后，诊得右脉颇和，左关尺大，坚搏不附骨。春阳初萌，里真漏泄，有风动枯痿之虑。议乙癸同涵意。熟地，淡苁蓉，杞子，五味，萸肉，牛膝，川斛，茯神、菊花，山药粉丸。"

按：肾虚致痿在痿证的发生中占有非常重要的位置，盖因肾为五脏之根，久病必穷及肾。《素问》有"逆之则伤肾，春为痿厥"之说，言冬三月为肾气闭藏之时，冬不养精，春天将发生痿厥。《难经·五十六难》言："肾之积名曰贲豚……久不已，令人喘逆，骨痿，少气。"叶氏在论述痿证发生的原因时就认为其与肝肾关系密切。叶氏将痿证之补益肝肾者归为通纳下焦，"精滑溺后，通纳下焦为宜""通纳之法，专事涵养生真"，等等。

本案以肾虚偏阴者，久之当有阴虚风动之虑，故叶氏以熟地等六味之品肝肾同补，合以淡苁蓉、五味子等温通摄纳兼备，从阳引阴而合经意。对肝肾亏虚偏阳者，叶氏常以鹿角霜、肉苁蓉等温通肾阳。如许氏"金疮去血"后损及脏腑，"形虽若丰盈，而收藏固摄失职，少腹约束，阳道不举，背脊喜靠，步履无力，皆是痿弱症端，渐至痿废"，叶氏以通纳之法，"冀下元之阳，八脉之气，收者收，通者通，庶乎近理"。

补益肝肾为治痿之常法，叶氏几多这样的案例。《叶氏医案存真》："足跟筋骨，痛不能履地，渐至延及腰脊，向患遗精，此肝肾精血内耗，将成痿躄也。生精羊肉、炒当归身、舶茴香、老生姜。""手足软，不能坐立，是属痿也，痿证《内经》历言，五脏之热，髓枯骨软，治应苦坚滋养，今之医者多作阳虚治之，痿症不愈，皆由是也。虎潜丸。"《未刊本叶氏医案》："脉涩，腿痛，艰于步履，溺后如膏，小溲易癃，此属肾虚，延久恐成痿躄。熟地，龟板，苁蓉，川斛，青盐，秫皮，茯神，虎骨。"

八、通阳摄阴法

医案:"李氏,右肢跗足无力如痿,交子夜痰多呛嗽,带下且频。是冲脉虚寒,浮火上升,非治嗽清热。夫冲为血海,隶于阳明,女科八脉,奇经最要。《内经》论之,女子五七年岁,阳明日衰。今天癸将绝年岁,脉络少气,非见病治病肤浅之见,愚意通阳摄阴以实奇脉,不必缕治。薛氏加减八味丸二两,匀七服,盐汤送下。"

按:奇经八脉在痿证发生中的作用,虽然在《素问·痿论》中有所论述:"冲脉者,经脉之海也,主渗灌溪谷,与阳明合于宗筋,阳明总宗筋之会,会于气街,而阳明为之长,皆属于带脉,而络于督脉。故阳明虚则宗筋纵,带脉不引,故足痿不用也。"然而真正完善从奇经论治痿证的还是叶天士。叶氏认为"阳脉渐衰,跷维不为用事""肝肾内损,渐及奇经诸脉""肾虚收纳少权,督脉不司约束""精血内怯,奇脉中少气"等,均是痿证发生的原因。督任病损渐及下元肝肾,升固八脉之气即为其首要。因此,叶氏常用通阳摄阴为治疗此类疾病的大法,所谓"邪风入络而成痿者,以填补精髓为主""冲任虚寒而成痿者,通阳摄阴,兼实奇脉为主""胃阳肾督皆虚者,两固中下为主""温通太阳督脉"等,即为此类治法。

通阳者,温通流畅奇脉之阳气;摄阴者,摄纳固摄下元之精血。立法虽致力于冲任督带及跷维诸脉,脏腑则以肝肾为落脚点,即所谓"八脉隶乎肝肾"。观叶氏医案,男子中年以后,阴精渐损,阳气易浮越,多以柔剂之鹿角胶、鹿角霜、熟地等从阴引阳;女子经漏产育,下元虚损,色夺气短,多以鹿角霜、苁蓉、杜仲等从阳引阴。由此,"通纳八脉,收拾散越之阴阳"。本案叶氏以薛氏加减八味丸通阳摄阴,也正体现了叶氏以奇脉诊治痿证的独到之处。

结语

《临证指南医案》为叶天士诊治疾病之纲领性文献,虽为后人之总结,却反映了叶氏的临证思维,其"久病入络"及"养胃阴"等创新性学术观点对后世影响巨大。叶氏治痿八法是叶天士对痿证诊治的贡献,尤其是从奇经奇络诊治痿证,拓展了中医治痿的方法。当然叶氏治痿并不局限于以上八法,其他还有脾肾双补、化湿清热等。邹滋九对叶氏治痿方法的总结,可谓全矣。"冲任虚寒而成痿者,通阳摄阴,兼实奇脉为主;湿热沉着下焦而成痿者,用苦辛寒燥为主;肾阳奇脉兼虚者,用通纳八脉,收拾散越之阴阳为主;如下焦阴虚,及肝肾虚而成痿者,用河间饮子、虎潜诸法,填纳下焦,和肝熄风为主;阳明脉空,厥阴风动而成痿者,用通摄为主;肝肾虚而兼湿热,以及湿热蒸灼筋骨而成痿者,益下佐以温通脉络,兼清热利湿为主；胃虚窒塞，筋骨不利而成痿者，用流通胃气，及通利小肠火腑为主；胃阳肾督皆虚者，两固中下为主；阳明虚，营络热及内风动而成痿者，以清营热息内风为主；肺热叶焦而成痿者，用甘寒清上热为主；邪风入络而成痿者，以解毒宣行为主；精血内夺，奇脉少气而成痿者，以填补精髓为主。"

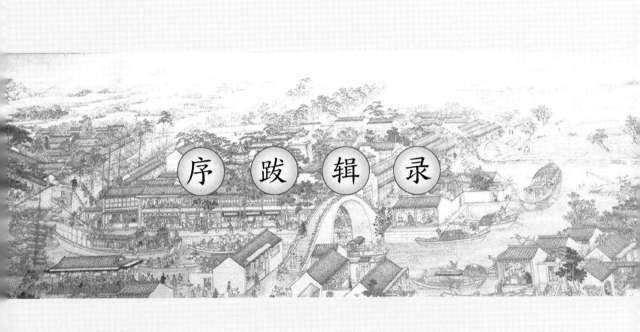

序跋辑录

吴中多名医，吴医多著述

——《吴中医家与医著》代前言

苏州是吴门医派的发祥地，历史上人文荟萃，名医辈出，从周代至今，有记录的名医千余家，其学术成就独树一帜，形成了颇具特色的吴门医派。吴中医家以儒医、御医、世医居多，有较深的文字功底和编撰能力，善于著述、总结前人经验及个人行医心得。苏州是温病学派的发源地，清中叶，叶天士《温热论》的问世，更确立了以苏州为中心的温病学派的学术地位。从而形成了"吴中多名医，吴医多著述，温病学说倡自吴医"的三大特点。这是吴医的精华所在，也是"吴中医学甲天下"的由来。

一、吴、吴郡与苏州

"吴"是苏州的另一称谓，源于这片土地上绵远的历史演变。"太伯奔吴"开启了吴地的历史，太伯到了这一"荆蛮"之地，仿照"周"的样式，建立了一个属于自己的小国"勾吴"。从"勾吴"到"吴国"，历经太伯、仲雍、季简、叔达、周章五世，此时周已由季历、周文王到了周武王时代，国力强大，周武王开始建立一些自己的诸侯国家，封周章为吴国之君，正式建立了"吴国"。

吴国的历史很奇特，在各诸侯国中属于历史悠久的一个国家，属于周的嫡传，却没有太多的历史文字记载。与吴国历史相关的一些历史著作，如《左传》《吴越春秋》《越绝书》《国语》以及《公羊传》等都不是当时的历史记载，属于与历史有联系又有区别的一些文献。司马迁《史记》并未将太伯列为帝王，只是将他列为世家第一。

吴国真正开始强大应该是寿梦时代，此时距吴国建立已有十四世数百年之久。吴国强大，寿梦称王。寿梦在位共有二十五年，死时为鲁襄公十二年，即公元前561年。寿梦有四子，长为诸樊，次为余祭，再次余眛，最小季札。季札贤达，寿梦有意将王位传给他，但是按照周朝礼制，王位由父传子，兄传弟，兄死弟继曰及。更何况季札无意王位，坚决推让，寿梦卒后还是由诸樊继位，依次余祭、余眛，轮到季札时他还是坚辞不受，余眛卒后即由其子僚为王。诸樊之子公子光认为季札不受当立己为嗣,遂使勇士专诸弑杀王僚,公子光自立为王,是为吴王阖闾。

吴王阖闾开创了吴国的新时代,继位后在周敬王六年即吴王阖闾元年(前514)命伍子胥筑阖闾大城,作为吴国的都城,即现在的苏州城。苏州古城是我国现存最古老的城市,苏州建城以来,迭遭兵火,数度兴废。越灭吴,楚灭越,城池几毁。梁太清二年(548)侯景之乱,叛军三进郡城,大肆烧掠,杀人无数,三吴地区千里绝烟,人迹罕见,白骨成聚,一片萧条。唐末年,藩镇割据,杨行密、孙儒等数次占领苏州,大肆掳掠,并放火焚烧,城池又遭劫难。南宋建炎四年(1130),金兵南侵,劫夺官府民居,纵火延烧,烟焰二百里,凡五昼夜,苏州成为废墟。元至元十二年(1275),元军南下江南,城池悉命夷堙,民杂居城堞之上,城池又遭破坏。元末张士诚据苏,至正二十七年(1367),朱元璋部围城十个月,日夜以炮轰击,当张士诚兵败,又纵火齐云楼,子城、大城俱毁。清顺治二年(1645),清军南下,总兵土国宝率兵从盘门进入,城南惨遭屠戮。清咸丰十年(1860),清军与太平军作战,阊门内外顿成焦土,城内外寺观名胜也遍遭摧残。朝代兴亡,兵灾人祸,然而在城池屡遭毁灭之后,又都屡屡重建重修,至今城市仍巍然屹立在原址上,实属罕见至极。

周元王三年(前473),吴国被越国所灭。约周赧王九年(前306),越国被楚国所灭,春申君黄歇被封于吴。秦始皇统一中国后,天下分三十六郡,在吴越之地置会稽郡,以吴县为郡治。吴郡的设立是东汉永建四年(129),为原会稽郡的浙江(钱塘江)以西部分,会稽郡仅保留浙江以东部分。吴郡治所为吴县,所辖十三县:吴县(今苏州市姑苏区),娄县(今昆山东北),由拳(今嘉兴南),海盐(东汉在今平湖东南),余杭,钱塘(今杭州),富春(今富阳),乌程(今湖州),阳羡(今宜兴),无锡,毗陵(今常州),曲阿(今丹阳),丹徒(今镇江)。

三国时期孙权据吴郡十余年,开创了东吴基业。陈祯明元年(587),置吴州,吴郡隶吴州,吴州、吴郡、吴县三级治所同驻一城。隋文帝杨坚统一江南,开皇九年(589)废吴郡,改吴州为苏州,以城西有姑苏山而得名,始有"苏州"之称。随着朝代更迭,吴郡、吴州、平江、吴县、苏州名称不一,所辖范围也有所变更,至明时下辖吴县、长洲县、常熟县、吴江县、昆山县、嘉定县和太仓州,清时下辖吴县、长洲、元和、昆山、新阳、常熟、昭文、吴江、震泽,辖区范围基本上相当于今日苏州市辖境以及上海市苏州河以北各区。

苏州作为我国东南形胜之地,"吴郡越江而北,可以并有淮南(扬州);涉海而南,可以兼取明(宁波)、越(绍兴);溯江而上,可以包举升(常州)、润(镇江);涉海而前,可以捷出苕(吴兴)、浙(杭州)。天下大计,安可不以吴郡为先务哉!"这是清初著名地理学家顾祖禹在其《读史方舆纪要》一书中对姑苏的概述。苏州由于其优越的地理位置和自然条件,加之历代人文因素,自公元前514年建城以来就长期是中国江南地区的经济和文化中心。

二、吴文化的兴盛为吴门医派的形成与发展奠定了坚实的基础

苏州位于长江中下游，四季分明，气候温和，土地肥沃，物产丰富，古往今来苏州就有鱼米之乡之称。尤其是隋炀帝开通江南运河，凭借这条黄金水道，江南经济迅速发展，苏州成为东南沿海水陆交通要冲，南来北往的货物在此集散，甚至还远涉重洋。宋代时期就有"苏湖熟，天下足"的美誉，"上有天堂，下有苏杭"的谚语也不胫而走，由此也逐渐形成了欣欣向荣的吴文化。

吴文化的兴盛当然得益于吴地经济的繁荣发展，悠久的吴中历史使得吴文化历经了发生、发展的漫长过程，无不与当时所处的历史背景相关。正如有学者所说："吴文化的发展历来与吴地的自然、政治、经济、社会、历史等密切相关，其中蕴涵的丰富性、关联性、复杂性正是研究问题的生发点所在。"

春秋时期，在社会经济发展的基础上，吴国逐渐强大。其中冶炼技术发达，尤其是铸剑技术，天下闻名，"干将""莫邪"成了铸剑技术的顶峰。秦汉时代，苏州作为"江东一都会"，盛产的鱼、盐、竹、木和铜，为天下所仰，所谓"江湖之鱼，不可胜食"。历时近四个世纪，到了六朝时期，北方战乱频发，大量人口南徙，江南经济获得较大的发展，史称富庶的苏州"一岁或稔，则数郡忘饥"。隋唐时代，全国统一，随着江南运河的畅通和南北经济、文化交流的密切，进一步刺激了苏州经济的发展，至唐时，苏州成为江南唯一的"雄州"。宋元时代，大量的北方人口随着南宋政权在临安的建立来到南方，苏州经济呈现出新的繁荣景象。明清时期更是苏州发展的辉煌时期，"商贾辐辏，百货骈阗"，"市廛鳞列，商品麇集"，苏城繁荣至极。

经济的大发展促进了文化的大昌盛，雄才韬略、忠心报国的政治家、思想家和军事家，流芳千古的文学家、史学家、经学家、书画家、戏曲家、医学家，绵延至今的冶炼、铸造、建筑、造园、雕塑等能工巨匠，成了吴文化构成的主体。有学者认为，"吴文化就是指吴地人创造的一切物质文明和精神文明的成果，是吴地物质、精神、行为诸层面文化的总和"。因此有学者将"鲜明的水乡文化色彩，浓郁的市民文化特色，外柔内刚的文化品格，重文重教的文化理念，精巧细腻的文化品位，博采众长的文化个性"等归纳为吴文化的特征。也有学者将"稻渔并重、船桥相望：景观独特的水乡文化；吴歌·昆曲·吴语小说：土味十足的吴语文化；尚武与重文：由刚及柔的民风习性；融摄与更新：适时顺变的开放功能"等归为吴文化的基本特征，其内在表述的内容是一致的。

丰厚的吴文化底蕴，雄厚的经济基础，良好的文风传统，完善的教育体制，促进了吴地医学的发展，也成就了苏州地区名医辈出的局面。明初王祎曾说："吴地

富饶,人鲜轻身重财,故挟是术者趋之恒多。"当代吴中名医吴怀棠老先生这样总结道:"有闻名邦国者;有饮誉乡里者;有创造发明,著书立说而成为一代宗师者;有精于脉理,善诊妙治而留范千百医案者;有广注阐解经典者;有专论克治时病者;有精通诸科者;有独擅一技者。"吴中医家在学术上的独树一帜,形成了颇具特色的吴门医派,也成为吴文化的一个重要组成部分。吴门医派在我国医学发展史上占有相当重要的地位,为中医学的发展做出了不可磨灭的贡献,世有"吴中医学甲天下"之美誉。

三、吴门医派的形成

太伯奔吴开启了"吴"的历史,从医学史的角度来看,只要有人类的活动就可能伴随医学的实践,不管这种实践是有意的还是无意的。吴地医家最早的记载可以追溯到春秋战国时期,如周代的沈羲、汉代的负局先生、南北朝的顾欢等。据葛洪《神仙传》记载,沈羲"学道于蜀中",他本是道家出身,因其治病有奇效,所以沈羲是吴中医药史上目前所知记载最早的医家,也是江苏医人的最早记载。负局先生为三国时期吴人,《医部全录·医术名流传》引"列仙传":"负局先生者,莫知姓名,负磨镜局,循吴中磨镜,遇人辄问有疾苦否,有病者出紫丸、赤丸与之,病无不差。数年后,吴中大疫,先生家至户到与药,活数万人。后上吴山绝顶,与人语曰:吾还蓬莱山,为汝曹下神水愈病。既去,一日崖头有水,色白,从石间流出,病者服之,果验。"顾欢为南北朝时南齐吴郡人,好道术,嗜儒、道之书,性仁爱,通医术。与顾欢同时期的苏州僧人知聪,精通医术,南朝陈天嘉二年(561),他携《明堂图》《本草经脉经》《针灸甲乙经》等医药书籍一百六十四卷到日本,传授汉方医学及针灸技术,开始了吴医的对外交流。他的后人继承祖业,被日本天皇赐以"和药使主"称号,子孙世袭职位,成为日本最有影响的世医。

唐代开元年间,吴郡名医纪朋,精于望诊,"观人颜色,便知疾病深浅",其学生周广能够以理论指导临床,屡获奇效,是苏州历史上第一位御医。至宋元,吴中医学步入发展时期,形成世医家族,以"宋代世医第一家"——葛氏世医为代表,尚有韩氏世医、昆山郑氏女科等。同时,出现大量专科医家,如疡科的颜直之,小儿科的滕伯祥等。此外,不少文人由文转医或因儒通医,而涌现出一大批儒医,如王克明、王珪、刘岳、葛应雷、葛应泽、陆文圭、赵良仁等。

以上阶段当为吴门医派形成的雏形时期。众所周知,一个医学门派的形成绝不是单单一个或几个医家的医学实践那么简单,需要有独特的学术思想,所以现代学者将学术思想—人才链—医学著作作为一个医学流派形成的三要素。根据这种原则,吴门医派真正形成的肇始时期应该是元末明初时期,其标志是元末明初的浙江浦江(今金华)名医戴思恭来到苏州行医,成为吴医形成的引领者。

戴思恭"学纯粹而识臻远",博采众长、师古不泥,著有《证治要诀》,对中医理论多有阐发。戴思恭师从金元四大家之一的朱丹溪,而朱丹溪是金元医学的集大成者。戴思恭尽得朱丹溪真传,洪武年间被征为御医,深得明太祖朱元璋赏识,晚年任太医院使。戴思恭曾到吴中悬壶行医,诊治效果特别出众,每开一方需要五两银子,即便这样,求诊者依旧门庭若市,可见戴思恭的声名之著。有吴人王仲光,仰慕戴思恭之医道,向戴氏请教医学,戴氏告知:"熟读《素问》耳"。王仲光本就懂得医学,通过研读《素问》等医书,三年后自然长进巨大,这也使得戴思恭大为惊叹。戴思恭有朱丹溪传给他的《朱彦修医案》十卷,当然不肯轻易示人。王仲光一日趁戴氏不在,私取而归,用之于实践,效果果然非同一般。"于是仲光之医名吴下,吴下之医由是盛矣。"王仲光后授学于盛寅,盛寅也成为吴门医派中负有盛名的医家,著有《六经辨证》《医经秘旨》《脉药玄微》等著作,为明太医院御医。

由戴思恭至王仲光,吴医完成了"本土化",真正使"吴医"广传天下者,当是清乾嘉年间的姑苏名医唐大烈,他邀约姑苏31位医家探询医学真知,将各医家的论述集集出版——《吴医汇讲》,共十一卷。作者在该书的"凡例"中说:"是集,凡属医门佳话,发前人所未发,可以益人学问者,不拘内外女幼各科,无不辑入。""凡高论赐光,随到随镌,不分门类,不限卷数,不以年齿先后,亦不以先后寓轩轻,以冀日增月益,可成大观。"书中有对经典著作的注解阐发,有临床治验的记录,有学术理论的争鸣探讨,有药物方剂的解释、考证,有医话歌诀等,包罗较广。叶天士的《温证论治》、薛生白的《日讲杂记》、杨立方的《读〈伤寒论〉附记》、汪缵功的《虚劳论》、周省吾的《阴阳常度论》等均全文刊入,对后世的影响极为广泛,吴地医学也进入明清的鼎盛时代,"吴医"也得以为天下人周知。

明清是吴中医学的鼎盛时期,不仅医家众多,著述宏富,更为关键的是吴门医派形成了其中心学术思想——温病学说。元末明初的吴门医家王履突破了"法不离伤寒,方必遵仲景"的条条框框,提出了"温病不得混称伤寒",终使发端于伤寒的温病学脱离了伤寒的体系,也使王履成为明清吴门医派温病学理论的重要奠基者。明末清初的吴有性提出了"异气"致病说——"温疫之为病,非风、非寒、非暑、非湿,乃天地间别有一种异气所感",著成《温疫论》,基本形成了中医学温疫辨证论治的框架,也促进了后世对温病学的研究。清中期的叶天士创立了"卫气营血"辨证理论体系,概括了"温邪上受,首先犯肺,逆传心包"的外感热病感染及传变途径,突破了传统的"内传化热"和"伏寒化温"认识,从根本上划清了温病与伤寒的界限,温病学说从此成为中医学医学流派重要的组成部分。"温病学说是一个从临床到理论均较为完整的关于研究、治疗热性病的知识体系,它对于传统中医理论体系来说是一种否定,是一种升华。"至此,逐步形成了独具特色、地域性极强、传承不衰的医学流派——吴门医派。

四、吴中多名医，吴医多著述

吴门医派作为吴地文化中的一枝奇葩，中医药文化优势明显，历史遗存丰富，文化积淀厚实，在中国医学史上有重要地位。据《吴中名医录》记载，苏州历代医家有1 200余人，存世著作530部，其名医之多，著作之富，是国内任何一个地区都无法比拟的。俗谓苏州有二多：状元多，御医多，此语洵不妄也。

熟悉中国医学史的人都知道，宋元以前，中国的医学中心在中原地区，大量医学优秀人才集中在中国的北方地区。宋元时期，特别是宋室南迁之后，北方人口大量南迁，包括大量优秀的医药人才迁入苏州，为吴中地区医药事业的繁荣注入了活力。起源于北方的医学思想如易水学派的学术思想随之在吴门传承、发扬，并被不断实践、丰富，如葛乾孙将易水学派重视脾肾的思想用于肺痨的治疗，著有《十药神书》。宋代的苏州中医，已出现了内科、外科、针灸、儿科等专科医家。宋庆元年间，儿科名医滕伯祥所著《走马急疳治疗奇方》流传至今，为临床医生广泛运用。可以说自宋以后，吴中医学逐渐开始了引领医学发展的历程，元代就有了"言医者莫盛于中吴"之说，《王忠文集》曰："古之言良医者，出于秦为多……今之良医盖其多莫逾于中吴矣。"

南宋时期，苏州先后出现了医院和药局。现保存在苏州碑刻博物馆内的宋代石刻《平江图》，在图的东南隅上镂刻着"医院"二字。据考证，这所医院创建于宋嘉定年间，后来变成了专治囚犯的"安养院"。这是苏州历史上最早的医院，也是中国历史上有实物可考，并且定名为"医院"的最早一所医院。宋绍定四年（1231），苏州创办济民药局。吴渊在《济民药局记》一文中提到，绍定四年，春疫流行，"亟择郡医之良，分比闾而治，某人某坊，某人某里，家至户到，悉给以药"。从二月到七月，其得不死者，1 749人。医院、药局等医疗机构的建立，能够将医药人员组织起来，集中收治病人，尤其在瘟疫流行时期，它的优越性就愈加显现。无疑，这是吴中医学发展的一个长足进步。宋元时期，吴中医学以儒医、世医为特征，并且出现了葛氏、韩氏、钱氏等享有盛誉的世医之家。

明清两代，吴中名医辈出，著述洋洋，成就了吴中医学的辉煌。《吴中名医录》中有记载的明代著名医家就有250余位，清代更是不可胜数，所著医书可谓汗牛充栋。其中医名显著者有薛己、倪维德、王安道、缪希雍、吴又可、张璐、叶天士、薛生白、周扬俊、徐灵胎、尤在泾、王洪绪、陆九芝、曹沧洲等，从而真正形成了"吴中多名医，吴医多著述"吴中医学的繁荣景象。

民国时期，吴中医学承接清代之盛势，出现了一批名医，如吕仁甫、王霖、鲍竺生、陆方石、陈憩亭、艾步蟾、顾伯平、陈星华、陆晋笙、汪逢春、马筱岩等。以其学术特点来分，主要有三：一是以顾允若为代表的杂病派，主治风、痨、臌、膈；二是以经绶章、李畴人为代表的温病派，主张用药轻清，以祛病邪；三是以顾福如为代表的中西汇通派，以中医中药为主，吸取西医西药的知识，并用于临床实践。在保持吴门医派的传统本色的前提下，丰富了吴门医派的现代内容，使其在全国仍居于领先地位。另外还有儿科世家金昭文，妇科世家郑连山，喉科世家马友常，耳科世家顾君安，针灸名家承淡安、殷铁珊、尤皞民，等等。

中华人民共和国成立后，吴门医派得到了新的发展，成立了苏州市中医医院，组织散在各联诊、个体门诊的名医，集中于中医院内。在苏州地区，先后出现了黄一峰、陈明善、钱伯煊、承淡安、叶橘泉、王慎轩、宋爱人、葛云彬、费浩然、唐祥麟、顾君安、金昭文、金绍文、郑连山、马友常、奚凤霖、马云翔、陶君仁、金储之、尤怀玉、沈养吾、王寿康、吴怀棠、郑绍先、金里千、吴建章、龚凤歧、汪达成、周本善、俞大祥、龚正丰、何焕荣等一大批名医，为弘扬吴门医派传统特色，做出了很大的贡献，以至于有"全国中医看江苏，江苏中医看苏州"的说法。

有道是"文是基础医是楼"，由儒习医，文人渗透到医学之中，提高了医生队伍的综合素质。明代宋濂言："是故医之良者，虽不必尽儒者，而儒者为医，吾知其必良也。"儒士直接参与行医，特别是那些知识广博的儒医，他们的天文、地理、博物、哲学等其他学科的知识，丰富完善了医学理论，有利于中医学的进一步发展。而且儒医比较重视医籍的编撰和刊行，使医学广为流传。吴中历代医家，既有高超的临床技术，又有丰富的医学理论，善于著书立说，他们在长期的医疗实践中，为后人留下了大量的医学著作。

有资料显示，历代吴医医著有近 1 200 部，现存 500 多部，内容丰富多彩，涵盖了医经、伤寒、金匮、温病、诊法、本草、方剂、内科、外科、骨伤科、妇产科、儿科、五官科、针灸推拿、养生气功、医案、医话、医论、医史、丛书、杂著等中医学各个分支学科。影响较大的有宋代薛辛的《女科万金方》；元代葛乾孙的《十药神书》，王珪的《泰定养生主论》，倪维德的《原机启微》；明代王履的《医经溯洄集》，赵良仁的《金匮方论衍义》，薛己的《薛氏医案二十四种》，薛铠的《保婴撮要》《十四经发挥》，缪希雍的《神农本草经疏》《先醒斋医学广笔记》，吴有性的《温疫论》《温疫方论》；清代周扬俊的《伤寒论三注》，王子接的《绛雪园古方选注》，叶天士的《温热论》《临证指南医案》，薛雪的《医经原旨》《湿热论》，徐大椿的《徐氏医书六种》，张璐的《张氏医通》《伤寒大成五种》，尤怡的《伤寒贯珠集》《金匮要略心典》《金匮翼》，王维德的《外科证治全生集》，曹存心的《琉球百问》，陆懋修的《世补斋医书》，等等。此外，还有许多珍贵的稿本、抄本、孤本及罕见的木刻本，如《暴证知要》《医便初集》《医林正印》《临证度针》《古今方案汇编》《内经病机纂要》等。20 世纪 80 年代，卫生部下达全国中医古籍整理计划，吴医古籍就占全部古籍的十分之一。1986 年以来，苏州有关部门组织编辑出版了大型吴医古籍丛书——《吴中医集》，收载了40多部中医古籍，500多万字数，引起社会强烈的反响。此后《吴中名医录》《吴中十大名医》《吴中秘方录》《吴门医派》《吴医荟萃》等的相继出版，使吴中医学的古籍整理有了良好的开端。《黄一峰医案医话集》《吴中当代名医医案丛书》《奚凤霖医论集》《蔡景高临床经验荟萃》《吴怀棠医学文集》《任光荣医论与临床经验集》等医家著作的出版，为吴门医派增添了新的活力。

本书选取吴门医派较有代表性的25位著名医家，这些医家有吴地原籍的，有客居吴地的，从每位医家的生平简介、生平史料、著作和学术思想等四个方面加以阐述，以期全面反映这些医家对吴中医学的贡献，管窥吴门医派之一斑。当然所选医家未必能反映吴门医派诊疗思想的全部，有些医家因为历史资料不全或者著作的散佚不存而有待今后的发掘，像王克明、刘岳等；有些医家既有独特的学术思想，又有著作存世，限于篇幅而有待今后的补充，像王丙、缪遵义等。书末附有"吴中医籍考录"和"《吴医汇讲》入选著作录"，使读者了解吴中医家的著述情况。

本书借用了许多已有的研究成果，部分在文末以"参考资料"的形式加以罗列，部分未加列举，在此一并加以感谢。总因自己的学识有限、所及史料不全、著述能力所限，书中或有不当和疏略抵牾之处，恳望读者批评指正。

《吴门医派代表医家研究文集》前言

苏州是吴门医派的发祥地，历史上人文荟萃，名医辈出。从周代至今，有记录的名医千余家，其学术成就独树一帜，形成了颇具特色的吴门医派。吴中医家以儒医、御医、世医居多，有较深的文字功底和编撰能力，善于著述，善于总结前人经验及个人行医心得。特别是那些知识广博的儒医，他们的天文、地理、博物、哲学等其他学科的知识丰富，完善了医学理论，有利于中医学的进一步发展。20世纪80年代，卫生部下达全国中医古籍整理计划，吴医古籍就占全部古籍的十分之一。

苏州是温病学派的发源地，清中叶，叶桂《温热论》的问世，更确立了以苏州为中心的温病学派的学术地位，从而形成了"吴中多名医，吴医多著述，温病学说倡自吴医"的三大特点。这是吴医的精华所在，也是"吴中医学甲天下"的由来。吴门医派作为吴地文化中的一枝奇葩，中医药文化优势明显，历史遗存丰富，文化积淀厚实，在中国医学史上有重要地位。

明清两代，吴中名医辈出，著述洋洋，成就了吴中医学的辉煌。其中医名显著者有薛己、倪维德、王履、缪希雍、吴有性、李中梓、喻昌、张璐、叶桂、薛雪、柯琴、周扬俊、徐大椿、尤怡、王维德、陆懋修、曹沧洲等。

为了传承吴门医家的临床诊疗特色，彰显吴中医学的学术内涵，学以致用，提升当下临证能力，我们选择薛己、吴有性、叶桂、缪希雍等11位吴门医派代表医家，汇聚当代学者对这些医家的研究成果，编著"吴门医派代表医家研究文集"丛书，分上、下集出版。以下列出这些代表医家的简要生平及学术主张。

丛书上集医家：

薛己（1487—1559），字新甫，号立斋，明代吴郡（今江苏苏州）人，名医薛铠子。薛己性敏颖异，读书过目成诵，尤殚精方书，内、外、妇、幼、本草之学，无所不通。精十三科要旨，皆一理。先精疡科，后以内科得名。宗王冰"壮水之主，以制阳光，益火之源，以消阴翳"之说，喜用八味、六味，直补真阴、真阳。薛己一生所著颇丰，医著类有：《内科摘要》《外科发挥》《外科枢要》《外科心法》《外科经验方》《疠疡机要》《女科撮要》《保婴撮要》《口齿类要》《正体类要》《本草约言》等。校注类著作有：陈自明的《妇人大全良方》《外科精要》、王纶的

《明医杂著》、钱乙的《小儿药证直诀》、陈文中的《小儿痘疹方论》、倪维德的《原机启微》、胡元庆的《痈疽神妙灸经》、佚名氏的《保婴金镜录》等。

吴有性（1582—约1652），字又可，明末清初年间姑苏洞庭东山（今江苏苏州吴中区东山镇）人。吴有性是吴门医派温病学说形成时期的代表医家，所著《温疫论》对瘟疫的病因、证候、传变、诊断及治疗等均有独到的创见，堪称我国医学史上第一部瘟疫学专著，基本形成了中医学瘟疫辨证论治框架，对后世温病学家产生了极其深远的影响。

喻昌（1585—约1664），字嘉言，号西昌老人，喻氏卒年又一说为清康熙二十二年（1683），待考。喻氏为江西南昌府新建人，后应吴中友人钱谦益的邀请，悬壶江苏常熟，医名卓著，冠绝一时，与张璐、吴谦齐名，并称清初医学三大家。吴中名医薛雪说他"才宏笔肆"，动辄千言万字，好以文采相尚。"每与接谈，如见刘颍川兄弟，使人神思清发。"阎若璩将喻氏列为十四圣人之一。喻氏主要著作《喻氏医书三种》，乃辑喻昌所著《医门法律》《尚论篇》《寓意草》而成。主要医学观点：立"三纲鼎立"论、三焦论治温病、秋燥论、大气论等。

张璐（1617—约1699），字路玉，自号石顽老人，清长洲（今江苏苏州）人。张璐自幼聪颖好学，博贯儒学，尤究心于医药之书，自《灵枢》《素问》及先哲之书，无不搜览。明末战乱之际，隐居洞庭山（今江苏苏州洞庭金庭）中10余年，著书自娱。后50余年，边行医，边著述，有丰富临证经验。张璐一生著述颇多，以博通为主，不局限于一家之学，持论平实，不立新异，较切实用，故流传较广。著有《张氏医通》十六卷、《伤寒缵论》二卷、《伤寒绪论》二卷、《千金方衍义》三十卷、《本经逢原》四卷、《诊宗三昧》一卷等。

叶桂（1667—1746），字天士，号香岩，别号南阳先生，晚号上津老人，以字行，清吴县（今江苏苏州）人。叶氏先世自安徽歙县迁吴，居苏城阊门外下塘上津桥畔。家系世医，祖叶时，父叶朝采，皆以医术闻名。叶桂幼受家学熏陶，兼通经史子集，聪明颖绝。年十四父丧，从学于父之门人朱某，闻人善治某证，即往师之，凡更十七师，博采众长。叶氏治病不执成见，立论亦不流俗见。"病之极难摸索者，一经诊视，指示灼然""察脉望色，听声写形，言病之所在，如见五脏癥结"，当时人以"吴中中兴之大名家"相评。叶氏长于治疗时疫和痧痘，倡卫气营血辨证纲领，对温病传染途径、致病部位及辨证论治，均有独到之处。叶氏贯彻古今医术，一生诊治不辍，著述甚少，世传之书，均由其门人或后人编辑整理而成。主要有：《温热论》、《临证指南医案》十卷、《叶案存真》二卷、《未刻本叶氏医案》、《医效秘传》三卷、《幼科要略》二卷、《本草经解》四卷、《本草再新》十二卷、《种福堂公选良方》等。

丛书下集医家：

缪希雍（约1546—1627），字仲醇（一作仲淳），号慕台，别号觉休居士，明常熟人。缪氏幼年体弱多病，年长嗜好方术，笃志医学，本草、医经、经方靡不讨论，技术精进，经验日丰，声名渐著，闻名于世。其友钱谦益曾记载他诊病时的情况说："余见其理积痼，起沉疾，沉思熟虑，如入禅定。忽然而睡，焕然而兴，掀髯奋袖，处方撮药，指麾顾视，拂拂然在十指间涌出。"缪希雍以医闻名于世40年，著述甚富，流传至今的有《神农本草经疏》三十卷、《先醒斋医学广笔记》四卷、《炮炙大法》一卷、《本草单方》十九卷、《方药宜忌考》十二卷等。

李中梓（1588—1655），字士材，号念莪，又号尽凡居士（一作荩凡居士），明末清初华亭（今上海松江）人（又有称云间、南汇人者）。李氏早年习儒，为诸生，有文名。后因身体多病而自学医术，博览群书，考证诸家学术思想，受张仲景、张元素、李东垣、薛立斋、张介宾等人影响较大。李氏究心医学50年，治病无不中，常有奇效，与当世名医王肯堂、施笠泽、秦昌遇、喻昌等交善。李氏治学主张博采众家之长而不偏不倚，临证诊治主张求其根本，注重先后二天。生平著作较多，计有《内经知要》二卷、《医宗必读》十卷、《伤寒括要》二卷、《病机沙篆》二卷、《诊家正眼》二卷、《删补颐生微论》四卷、《本草通玄》二卷、《药性解》六卷，以及《李中梓医案》等，影响甚广。李氏门人以吴中医家为大多数，其中以沈朗仲、马元仪、蒋示吉尤为卓越。马元仪门人又有叶桂、尤怡，一则创立温热论治有功，一则阐发仲景经旨得力，更使吴中医学得以进一步地发展盛行。

尤怡（约1650—1749），字在泾（一作在京），号拙吾、北田，晚号饲鹤山人，清长洲（今江苏苏州）人。尤怡自弱冠即喜医道，博涉群书，自轩岐以迄清代诸书无不搜览，又从学于名医马元仪，尽得其传。徐大椿评价尤怡说："凡有施治，悉本仲景，辄得奇中。"徐锦誉之为"仲圣功臣"，他的知交柏雪峰赞他为"通儒"，他的族叔尤世辅认为尤怡"不专以医名，其所为诗，必宗老杜，一如其医之必宗仲景"。尤怡所著医书有《伤寒贯珠集》八卷、《金匮要略心典》八卷、《医学读书记》三卷、《金匮翼》八卷、《静香楼医案》一卷等，均有刊本。

薛雪（1681—1770），字生白，自号一瓢、扫叶山人、槐云道人、磨剑道人，晚年又自署牧牛老叟，以字行，清长洲（今江苏苏州）人，家居南园俞家桥。薛雪"少时嗜音韵，键户读书"，妻"以女红佐薪"，居小楼上，卧起其中，"不下者十年"。多年的苦读使薛氏通古博今，以儒自居，既擅诗词，又工八法。薛雪两征鸿博不就，母多病，遂究心医学，博览群书，见出人上，治疗每奏奇效。与叶桂齐名，尤擅长于湿热病诊治，虽自言"不屑以医自见"，但医名日隆，终成一代名医。《清史稿》称其"于医时有独见，断人生死不爽，疗治多异迹"。薛雪著作众多，医学著作主要有《湿热论》一卷、《医经原旨》六卷、《日讲杂记》八则、《薛生白医案》一卷、《扫叶庄医案》四卷，以及《校刊内经知要》二卷等。

徐大椿（1693—1771），一名大业，字灵胎，晚号洄溪老人，清代吴江松陵（今江苏苏州）人。大椿生有异禀，聪强过人，先攻儒学，博通经史，其他如星经地志、九宫音律，亦皆精通。徐大椿研究医学完全出于偶然，他在其著作《兰台轨范》中对此有着详尽的记述。大意是因家人连遭病患，相继病卒数人，遂弃儒习医，矢志济民。自《黄帝内经》以至元明诸书，朝夕披览，几万余卷，通读一过，胸有实获。徐氏博通医学，难易生死，无不立辨，怪症痼疾，皆获效验，远近求治者无虚日，曾两次被征召进京效力。他的好友、著名的文学家袁枚记其传略言："每视人疾，穿穴膏肓，能呼肺腑与之作语。其用药也，神施鬼设，斩关夺隘，如周亚夫之军从天而下。诸岐黄家目瞠心骇，帖帖折服，而卒莫测其所以然。"徐氏一生著述甚多，医学类计有《难经经解》《神农本草经百种录》《医贯砭》《医学源流论》《伤寒论类方》《兰台轨范》《慎疾刍言》《洄溪医案》等，评注陈实功的《外科正宗》及叶桂的《临证指南医案》。后人辑刊徐氏著作或伪托徐氏之名的著作更多，如《内经要略》《内经诠释》《伤寒约编》《伤寒论类方增注》等。

柯琴（生卒年不详），字韵伯，号似峰，清代伤寒学家。柯氏原籍浙江慈溪，后迁居虞山（江苏常熟）。柯琴博学多闻，能诗善文，一生潜心研究岐黄之术，平实低调，清贫度日。著医书及整理注释之典籍颇丰，《伤寒论注》四卷、《伤寒论翼》二卷、《伤寒附翼》二卷，合称《伤寒来苏集》，为学习和研究《伤寒论》的范本之一。尝谓："仲景之六经为百病立法，不专为伤寒一科；伤寒杂病，治无二理，咸归六经之节制，六经各有伤寒，非伤寒中独有六经。"因而采用六经分篇，以证分类，以类分法，对伤寒及杂症据六经加以分类注释，使辨证论治之法更切实用，且说理明晰，条理清楚，对后世有较大影响。

吴门医派尚有诸多代表医家，如王珪、曹仁伯、王子接等，因当代学者对他们研究不多，无法将研究成果集集出版，深以为憾事。在入选的医家中，也因编著者学识有限、所及文献不全，错漏及不当之处在所难免，恳请读者指正。

《吴门医派》绪论

苏州是我国著名的历史文化名城,历史悠久,文化发展较早,自春秋时期吴国建都于此,至今已达2500多年。在漫长的岁月中,这座文化古城虽历经沧桑变迁,但它始终是江南的政治、经济和文化中心之一。千百年来,苏州地区名医辈出,著述宏富,促进了传统医学的发展和繁荣,形成了颇具特色的吴门医派。

吴门医派是中医学的一个重要学术流派,起源于元末明初,发展于明代,鼎盛于清代,是吴中医学的精华所在,在国内久负盛名,世称"吴中医学甲天下"。吴门医派以"吴中多名医,吴医多著述,温病学说倡自吴医"为特征,在我国医学史上占有相当重要的地位,影响广泛。纵观中医学发展史,学术流派层出不穷,但很少有流派像吴门医派这样,对社会、医学发展造成如此深远的影响。

吴中医学最早可以上溯到春秋战国时期。据葛洪《神仙传》记载,周代吴人沈羲,学道于蜀中,炼丹制丸,给人治病常有奇效。这是关于吴中医家的最早记载,也是江苏医家的最早记载。还有汉代的赤松子、负局先生,南北朝的顾欢等,身兼道家背景,却懂得医学,施济百姓,消灾治病,这也是早期中医学的特点之一。

吴中医学的发展得益于苏州地区经济、文化的兴盛。从医学史的研究角度来分析,随着吴地经济特别是吴文化的兴起,吴地的医学活动也就自然随之产生了。然而,并非所有的医学活动都能形成一种具有鲜明特点的医学流派。吴中医学能够形成一种医学流派——吴门医派,其肇始应该是元末明初浙江浦江名医戴思恭,他来吴地行医后,推动了吴门医派的形成和发展,史称戴思恭为"吴医形成的引导者"。

戴思恭传承的是金元四大家朱丹溪的学说,悬壶苏城,医术高超,一时声誉鹊起。吴地人王宾在他的指点下,熟读《素问》等书,并得到他所秘藏的朱丹溪《朱彦修医案》十卷,由此继承了辨病诊疗的学术经验。朱氏与戴氏的学术得以"本土化"。

王宾将殁,因无子,将书传于学生盛寅,《明史·方技传》称:"寅既得原礼之学,复讨究《内经》以下诸方书,医大有名。永乐初,为医学正科。"又有元末明初苏州人葛应雷、葛乾孙父子,以医名于时,《明史·方技传》谓:"时北方刘守真、张洁古之学未行于南,有李姓者,中州名医,官吴下,与应雷谈论,大骇叹,因授以张、刘书，自是江南有二家学。"葛氏父子吸取刘完素"河间学派"、张元素"易水学派"的成就，对疑难杂症能应手而愈，享誉江南。葛乾孙还著有现存最早关于治疗虚劳的专著《十药神书》等书。

因为王宾、盛寅继承传播了朱丹溪的学说，葛应雷则继承传播了以北方刘完素、张从正为代表的中原医学，吴门医派由此而发端，"吴下之医由是盛矣"。杨循吉的《苏谈·吴中医派》中较为详细地记载了这段历史：

> 今吴中医，称天下盖有自矣初。金华戴原礼，学于朱彦修，既尽其术，来吴为木客。吴人以病谒者，每制一方率银五两。王仲光为儒，未知医也，慕而谒焉，因咨学医之道。原礼曰：熟读《素问》耳。仲光归而习之三年。原礼复来，见仲光谈论，大骇，以为不如，恐坏其技。于是登堂拜母，以定交。时仲光虽得纸上语，未能用药。原礼有《彦修医案》十卷，秘不肯授仲光。仲光私窥之，知其藏处，俟其出也，径取之归。原礼还，而失医案，悔甚叹曰：惜哉！吾不能终为此惠也。于是仲光之医名吴下，吴下之医由是盛矣。

真正使"吴医"广传天下者，当是清乾嘉年间的名医唐大烈，代表作是《吴医汇讲》。用作者自己的话来说："是集，凡属医门佳话，发前人所未发，可以益人学问者，不拘内外女幼各科，无不辑入。"阅读此书，其中有经典著作的注解阐发，有学术理论的争鸣探讨，有临床治验的记录，有药物方剂的解释、考证，有医话歌诀等，无所不包。叶天士的《温证论治》、薛生白的《日讲杂记》、杨立方的《读〈伤寒论〉附记》等均全文刊入，吴地医学也进入明清的鼎盛时代，"吴医"也得以为天下人所周知。

分析吴门医派众多医家的学术成就及思想，大致可以分为以葛乾孙、缪希雍等为代表的吴门杂病流派，以张璐、柯琴等为代表的吴门伤寒学派，以叶天士、吴又可等为代表的吴门温病学派，以薛己、王维德等为代表的吴门外科学派，其中温病学说是吴门医派对中医学做出的突出贡献。

温病学说是吴门医派最具实质性的内涵之一。梳理温病学说的形成过程，从元末明初吴中医家王履在《医经溯洄集》中明确提出了"温病不得混称伤寒"的观点，澄清了当时关于温病、伤寒的模糊看法；到吴有性在《温疫论》中确立"异气（戾气）致病说"，明确了"邪从口鼻入"的致病途径；再到叶天士《温热论》中"卫气营血"辨证体系的确立，温病学说历经萌芽—形成—鼎盛三个时期。虽然吴门医派的形成与吴中地区的地理环境、气候条件等密切相关，但更主要的因素是吴中名医的辈出、学术的包容、继承与创新并举的学术思潮。一个地方医学流派能在医学发展的历史长河中独树一帜，真正体现了吴门医派重临床、重疗效、重师承而敢于争鸣、重门派更兼百家的基本特征。

吴门医派形成后的数百年间，特别是明清两代，吴中名医辈出，著述洋洋，是吴中医学的鼎盛时期。据《吴中名医录》记载，元代吴中医家58人，明代近400人，清代近700人。著名医家如盛寅、葛乾孙、王履、薛立斋、缪希雍、吴有性、叶桂、薛生白、周扬俊、徐大椿、张璐、尤怡、王维德、陆懋修、曹沧洲等。

清末民初，苏州出现了一批名医，如吕仁甫、王霖、鲍竺生、陆方石、陈憩亭、艾步蟾、顾伯平、陈星华、陆晋笙、汪逢春、马筱岩等。民国时期的苏州中医，有以顾允若为代表的杂病派，主治风、痨、臌、膈；有以经绶章、李畴人为代表的温病派，主张用药轻清，以祛病邪；有以顾福如为代表的中西汇通派，以中医中药为主，吸取西医西药的知识，并用于临床实践。尽管学术特点不同，但基本上仍然保持吴门医派的传统本色。

中华人民共和国成立后，吴门医派得到了新的发展，成立了苏州市中医医院，组织散在各联诊、个体门诊的名医，集中于中医院内。在苏州地区，先后出现了黄一峰、陈明善、钱伯煊、承淡安、叶橘泉、王慎轩、曹鸣高、宋爱人、葛云彬、费浩然、金昭文、郑连山、马友常、奚凤霖等一大批名医，为弘扬吴门医派传统特色做出了很大的贡献。

这些代代相传的医家群体，有世代为医的吴中世医，有名士鸿儒、饱读经书的苏州儒医，有技高一筹的吴门御医，也有亦官亦医的姑苏仕医，更多的是潜心诊病、著书立说的吴门名医，可谓群星灿烂，熠熠生辉。

梳理吴门医派的发展脉络，传承吴门医派的诊疗经验，彰显吴门医派的学术思想，弘扬吴门医派的文化基因，是历史赋予我们的责任。编著《吴门医派》，正是顺应了历史发展潮流。从吴中医学的发端，到吴门医派的形成；从吴医的广为天下周知，到流派学术思想的真正确立；从古代先贤对医学理论的阐释，到今人不断前行中的守正创新，内外妇儿，理法方药，点点滴滴，犹如太湖中的粒粒珍珠，借此加以串联。

《吴门医派》后记

"中医学术流派是医学理论产生的土壤和发展的动力,也是医学理论传播及人才培养的摇篮。"国医大师裘沛然先生高度概括了中医学术流派在中医发展过程中的重要作用。王琦教授也认为学术流派形成了中医学术多元化、多样化的生动局面,推动了中医学的整体发展。学术流派虽然以学术为主线,然而"一方水土养一方人",地域性是中医学术流派显著的特征,地域性医学流派是中医"三因制宜"原则之"因地制宜"的具体诠释。事实上,在众多的医学流派中,冠以地方名称的不在少数,像岭南医学、孟河医派、新安医学、吴门医派等,首批国家中医学术流派建设单位中,64家传承工作室的命名几乎全部带有地域色彩。加强对地域性医学流派的研究,有助于中医学理论的不断创新和临床诊疗体系的丰富发展,提高临床治疗效果。

地域性医学并不等同于地域性医学流派。众多的研究者认为一个医学流派的确立必须具备以下三个要素:明确的中心学术思想、传承学术的群体(人才链)、体现流派学术思想的代表性著作,地域性医学流派也不例外。如果说地域医学是研究有显著差异的不同地理环境、气候条件等因素对人群体质和疾病发生、发展的影响,地域性医学流派则要求将地域医学的研究成果上升到具体而稳定的中心思想,需要将中医的一般性原则结合当地地理、气候等特点加以应用,最终形成对该地区特有的疾病证候规律的认识和对具体医药运用的指导。

随着中医流派研究的兴起以及各地对传统文化研究的重视,地域性流派研究方兴未艾。这对于一门学科的发展自然有极大的益处,而问题在于层出不穷的地域性医学流派真正的学术主张是什么?很多的地域性医学流派的研究仅仅为某一地区的医学发展史,追溯流派的起源越来越久远,总结出来的所谓学术主张只是一些中医论断的简单发挥,甚至连发挥都称不上,只是在当地有一些诊疗名望而已,并无实质性的学术建树。这其实是一个非常值得重视的问题!

"儒之门户分于宋,医之门户分于金元。"医学流派的肇始,刘完素的"寒凉派",张从正的"攻下派",李杲的"脾土派",朱震亨的"滋阴派",无不是以学术主张呈现在世人面前,即使有人将其命名成"河间学派""易水学派",也还是以学术内涵为支撑的。学术主张是医学流派的内涵,应该成为流派研究的重点和方向,聚焦在某一学术主张下的研究,将其阐微发幽,无疑对中医学说的研究是有益的,也能推动医学的发展。

相同的地域,往往具有相同的经济和文化背景,在价值取向上有某种一致性和认同感,更可能在学术观点、思维方式等方面趋于一致。个人的学术主张可能是单一的、固定的,尤其是对于一个地域性代表的医家而言,学术主张可以有时段性,最终将通过对自己的否定之否定,成就其成熟的学术思想;流派的学术主张则可以是多方面的,凝练了在某个流派地域范围内众多医家的学术主张。

吴门医派也属于地域性医学流派范畴,产生于吴中地区(今江苏苏州地区),因其悠久的历史积淀,庞大的医家群体,宏富的医学著作,创新的医学见解,温病的中心思想,在诸多的医学流派中独树一帜。编著《吴门医派》的目的,在于探寻苏州地区得天独厚的自然条件、吴文化繁荣的外部条件、文化及道德素养高的医家、学术的交流与争鸣氛围等因素对流派形成的影响,反映流派学术思想的全貌及其当代医家对此的传承与发展。

本书的编写借鉴了许多学者的研究成果,在各章节中尽量予以列出,在此表达深深的谢意。书中第二章与第三章内容,引用了笔者2019年度"江苏省中医药科技发展计划"重点项目"吴医多著述:吴中医籍汇考"(项目编号:ZD201909)的研究成果。书末所列"参考书目",主要列出编著中所参考的图书。因自己的学识水平有限、所及史料不全、著述能力尚浅,书中或有不当或与史料抵牾之处,恳望读者批评指正。

《吴中医家与医著》后记

"济世之道莫大乎医,去疾之功莫先乎药",乃吴中名医葛应泽的座右铭。医药之于人,犹如饭食,不可或缺。古言"不为良相,宁为良医",然经世治国之良相寡,济世去疾之良医众。古之儒者,常以"三折肱""九折臂"之力,著文说医,阐微发幽,以冀救民之苦疾,世之困厄。

2013年末援外归来,移岗至吴门医派研究院,始致力于吴中医学之研究。日对汗牛充栋之医籍,博大精深之医理,倍感词穷而理尽。所谓"质之美者,醇而不漓",洋洋吴郡,名医辈出,有"不立异以徼近效,不乘人之危以射厚利"之德高者,有"推至五运六气之标本,察阴阳升降之左右,以定五脏六腑之虚实"之道深者,有"察脉观色,即得其疾所致,治无不愈者"之技显者。成败取舍,露中华传统医学之冰山一角。

有道是"医者,意也",然医药之道,其深非我辈之所能尽及,其高亦非尺度之所能度量。同一仁术,深慨吴中医家之所发挥,伤寒温病,外感内伤,详而备矣。"温邪上受,首先犯肺,逆传心包","在卫汗之可也,到气才可清气,入营犹可透热转气",巍巍乎若大山,岂可轻而逾越乎?

自知才疏学浅,尚有"探赜索隐,钩深致远"之志。古之言医者,在学在行,学不足以明道,不足以为学;行不足以临证,不足以为行。又言"学问无穷,读书不可轻量也"。于是乎独守寒窗,斗室之隅与古贤会语;疏离烦杂,宁静之中浸染翰墨。三易寒暑,共月夜与青灯,未敢懈怠。读书之余,不揣浅陋,稍有心得即著之笔端。及至案几稿牍盈尺余,方知时光未曾虚掷。

今择其部分书稿,集为《吴中医家与医著》,乃为吴中医家学验之发挥,其源实为阅读吴中医家经籍之笔记。此一时,彼一时,医家经籍辞意古朴,时至今日,文变义易,虽历考据之艰难,未尝言能光大吴中医学者。数易其稿,敝帚自珍,藏之书室,未敢示人。然总是心有不甘,一日询同道好友之意见,以为可作一家之言,任由读者判定。

《吴中医家与医著》之书成,可谓时也,遇也。时者,值"苏州市吴门医派研究院"成立,吴中医学研究方兴未艾,列为医院发展之计划之一。遇者,承蒙领导关爱，给予专门的研究场所与时间，葛惠男院长耳提面命，督促有加，书成复筹资付梓。知遇之恩，夫复何加？吴门医派之古籍，亟待费力整理、挖掘；吴门医派之医家，仍需费时考据、光大。拙作仅略举纲目，敷陈大端，管窥之见及挂漏之失，在所难免，恐有负知遇，失其所望，惶恐之心，焉能安然？

拙作既成，剞劂在即，犹未忘同事周曼女士之大力相助，古籍查证、资料整理、文字录入、文稿校对，靡无巨细，悉尽其能。又有学生陆顺庠、马凯、曾瑞、李吟侠、周有峰、钮飞峰等辈，各以才学细细斟酌文稿之用辞，深谢之。更为感念者，南京中医药大学第二临床医学院倪光夏书记和我院骨科姜宏主任序之拙作，飞扬之文采，渊博之学识，令人肃然起敬，此诚乃拙作之大幸。无言以表，是为谢，当以倪光夏和姜宏两博士对拙作的褒奖为勉。

走笔数语，似有续貂之嫌，爰以后记记之。

《吴门医派珍本医案六种》后记

医案，当是医者诊病过程之记录，自有客观和主观的内容存在。客观者，病人之症状与体征，以及疾病的发生、发展过程等。主观者，医者之思辨过程，对疾病的判断之类。言其主观，并非医者凭空漫想，正是据中医望闻问切之手段，集疾病外在之表象，测疾病内在之本质，即所谓"司外而揣内"。然后究诊疾之原则，立治疗之方药，转承、跌宕随病者证情变化而起伏。一份经久而能留存的医案，就是中医辨证施治原则的完美展示，也是理法方药的总结文献。无怪乎近代名医秦伯未认为："合病理治疗于一，而融会贯通，卓然成一家言，为后世法者，厥惟医案。"又有章太炎言："中医之成绩，医案最著。"

追溯中医医案之滥觞，毋庸置疑就是淳于意之"诊籍"，列《史记·扁鹊仓公列传》中。这种散见于史籍中的医案雏形，弥足珍贵。早期之中医医案，大多附列在医论、方论等医籍中，《千金要方》是也，《小儿药证直诀》是也。真正作为医案专著问世者，非宋代许叔微《伤寒九十论》莫属。是书将伤寒病证方列为九十论，每证一案，条分缕析，皆有发明，清代医家余震赞其为"后世楷模"。迨《名医类案》《续名医类案》等医案类书出现，医案本身内容的范式、医案著作门类的绳规日臻成熟，医家对医案也倾注了更多的心血。叙证说理，引经据典；脉因证治，示人规矩；议论评注，详备有序。成功的经验，跃然纸上；失败的教训，并无回避。"治病之法，必宜先立医案"，"宣明往范，昭示来学"，竟成共识，医案成就耀古烁今。

吴门医派素以"吴中多名医，吴医多著述，温病学说倡自吴医"蜚声海内外，在汗牛充栋的吴中医籍中，医案类著作不可或缺。喻昌之《寓意草》、叶天士之《临证指南医案》、薛生白之《扫叶庄医案》、李士材之《李中梓医案》、尤怡之《静香楼医案》、马元仪之《印机草》、徐灵胎之《洄溪医案》、顾晓澜之《吴门治验录》、顾德华之《花韵楼医案》、王旭高之《环溪草堂医案》、余听鸿之《诊余集》等，不胜枚举，各领风骚。曾几何时，《临证指南医案》成为江南医者案头必备医籍，盖因其医理平实而合乎临床实际，方药质朴而便于证治举用，穷经书之至理，达仁术之实用，竟至江南洛阳纸贵。

吴门医案，大显于世者多矣，小隐于市者亦多矣。《鲍竺生医案》《紫来堂方案》《陈莘田方案》《城南医案》《陆方石医案真迹》《吴医方案》《顾氏医案》等，在故纸堆中散发着幽幽光辉。笔者曾矢志汇编一卷吴门医派手抄医案集，将静静躺在苏州市中医医院图书馆古籍库中的吴门医案手抄本呈现于世人，只是功浅力绵，难遂大志。今仅以熟读之医案数种裒为一集，颜之为《吴门医派珍本医案六种》，有首印者，有再刊者，聊以寸续宏愿。

其一，《御医曹沧洲方案》，平远楼曹公沧洲著，列35门278案；其二，《曹氏医案》，沧洲子曹融甫著，列25门39案；其三，《花韵楼医案》，"七子山顾"女医顾德华著，列29案；其四，《蓬莱轩医案》，吴门徐氏医学徐龙翔著，列病症64种，案例747则；其五，《曹仁伯沈研芗医案》，福山曹存心著《继志堂曹仁伯医案》，载130余案，笠泽沈焯著《笠泽沈研芗医案》，载30余案；其六，《医案摘奇》，太仓傅松元著，列80余证149案。内外妇儿，无所不包；或繁或简，析疑解惑；立法具方，以案证理；单案复诊，顺序递嬗；奇险疑难，曲尽其幽。所谓世间万物皆有其用，亦有其不用，明镜便于照形，牺牛粹毛宜于庙牲，铁不可以为舟，木不可以为釜。"物无贵贱，因其所贵而贵之，物无不贵也；因其所贱而贱之，物无不贱也。"寻绎各案，择而读之，亦如张山雷所言"俨如病人在侧，謦欬亲闻"，"绝胜于随侍名医，直不啻聚古今之良医，而相与晤对一堂"，诚如是也。初学者，研究者，临证者，吴门医派之爱好者，各取所需，"各用之于其所适，施之于其所宜"，心愿足矣。

是书之成，得益于2021年中央财政转移支付项目"中医药古籍保护与传统知识收集整理"的开展，搜寻古籍并加以保护、整理、利用，亦为工作之常态要求。同道孙柳、张晖、弟子徐青青、管淑萍、李晶晶，录入查询，复核校正，对是书贡献良多，深以为谢。又得江苏省中医药科技发展计划项目（项目编号：ZD201909，YB2020058）、吴门医派杂病流派工作室项目出版经费资助，感谢之意无以复加。

是书付梓之时，中共中央办公厅、国务院办公厅印发了《关于推进新时代古籍工作的意见》，将做好古籍工作上升到对赓续中华文脉、弘扬民族精神、增强国家文化软实力、建设社会主义文化强国具有重要意义的层面，对中医药古籍工作也明确提出了工作方针："梳理挖掘古典医籍精华，推动中医药传承创新发展，增进人民健康福祉。"愿景在前，春色满园，不亦说乎！

《吴门医派珍稀抄本医案五种》后记

习近平总书记指出，中医药学是中国古代科学的瑰宝，也是打开中华文明宝库的钥匙，要求我们一定要保护好、发掘好、发展好、传承好。苏州市吴门医派研究院成立后，确立了吴门医派传承、创新、发展的具体工作思路，围绕吴门医派在理论、专病、专药、文化上的特色优势，开展多学科、多层次的科学和文化研究，建设集基础研究、应用基础研究、应用研究及开发研究于一体，产、学、研相结合，医、药相结合的国内一流的中医药研究创新平台，逐步形成"有理论、有人才、有专病、有专药、有成果"的新吴门医派中医药理论和文化体系，实现吴门医派研究"新起点、新作为、新突破、新成就、新影响"的跨越式发展。

为了汇集吴门医派新时期研究成果，我们推出了"吴门医派传承发展系列"丛书，首批《吴门医派珍本医案六种》《曹存心医案全集》等医案类图书面世后，得到了业内广泛的肯定，也收到了广大临床医生的热烈反响。医者意也，"司外而揣内"，临床种种表现经过医者的思维加工，诊治过程最终以医案的形式完美呈现。理法方药，最为直接地展示了医者辨证施治的全过程，既可"卓然成一家言"，又可"为后世效法"，所谓"名医立案，各有心得，流传既久，嘉惠无穷。盖临证多则阅理精，练事深则处方稳，此前贤医案所以可贵也"（《王氏医存·凡例》），无怪乎近代学者章太炎言"中医之成绩，医案最著"，医案之重要，可见一斑。

吴门医家多擅著述，大量的医学留存中不乏医案经典之作，叶天士的《临证指南医案》是其中最为杰出的代表。笔者在整理苏州市中医医院图书馆馆藏古籍时，所见众多吴门医派先贤手抄医案，内外妇儿，或简或繁，读来甘之如饴，亦对当下临床颇多启发。于是择其晚清珍稀者五种，裒为一集，颜之为《吴门医派珍稀抄本医案五种》，发幽兰之馨香，弘吴医之光辉，寸续"传承精华，守正创新"之宏愿。

其一《花韵楼医案》（全本），清代江苏吴县（今苏州）顾德华（字鬘云）著。此本与《珍本医书集成》中所录《花韵楼医案》完全不同。《珍本医书集成》中所录《花韵楼医案》是目前最为常见的顾鬘云医案集，共29案，实为《花韵楼医案》的一部分，即吴县张元瑞所藏的顾鬘云医案抄本。此次称全本者，乃吴门医派近代名医王卓若抄藏本《花韵楼医案》，共6册列225案。王氏另有《花韵楼医案补遗》

抄藏本，与《珍本医书集成》所录基本一致。

其二《城南医案》，清代江苏吴县（今苏州）顾文烜（字雨田，号西畴）著。顾氏"世居南城下"，遗稿刊刻本仅有《吴医汇讲》中"书方宜人共识说"一文，其余目前所见皆为稿本。苏州市中医医院图书馆所藏顾雨田《城南医案》，"嘉庆辛丑清和月平江朱绶之 孟河马齐足同定草"，"铁石生"抄录，主要是时病及内科杂病医案，共列21门528案，多数为单次就诊医案，少数为复诊医案。

其三《陈莘田医案》，清代江苏吴县（今苏州）枫桥陈莘田（号枫江）著。陈氏通内外科，以疡科闻名于世，名重清道光咸丰年间（1821—1861）。《花韵楼医案》顾鬘云自序中亦提及延请陈氏诊视："癸巳秋，家君患肺痈，即延陈莘田先生诊视。"陈莘田著作目前所见多为医案及方录，皆为稿本。苏州市中医医院图书馆馆藏《陈莘田医案》稿本，正文三卷，又有"续"一卷，共四卷，题有"闻喜珍藏"，无抄者署名，所列皆为外科医案，分112门539案，每案先列病情，后载方药，以内服药而治外证，昭示了陈氏坚实的医学根柢。

其四《陈憩亭先生医案》，清代虞山墩头丘（今江苏常熟辛庄新苏村陈家宕）陈憩亭著。王霖所著《吴医汇案》"时医里居考"言："陈憩亭，住常熟墩头丘，先行疡科，名噪四方，后通内科，卒在光绪初也。"其子陈如山从其学，医名亦盛。陈憩亭、陈如山父子两代外科圣手，清咸丰至光绪间名闻常熟、昆山、苏州等地。此次整理《陈憩亭先生医案》，由苏州市中医医院医师陈起云捐赠，医案兼及内外两科，以外科医案为主。内科医案列11门21案，外科医案列36门（病）203案，内外科共224案。

其五《何氏杂症》，清代江苏青浦县（今上海市青浦区）何其伟（学名庆曾，字谷诒，号韦人，又号书田，晚年自号竹簳山人）著。江南何氏世医历800余年，至今已传三十世，堪称中医世医绵延之最。何其伟作为青浦何氏中最有成就的医生，既是名医，又是诗人，医名、文名俱重当时。王卓若所抄录《何氏杂症》，实际上来源于《医学妙谛》，仅略有不同。是书内科为主，分门别类，每症都将病因治法等编为七言歌诀，易于记诵，附以方药，切合实用。又详析症情，分列症治条目，有法可依，有方可施，为阅读者建章立法。

医案筑就了中医理论与临床实践之间的桥梁，以理说案，以案证理，蕴含的是扎实的中医基础理论，彰显的是高超的临证经验。当前，中医药振兴发展迎来天时、地利、人和的大好时机，国家出台了一系列支持中医药传承创新发展的新政策。赓续历史文脉，梳理挖掘古典医籍精华，推动中医药传承创新发展，增进人民健康福祉，谱写当代华章，是时代赋予广大中医工作者的历史责任。吴门医派博大精深，吴医著作汗牛充栋，《吴门医派珍稀抄本医案五种》仅是吴医医案著作中的一鳞半爪，更多的明珠有待我们拂去历史的尘埃，让它们从故纸堆中走向新时代，为大众健康服务。

　　是书之成,同道周曼、张晖,弟子管淑萍、徐青青、李晶晶,贡献良多,书目查证、文字录入、复核校正,无不倾注他们诸多心血。本书的付梓,得到了江苏省中医药科技发展计划重点项目(项目编号:ZD201909)、苏州市吴门医派传承与发展专项等项目经费的资助,在此一并予以感谢。

《曹存心医案全集》后记

初读曹存心的著作还是在大学期间，恩师肖少卿向我推荐了《琉球百问》，意在让我更多地学习古文知识，兼而通达一些医理。似懂非懂之间我竟然也渐入佳境，做了一些读书笔记。读至书末所附《语录》："凡少年人看病，心中必谓天下无死症，如有死者，总由我功夫不到。一遇难处，遂打起精神，与他格算，必须万全而后止。学医者，不可无此种兴会。"方知医学无坦途。曹存心能成为"德被吴中，名驰海外"的第一人，在于他的勤奋治学，熔铸古今，着意揣摩各家学说。后又读到《柳宝诒医论医案》中曹氏之《教言》："为医第一要虚心，虚心则学无止境，自觉有错误处，便刻刻用功夫，求所不逮，则学日进而所救者亦多，可以将功折罪。"医学称为活人之术，虚心为第一要务，岂能浅尝即止而满足于成法？此等醍醐醒脑之言，着实对我影响颇大。

工作后我开始留心曹存心医学成就及其医学著作。"国朝嘉道间，以医名吴下者，推曹氏仁伯先生。先生生常熟，居苏垣，以儒生通医术。不泥成法，不执成方，变化从心，神明矩矱，以故从游者如云，而名驰于域外。""观其所列百问，剖析毫芒，非博通斯理者，恶能及此哉！而先生随证疏明，穷源竟委，或治本经而先及他经，或论此证而兼通彼证，发挥则层出不穷，精约则片言可了。学者深思而会通之，洵足以为证治之津梁。"此为《琉球百问》杨泗孙所作序言中对曹氏一生的大致经历与医学成就的记述，诚如是也。

曹存心（1767—1834），字仁伯，号乐山，江苏常熟福山人。曹存心先世本姓高，清康熙年间，祖父裕德因其舅舅家无子而将其过继给曹姓舅家，于是袭母舅之姓为曹。曹氏父亲名振业，为诸生，以医为生，有医名。曹氏自幼家贫，兄弟四人，他为长兄，本想通过考取秀才功名之类"娱亲心"，只是随着父母年事渐高，曹氏考虑到秀才这样的功名难以支撑家庭门户开支，"乃袱被走吴阊"，开始了学医的生涯，并从吴中名医薛性天学。薛氏是吴中著名温病学家薛生白的族孙，医名隆盛，他对曹存心的评价为："曹生非终窭人也，异日光吾道者必曹生！"

曹氏终有所成，为人治病，辄奏奇效，名震于时，求治者摩肩接踵，填街充巷，医名远播海外。道光四年甲申（1824），琉球国遣使来华，特派吕凤仪执弟子礼从学于曹仁伯,"原问""札问",师徒对医学问题的深究,终成《琉球百问》。《琉球百问》中,问答之间,曹存心毫无保留地介绍了自己的临证经验和体会。"治病求本,示人以法","证治处方,独具匠心","死必求因,剖析入微",这是今人对曹氏之医的概述,确能体现曹氏卓越的医学见解和不凡的处方能力。

曹存心的医学著作,除《琉球百问》外,《琉球问答奇病论》《过庭录存》也为大家所熟知,更多的曹氏著作却散见于其他医书之中。《增订医方歌诀》,最早刊行于 1923 年上海千顷堂所印《王旭高医书六种》中;《延陵弟子纪略》,1924 年被裘庆元收编入《三三医书》中;《曹仁伯先生医说》,经清代名医柳宝诒评阅,竟未有刊刻本,直至 1994 年中国中医药出版社出版《吴中珍本医籍四种》之《柳宝诒医论医案》内才见其大部分内容;《评选继志堂医案》,初刻于清光绪三十年甲辰(1904)《柳选四家医案》中;等等。

笔者易岗于吴门医派研究院后,有了更多的时间静心研读曹氏著作,所谓"丈夫丁壮而不耕,天下有受其饥者;妇人当年而不织,天下有受其寒者",岗位责任使然。一日偶见清道光年间昆山儒医潘道根所抄曹存心弟子姜秋农随师诊疗而录的《曹氏医案》五卷本,叹为观止,萌生汇聚曹氏医案全集之意而外。后又得见《曹仁伯沈研芗医案》之《继志堂曹仁伯医案》,此意更一发不可收。除却对曹氏医学成就敬仰之意而外,曹氏医案本身审病程久暂,察治疗转变,候三部脉象,辨邪正盛衰,以至随机立法,以法处方,足可为现代临床所借鉴。

"凡临证,须审病人情状,酌配方药。但记每方治某病便非。""凡看病须要格分寸。谅病之分寸,而定药之分寸,格成一方,看去增减一味不得。""大约功夫到时,眼光中无相同之病。看一百人病,便有一百人方,不得苟同,始为有味。若功夫不到,便觉大略相同。""学医当学眼光。眼光到处,自有的对之方,此中有说不尽之妙,倘拘拘于格理,便呆钝不灵。"曹氏之语,非虚也!

曹存心作为吴门医派历史上著名的医家,又是中外医学交流的佼佼者,其独到的医学造诣非只言片语所能尽及,需要有志者尽心研究。笔者聚所见曹存心医案文献为一集,名之为《曹存心医案全集》,旨在反映曹氏医案全貌,为有志于依据曹仁伯医案者提供一定的方便。书内《过庭录存》《延陵弟子纪略》《评选继志堂医案》《吴门曹氏医案》《曹仁伯医案》《继志堂曹仁伯医案》《曹存心医案选按》种种,均为曹氏门人随师临证实录,有些也经过曹氏的审定。因曹氏门人众多,所记述的医案各有不同,有些抄本的医案也存在一些重复,为尊重原著风貌,笔者未做删减,研究者需加以甄别。自然也有一些未见医案,须待来日发现后补入。

本书之成,同道孙柳、张晖,弟子徐青青、管淑萍、李晶晶,贡献良多,录入查询,复核校正,倾注着他们诸多心血。本书的出版得到了江苏省中医药科技发展计划重点项目(项目编号:ZD201909)、苏州市吴门医派传承与发展专项、吴门医派杂病流派建设项目等的经费资助,在此一并予以感谢。

医案与医话

——《吴门医派医案与医话精选》前言

医案与医话是中医文献重要的组成部分，虽非中医著作的核心部分，但因其中包含的作者对医学的理解与思辨，本质上体现了中医学理论的精髓及其对临床实践的指导作用。医学的最终目的在于解决临床实际问题，医案与医话作为诊病实践记录的载体，其作用与价值不容忽视。

医案，又称诊籍、病案、方案、脉案、验案、个案等，现代称之为病历或病例，它是医家综合运用中医的理法方药诊疗疾病的真实记录，体现了医家的临床经验及思维活动过程。由于各个医家所处的时代不同、地域不一，自身的学识、爱好、修养等各异，因此历代医案的数量、形式、体裁、风格亦不尽相同。

中医最早的医案可以追溯到殷商时期，在早期的甲骨文、帛书、经史古籍中，均有医案相关的记载。马王堆汉墓中出土的《五十二病方》被认为是我国最早的临证医书，涉及100多种疾病，包括内外妇儿及五官等各科，较为详细地记录了有关疾病的诊疗过程，可以说是中医医案的雏形。《黄帝内经》虽无具体的医案载述，但从医案的组成要素来看，书中对许多病证的论述，完全具备了早期中医医案的基本特征。如《灵枢·邪客论》中关于"不寐"的论述，《素问·奇病论》中关于"脾瘅"的论述等，从病因病机、症状病形到证治方法均加以阐述，是实际意义上的医案。"医案之作，谓与《灵枢》《素问》并传可也。"此言不虚。

目前中医学界认为最早有实际内容的医案当为《史记·扁鹊仓公列传》中所载扁鹊治赵简子、虢太子、齐桓侯3案，以及淳于意的诊籍，尤其后者，被视为后世医案之滥觞。淳于意认为诊病必有记录，既可检验自己诊治是否正确，也可将此流传后世。"今臣意所诊者，皆有诊籍。所以别之者，臣意所受师方适成，师死，以故表籍所诊，期决死生，观所失所得者合脉法，以故至今知之。"诊籍共25则，每则载患者姓氏、籍里、职业、病名、病史、脉象、治法及预后等内容，涉及内外伤妇儿各科病证。诊法以脉为主，治法有药物、针刺、熏洗等。更可贵的是，除治愈者外，还记录了10个死亡病例，这种实事求是的态度，反映了早期医案朴实无华的风格特点。

秦汉以降，魏晋南北朝至隋唐五代时期，医学崇尚方书，保留至今的医籍多方书类著作，医案散见于这类著作和文史书籍中，数量不多且内容相对简略，没有出现专门的医案著作。方书等著作中较有代表意义的医案记录，如晋代王叔和《脉经》中记载了30则医案，葛洪《肘后备急方》中有数则医案，皇甫谧《针灸甲乙经》中有少量的针灸医案，唐代孙思邈《千金要方》中也仅仅记录了自治的数则医案，王焘的《外台秘要》也只是附有简要的一些医案。文史类著作中，在为著名医家作传时述及了医家的一些诊治案例，如《三国志》中华佗的12则医案，徐毅"误刺中肝致死案"；《南史》中载录薛伯宗用移徙术治愈公孙泰的背疽，徐文伯用消石汤治愈宋路太后结石；《北史》中记载姚僧垣三剂汤药治愈金州刺史痛痹，徐之才用汤药治愈武成王视歧，马嗣明用醋石粉治肿毒；《唐书》中记载许胤宗用防风黄芪汤熏蒸治愈柳太后中风证，甄权针肩髃治愈风痹证，秦鸣鹤针刺百会、脑户治愈高宗头风证等。

宋金元时期，虽然人们还是沿袭了重方书、本草的习惯，但医案开始流行，医籍附案逐渐增多，医家立案蔚然成风，并且有了医案的专著，可以说此阶段为医案空前发展的阶段，最具代表意义的就是许叔微的《伤寒九十论》。《伤寒九十论》成书于公元1133年，书中所论分为90证，每证一案，先举医案，后列评述，实际是许氏选择临证治疗医案，并结合《黄帝内经》《难经》《伤寒论》等经典著作加以讨论而成，堪称我国现存最早的医案专著。清代医家俞震盛赞此书："所存医案数十条，皆有发明，可为后学楷模。"虽有医案专著，但这一时期的医案还是以"医籍附案"的形式为主。如许叔微的《普济本事方》虽为方书的总结，也录有很多的医案，后多为《名医类案》等著作录用；宋代钱乙的《小儿药证直诀》为儿科专著，其中载录了23则医案，涉及病种10余种；张子和的《儒门事亲》为综合性医著，载录了张氏诊治的医案200余则，体现以攻邪为主的学术主张；李东垣的《脾胃论》为脾胃病专著，其附案反映了补脾升阳、扶正祛邪的学术特点；朱丹溪的《格致余论》为其医学主张的论述，载录的医案体现了辨证化裁、组方灵活的特点；王好古的《阴证略例》、罗天益的《卫生宝鉴》等则辑出医案专篇，集中收载典型医案。另外，《宋史》《元史》等史书中也有医案录存，体现所传医家的医学成就。随着医案的增加，其形式、风格及叙案方式亦有所变化。如有的以论附案，有的夹论夹案，有的边论边案，但目的均在于以案证理。

迨至明清时期，医案发展已日臻成熟，诸多医家开始注意到了医案书写的规范化，个人医案专著大量增加。医案类书的出现，以及对医案开始进行系统整理研究等，既是医案发展成熟的体现，也是医案发展进入鼎盛时期的标志。据不完全统计，明代个人医案专著有30余种，较为著名的如薛己的《内科摘要》、汪机的《石山医案》、周之干的《周慎斋医案》、孙一奎的《孙文垣医案》、王肯堂的《王肯堂医案》、聂尚恒的《奇效医述》、易大艮的《易氏医案》、李中梓的《李中梓医案》等。清代医家撰写的医案专著达200余种,这些医案专著门类俱全,风格多样,既有个人医案、医案类书、医案丛书,又有专科医案、专题医案、会诊医案、医案评注及宫廷医案等。较有代表性的如叶天士的《临证指南医案》、喻嘉言的《寓意草》、马元仪的《印机草》、尤在泾的《静香楼医案》、齐有堂的《齐氏医案》、徐灵胎的《洄溪医案》、顾晓澜的《吴门治验录》、吴瑭的《吴鞠通医案》、王孟英的《王氏医案》、谢映庐的《得心集医案》、王旭高的《环溪草堂医案》、余听鸿的《诊余集》等,可谓名家辈出,各领风骚。

值得一提的是,明清时期出现了合编类医案著作,标志着对医案的研究有了突破性进展。明代江瓘父子的《名医类案》,是我国历史上第一部医案类书,"广辑古今名贤治法奇验之迹",分门别类加以摘录,意在"宣明往范,昭示来学,既不诡于圣经,复易通乎时俗"。该书十二卷,汇集明代以前历代医家医案及经史百家中所载医案2 400余例,以病证分为205门。所载医案以内科为主,兼及外、妇、五官各科,许多医案附有夹注或按语,既是明代以前著名医家临床经验的总结,也是中医理论与临床实践密切结合的典范。清代魏之琇鉴于《名医类案》收录上的缺漏,拾遗补漏著成《续名医类案》三十六卷(初为六十卷,经王孟英删定为三十六卷),计345类病证,集录了清乾隆及以前名医临证验案5 000余首,是继《名医类案》后又一部中医医案巨著。清乾隆四十三年(1778),余震的《古今医案按》问世,共十卷,选载了古今医家医案凡60余家,案例1 000余例,集中展示了历代名家诊治疾病的思路和经验,尤其是余氏在案末的按语,计有530余条,析疑解惑,精辟中肯,多画龙点睛之笔,每使读者击节称赞。

如果说医案需要按照一定的规范进行书写,主体是"写实",那么医话更多的是"随心所欲",可以"写实",更多的是可以"写虚",体现的是中医的文化基因。医话为医家、学者喜欢、重视的原因在于其活泼的形式、不拘的体裁、丰富的内容、信手的拈来等,凡有关医事的随笔记录,或读书体会,或掌故丛谈,或轶闻珍言,或摘抄转引,或论说评议,或考证纠错,或评书论人,或临证所获,或验方举隅,或用药心得,等等,不一而足,几乎涉及中医学的各个方面。医话在医学文献中属于小品文,前贤称其通过"话其闻见、心得、阅历",起到"辅助医学、启渝性灵"的作用,一向被视为零金碎玉,弥足可珍,在中医传承过程中,往往能够给后世的医者带来"循先哲遗范,垂百世之法"的积极启示。

常见的医话模式有心得类、考证类、争鸣类与札记类四类。心得类医话是医家在临床或文献研究中,对疾病、理法方药等有了较深的认识与体会,得到的灵感体悟而成的医话。考证类医话是医家针对某一问题展开研究,有所发现或发明,以阐述自身的观点为目的的医话。争鸣类医话是以对还未成定论、存在争议的问题发表个人见解为主要目的的医话。札记类医话则是临证时所做的随感笔记，经过再次整理与加工而成的医话。医话的文体虽"散"，但必须言而有据，看似信手拈来皆文章，却"必有事实，乃有是文"。医话往往医文兼通，著者并不限于医家，历代文人名士之随笔杂著，亦多涉于医，其中多有医话佳篇。如唐代诗人王勃曾撰《医话序》一卷，何廉臣先生称之为医话之"鼻祖"。正因为医话中文化基因的强大，医话之作多具文采，以文字简练、语言流畅而见长，阅读中也具有较强的知识性、趣味性、美文性。

王勃的《医话序》今已不存，唐代段成式的《酉阳杂俎》、封演的《封氏闻见录》、柳宗元的《龙城录》等许多文人随笔中，虽有一些关于医话的杂著，但真正现存最早的医话专著当推宋代张杲的《医说》。张杲，字季明，新安（今安徽歙县）人。张杲出身于名医世家，少承家学，以儒业医，著成《医说》十卷。本书广泛收集了南宋以前各种文史著作中有关医学的典故传说等资料，分类编排，注明出处，故而史料价值颇高。其卷一载录"三皇历代名医"，卷二论医书、本草、针灸、神医等，卷三至卷八论方、论疾、论药，卷九论养生，卷十论小儿，这是我国现存最早载有大量医史人物传记和医学史料的书籍。宋代的大量医话，散见于文人学士的笔记随笔中，如沈括的《梦溪笔谈》，洪迈的《夷坚志》，叶梦得的《避暑录话》，庄季裕的《鸡肋编》，江少虞的《宋朝事实类苑》等，均有较多关于医学的笔记杂文。

元明时期一如宋时，医话著作少而散见医话多。医话著作影响较大的有：俞弁的《续医说》，黄承昊的《折肱漫录》，冯时可的《上池杂说》等。俞弁为明代著名藏书家，自称"无他嗜好，寓情图史，翻阅披校，竟日忘倦"。《续医说》仿《医说》的体例，分为原医、医书、古今名医、辨惑等十卷27类，作为《医说》的续集，补充引录历代文献中的医学掌故。黄承昊幼年多病，自称"凡方书所载之症十患四五，本草所载之药亦十尝四五"，取"三折肱成良医"之义，题书名《折肱漫录》，书中记录了黄氏亲身阅历之医事，分养神、养气、医药三门，共八卷。《上池杂说》一卷，共列28条，阐述医理、辨证论治以及其他杂论，《三三医书》中可见本书全貌。另外，元明之际医话还散载于其他著作中，如元代陶宗仪的《辍耕录》，明代焦端的《焦氏笔剩》、李诩的《戒庵老人随笔》、龙遵叙的《食色绅言》、冯梦祯的《快雪堂漫录》等，以养生内容为多。

医话著作的崛起，在清代及民国初期。此时不仅涌现出一批医话著作，而且质量亦有明显提高。较著名者有：魏之琇的《柳洲医话》，计楠的《客尘医话》，王孟英的《潜斋医话》与《归砚录》，史典的《愿体医话》，陆定圃的《冷庐医话》，赵晴初的《存存斋医话稿》，毛祥麟的《对山医话》等。其中《冷庐医话》质量较高，影响较著。全书共五卷，卷一论述医范、医鉴、慎疾、保生等，卷二评述古今医家及医书，卷三至卷五分门搜集历代名医治案，并参以己见。民初有陆锦燧的《景景医话》，陆士谔的《士谔医话》，罗止园的《止园医话》等。此时期散见于笔记杂文中的医话亦多不胜数，著名学者如梁章钜、王士禛、纪昀、俞樾等，多有医事别录。

吴门医派是中医学一个重要学术流派，起源于元末明初，发展于明代，鼎盛于清代，是吴中医学的精华所在，在国内久负盛名，世称"吴中医学甲天下"。吴门医派借以"吴中多名医，吴医多著述，温病学说倡自吴医"特征，在我国医学史上占有相当重要的地位，影响广泛。吴中医家以儒医、御医、世医居多，有较深的文字功底和编撰能力，善于著述、总结前人经验及个人行医心得。吴中医家宏富的医学著作中，不乏医案、医话类著作，尤其是明清时期，吴门医家的这类著作影响广泛，推动了中医学术的发展。除上文中提到的薛己、李中梓、叶天士、喻嘉言、马元仪、尤在泾、徐灵胎、俞弁、顾晓澜、吴瑭、王旭高、余听鸿、陆锦燧等的著作外，代表性的医案医话著作还有：叶天士的《未刻本叶氏医案》，薛雪的《薛生白医案》，顾德华的《花韵楼医案》，缪遵义的《松心方案》，张大燨的《爱庐医案》，顾文烜的《顾西畴方案》，徐锦的《心太平轩医案》，曹存心的《继志堂医案》和《曹仁伯医案论》，徐龙翔的《蓬莱轩医案》，吴金寿的《三家合刻医案》，吴蒙的《吴正功医案》，傅松元的《医案摘奇》，柳宝诒的《柳宝诒医案》和《柳选四家医案》，马培之的《马培之医案》，张聿青的《张聿青医案》，曹沧洲的《曹沧洲医案》，等等。

值得一提的是，明末清初吴门医家喻嘉言在《寓意草》中，于开篇"先议病后用药"之后，列"与门人订议病式"一文，概述了医案书写的规范格式。"议病式"在韩懋、吴昆等人的基础上，对撰写医案的内容与格式提出了更高的要求。喻氏认为医案的内容应尽量详尽，仅患者的一般情况就应涵盖"某年某月，某地某人，年纪若干，形之肥瘦长短若何，色之黑白枯润若何，声之清浊长短若何，人之形志苦乐若何"等内容。至于辨证论治等内容，更需记录患者"病始何日，初服何药，次后再服何药，某药稍效，某药不效"等，以及患者饮食、二便、脉象、辨证、治则、方药、预后等，"务令纤毫不爽"。这一设想不仅具有较高的使用价值，而且对于医疗经验的总结，医疗效果的提高，医学理论的发展，以及医疗档案的保存，均十分有益，至今仍有借鉴意义。

医案与医话体现的是医家对医学知识掌握的程度，尤其是医案，更是临床医师诊疗水平的展示，也是其中医理论和技术的集中体现，医家的水平高低完全可以从医案上反映出来。历代著名医家对撰写医案格外重视，徐灵胎曾说："故治病之法，必宜先立医案。"人们既可以从医家留存的医案来概述其学术特点，也可以从中揣摩名家立法处方的思路，提高自身的诊疗水平。国学大师章太炎曾言："中医之成绩，医案最著。欲求前人之经验心得，医案最有线索可寻。循此钻研，事半功倍。"张山雷在《古今医案评议》中也说："医书论证，但纪其常，而兼证之纷淆，病源之递嬗，则万不能条分缕析，反致杂乱无章。惟医案则恒随见症为迁移，活泼无方，具有万变无穷之妙，俨如病人在侧，謦咳亲闻。所以多读医案，绝胜于随侍名医，直不啻聚古今之良医，而相与晤对一堂，从上下其议论，何快如之？"可谓一语中的。

　　有鉴于此，本书精选吴门医派历代著名医家的典型医案与医话，偏重对医案的选择，医家以明清时期居多，契合医案医话的发展历程。一来彰显吴门医派的学术特点，更为重要的是通过对医案的研读，学以致用，提升临证能力。本书的出版得到了苏州市人民政府图书出版专项经费补助和苏州市吴门医派科研专项基金的资助，在此一并感谢。

医论与医述

——《吴门医派医论与医述集萃》前言

"论"在《说文解字》中作"议也",评议、议论之义。《文心雕龙》有言:"昔仲尼微言,门人追述,故仰其经目,称为论语。盖群论立名,始于兹矣。""述"在《说文解字》中作"循也",本义为遵循、循从之义,后引为陈述、记述等义。《正韵》解曰:"凡终人之事,纂人之言,皆曰述。"在现代语境中合而言之,论述作议论、述作、陈述解,可理解为同义复词。《史记·封禅书》言:"其后百有余年,而孔子论述六艺。"宋代欧阳修《读书》中也有言:"平生颇论述,铨次加点窜。"一般来说,"医论"与"医述"的含义基本一致,细微之处在于医论以论议、评述为主,医述以述说、记述为主,具体判读时两者之间的界定颇为模糊。

医论与医述是医家对某一医学观点的阐述,相当于现代的医学论文。或阐发经旨,或辨别是非,或提出新论,或质疑旧说,或立治则,或论方药,为专题性讨论文章,重在探赜发隐,彰显医理,主题是学术探讨。基础理论、脉法诊法、辨证治疗、处方用药、临床各科证治等均是医论与医述所涉及的专题,也有论述医德医事或医家医著的,但相对来说所占比较低。医论与医述一般一论一题,各自独立成篇,除医论与医述的专著外,大多散见于各种医籍中,如医经、诊法、本草、方书、医案、医话,以及临床各科诊治医著中,均夹有大量医论与医述。从某种意义上说,《黄帝内经》无论是《素问》还是《灵枢》,均由各自成篇的医学文献构成,各自81篇,实际是汇集了秦汉以前的医家医论。如果将《黄帝内经》视为医论专著,其实也不为过,只是《黄帝内经》作为中医学术的经典之作,一般不看作医论著作而已。

现存最早的医论医述类著作当推南齐褚澄所撰的《褚氏遗书》。本书系唐朝人从褚氏石椁中发现石刻整理而成,宋嘉泰年间刊行流传。全书共受形、本气、平脉、精血、津润、分体、余疾、审微、辨书、问子10篇。内容简短,多据《黄帝内经》理论加以阐述发挥。其中对血证及妇科病证治的见解,为后世医家所重视。也有观点认为《褚氏遗书》系后唐萧渊伪托之作,甚至疑为宋人所著。隋唐时期未见医论与医述类著作,但隋代巢元方的《诸病源候论》、唐代孙思邈的《备急千金要方》

和《千金翼方》、王焘的《外台秘要》等著作中有大量的医论论述，其数量和质量当不在医论专著之下。

宋元时期，医论与医述专门著作逐渐面世。宋代程迥的《医经正本书》及太医局所编《太医局诸科程文》为该时期医论著作之代表。《医经正本书》一卷，程迥撰于宋淳熙三年（1176），载有医政、医事、度量等有关史料，论述了医经中一些学术问题，有较浓厚的理学观点。《太医局诸科程文》九卷，系《四库全书》从《永乐大典》中辑出，汇集了宋代考医试题问答记录，分六种命题：墨义、脉义、大义、论方、假令、运气等共87个问题，以专题论述。另外，陈无择的《三因极一病证方论》，又称《三因极一病源论粹》，共十八卷，将《黄帝内经》《金匮要略》之旨、前贤明哲之论悉心深究，从而穷研受病之源，阐发"三因学说"，书中多医论性论述。金元时期朱丹溪的《格致余论》与《局方发挥》、王履的《医经溯洄集》为医论著作的代表，三书所论观点鲜明，理论上有所创见，故对后世影响较大，被视为现存医论著作刊行较早、质量较高和较为典型者。《格致余论》一卷，共收医论42篇，是朱丹溪医学论文集，涉及内容十分广泛；《局方发挥》一卷，是朱丹溪针对《太平惠民和剂局方》配伍原则与辨证论治等，以问答体例予以评论，共30多个问题；《医经溯洄集》一卷，共23篇，寓有对医学探本溯源之义，是王履研究《黄帝内经》《伤寒论》等医著的心得，王氏从理论上分析了温病的病理机制、传变过程及治法，从而把温病与伤寒区分开来。另外，元代王好古的《此事难知》两卷，编集其老师李杲的医学论述，包括经络、脏腑、病理、病源，以及有关临床辨证、治法等内容，其中对伤寒六经证治叙述尤详，且有个人创见。

明代医论与医述类著作开始流传，较有代表性的有戴思恭的《推求师意》，韩懋的《韩氏医通》，盛寅的《医经秘旨》，孙一奎的《医旨绪余》，缪希雍的《先醒斋医学广笔记》，王肯堂的《灵兰要览》与《肯堂医论》（又名《新镌医论》），赵养葵的《医贯》，张介宾的《传忠录》与《质疑录》等。明代医论著作不仅数量明显增加，而且论及的学术范围及深刻程度亦有明显进步。医家们尤其注重对医学理论的阐发，并刻意突出个人的学术特点。如《推求师意》两卷，全书分杂病、小儿、妇人3门，共论述了50余种病证的病因病理、脉证与治法等，书中的理论与学术观点悉为朱丹溪平日主张，戴氏在此基础上又加以补充发挥，使其更为完整和切合实用。《医经秘旨》两卷，分22个栏目，为盛氏临证心得杂记，"将平日经验历试不爽者，阐明疑似之理，提纲挈领，本之经文，节其要旨，参以管窥所得，随笔记录。"本书上卷为医论，主要论述治则，共3篇。下卷内容广泛，涉及病因、病机、病证的辨治、临床验案及杂论等19篇。全书援引经文，并结合自己的临证实践，发微阐幽，辨明疑似，可谓触类旁通，启发后学。《先醒斋医学广笔记》四卷，汇集了缪希雍对内、妇、外、儿等各科常见病的治疗心得、所用效方及临床验案，以及缪氏对药物炮炙等的认识。该书全面反映了缪氏精湛的医学造诣、独到的治疗经验和丰富的药学知识，尤其对治气三法、治血三法及治吐血三要法等有独到的见解。

清代医论医述类著作层出不穷，医家立论进一步增多，涉及范围进一步扩大，学术价值进一步提高。较为著名的有：张志聪的《侣山堂类辨》，尤在泾的《医学读书记》，徐灵胎的《医学源流论》与《医贯砭》，唐大烈的《吴医汇讲》，吴鞠通的《医医病书》，王学权的《重庆堂随笔》，莫文泉的《研经言》，怀远的《古今医彻》，石寿堂的《医原》，王燕昌的《王氏医存》，陆廷珍的《六因条辨》，周学海的《读医随笔》等。清代医论不仅数量多，而且出现了一些质量高、影响大的典型医论著作。如《医学源流论》两卷，堪称"徐大椿医学论文集"，共收其评论文章99篇。此书上卷为经络脏腑、脉、病、方药，下卷为治法、书论（并各科）、古今，共7门。纵横捭阖，触及之处，每有新见，发前人之未发，言常人所不敢言，尤针砭时弊甚多，论述道理深湛，颇多先进之论。《医学读书记》三卷，为尤在泾读书证治心得之札记，共分86个标题，涉及中医基础、诊断、辨证、治法、方药、病证、针灸、五运六气、医籍校勘正误析疑，以及医家述评等多方面的内容。每条标题后征引古代文献中有关内容，作扼要辨析，或予以评述和考证，不乏创见。《吴医汇讲》十一卷，共刊登了40余位医学名家的120余篇学术文章，其中也有唐大烈自己的医学论文15篇。全书以医论著作为主，既有经典著作的注解阐发，也有学术理论的争鸣探讨，有临床治验的记录，也有药物方剂的解释、考证，以及医话、歌诀等，无所不包。

苏州是吴门医派的发祥地，历史上人文荟萃，名医辈出，其学术成就独树一帜，形成了颇具特色的吴门医派。太伯奔吴开启了"吴"的历史，从医学史的角度来看，只要有人类的活动就可能伴随医学的实践，不管这种实践是有意的还是无意的。吴地医家最早的记载可以追溯到春秋战国时期，如周代的沈羲、汉代的负局先生、南北朝的顾欢。吴门医派真正形成的肇始时期应该是元末明初时期，其标志是元末明初的浙江浦江（今金华）名医戴思恭来到苏州行医，成为吴医形成的引领者。这一时期的吴门医家王履突破了"法不离伤寒，方必遵仲景"的条条框框，提出了"温病不得混称伤寒"，终使发端于伤寒的温病学脱离了伤寒的体系，也使王履成为明清吴门医派温病学理论的重要奠基者。明末清初的吴有性提出了"异气"致病说，著成《温疫论》，基本形成了中医学温疫辨证论治的框架，也促进了后世对温病学的研究。清中期的叶天士创立了"卫气营血"辨证理论，概括了"温邪上受，首先犯肺，逆传心包"的外感热病感染及传变途径，从根本上划清了温病与伤寒的界限，温病学说成为吴门医派的中心学术思想，也成为中医学医学流派重要的组成部分。可以毫不夸张地说，自宋元以后，吴中医学逐渐开始引领医学发展的历程，元代就有了"言医者,莫盛于中吴"之说,《王忠文集》曰:"古之言良医者,出于秦为多……今之良医盖其多莫逾于中吴矣。"

吴中历代医家,既有高超的临床技术,又有丰富的医学理论,善于著书立说,他们在长期的医疗实践中,为后人留下了大量的医学著作,从而真正形成了"吴中多名医,吴医多著述"吴中医学的繁荣景象。这些吴中医家的医著中不乏医论与医述类著作,除上面提到的戴思恭、王履、盛寅、缪希雍、尤在泾、徐大椿、唐大烈等医家的著作外,薛己的《医宗摘要》、沈承之的《经络分野》、叶天士的《温热论》、薛雪的《湿热论》、陆懋修的《世补斋医书》、方仁渊的《倚云轩医论》等均可视为以医论为主体的著作。更多的吴中医家的医论与医述,散见于其他医学著作中。如宋代薛辛的《女科万金方》等;元代王珪的《泰定养生主论》,倪维德的《原机启微》等;明代赵良仁的《金匮方论衍义》,薛己的《外科枢要》,缪希雍的《神农本草经疏》,吴有性的《温疫论》等;清代周扬俊的《伤寒论三注》,王子接的《绛雪园古方选注》,叶天士的《临证指南医案》,薛雪的《医经原旨》,张璐的《张氏医通》,尤怡的《伤寒贯珠集》与《金匮心典》,王维德的《外科证治全生集》,孙从添的《活人精论》,曹存心的《琉球百问》等,其医论与医述的内容在种类、数量、质量等方面并不逊色于专著类著作。

编者从洋洋的吴中医家著作中辑录出有关医论与医述的内容,类分为立德、基础、运气、伤寒、温病、疾病、治疗、方剂(方剂总论、方剂各论)、本草(本草总论、本草分论)、针灸、养生、医论、读书等13篇章,其中基础篇中分为脏腑阴阳、经络腧穴、诊法合论、治则治法等,疾病篇中分为疾病要论和《临证指南医案》疾病评议,方剂篇中分为方剂总论和方剂各论,本草篇中分为本草总论和本草分论,资料有源自医论专著,更多的是在各类医学著作中选录,以冀全面反映吴中医家对医学各个方面的论述,从中窥探吴中医学发展的脉络,更为现代研究、关注吴门医派的读者提供一份精神食粮。本书的出版得到了苏州市人民政府图书出版专项经费补助和苏州市吴门医派科研专项基金的资助,在此一并感谢。

传承与创新

——《吴医寻踪》后记

苏州是一座古典与现代文明并存的城市。园林假山、小桥流水、丝绸昆曲、吴侬软语是旧时苏州留给人们的记忆；经济腾飞、崇文睿智、开放包容、敢为天下先是当代人们对苏州的评价。3 000年的吴文化根基，2 500年的春秋故都，一切又是那么清晰地"活"在我们身边。城市始终屹立于原址，人家仍然尽枕河，园林依旧可驻足，丝绸同样在缫造，昆曲依稀正绕梁，就连四百年的茶馆还在迎来送往。值得自豪的是，传统的遗存并没有妨碍苏州的大变革、大发展；相反，"张家港精神""昆山之路""园区经验"正是苏州从传统中汲取养分，植根于当代现实，在与时俱进中不断赋予吴文化以新的内涵。

"济世之道莫大乎医，去疾之功莫先乎药"，吴医文化作为吴文化不可分割的重要组成部分，千百年来，名医辈出的医家群体，著作宏富的吴中医籍，温病学说的独领风骚，络病湿邪的千古名论，成就了"吴中医学甲天下"的制高点，孕育了生生不息、名重天下的吴门医派。吴门医派作为一种学术体系，是历代吴地医家通过理论研究，临床经验积累与总结，在前人学术的基础上，各自从不同的角度、不同的方面进行研究与探索，或在理论上进行发挥，或在临床上进行经验总结，在传承中思辨，在思辨中创新。无论吴门医派中"推至五运六气之标本，察阴阳升降之左右，以定五脏六腑之虚实"之道深者，还是"察脉观色，即得其疾所致，治无不愈者"之技显者，都离不开对经典的传承，由此才形成了各自的独到见解、独到经验，既有学术的传承性，又有学术的创新性，使得中医理论不断深入与发展，临床水平不断提高。

《四库全书总目提要·医家类》云："儒之门户分于宋，医之门户分于金元。"吴门医派正是元末明初形成的地方性医学流派，它的出现使温病证治突破了"法不离伤寒，方必遵仲景"的治疗模式，卫气营血辨证撤除了温病具体诊治中的各种藩篱，从此一发不可收拾。内科证治中的温补、外科证治中的托消、针科证治中的补泻、妇科证治中的济阴、眼科证治中的虚实、喉科证治中的启闭等，一大批看似离经叛道的创新性观点、治法如雨后春笋般展示在世人面前，真正形成了学术上"百花齐放，百家争鸣"的局面。时至今日，苏州市中医医院拥有的四大"国字号"工

序跋辑录

作室,"吴门医派杂病流派传承工作室"的"杂病从络论治"、"任光荣全国名老中医药专家传承工作室"的"脾胃分治论"、"龚正丰全国名老中医药专家传承工作室"的"骨折逆损伤机制"、"何焕荣全国名老中医药专家传承工作室"的"肺癌瘀毒观",均是在传承中的突破。

如何在新时代传承和发展吴门医派?苏州市人民政府办公室印发的《苏州市传承发展吴门医派特色实施方案》很好地回答了这个问题。其主要内容是:以市民健康为目标,以危害市民健康的重大疾病为导向,围绕"吴门医派"在理论、专病、专药、文化上的特色优势,充分发挥吴门医派在慢病防治和养生保健中的积极作用,以"政府主导、部门协同、社会参与、医药联动"为原则,建立政、事、企结合的工作机制,通过建设一个体系、三个平台,开展五项工作,传承发展吴门医派特色。"一个体系"是指建立吴门医派健康干预体系,"三个平台"包括吴门医派传承教育平台、吴门医派传承科研平台、吴门医派传承产品平台,"五项工作"为吴门医派传承教育工作、吴门医派慢病防治工作、吴门医派科研攻关工作、吴门医派产品开发工作、吴门医派成果推广工作。

那么,又该如何让更多的人知道吴门医派的前世、今生,乃至将来的创新与发展?如何让"阴阳五行""气血脏腑""上工治未病"等古老术语走进现代生活?这是摆在我们面前的重大现实问题。古人有云:酒香不怕巷子深。是耶?非耶?在现代科学日新月异的今天,传统文化、技术逐渐受到冷落,这是一个不争的现实。吴门医派无论是作为吴文化的历史组成部分,还是作为解决现代人们健康问题的实用技术,都需要从小街深巷中走出来。可喜的是,在国家发展的重大战略中,中国传统医药位列其中,尤其是《中华人民共和国中医药法》的出台,为中医药的发展迎来了明媚的春天。

在这样一个中医药发展的大背景下,我们更有责任和义务为中医药的传承与创新、吴门医派的宣传与推广贡献自己的绵薄之力。正如习近平总书记所言:"中医药学凝聚着深邃的哲学智慧和中华民族几千年的健康养生理念及其实践经验,是中国古代科学的瑰宝,也是打开中华文明宝库的钥匙。"中医药在我国有着广泛的群众基础,人们喜欢中医、热爱中医,我们就需要从各个层面让广大民众了解中医药、应用中医药,提高人民健康水平,建设"健康中国""美丽中国"。苏州市中医医院曾开展"吴门医派"进社区、"吴医大讲堂"进厂矿、"中医药流动博物馆"进校园等各种宣传、推广吴门医派的活动,本书就是从科学普及的角度来介绍吴门医派、宣传吴门医派,弘扬吴文化的瑰宝,适合广大学生及希望了解中医、了解吴门医派的初学者阅读。我们始终坚信:根深叶茂的传统文化,终将结出丰硕的果实。

感谢在编写本书过程中,苏州市中医医院领导班子和同事们给予的大力支持,感谢江苏省中医药管理局"青少年活动基金"和苏州市中医药管理局"吴门医派图书出版专项资金"的经费支持,本书才得以顺利出版。

中医之膏剂与丸剂

——《吴门名医祝怀冰膏丸方稿》代前言

研究中医方剂，必然涉及组方和制剂两方面。"在辨证辨病确定立法的基础上，根据组方原则和结构，选择适宜药物组合而成的药方和制剂。"这是全国科学技术名词审定委员会中医药学名词审定委员会在《中医药学名词》中给"方剂"下的定义。

组方是中医治病理法方药中极为重要的一环，所谓"方以药成""方从法出"，以君臣佐使为法度，七方、十剂、八阵，以尽八法之用。吴中医家徐灵胎在《医学源流论》中言："昔者，圣人之制方也，推药理之本原，识药性之专能，察气味之从逆，审脏腑之好恶，合君臣之配偶。""或用以专攻，或用以兼治，或相辅者，或相反者，或相用者，或相制者，故方之既成，能使药各全其性，亦能使药各失其性。操纵之法，有大权焉。此方之妙也。"确为肯綮之语。

制剂的现代含义，一般是指将药物原料经过加工制成具有一定规格、可以直接用于临床的药品。从"方剂"的角度来分析，制剂更多的是指剂型，也就是中药作用于人体的最后形式。或汤剂，或散剂，或丸剂，或酒剂，林林总总，以适合病情需要或药物特点而确定。《神农本草经》是我国现存最早论述剂型理论的药物学专著，在其佚文中载："药性有宜丸者，宜散者，宜水煮者，宜酒渍者，宜膏煎者，亦有一物兼宜者，亦有不可入汤酒者。并随药性，不得违越。"意在说明药性决定了剂型的选择，如朱砂、雄黄、麝香之类不入汤剂，所用多在丸剂、散剂。至于疾病性质对剂型的选择，李东垣在《珍珠囊补遗药性赋》中的一段文字颇有说服力："大抵汤者荡也，去久病者用之；散者散也，去急病者用之；丸者缓也，不能速去其病，用药徐缓而治之也。"

丸、散、膏、丹、汤、酒、露、锭等剂型是中医传统的八大剂型，在早期的中医医籍中就有了各自的记载。如我国现存最早的方书《五十二病方》中就有了散剂、丸剂、丹剂、汤剂、膏剂、搽剂等15种剂型，《黄帝内经》中有膏剂、丸剂、散剂、药巾剂、汤剂、熨剂等7种剂型，《伤寒论》中有散剂、丸剂、汤剂、灌肠剂、栓剂等5种剂型，等等。所有剂型中以汤剂（汤液）最为常见，从现有文字记载来看，汤剂出现得也最早。相传是伊尹发明了汤剂，《针灸甲乙经》言："伊尹以亚圣之才，撰用《神农本草》以为《汤液》。"膏剂与丸剂也是中医治病常用的方剂剂型，以下即对此做一简要阐述。

一、膏剂

膏剂是中医膏方制作后的最后形式。膏，本指油脂、脂肪、浓稠的糊状物等，《说文解字》云："膏，肥也。""脂，戴角者脂，无角者膏。"《春秋纬元命苞》云："膏者，神之液也。"《周易·鼎》云："雉膏不食。"《后汉书·华佗传》中"既而缝合，傅以神膏"之"膏"，亦指油脂一类，引申为药膏。此外，《广雅·释言》云："膏，泽也。"《集韵·号韵》云："膏，润也。"意指具有润泽、滋养之意。《左传·襄公十九年》中"小国之仰大国也，如百谷之仰膏雨焉"之"膏"即为滋润之意。

追溯膏剂的历史源流，早期的膏剂多用于外伤疾病的治疗，如《五十二病方》中的肪膏、脂膏、𪊨膏、猪膏、豹膏、蛇膏等，书中称制用膏糊剂为"膏之"。如治伤痉为"冶黄黔（芩）、甘草相半，即以𪊨膏财足以煎之。煎之（沸），即以布足（捉）之，予（抒）其汁，□傅□。"《灵枢·痈疽》云："发于腋下赤坚者，名曰米疽，治之以砭石，欲细而长，疏砭之，涂以豕膏，六日已，勿裹之。"《灵枢·经筋》治疗筋脉纵弛："治之以马膏，膏其急者，以白酒和桂以涂其缓者。"此类外用膏方，一般称为膏药，古代称为"薄贴"。外用膏药主要有黑膏药、软膏药两种。黑膏药多以植物油、黄丹为基质，经高热炼制成黑色，再放入配料桶中，配入药料而成。软膏药多以猪、羊等动物油脂或白蜡、黄蜡等为基质，和入中药细粉、水煎液或流浸膏等，加热混合搅匀而成。现代临床也常用膏药贴敷治疗哮喘、腹水、肿瘤、关节炎等病症，取其平喘利水、软坚止痛之功。"冬病夏治"的三伏贴、"冬病冬防"的三九贴也早已成为广大民众喜爱的中医特色疗法。

与《五十二病方》同时代的《养生方》《杂疗方》两书中有用蜜或枣膏的记载。所谓枣膏就是将煮烂的大枣捣烂成泥状物，在《养生方》中又称"枣脂"，或可称为后世内服膏方之滥觞。至东汉时期，张仲景在《金匮要略》中记载的大乌头煎（乌头、蜜）、猪膏发煎（猪膏、乱发），都是用水煎药物后去除药渣，然后浓缩药液，加入蜜或猪膏而成，属于内服治病膏剂，其制作方法与现代制膏方法相似。

南北朝时期陶弘景在《本草经集注》中对膏药的制作做了详尽的说明，提出以治病的需要来确定剂型和给药途径的理论，"疾有宜服丸者，宜服散者，宜服汤者，宜服酒者，宜服膏煎者，亦兼参用，察病之源，以为其制耳"，并规定了汤、丸、散、膏、药酒的制作常规，为现代制剂工艺奠定了基础。

唐宋时期，膏方开始由疗疾向调补延伸，如《备急千金要方》中的地黄煎、

《圣济总录》中的栝楼根煎和酸枣仁煎等均具有较好的补虚康复、养生延老作用。明清时期为膏方的成熟阶段，膏方命名逐渐正规，制作愈臻规范，数量大大增加，临床应用更加广泛，并且开始注重膏方矫味与收膏的研究。如明代的王肯堂在《证治准绳》中提出将药物研末、充分浸泡，在收膏时加入杏仁汁、姜汁、枣肉等，可提高中药出膏率并矫正口感。清代膏方逐渐成为临床治疗疾病的常用手段，《理瀹骈文》对膏方的治病机理、配制工艺、应用方法等均做了详细的论述。晚清张聿清则提倡用阿胶、鹿角胶、龟板胶等胶类药收膏，提升膏剂黏稠度，同时降低膏剂的副作用，这是膏方发展过程中的一次重大变革。

近现代，膏方的应用开始普及，秦伯未及其弟子收集整理了关于膏方性质、制备工艺、适应证等内容，著成《秦伯未膏方集》《秦伯未先生膏方选集》。秦老认为："膏方者，博雅润泽也。""膏方之集合多种药物，面面俱顾，一齐着力，故天下惟混合物最合于身体营养。"全国各地著名药店均有自制膏方，如首乌延寿膏、葆春膏、洞天长春膏、十全大补膏等都有很好的治疗与补益效果。随着社会经济的发展，人民生活水平日益提高，对健康的需求尤为迫切，膏方在中医辨证论治、"治未病"理念的指导下广泛应用于内、外、妇、儿等多系统的疗病补虚、滋补养生，在强身健体、防治亚健康和慢性病方面发挥了重要的作用。

江苏省中医药发展研究中心、江苏省中医药学会制定的《江苏中医膏方临床应用专家共识》（T/JSACM001—2021），认为中医膏方具有"未病先防，既病防变，病后防复"的作用，在中医临床领域占有重要地位。中医膏方的发展，大体经历了萌芽、完善、成熟三大阶段。先秦至东汉时期是膏方的萌芽阶段，以外用膏方为主。唐宋金元时期是内服膏方从萌芽走向不断完善的阶段。唐代《备急千金要方》中的个别"煎"已与现代膏方大体一致，如苏子煎。宋朝"膏"逐渐替代"煎"，用途日趋广泛，如南宋《洪氏集验方》收载的琼玉膏，是一直沿用至今的名方。金元时期，内服膏方的称谓正式改为"膏方"。明清时期膏方日益充实和成熟，膏方的命名正规，制作规范，内服膏方逐步成为主流，应用范围逐渐扩大。流传至今的膏方有洪基《摄生总要》的"龟鹿二仙膏"，龚廷贤《寿世保元》的"茯苓膏"，以及张景岳《景岳全书》的"两仪膏"等。

膏方一般由20余味或更多味的中药组成，属大方、复方范畴，是在大型复方汤剂的基础上，根据人的不同体质、不同临床表现而确立不同处方，具有营养滋补和治疗预防等综合作用的中药方剂。"正气存内，邪不可干""正气夺则虚""邪之所凑，其气必虚""秋冬养阴""冬藏精""藏于精者，春不病温"等，为膏方的发展与应用提供了坚实的理论基础。人体正气虚弱，则对外界的适应能力下降，免疫功能及防病抗病能力低下，而膏方主要由补益类中药、胶类、黄酒等浓缩收膏而成，多具有补虚扶弱之功。临床上，凡气血不足、五脏亏损、素体虚弱者，或因外科手术、妇女产后以及大病、重病、慢性消耗性疾病等出现虚弱症状者，均可用膏方调养。具体应用时因配伍的不同，而具有补气、补血、补阴、补阳等不同功效。

同时，膏方不仅用于虚证，也能治疗实证，如外邪侵袭或自身脏腑功能失调，导致湿热、痰浊、瘀血等蓄积体内引起的各种病症，也可通过内服膏剂治疗。如"芫花煎"由峻逐水湿的芫花配温热辛散之干姜，加蜜制成内服膏剂，用以"治三十年咳"；"清空膏"由羌活、防风、柴胡、川芎、甘草、黄连、黄芩组成，用以治疗年深不愈之头痛；"如神宁嗽膏"由天门冬、杏仁、贝母、百部、百合、款冬、紫菀组成，用以治疗阴虚火动所致吐血咯血或咳嗽痰涎喘急之症。

此外，膏方在抗衰延年、纠正亚健康状态方面也有着显著功效，无论是老年人气血衰退、精力不足、脏腑功能低下者，还是中年人各脏器功能随着年龄增加而逐渐下降者，抑或青年人压力大、精力透支者，均可适当服用膏方以改善生理系统功能。

总之，经过秦汉时期的萌芽、唐宋时期的发展、明清时期的成熟与近现代的普及，膏方体系日臻完善。其名称从变化到统一，用法从外用到内服，应用范围从单一治疗到疗养结合，制作过程从探索到现代技术控制，广泛应用于内、外、妇、儿等多系统的疗病补虚、滋补养生。膏方具有注重整体、全面调理、辨证施治等优点，既可防治疾病，又能保健养生，越来越得到人们的青睐，已深入千家万户。随着膏方的健康有序发展，其作为中医药事业多元发展的一部分、健康产业的重要一环，将始终在保障与增进人民健康方面发挥积极的作用。

二、丸剂

《说文解字》对"丸"的解释为："圜，倾侧而转者。"丸剂作为一种以药物细粉或药材提取物加适宜的黏合剂或其他辅料制成的球形或类球形中药剂型，具有慢病缓治、峻药缓释、服用方便、易于储藏和携带等特点，是一种非常重要的传统剂型。通过历代医家在临床应用中不断积累总结，完善了丸剂理论、丸剂剂型、合和技术，使中药丸剂逐渐走向成熟。

丸剂的最早记载见于先秦时期的《五十二病方》，书中涉及了丸剂的名称、处方、规格、服用方法等。丸剂给药方法既有内服，也有外用，且十分注意内服丸剂的大小规格。"犬筮（噬）人伤者：取丘（蚯）引（蚓）矢二升……并熬之，而以美醯□□□□之，稍垸（丸），以熨其伤。犬毛尽，傅（敷）伤而已。""以殽服零，最（撮）取大者一枚，寿（捣）。寿（捣）之以春，脂弁之，以为大丸，操。""冶麋（蘼）芜本、方（防）风、乌豪（喙）、桂皆等，渍以淳酒而垸之，大如黑叔（菽）而吞之。始食一，不智（知）益一。"又如，《五十二病方》中制丸中用到的脂、酒、醋等黏合剂，至今仍是制备丸剂的常用赋形剂。

"以四乌鲗骨一藘茹，二物并合之，丸以雀卵，大如小豆，以五丸为后饭，饮以鲍鱼汁，利肠中及伤肝也。"这是《素问·腹中论》中记载的妇科第一方四乌鰂骨一藘茹丸，也是最早以"丸"作为一种剂型的表述，包括了处方的组成、丸剂的赋形、制剂规格、用法用量等内容。此阶段丸剂还处于萌芽阶段，未根据具体的病情、药物特性等形成丸剂用药的理论体系。

　　《神农本草经》首次阐述剂型理论后，丸剂理论初见雏形，当时已经有医家注意到某些药物因其药性适宜制丸以治疗疾病。从此，后代医家对丸剂的应用展开了探索，并为丸剂治疗特定疾病奠定了理论基础。至汉代，张仲景较早采用了不影响药物疗效的制丸方法。如《伤寒论》中用于下蓄血、除腹满的抵当丸，由大黄、桃仁、水蛭、虻虫组方，四味捣末为丸，利用的就是动物自身的胶质作为黏合剂，类似的还有鳖甲煎丸等。对丸剂大小的论述，有"梧桐子大"者，如乌梅丸；有"弹子大"者，如薯蓣丸；有"鸡子黄许大"者，如理中丸；有"小豆大"者，如大黄䗪虫丸；有"兔屎大"者，如桂枝茯苓丸；等等，可视为对丸药制剂的规格化。当然，汉代丸剂的黏合剂主要还是蜜。《金匮要略》收载丸剂18首，其中蜜丸15首；《武威汉代医简》载有7首丸方，其中5首丸剂辅料为蜜，由此可见一斑。

　　晋代葛洪的《肘后备急方》中采用了既有黏合力又有疗效作用的黏合剂，在选择黏合剂方面有了新的发展。如治"卒忤，停尸不能言者……鸡冠血和真朱，丸如小豆，内口中。"其中的鸡冠血既是黏合剂又可以发挥一定的药效。同时，《肘后备急方》中出现了现代浓缩丸的雏形，推动了中药丸剂的进一步发展。南北朝时期陶弘景在《本草经集注》中提出了丸剂应用理论的双重定义："疾有宜服丸者，宜服散者，宜服汤者，宜服酒者，宜服膏煎者，亦兼参用，察病之源，以为其制耳。"即丸剂的应用既可以因"药性"宜丸，也可以因"疾"宜服丸，发展了丸剂理论。

　　唐宋金元时期，丸剂种类丰富，制备时更注重细节，基本构架了后世丸剂的剂型。孙思邈在《备急千金要方》中注重丸剂所用药量的耗损："凡药治择熬炮讫，然后称之以充用，不得生称。""凡湿药，燥皆大耗，当先增分两，须得屑乃称之为正。"又对炼蜜方法进行了规范化处理："凡用蜜，先火煎，掠去沫，令色微黄，则丸经久不坏，掠之多少，随蜜精粗，遂至大稠，于丸弥佳。"还对丸剂的服用剂量也作了规定："凡丸药皆如梧桐子，补者十丸为始，从一服渐加，不过四十丸，过亦损人。"唐代丸剂的赋形剂种类更是繁多，《外台秘要》中的丸剂赋形剂有近50种之多。唐代丸剂的发展状况为宋代丸剂的鼎盛奠定了扎实的基础，也为后世丸剂的改革和发展指引了方向。宋代，丸剂的理论、辅料、制作、服法等方面基本定型，金元时期的医家也深受宋代影响，丸剂的核心理论"丸者，缓也"逐渐确立。此时丸剂中蜜丸、糊丸、水丸所占比重较大，蜡丸、浓缩丸、包衣丸数量也较唐代增加；辅料以炼蜜、糊、液体辅料为主，动物来源的辅料占比较低；服法方面开始注重药汤的应用。王好古在《汤液本草·东垣先生用药心法》中高度概括了丸剂核心理论:"圆者缓也,不能速去之,其用药之舒缓而治之意也。"

明清时期,承接了前代医家在丸剂方面的成就。明代医家陈嘉谟进一步论述了"丸者,缓也"的理论:"丸,作成圆粒也。治下焦疾者,如梧桐子大。治中焦疾者,如绿豆大。治上焦疾者,如米粒大。因病不能速去,取其舒缓,逐旋成功。故曰:丸者,缓也。"明代在丸剂制作方面更加重视包装与保存问题,丰富了"密蜡封之,勿令泄气"的贮存理论与方法内涵,对丸药的保质、保效具有重要意义,进一步提高了丸药的实用价值,促进了丸剂临床应用方式的多元化。清代,丸剂在制作方式、辅料应用等方面已基本定型,辅料种类不似宋代丰富。清代改进了水丸的制作方式,提出"水泛为丸",辅料呈现出了由博返约的特点。

经方中丸剂的制作大致可以分为两类,即直接制丸法和提炼制丸法。直接制丸法即将所有药物捣筛成中药细末,再加入适宜的赋形剂或其他辅料制作而成。此制作方法简单方便,也是经方丸剂中最常见的制作方法,如大陷胸丸"右四味,捣筛二味",薯蓣丸"右二十一味,末之"。提炼制丸法是指用液体浸润药物以加强某些功效,或使有效成分更好地提取出来的一种制丸技术。如乌梅丸"以苦酒渍乌梅一宿,去核,蒸之五斗米下",鳖甲煎丸"取煅灶下灰一斗,清酒一斛五斗,浸灰,候酒尽一半"。丸剂的服用方法可分为饮服法和煮丸法。饮服法即选择相应的送服物助丸剂吞服,一般多为温水、清酒、枣膏汤等。如崔氏八味丸"酒下十五丸",皂荚丸"以枣膏和汤服三丸"。煮丸法是指将丸剂同溶剂一起煎煮后服用的方法,如抵挡丸"以水一升,煮一丸,取七合服之"。

丸剂的现有剂型有蜜丸、水丸、糊丸、浓缩丸等多种。蜜丸是指将药物细粉用炼制过的蜂蜜作为赋形剂而制成的丸剂,是丸剂中使用最多的一种。蜜丸性质柔润,作用缓和,兼有矫味和补益的作用,非常适用于慢性病;水丸是指将药物细粉以水或处方规定的水性液体,如酒、醋、药汁等为赋形剂,用泛制法制备的丸剂,又称水泛丸。相对于蜜丸、糊丸,水丸易于崩解,吸收更快,适用于多种疾病,是一种临床比较常用的丸剂;糊丸是指将药物细粉用米糊或面糊等作为赋形剂而制成的丸剂。糊丸黏性大,干燥后质地坚硬,在胃中崩解速度比蜜丸、水丸缓慢,延长了药物作用时间,又减少了药物对胃肠的刺激;浓缩丸是指将方中的某些药物煎汁浓缩成膏,再与其他药物细粉混合干燥、粉碎,以水或酒,或蜜,或方中部分药物煎出的药汁作为赋形剂制成的丸剂,其优点是药物有效成分含量高,体积小,易于服用。随着医药领域技术的快速发展,很多汤剂、蜜丸、水丸等剂型都不断改进为浓缩丸。中药浓缩丸结合了传统中医药与现代科学技术,既体现了现代制药技术的先进性,又保留了传统中医药的优点,在临床上是使用较多、较具发展前景的一种剂型。

总之,丸剂萌芽于春秋战国时期,经过两汉南北朝时期的发展,唐宋时期逐渐成熟,及至金元及明清时期,丸剂在剂型理论及制作工艺上更是实现了飞跃发展。

丸剂因具有制备工艺简便、药效缓和持久等特点，即使在众多新剂型不断发展的今天，依然是临床上广泛使用的剂型之一，在满足患者病情需要、保障临床疗效方面发挥着重要作用。丸剂既是古代制剂技术的结晶，又是现代化中药剂型开发的桥梁。随着科技发展与时代进步，丸剂正处于现代化制剂转型的关键阶段，应重视和立足于经典理论，在其指导下开展相关研究，做到古为今用，与时俱进。只有将传统丸剂与新的制剂技术相结合，才能提高中药丸剂基础研究与制剂研发水平。

《吴门名医祝怀冰膏丸方稿》后记

祝怀冰先生是苏城早年的名医。2015年底在进行苏州市科技局课题《现代吴门医派代表医家口述档案的建立与利用研究》时，采录何焕荣老先生的视频，何老提到了他中医的启蒙老师祝怀冰，这是我第一次听闻祝怀冰先生的名号，也了解到祝怀冰老先生以内科、妇科见长。随着课题研究的深入，越来越多早年苏城的中医前辈进入我们的视角，葛云彬、金昭文、钱伯煊、李畴人、黄一峰、陈明善、沈养吾、费浩然、王寿康、曹鸣高……课题组萌生了一个强烈的愿望，就是收集这些前辈的手稿、遗物之类，留下历史最为真实的资料，或者探访这些前辈的后人、学生等，将他们有关前辈的记忆留存下来，充实现代吴门医派代表医家的口述档案内容，也作为研究这些前辈的第一手材料。

机缘巧合，今年三月初，祝怀冰老先生的儿子祝孝刚先生通过浦明之主任和潘丽敏女士，向苏州中医药博物馆表达了捐赠祝老手稿的愿望。第一时间我代表博物馆与祝孝刚先生进行接洽，欣喜地看到了祝老留下的三册膏丸方稿，以及散存的一些诊疗处方。尘封了60多年的文稿，自然是祝孝刚先生颇为珍视的传家宝。听着祝先生讲述他父亲的往事，以及为保存这些珍贵文稿所作的种种努力，我反而有些惴惴不安了，不知道祝先生会提出什么样的捐赠条件，我们又能否满足他的要求。祝先生似乎看出了我的不安，说他代表全家将父亲的遗稿捐赠给博物馆，不附加任何条件，唯一的愿望就是希望父亲的医术可以造福更多的人。这番话不由得让我肃然起敬，为祝孝刚先生的这份情怀，这份大爱。

祝怀冰老先生的《膏丸方稿》，是历年来先生以膏丸方诊病的实录，时间跨度整整30年。"病之为患也，小则耗精，大能伤命"，医者仁心，恍惚间，仿佛看到寒冬中，祝老在给病家把脉诊疾，望神色，别脏腑，细细体察病情的微妙转变；酷暑中，祝老端坐在桌前，审脉案，辨药性，参经方，记录着诊病过程中的点滴与得失。捧读祝老的手稿，字里行间，有的像一幅书法作品，行云流水，一副快意跃然纸上；有的则下笔凝重，删改增减，或以补剂益其正气，抑或以泻品伐其邪气，总虑制方之不周全，殷殷之心见诸笔端。"这次捐赠的膏丸方稿，每一字，每一行，都凝聚着父亲对每一位患者的关怀和认真态度，充分体现了老一代医务工作者兢兢业业的工作作风和对人民高度负责的敬业精神。"祝孝刚先生在捐赠仪式上的感言,道出了我们共同的心声。

"传承精华,守正创新"是我国中医药事业发展的主旋律,中医药的创新发展建立在传承的基础上。《中医药发展战略规划纲要(2016—2030年)》《中共中央国务院关于促进中医药传承创新发展的意见》等纲领性文件明确指出,充分遵循中医药自身发展规律,以推进继承创新为主题,建立健全体现中医药特点的现代医院管理制度,建立健全符合中医药特点的中药安全、疗效评价方法和技术标准,优化基于古代经典名方、名老中医方、医疗机构制剂等具有人用经验的中药新药审评技术要求,加快中药新药审批。名老中医学术经验是中医学术内核思想的一种延伸,历代医家通过对一些中医理论的不同理解和发挥,或者通过对同一病症的不同观点和看法,在不断扩充、凝聚的过程中,衍生出新的认识,产生出新的学说。例如伤寒论,从《黄帝内经》简要地论述其概念和治法,到《难经》"伤寒有五"的范畴规定,再到张仲景《伤寒论》理论体系的初步形成;又如伤寒传变的六经本质,自朱肱的六经经络说启其端,柯琴提出六经地面说,俞根初倡言六经形层说,张志聪主张六经气化说等;再如从伤寒学的寒邪主病,到寒温并重、寒温分述,直至温病学说的形成,无不体现出学说发展的这种过程。

名老中医的学术经验和临床技能是中医药宝库中的珍贵财富,传承名老中医的学术思想和经验是中医药事业发展的重要组成部分。深入研究名老中医的学术观点和思维方法,总结其独特的学术见解和创新之处;整理名老中医的临床案例和用药经验,分析其辨证论治的规律和特色;挖掘名老中医的独特诊疗技术和方案,探索其作用机制和临床应用价值;等等。这些是这项工作开展的主题内容和基本方法,也是我们提高理论水平和实践能力的捷径。

祝怀冰老先生的遗著——《膏丸方稿》,是祝老运用膏丸方诊治疾病的集萃,凝聚着他对膏丸方临床应用的理解和主张。整体来说,祝老对膏方的应用,着力于治病与调养兼顾。治病者,辨其证,参其病,以药物之偏性,攻脏腑之偏胜;调养者,平其虚,固其本,补气温阳、养血滋阴合参。祝老对丸方的应用,重在疾病的后续治疗,即在汤剂去其病势的基础上,以丸方续其治疗,意图方便疾病的后期调治。兹以两则具体案例说明之。

"膏滋方"第一册第50案,患者面浮肢肿,胸痞腹膨,按之坚实,眠不安然,头响耳鸣,喉燥口干,行动气促,四肢无力,腰酸背紧,便坚溲少。辨之为"肝旺气滞,脾虚胀满",即以"养阴平肝,理气疏润"为治。方中以人参、党参、黄芪、生地、熟地、首乌、枸杞子、沙苑子等补虚调养;以沉香末、绿梅花、香橼、佛手、枳壳、郁金、香附等疏肝理气;以白术、茯苓、山药、九香虫、红枣等健脾助运;以枣仁、远志、龙眼等养心安神;以瓜蒌、麻仁、郁李仁等润肠通坚;以川断、杜仲、狗脊、路路通、秦艽、伸筋草等补肾通络；以阿胶、元武胶、鳖甲胶、白蜜、冰糖等作为膏滋基质，膏方调治。本案体现了祝老肝脾肾同调、治病调养兼顾的膏方应用思想。

"丸药方"第三册第30案，患者纳少运钝，略有咳嗽，头晕耳鸣，不耐多劳，舌淡绛，脉软小。祝老析之："脾为后天根本，先天禀赋不足，端赖脾胃运化健旺，纳食甘美，而尊体乃纳少运钝，精神何从而勃兴哉？"咳嗽者，"亦由脾弱则肺虚，所谓母病及子焉"；头晕耳鸣者、不耐多劳者，"此皆系禀赋关系"。辨证为脾弱肺虚，"肾属阴亏使然"。由此而"数方兼顾，以冀康健神爽"。即以人参、太子参、党参、黄芪、白术、山药等健脾益气，以益肺气；以五味子、白芍、熟地、石斛、南沙参、何首乌、紫河车、陈阿胶、霞天胶等养血滋阴，补肾益精；以附片、山萸肉、巴戟天、枸杞子、龟鹿二仙胶等温肾助阳，阳中求阴；又以枳壳、木香、鸡内金、谷芽等利气消食，以助运化。如此脾肾并补、阴阳兼顾，丸药调治。

研读《膏丸方稿》，祝老膏方用药多在三四十味，丸方用药多在二三十味，调养重体质辨识，把握气血阴阳的平衡，补而不滞；诊病重辨证辨病，强调脾肾先后天的作用，攻补相宜。《膏丸方稿》是吴门医派乃至中医膏丸方发展演变的一个缩影，是一份不可多得的名老中医珍贵手稿文献，此次经过初步整理，易名为《吴门名医祝怀冰膏丸方稿》出版，仅仅是工作的第一步。我们更有责任加以系统地整理和研究，挖掘其学术内涵，为吴门医派的传承发展贡献力量。

在《吴门名医祝怀冰膏丸方稿》即将出版之际，感谢祝孝刚先生全家的无私捐赠，感谢苏州市中医医院何焕荣主任和江苏省中医院何伟明教授学术上的不吝赐教，感谢苏州市吴门医派研究院工作团队的辛勤付出，感谢黄菲副院长及笔者研究生团队的努力工作，感谢出版社多位编辑的辛苦校勘，感谢江苏省中医流派研究院吴门医派分院资助项目、苏州市吴门医派传承发展资助项目、江苏省中医药领军人才资助项目（SLJ0330）、江苏省"333高层次人才培养工程"资助项目、江苏省医学创新中心资助项目（CXZX202233）等项目资金的资助。限于编者工作能力，不当之处欢迎读者批评指正。

《吴医谈疾病防治》前言

习近平总书记对中医药工作的一系列指示，为中医药的快速发展指明了方向。自《中华人民共和国中医药法》实施以来，《中共中央国务院关于促进中医药传承创新发展的意见》《关于加快中医药特色发展的若干政策措施》等中医药政策的发布，《"十四五"中医药发展规划》的编制，"促进中医药传承创新发展"写入党的二十大报告，发展中医药已提升至国家战略层面，并作为健康中国战略的重要组成部分，也是中华民族伟大复兴的大事。中医药的振兴发展迎来天时、地利、人和的大好时机，遵循中医药发展规律，传承精华，守正创新，充分发挥中医药防病治病的独特优势和作用，为建设健康中国、实现中华民族伟大复兴的中国梦贡献力量，是广大中医人义不容辞的历史责任。

中医是我国的传统医学，包含着中华民族几千年的健康养生理念及实践经验。早在《黄帝内经》时代，就初步形成了疾病的预防和治疗体系。上工"不治已病治未病"，体现了中医重"防"轻"治"的理念；"夫百病之始生也，皆于风雨寒暑，清湿喜怒"，概述了疾病产生的原因；"喜怒不节则伤脏，风雨则伤上，清湿则伤下"，阐述了病因作用的结果；"虚邪之中人也，始于皮肤……留而不去，则传舍于络脉，在络之时，痛于肌肉"，则表述了疾病的传变过程；"察其所痛，以知其应，有余不足，当补则补，当泻则泻，毋逆天时，是谓至治"，乃是治疗之法则的确立。

疾病的多样性，以及疾病对健康影响的主体性，往往迫使历代医家更多地关注疾病的临床诊疗，中医也不例外。及至《伤寒杂病论》时代，"证外合三百九十七法"，"垂一百一十三方"，"诊脉定名，处方必应"，中医诊疗理法方药的辨证施治体系基本形成。然而，"圣人无全功，造化无全能"，"医者之学，艺兼九流，其学岂有穷极哉"，医学是一个不断发展、完善的过程。囿于古代科技水平的发展、医学思想的传播等限制，中国传统医学往往是在某一个相对固定的区域内不断实践，各自彰显对医学的理解，因时、因地、因人等原则对医学的影响，派生出精彩纷呈的中医流派。中医流派是中医学术思想和临床经验薪火相传的主要载体，其形成促进了中医学的蓬勃发展。

苏州是吴门医派的发源地，自古有"吴中"之称谓，有着深厚的中医药文化积淀，历代名医辈出，医学创见不断涌现。王履之"温病不得混称伤寒"；叶天士之"温邪上受，首先犯肺，逆传心包"，以及"初为气结在经，久则血伤入络"；缪希雍之"甘寒滋润益阴之有益于脾也"；王珪之"一切男女大小素禀痰疾，其候往往不同，其状各有奇异"，温病学说、络病理论、脾胃分治论、痰证学说等，从临床实践到理论体系日臻成熟，使得吴门医派在中医学发展史上大放异彩。尤其是基于吴地湿热性气候而逐渐形成的温病学说，彰显了吴中医家探索真理、勇于创新的科学精神。

吴门医派肇始于元末明初，鼎盛于明清，发展于当代。近年来，苏州市委市政府高度重视中医药事业发展，一是制度保障有优势，成立全市中医药工作领导小组，建立中医药联席会议制度，出台一系列利好中医药发展的政策。二是财政投入有保障，近三年财政对中医药投入稳步增长（2020年9.34亿元，2021年9.53亿元，2022年11.41亿元）；对县区级中医院改（扩）建、迁建的财政投入（含预算投入）共80.02亿元；设立吴门医派传承发展专项资金（1 000万元/年）。为了加快推进吴门医派研究和建设，进一步促进中医药传承创新发展，充分发挥传统医学流派研究的优势，深入挖掘中医药文化资源，在江苏省中医流派研究院成立的背景下，苏州市吴门医派研究院作为江苏省中医流派研究院吴门医派分院机构，以习近平新时代中国特色社会主义思想和党的二十大精神为指导，坚持以人民健康为中心，以高质量发展为主题，遵循中医药发展规律，继承和发扬中医药特色优势，不断增强吴门医派文化影响力，强化吴门医派人才培养，推进全市中医药事业发展，推进健康市民行动计划实施，为人民群众提供更加优质高效精准的中医药健康服务，逐步形成"有理论、有人才、有专病、有专药、有成果"的新吴门医派中医药理论和文化体系，实现吴门医派研究的"新起点、新作为、新突破、新成就、新影响"的跨越式发展，为推动"健康苏州"建设和"吴门医派"品牌建设提供战略支撑。

吴门医派分院的建设任务包含优化"一院五所"吴门医派研究组织架构及工作机制、吴门医派学术研究、加强吴门医派人才队伍建设、弘扬吴门医派文化及彰显中医药文化底蕴、加强开放共享平台建设等多方面的任务，根本任务在于吴门医派学术内涵的建设。梳理总结吴门医派特色诊疗方药、技术，制定吴门医派优势病种诊疗方案应用于现代临床，更好地满足人民群众的健康需求，是我们工作的聚焦点；加强吴门医派的普及宣传，将"吴门医派传统文化科普系列讲座""吴门医派中医传统文化之旅"等融入"吴医大讲堂"科普品牌活动中，开展吴门医派进图书馆、校园、社区等，是我们工作的着力点。苏州市中医医院是吴门医派传承创新发展的主力军、主阵地，医院秉承"服务人民，奉献社会"的宗旨和"仁爱精诚，求实创新"的精神，坚持人民至上、生命至上，始终将传承发展吴门医派特色作为工作重点，由此引领医院高质量发展，把人民群众生命安全和身体健康放在第一位。

2015年底，苏州市中医医院组织部分专家编著了《吴医谈健康养生》，着力于介绍中医养生对健康的影响，从中医养生基础、中医养生之道、吴中名医谈养生与疾病防治等三个主题，倡导健康的生活方式在养生话题中起着至关重要的作用，且以不同疾病实例的防治为出发点，融合吴门医派地方特色，讲解中医养生在疾病调养中的具体应用。图书出版后，得到了苏城百姓的高度赞誉，深入浅出的基础理论，实用有效的养生方法，通俗易懂的语言表达，普遍认为这是一本中医养生知识与吴门医派地方养生特色相互交融的图书，为广大读者配制了一把进入健康乐园的钥匙，同时也希望我院提供更多吴门医派疾病防治的具体方法。此次我院组织专家们编著的《吴医谈疾病防治》，正是顺应读者的要求，关注一些常见疾病对人体健康的影响，探讨吴门医派对这些疾病防治的特色方法，从疾病防治的角度入手，理论联系实际，为常见疾病的"防"与"治"提供一些有效手段。

本书共分七个章节，第一章介绍疾病发生的大致原因，论述了体质与疾病、外感与疾病、情志与疾病、痰瘀与疾病、时间与疾病、地域与疾病等内容；第二章介绍疾病发生的基本机理，阐述了邪正盛衰、阴阳失调、气血凝滞、津液失常等因素在疾病发生过程中的影响与作用结果；第三章介绍疾病的诊断，包括望闻问切等中医最基本的收集疾病资料的手段，以及中医证候诊断、疾病诊断、辨病与辨证等特色内容；第四章介绍症状与疾病，关注发热、咳嗽、气喘、乏力、头晕、水肿、出血、口渴、胸痛、腹痛、呕吐、神昏、汗出异常、饮食异常、大便异常、小便异常等临床症状发生的中医病因与病机；第五章介绍疾病的治疗，论述中医治疗疾病的治疗原则与常用方法；第六章介绍中医治未病观，阐述中医未病先防、既病防变、病愈防复等疾病的预防思想；第七章介绍吴中名医谈疾病防治，选择内外妇儿等各科常见疾病的防治内容，呈现吴门医派的疾病防治特色。

是书之成，感谢苏州市中医医院领导班子提供的工作便利和专家们的辛勤工作，感谢苏州市中管局各位领导的不断鼓励和大力支持，感谢苏州市科协科普项目、苏州市吴门医派传承与发展专项以及江苏省中医药科技发展计划重点项目等经费的资助。疾病包罗万象，本书仅及一鳞半爪，加之编者水平所及，编写中难免挂一漏万，敬请各位同行、专家以及广大读者予以批评指正，深以为谢。

传统典籍与目录之学

——《针灸医籍考录》代序言

马端临在《文献通考·自序》中言:"凡叙事,则本之经史,而参之以历代会要,以及百家传记之书,信而有征者从之,乖异传疑者不录,所谓文也;凡论事,则先取当时臣僚之奏疏,次及近代诸儒之评论,以至名流之燕谈,稗官之纪录,凡一话一言,可以订典故之得失,证史传之是非者,则采而录之,所谓献也。"与南宋朱熹在《论语集注》中"文,典籍也;献,贤也"对"文献"的阐述,本质上是一致的。今天文献被定义为"记录有知识的一切载体",从传统意义上讲,更多地被界定为"文献"中"文"的内容,这里的载体自然主要是指书本。对于中医学这样一门传统医学,文献的重要性自然毋庸置疑,尤其是中国古代医学典籍,称其为中医学术的渊薮是不为过的。

不只是传统中医,中国传统文化凡能以文字表述的,几乎全部被记载在各类典籍中。四书五经可以被称为中国传统文化的源头。何谓"传统"?"传统"本意乃指政统传承的纯粹性和系统性,其本在于"道",且越是"原道""大道"越具有普适性。《文心雕龙·原道》有言:"心生而言立,言立而文明,自然之道也。""玄圣创典,素王述训,莫不原道心以敷章,研神理而设教,取象乎《河》《洛》,问数乎蓍龟,观天文以极变,察人文以成化。然后能经纬区宇,弥纶彝宪,发辉事业,彪炳辞义。故知道沿圣以垂文,圣因文而明道,旁通而无滞,日用而不匮。《易》曰:鼓天下之动者存乎辞。辞之所以能鼓天下者,乃道之文也。"

由"道"而生"术",以"术"而述"道",卷帙浩繁的古籍由来矣。《庄子·天下》言:"《诗》以道志,《书》以道事,《礼》以道行,《乐》以道和,《易》以道阴阳,《春秋》以道名分。"于是"道术将为天下裂",成诸子百家书焉。如何将汗牛充栋的著作串联起来,惟目录之学执牛耳尔!

1. 目录之学,学中第一紧要事

目录类图书是在书籍总量达到一定程度的基础上出现的,并且随着图书的日益增多,目录类图书也越发显得重要。唐代学者毋煚在《古今书录》序中认为,书繁而不编目,"使学者孤舟泳海,弱羽凭天,衔石填溟,倚杖追日……不亦劳乎!不亦弊乎！"反之则能"览录而知旨，观目而悉词，经坟之精术尽探，贤哲之锐思咸识，不见古人之面，而见古人之心"。清代学者王鸣盛在《十七史商榷》中也说道："目录之学，学中第一紧要事，必从此问途，方能得其门而入。""凡读书最切要者，目录之学。目录明，方可读书；不明，终是乱读。"近代学者王重民先生则说："目录学就是阐述编制和使用目录工具的理论和方法的科学。"

我国古代的目录学发端于西汉成帝时期，因书籍散亡严重，汉成帝命大儒刘向校理图书。"每一书已，向辄条其篇目，撮其指意，录而奏之。"后来人们将刘向的单篇叙录编辑成书而成《别录》，此则目录书之先河。刘向之子刘歆在《别录》的基础上删繁节要，编撰成一部被称为我国最早的综合性目录书《七略》。《别录》《七略》虽已失传，其主要内容却在班固的《汉书·艺文志》中被保存下来了。"略"，乃区划、区块之义。《七略》之第一略是"辑略"，是叙例，被班固分别摘零编列在总序、六略序及各类小序中，所以"七略"实则是"六略"。是书开创了图书分类的"六分法"，直至三国曹魏时期荀勖在《中经新簿》中将"六分法"改为甲、乙、丙、丁四部的"四分法"，又至晋朝李充编撰《晋元帝四部书目》时，调整为经、史、子、集四部，一直沿用至今。医学类著作在"六分法"中列于"方技略"，在"四分法"中列于"乙部"，即后来的"子部"，列子目"方伎"。

古代的目录学又被称为中国古典目录学，涵盖了现代学界的目录学、版本学和校雠学（校勘学）等内容，本着"辨章学术，考镜源流"的目的，将三者融为一体，对图书进行整理收录。就《汉书·艺文志》所保存的《七略》内容来看，分六略38种，著录603家，共13 219卷，用撰写叙录、总序、大序、小序等方法来加以介绍。范文澜先生对《七略》有高度的评价："它不只是目录学、校勘学的开端，更重要的还在于它是一部极可珍贵的古代文化史。"

2. 书目类图书的分类

历经漫长的历史发展，书目类图书本身也需要进行分类，有按编者身份分类者，有按目录结构分类者，有按编制目的与收录范围分类者，其间并无矛盾。如按编目者分类，则有以下类别："曰朝廷官簿，曰私家解题，曰史家著录。"

第一类是历代官修目录，即"朝廷官簿"。如汉《七略》（残）、宋《崇文总目》（残）、明《永乐大典目录》、明《文渊阁书目》、清《四库全书总目》、清《天禄琳琅书目》等。其中最重要的是《四库全书总目》，其考据项目按书首《凡例》言："先列作者之爵里以论世知人，次考本书之得失，权众说之异同，以及文字增删，篇帙分合，皆详为订辨，巨细不遗。而人品学术之醇疵，国纪朝章之法戒，亦未尝不各昭彰瘅，用著劝惩。"《四库》之后，又有胡玉缙《四库全书总目提要补正》、余嘉锡《四库提要辨证》等匡补著作，或辑录清人至近人校订《总目提要》的文字，或考辨《总目》种种错讹失当之处者。

第二类是史志目录,即"史家著录"。如《汉书·艺文志》《隋书·经籍志》《旧唐书·经籍志》《新唐书·艺文志》《宋史·艺文志》《明史·艺文志》《清史稿·艺文志》等,其中较重要的是《汉书·艺文志》与《隋书·经籍志》。历代史志目录遗漏者或未编撰者,后世学者有补其不足者,如清代姚振宗的《汉书艺文志拾补》《后汉艺文志》《三国艺文志》、张鹏一的《隋志经籍志补》等,二十四史中无艺文志者,如《晋书》《南北史》《南齐书》《五代史》《辽史》《金史》《元史》等,都有学者编撰补志,可备查考。此外也有被学者称为"通史式的史志目录"的两种类书书目,即南宋郑樵的《通志·艺文略》和元代马端临的《文献通考·经籍考》。

第三类是私家藏书目录,即"私家解题"。此类书目更为广泛,著录形式更为多样。较为著名的有:宋代晁公武的《郡斋读书志》、陈振孙的《直斋书录解题》、尤袤的《遂初堂书目》;明代朱勤美的《西亭中尉万卷堂书目》、叶盛的《菉竹堂书目》、陈第的《世善堂藏书目录》、晁瑮的《宝文堂书目》、李如一的《得月楼书目》、祁承爜的《澹生堂藏书目》、徐惟起的《红雨楼书目》、钮石溪的《会稽钮氏世学楼珍藏图书目》、钱谦益的《绛云楼书目》、黄虞稷的《千顷堂书目》、赵用贤的《赵定宇书目》、赵琦美的《脉望馆书目》等;清代钱曾的《述古堂书目》《也是园藏书目》《读书敏求记》、毛扆的《汲古阁珍藏秘本书目》、孙殿起的《贩书偶记》《贩书偶记续编》、徐乾学的《传是楼书目》、吴骞吴寿旸父子的《拜经楼藏书题跋记》、黄丕烈的《百宋一廛书录》《荛圃藏书题识》(《士礼居藏书题跋记》)《荛圃藏书题识续录》《荛圃藏书题识再续录》、周中孚的《郑堂读书记》、李慈铭的《越缦堂读书记》、孙星衍的《孙氏祠堂书目》、汪远孙的《振绮堂书目》、张金吾的《爱日精庐藏书志》、瞿镛的《铁琴铜剑楼藏书目录》、杨绍和杨保彝父子的《海源阁书目》、杨保彝的《海源阁宋元秘本书目》、陆心源的《皕宋楼藏书志》、丁丙的《善本书室藏书志》、李盛铎的《木樨轩藏书题记及书录》、薛福成的《天一阁见存书目》等。

3. 余嘉锡之《目录学发微》

考据之学并非笔者之所学专业,笔者转而学习是始于余嘉锡之《目录学发微》,该书为余氏民国时期在北京各大学主讲目录学课程时的讲义,较为适合学习之用。全书共分四卷,卷一为目录学之意义及功用、目录释名;卷二为目录书体制,分四节论述;卷三为目录学源流考,分上、中、下三节;卷四为目录类例之沿革以及古今书目分部异同表。余氏"欲论次群书,兼备各门,则宜仿郑樵、孙星衍之例,破四部之藩篱,别为门类,分之愈细乃愈佳,亦樵所谓'类例不患其多'也。"由此建立了自己的目录学体系。

清代史学家章学诚在《校雠通义》序言中曾说:"校雠之义,盖自刘向父子。

部次条别，将以辨章学术，考镜源流，非深明于道术精微、群言得失之故者，不足与此。后世部次甲乙，纪录经史者，代有其人，而求能推阐大义，条别学术异同，使人由委溯源，以想见于坟籍之初者，千百之中，不十一焉。"如何在著述目录时做到"辨章学术，考镜源流"，余氏抓住了两个关键：一则是目录结构分类，另一则是目录体制。

对于目录结构分类，余氏言："目录之书有三类，一曰部类之后有小序，书名之下有解题者；二曰有小序而无解题者；三曰小序解题并无，只著书名者。"第一类的书目，即有小序有解题的书目，现存的有《郡斋读书志》《直斋书录解题》《文献通考·经籍考》《四库提要》等。余氏总结这一类型书目，"其意大要有六：一、述作者之意，论其指归，辨其讹谬。二、览录而知旨，观目而悉词。不见古人之面，而见古人之心。三、一书大义，为举其纲，书有亡失，览其目录，犹可想见本末。四、品题得失，藉以求古书之崖略，辨今书之真伪，并核其异同。五、择撑群艺，研核臧否，为校雠之总汇，考镜之渊椒。六、阐明指要，资学者博识。凡此诸说，所以明目录学之功用详矣。"第二类者，即有小序无解题之书目，多为史志目录，现存《汉书·艺文志》《隋书·经籍志》便是。余氏认为此类目录在于"穷源至委，竟其流别，以辨章学术，考镜源流"。第三类者，即小序、解题皆无之书目，现存者如唐、宋、明《艺文志》《通志·艺文略》《书目答问》及各家藏书目录。"此类各书，不辨流别，但记书名，已深为《隋志》所讥。然苟出自通人之手，则其分门别类，秩然不紊，亦足考镜源流，示初学以读书之门径，郑樵所谓'类例既分，学术自明'，不可忽也。""属于第三类者，在类例分明，使百家九流，各有条理，并究其本末，以见学术之源流沿袭。"余氏综合道："以此三者互相比较，立论之宗旨，无不吻合，体制虽异，功用则同。"

对于目录体制，余氏言："综其体制，大要有三：一曰篇目，所以考一书之源流；二曰叙录，所以考一人之源流；三曰小序，所以考一家之源流。三者亦相为出入，要之，皆辨章学术也。三者不备，则其功用不全。"篇目亦即现在的目次，条别全书，举一书之纲目，览一书之概貌。以篇目考一书之源流的作用在于：一是便于检索，"按图索骥，不至聚讼纷纭"；二是便于了解图书内容，"就其篇目，可以窥见文中之大意。古书虽亡而篇目存，犹可考其崖略"；三是便于辑佚，"凡有篇目可考者，望文而知其义，则各归之本篇。其无可考者，则以所出之书为次序，亦或意为先后，文义凌乱，无复条理。使目录皆著篇目，则无此患矣"；四是考古书之真伪，"用篇目以考古书之真伪，则其功用尤为显而易见者矣"。叙录，又称解题、释、录、志，即今之内容提要，它是揭示图书内容的主要方法。余氏在对我国古代书目和理论做了一番深入考察后认为，叙录重在对作者的考察。他指出："叙录之体，源于书叙。"书叙体制略如列传，"多叙其人平生之事迹及其学问得力之所在"，刘向、刘歆"校书诸叙论，既审定其篇次，又推论其生平，以书言之，谓之叙录可也，以人言之，谓之列传可也"。余氏指出，着力于论考作者之行事、时代、学术，通过论述作者的生平、时代、学术流派，书目就能较好地实现其辨章学术的目的了。小序是书目的另一种重要体制，余氏认为"小序之体，所以辨章学术之得失也"，自能"穷源竟委"，考镜源流。

综上所述，关于目录学之功用，余氏认为："目录之书，既重在学术之源流，后人遂利用之考辨学术。"从使用价值的角度来说，目录之书，一曰以目录著录之有无，断书之真伪；二曰用目录书考古书篇目之分合；三曰以目录书著录之部次定古书之性质；四曰因目录访求阙佚；五曰以目录考亡佚之书；六曰以目录书所载姓名、卷数考古书之真伪。

在此分享一段《目录学发微》中震撼笔者的论述：

> 夫考证之学贵在征实，议论之言易于蹈空。征实则虽或谬误，而有书可质，不难加以纠正。蹈空则虚骄恃气，惟逞词锋。人心不同，各如其面，此亦一是非，彼亦一是非，互相攻击，终无已时。刘安谓屈原与日月争光，而班固谓其露才扬己。刘向谓董仲舒伊、吕无以加，而刘歆谓其未及乎游、夏，父子既分门户，前贤亦异后生。然则尚论古人，欲求真是，盖其难矣。故自揣学识未足衡量百家，不如多考证而少议论，于事实疑误者，博引群书，详加订正。至于书中要旨，则提要钩玄，引而不发，以待读者之自得之。若于学术源流确有所见，欲指陈利弊，以端学者趋向，则词气须远鄙倍，心术尤贵和平。读刘向诸叙录，莫不深厚尔雅，未尝使气矜才也。

4. 医学专科目录类图书

医书被称为"活人书"，虽称不上是"原道"，然为历代文人志士所重视，以汗牛充栋来描述历代医书实不为过。中医古籍是知识的载体，不仅具有文物文献价值，其医学价值亦日益凸显。早在20世纪80年代，中国中医科学院屠呦呦研究员在提取青蒿素抗疟药物的筛选实验中，受到东晋葛洪《肘后备急方》"青蒿一握，以水二升渍，绞取汁，尽服之"古医籍中制备方法的启发，改变了青蒿素提取工艺，获得了我国首个诺贝尔生理学或医学奖，体现了古籍中所记载知识的有效性与珍贵性。由此，对古医籍的考录，辨其源流，明其得失，阐其幽冥，述其微旨，其价值自然不单单在"文道"之层面，更重要的是为医疗实践服务。

医学专科目录在宋代就被编制过，如《医经目录》《神医普救集目》《大宋本草录》等，均已佚。现存最早医学专科类目录著作为明代殷仲春所编的《医藏书目》。殷仲春，明代医学家，字方叔，自号东皋子，秀水（今浙江嘉兴）人，约明神宗万历中后期在世，生卒年均不详。殷仲春是一位隐士，笃信佛教，通儒学，精通医道。

殷氏《医藏书目》仿照佛家之说对医书进行分类，但具体书目采录中并无佛家色彩，分类涵盖了医经、伤寒、内科、外科、妇科、儿科、方书、脉学、眼科、本草、针灸、养生等中医各科，分群书为 20 大类，自成体系。之后清代较有影响的此类图书有《四库全书总目提要·医家类》，惜收录医籍不多。近现代此类著作层出不穷，收录医籍也越来越多。

以下简要介绍医籍考录及目录类图书：

《医籍考》又名《中国医籍考》，日本人丹波元胤所编，成书于 1819 年。该书收辑我国自秦汉以降，至清道光初年的医籍 2 880 余种（包括存目）。全书分医经、本草、食治、藏象、诊法、经脉、方论、史传及运气 9 大类，厘为 80 卷。每大类之下再分小类，每小类所列医书以时代先后为序。每书之下，注明其出处、卷数、存佚、序言、跋语、著者传略、诸家述评，以及历史考证等项，间有丹波氏按语。本书是历代医籍文献中较为完备、系统的专著，对研究与查考中医古籍具有较高实用价值。

《宋以前医籍考》日本人冈西为人编，约成书于 1936 年。该书收集我国宋代以前医书 1 860 多种，按内容分为 23 类。每一条目之下辑录该种古医籍的出典、考证、序跋、版本等项，可供全面查考某一中医古籍的出处、卷数、存佚、作者、内容等情况，版本著录颇详，对研究我国宋以前中医古籍很有参考价值。

《四部总录医药编》丁福保、周云青编，1955 年由商务印书馆出版。该书是《四部总录》一书中医药书目部分的单印本，作者收录各种目录学著作中撰有书目提要的现存中医古书（其书虽存，但无书目提要的不收）约 1 500 种，加以分类汇编。书末附有现存医学书目总目、现存医学丛书总目及书名索引等。

《中医图书联合目录》中国中医研究院、北京图书馆合编，成书于 1959 年。该书收录了全国 59 家主要图书馆及两位医学藏书家所藏的 7 661 种中医药图书（少数有重复），其中大都为中医古籍。按类编排，每类之中按成书年代先后排列，同种书依不同版本的时间先后一一罗列，每种版本之后均有收藏单位的代号。其数量之大，收罗之广，分类之详，均超过以前各种医书目录。

《中国分省医籍考》郭霭春主编，1984—1987 年天津科学技术出版社出版。全书分上下两册，上册收录河北、河南、山东、江苏、浙江、江西 6 省医籍，下册收录山西、台湾等 23 省和地区的医籍及江苏、浙江 2 省医籍补编。所收医籍以全国各省地方志所载为据，共收录医籍 7 166 种，按省区为单位分类编排。上始先秦，下至清末，每种书目不仅著录了书名、卷数、朝代、作者、出处、存亡情况等，而且著录作者生平及学术思想，是一部很有价值的现代中医目录书。

《中国医籍通考》严世芸主编，1990—1994 年上海中医学院出版社出版。全书 4 卷，附索引 1 卷，是目前规模最大的一部中医古籍目录，上溯出土文物，下迄清末，旁及日本、朝鲜的中医古籍，凡见载于文献者，皆竭力搜罗，共收书 9 000 余种，其数量已数倍于《医籍考》。每书大体按书名、作者、卷数、存佚、序跋、作者传略、载录资料、现存版本等项著录，部分书还附有编者按语。该书规模宏大，资料丰富，为研究我国古代医学文献提供了很大的方便。

《全国中医图书联合目录》薛清录主编，1991 年中医古籍出版社出版。该书收录了全国 113 个图书馆截至 1980 年所收藏的 1949 年前的中医药图书 12 124 种，分类体系以学科分类为主，兼顾中医古籍的体裁特征，划分为医经、基础理论、伤寒金匮、诊法、针灸按摩、本草、方书、临证各科等 12 类。主要内容包括：类名、总序号、著作年号、书名（包括卷数、异名、附录）、著者、著作方式、版本、馆藏代号等。该书基本上反映了中华人民共和国成立前的中医图书的现存状况，在共享文献资源方面发挥了积极作用。

《中国医籍大辞典》裘沛然主编，2002 年上海科学技术出版社出版。该书收录了现存古医籍以及近代以来至 1999 年出版的有一定价值的中医药著作 2.3 万余种，采用了"书名实名制"的方法，即入编词目均为正条，凡后世流传的通用书名、重刊书名、别名或简称等均在正条中出现，不另列参见条。每词条下，既含有书目、卷次、作者、成书或刊行年代、版本存佚情况、藏书单位等目录学的基本要素，更着重于内容提要、学术特点或价值的介绍。

《中国中医古籍总目》薛清录主编，2007 年上海辞书出版社出版。该书收录了来自全国 150 多个图书馆或博物馆 1949 年以前出版的中医图书 13 455 种，与 1991 年版《全国中医图书联合目录》相比增加了 1 331 种，实际增加品种不止于此，除去《全国中医图书联合目录》中的重复著录和已遗失注销而删除者，实际增加了 2 263 种，古籍版本数量则增加了 3 652 个，其中不乏明以前的珍稀善本图书，如国宝级的明代宫廷彩绘本《补遗雷公炮制便览》和宋代杨介所撰《存真图》等，均为未见史志记载的珍稀孤本。为最大程度地满足读者查询中医古籍的需要，该书还收录了一批流失海外在国内已经失传的中医古籍影印本、复制本。该书在编撰后期，又收集到台湾 6 家图书馆馆藏中医古籍目录，以附录形式列于书后。

《中国古医籍书目提要》王瑞祥主编，2009 年中医古籍出版社出版。该书收录了从马王堆帛书至 1911 年之间中医古籍 10 061 种，其中现存 7 028 种，亡佚书 3 033 种，而亡佚书的选择，均为流传、收藏有据可查的。正文内容包括类号、流水号、书名、著作年、著者、出典、提要、主要版本，并通过按语形式对疑点加以考证。

《中国医籍续考》刘时觉编，2011 年人民卫生出版社出版。该书为日本丹波元胤《中国医籍考》的续作，收载自清道光元年（1821）至宣统末年（1911）90 余年间的中医古籍，分医经、本草、食治、养生、藏象、病机、诊法、明堂经脉、伤寒、温病、金匮、临床综合、方书、内科、外科、伤骨科、妇产科、儿科、喉科、眼科、医论医话、医案、法医、丛书全书、史传书目、运气、其他共 27 个门类，体例同《中国医籍考》，凡 3 068 种。其中现存 2 585 种，残阙 20 种，辑佚 6 种，为作者亲见亲读者计 2 611 种，未见 443 种，佚失 14 种。资料丰富，内容精专，立论严谨，考证周密。

《中国医籍补考》 刘时觉编，2017 年人民卫生出版社出版。该书以现存医籍为目标，收载书籍与《中国医籍考》同步，系统考证截至清嘉庆二十五年（1820）的现存中国医药古籍，以补《中国医籍考》之不足。全书收载书目 3 608 种，取《中国医籍考》原载的 1 101 种，新增 2 507 种。其中现存 3 244 种，残阙 73 种，辑佚 53 种，未见 223 种，已佚 15 种。收录材料更为丰富，规模比《中国医籍考》更为宏大。此书并载《续考补编》408 种（其中现存 396 种，残阙 4 种，未见 7 种，已佚 1 种），与《中国医籍续考》为姊妹篇。

目录之学源于浩瀚典籍的出现，是中国古代文明的产物。目录学正式产生于汉代，发展于唐宋，鼎盛于明清，分别以西汉刘向和刘歆编撰的《别录》和《七略》、宋代郑樵的《通志·校雠略》和清代章学诚的《校雠通义》为代表。尤其是清代，随着当时学术的兴盛，目录之学一度成了"显学"，我国古代著述最全、规模最大的目录学著作《四库全书总目提要》和《四库全书简明目录》就产生于清代。从最初的"纲纪群籍，簿属甲乙"，以使"天下无亡书"，到"鉴别旧椠，雠校异同"，满足"提要钩玄，治学涉径"之需，中国古典目录学逐渐形成了"辨章学术，考镜源流"的核心思想与理论体系，成为纲纪传统典籍的范式，也成为近代书目与目录学学科的基本支柱。

《泰定养生主论》跋后

庄子《庚桑楚》言："宇泰定者，发乎天光。发乎天光者，人见其人。"天光者，虚己顺物、物我浑然之自然之道也。又《养生主》言："缘督以为经，可以保身，可以全生，可以养亲，可以尽年。"督者，顺天执中、得鱼忘筌、得兔忘蹄之天然正中之道也。王氏中阳宇泰定养生而有主，其论则不惑于二三说也。复因作于泰定间，《泰定养生主论》出矣。

中阳名珪，字均章，一作君璋，中阳乃其号，又道号洞虚子，其先祖自汴徙居虞城，遂家姑苏常熟。王氏博学多才，邃医学，长导引，擅绘画，工词曲，善鼓琴，又嗜学《庄子》，曾言："《庄子》寓言，祖习老列，证引孔颜，伪仁义而显仁义，出世间而居世间，固非明伦苴政之言，实出诸子百家之表。"早年以"才异"征辟为辰州路同知，挂冠后隐于虞山南麓，题其居名"中阳丹房"，澄心观道，炼丹制药，作《泰定养生主论》，人称隐君。有序言曰：王中阳，制行高，见道明，壮岁屏世累，隐吴之虞山，居环堵三十年。有跋言曰：生元盛时，年未四十，弃官归隐虞山之下，年余九十而卒。

是书十六卷，倾其一生所得，用时十数载，"论不避嫌，语其害生者；方不贵多，载其必效者"。首论"养生论"，以原人心，次叙预疾之术，再论全生去病之法，并录脉证、方剂以资调摄，类方对证，以为规矩准绳。"何尝尽费诸事，而然后谓之摄养哉？特消息否泰而行之藏之，量其才能而负之荷之，以不流于物，故谓之摄，以安其分，故谓之养。"所谓"道圆则通而不执，故无所不容，而德行广大，志无不在也"，故而"其有志趣不凡者，因而步入道环，则朝市山林，空手把锄头，步行骑水牛，而游戏三昧"。如此泰定养生，则"有所主之心尔"。

有名方滚痰丸出其间，尚名礞石滚痰丸。礞石、焰硝、沉香、黄芩、熟大黄五味，泄降升散相合，相反实以相成，泻火郁，驱顽痰，效峻捷。正如柯韵伯所言："黄芩能清理胃中无形之气，大黄能涤荡胃中有形之质。然痰之为质，虽滑而黏，善栖泊于肠胃曲折之处而为巢穴，不肯顺流而下，仍得缘涯而升，故称老痰。二黄以滋润之品，只能直行而泄，欲使委屈而导之，非其所长也。故选金石以佐之。礞石之燥，可以除其湿之本，而其性之悍，可以迅扫其曲折依伏之处，使秽浊不得腻滞而少留，此滚痰之所由名乎！又虑夫关门不开，仍得为老痰之窠臼。沉香禀北方之色，能纳气归肾，又能疏通肠胃之滞，肾气流通，则水垢不留，而痰不再作，且使礞石不黏着于肠，二黄不伤及于胃，一举而三善备，所以功效若神也。"此言不虚。亦如《古今图书集成·医部全录》所云："论证有旨，于诸痰诸饮挟火为患，悉究精详，制有滚痰夕加最神效。"

偶然间，于虞城邑中耆老褚玄仁老先生处得窥其家藏全本《泰定养生主论》，正德六年（1511）冒鸾刻本，视若珍宝，欣欣然而不忍释手。褚玄仁老乃当代吴中医宿，数十年沉醉岐黄之理，精研养生主，得其窾要，擅滚痰丸临床之治。每于书首页尾，阐微发幽，钩玄提要，养生主之义明矣。今褚玄仁老驾鹤仙游，见其所遗，圣贤勿云远，謦欬常在侧。适逢中央财政专项之助，遂嘱虞麓山房翁君，古法刊行，出秘示人，以利千秋。

吴门医派研究院欧阳八四壬寅年岁末谨记于怡然居

《吴门医派医案汇集》跋后

"中医之成绩,医案最著。"医案者何?乃临床证治之实录也。清际吴中医家方耕霞有言:"医之有方案,犹名法家之有例案,文章家之有试牍。"盖病情之隐曲,医者之明辨,用药之揆度,含英咀华,记之于册,宣明往范,昭示来学。"操纵于规矩之中,神明于规矩之外",启灵机,资参证,以示法虽有尽,而用法之巧无尽也。

太史公之录淳氏诊籍,医案之滥觞。及至明清之际,江瓘父子之《名医类案》,魏之琇之《续名医类案》,医案扛鼎之作也。"成案甚多,医之法在是,法之巧亦在是,尽可揣摩。"名医立案,望闻问切,审察慎思,详说细解,各有心得,嘉惠无穷。所谓"临证多则阅理精,练事深则处方稳",此前贤医案之所以可贵也。

世谓"吴中多名医,吴医多著述,温病学说倡自吴医",留范千古之吴中医案著述亦层出不穷。《临证指南医案》,是也;《印机草》,是也;《静香楼医案》,是也;《洄溪医案》,是也;《吴门治验录》,是也。每录医案,或详于脉,或详于证,或详于理,或详于因,或详于法,或详于治,诸多形式,记叙畅明,字句凝练,井然有序,卓然成一家言。

适有国家财政项目经费之相助,遂裒集吴门医派清季民初名医手抄医案六种,《薛公望方案》《曹仁伯医案》《花韵楼医案补遗》《吴中五家医案》《郑燕山妇科》《陈憩亭方案》,合为一函,颜之曰《吴门医派医案汇集》,虞麓山房刊行,出秘示人。守正创新,传承精华,耀吴中名医医案之华彩,俾人人可据而用之,增为民服务之实效,是为初心。

薛公望,名承基,号性天,以字行,名医薛雪族孙,清吴中人,恪谨而善医,每拟方,试辄验。曹仁伯,名存心,号乐山,清常熟福山人,从薛公望学,卒业后初寓苏垣窦妃园,后卜居于长春巷,为人治病,辄奏奇效。顾鬟云,生平不传,姑苏七子山顾世医清季女传人,著《花韵楼医案》,女科乃其诊治特色。吴中五家者,吴门马培之、吴中陈师白、常熟邵聿修、太仓陶雪村、虞山方耕霞是也,皆一方名医。郑燕山,晚清民初苏州人,吴门乐桥郑氏妇科第十三世传人,传祖业,专攻带下医,负誉吴中。陈憩亭,晚清民初虞山墩头丘人,内外科俱精,活者甚众。

名家医案，流传既久，一方一药，寥寥数语，常有至理。及心揣研，穷源及流，察其细心，会其匠心，明其立意，悟其曲折，省其得失，犹侍读在侧，当获益良多。"洞悉病服何药而剧，更何药而轻，终以何方而获安全"，"三折肱，知为良医"，至理名言也。

吴门医派研究院欧阳八四辛丑年冬月赘述于怡然居

《吴门医派外科集腋》跋后

夫病之来也,变动不一,总不越乎内证外证两端。言吴门之外疡科,薛己派自成一体。《外科发挥》《外科心法》《外科枢要》《疠疡机要》,兼证当审轻重,变证当察先后,类证当详真伪,症虽见于外,病必由于内。以证立法,以法定方,以内治外,十三科要理一也。薛己以降,王维德之《外科证治全生集》,高秉钧之《疡科心得集》,吴医外科厥功至伟之两大流派也。维德之言,"以阴阳辨痈疽之别,以赤白明阴阳之著,实能补古方书所未逮。其词简,其法易,虽不明医者,亦开卷了然于心目也",可谓"呕出心肝,尽情昭揭"。秉钧之论,"标识形象,而必探论本原,量其阴阳强弱,以施治疗","不胶于成见,不涉于附和,或症同而治异,或症异而治同,神存于心手之际,务使三缚悉除,四难并解"。

维德外疡之学承继于世家之传,曾祖王若谷精外疡科,兼通内科,居洞庭西山慈里。所谓痈疽二毒,由于心生,盖心主血而行气,气血凝而发毒。毒借部位而名,治论循经则误,故而痈与疽之治,截然两途。王氏若谷言痈疽无一死症,盖因别其阴阳,辨其气血,审其寒热,或消或敛,修合而治,方免枉死。若谷氏留心此道,以临危救活之方,初起立消之药,一一笔之于书,集为《王若谷家传外科秘集》,为传家珍宝,亦是《全生集》之滥觞。维德以此为治,历症四十余年,临危者救之,初起者消之,痛痒者止之,溃烂者敛之,百治百验。维德慨然而言:凭经治症,天下皆然;分别阴阳,惟予一家。

秉钧之学传旭高,其说有继矣。旭高王姓,名泰林,号退思居士,又号九龙山人,以字行,清人。幼颖悟,习读经史,博闻强记,稍长随舅秉钧习医。读医书,随诊病,必求其所以然,得真传。嘉道间,始以疡科闻世,继又精内科,立治肝三十法,今亦为疗肝之津梁。王氏云:"医,仁术也。其心仁,其术智。爱人好生为之仁;聪明权变为之智。仁者余而智不足,尚不失为诚厚之士;若智有余而仁不足,则流为欺世虚妄之徒。"乃有"爱人好生"之名。方耕霞录《王旭高临证医案》,柳宝诒选《环溪草堂医案》,曹仁伯订《增订医方歌诀》,陈士钧及周镇校《医门要诀》,无不如雷贯耳,学者甘之如饴。

《外科证治秘要》《梁溪王氏外科医案》乃王氏疡科遗著,藏者拱若珍宝,秘不示人。褚玄仁老高风亮节,出家藏王氏遗著,昭示天下,尤为可珍。《外科证治秘要》一卷,述疡科辨证精要,论治常法,意为课徒之范本,言简意赅,叙证扼要,用方平妥,由博返约,要言不烦。《梁溪王氏外科医案》,王氏外疡专案。王氏言:外疡病"以痈疽为纲,疽属阴,痈属阳也。"是书首论疾病之缘由,继论痈疽之辨,五善七恶之辨,一遵高氏所言"夫外疡之发也,不外乎阴阳、寒热、表里、虚实、气血、标本,与内证异流而同源也。其始或外由六淫之气所感,或内被七情所伤",王氏执内科之论驳辨外疡之患,得其病因,则知疡证之所以生,明其辨证,则知疡证之所以变,举凡刀针、薄贴、围药、提脓、排脓、去腐、生肌等法,皆有妙处。有论:"其立意之精,用药之洁,超人一等。"不为谬论。

又有太仓伍胥庙方氏外科,始于清康熙年间,历二百余年九代承继,经久不息,为医林所重。广大者嘉庆咸丰间方嗣香,受父真传,声誉颇盛,传术于嗣子渊如与婿方梦花。梦花承祖业,擅疡科,术高超,名大噪,远近求治者舟车鳞接,途为之塞。梦花子叶封,承祖业,不减父名,专精外科。《太仓伍胥庙方氏外科》乃方氏外科临证之集萃,或刀或药,辨疮疡之熟生,脓肿之浅深,刀发必中的。外病内治,消托补泻诸法,救急拯危,得心应手,愈者不可胜计。亦有方氏消风散、龙虎膏、三妙膏等良药,薄贴外用,功显效著。

由是而论,吴门外科之说相承一脉,三折肱始为良医,吴门外科重内外同治,尤重内治。金丹阳和,一方一药,深明内科之旨;针艾刀圭,一技一法,详尽标本虚实。今言传承精华,守正创新,正者,中华之文脉,中医之根本。吾辈当为传统医学极尽绵薄之力,故集《王若谷家传外科秘集》《外科证治秘要》《梁溪王氏外科医案》《太仓伍胥庙方氏外科》为一函,颜之曰《吴门医派外科集腋》,集腋以成裘,聚沙而成塔,剞劂行世,以广大吴门外科之学。又得国家中央财政专项资助,欣然之情难以言表。

吴门医派研究院欧阳八四癸卯春谨记于怡然居

《外证医案汇编》跋后

《外证医案汇编》乃晚清余景和所编,光绪二十年(1894)刊印。余景和,字听鸿,号少愚,清末江苏阳羡人,生于道光廿七年(1847),殁于光绪三十三年(1907)。余氏早孤,因贫废读,得孟河名医费兰泉真传,中年定居常熟虞山,悬壶济世,精内外科,时有余仙人之美誉,终成晚清一代名医。

余氏得清代名医陈学山《外证医案》之启示,谓外证之阴阳虚实,总归内科一理;虽云外症,实从内出。内科精明而不知外科,仅得医术之半,而习外科者,亦不可不习内科。今时内外各专其科,外科专仗膏丹刀针,谙内症者少;内科专司脉息方药,谙外症者不多。故欲内外两科合而为一,得医术之全体,兼收并蓄内外科而达王道之治,医者可得心应手,病者亦受益多矣。于是集成《外证医案汇编》,与初学外科者开灵活之机,化拘执之弊。

是书虽云外证,然方案之中涉及内证者十有七八,多内外合治,和衷共济。全书四卷,一十三编,七十三门,辑录陈学山先生医案468首,薛生白先生医案3首,缪宜亭先生医案18首,叶天士先生医案237首,附吴江徐洄溪先生与景和本人医案共46首。涉及医家6位,选录医案达772首,涉及病症73种,外科常见病全矣。各部之后皆有附论一篇,乃余氏所作按语,足以醒聩,其评论亦得纲纪。如对不录驳杂霸道峻剂单方之因,余氏言:"医能和缓者,即为上工。""王道之治,虽无近功,不致一朝败事。若不中病,误亦不远。""症险者,用方不能不峻。症杂者,用药不能不杂。此等症,百中难见一二。"是为婆心之语。

余氏所录自己之治验案,明病之成因,证之变化,以及内外方治之法,论其利弊,辨其异同,以化裁仲景方为长,求实效而内外科合而为一,读者快然于心。如论得之毒气之脑疽一症,余氏认为发于正者易发易溃易治,发于偏者难化难溃难治。有论曰:《外证医案汇编》,名家会集,卓论纷披。方经验于前人,案皆征诸实事。繁博者分其门类,奥妙者阐以释词。碎玉零金,裒然成帙。知其济世之心,有流露于字里行间者矣。

今得余氏家藏本《外证医案汇编》,四卷四册全,牌记余氏得一堂存珍,书铃常熟余氏得一堂遗珍余听鸿氏原印,"景和之印""听鸿",各一枚,乃不可多得之珍品书稿。秉梳理挖掘古典医籍精华之初心，耀吴中名医医案之华彩，适有国家财政项目经费之相助，遂尽绵力以录全稿，于虞麓山房古法刊行，出秘示人，俾使临证之借鉴，增疗疾之实效，心愿足矣。

吴门医派研究院欧阳八四壬寅年岁末赘述于怡然居

《针灸医籍考录》后记

针灸类古代文献很早就已出现，如《史记·扁鹊仓公列传》中扁鹊治虢太子尸厥案就是典型的古代针灸专科医案，仓公淳于意的"诊籍"中不少也是针灸医案。同时期的《黄帝内经》架构了中医的理论框架，其中《灵枢》专论针灸理论与治疗。更早的针灸学术著作，如出土于马王堆的汉简帛书《足臂十一脉灸经》《阴阳十一脉灸经》，专论经络孔穴，间有针灸治疗。

古代并没有出现针灸类古代医籍目录学著作，针灸医籍条目均收录在综合性目录学著作之中，大多题为"明堂经脉""明堂针经"之类。1985年湖南科学技术出版社出版了第一部针灸学目录类著作——《中国针灸荟萃·第二分册·现存针灸医籍》（郭霭春主编），此书收录的书籍分为针灸专科医籍与有针灸专目的综合性医籍两大类。书中载录清代及以前的针灸医籍130种；民国期间的医籍以公开发行本为主，间及少数有代表性的稿本、抄本共53种；1949年至1965年底，国内出版的代表性著作120种，未收录国外出版医籍，图书收录共计303种。每书先述书名、成书年代及作者，其后为序跋、目录、提要评价、现存主要版本等。1993年该书以《中国针灸荟萃·现存针灸医籍之部》再次出版，清代以前著作增加1种，国内代表性著作增加3种，收录著作为307种。

纵观《中国针灸荟萃》中所载针灸医籍，其收载并不全面。随着研究的深入，以及全社会对中医发展的重视，传统中医的传承与发展被提到了国家战略发展的高度，中国古代医籍有了越来越多的新发现，针灸医籍也不例外，编著《针灸医籍考录》就显得尤为重要。

古籍目录学著作，其著录项目除书名一项必不可少外，其他项目并无统一体例，其内容完全取决于作者的个人主观意愿。作者可根据自己著录是书的目的，选择认为重要的项目进行条例化，是叙是录，是著是引，并无一致。总体来说，作者所选书目的范围、书名、著者、卷帙、版本（成书时间）、存佚、内容提要等是所见书目类（目录学）书籍较为重视的类项。《针灸医籍考录》也尽可能从以上几方面对针灸医籍加以考录。

书目选定的范围决定了书的体量，有全书类的，也有专科书类的，由作者自己的爱好而定。《针灸医籍考录》定位为以针灸专科类为主的古代针灸医籍之集成，兼及综合性医籍中有针灸专目之书籍，大致是"提要类"的著述。具体选书时，首先要对所选针灸医籍时间下限进行界定，笔者确定所选医籍为"针灸古籍"。然而对古籍时间下限的界定，图书馆界并无一致的定论，有的界定到1911年，有的则以1949年为下限，还有的将所有线装书都归入古籍，所出版的书目就称为"线装书目"。2017年3月，国家中医药管理局发布《国家中医药管理局办公室关于对"古代经典名方目录制定的遴选范围和遴选原则"征求意见的通知》（国中医药办科技函）〔2017〕38号，将古代中医典籍遴选范围界定为"1911年前出版的古代医籍"，这也符合目前学者对古籍的普遍认识，笔者即以此为界遴选，在此以后之医籍则不录。

　　书名是书目编写的纲要，不录书名就没有书目。问题在于在历史的长河中，书籍传承过程中的讹化、伪托等，使得古籍的书名等情况相当复杂，异名同书、同名异书现象比比皆是。异名同书即不同名称的书籍实则为同一著述。例如，唐代重道教，尊《老子》书，唐玄宗将《老子》分为道、德二经，《老子》即有《道德经》《道德真经》等异名；庄子在唐代被尊为南华真人，《南华真经》亦即成为《庄子》一书的异名。更多的异名同书则因为著者的名号不同而有不同的书名。例如，徐灵胎名大椿，《徐灵胎医书》即有《徐氏医书》《徐大椿医书》等异名；又如，三国曹魏曹植，字子建，封陈思王，其文集在《隋书·经籍志》著录为《魏陈思王曹植集》三十卷，宋代《郡斋读书志》作《曹植集》十卷，《直斋书录解题》作《陈思王集》二十卷，而《四库全书总目》作《曹子建集》十卷等。异名同书也有因用全称或简称而成者，如《黄帝内经》与《内经》、《灵枢经》与《灵枢》、《铜人腧穴针灸图经》与《铜人》《铜人针灸经》《铜人针灸图经》等。同名异书顾名思义是指同一名称的图书实则是不同的书籍。首先是不同作者同名同姓造成的文集名称相同，例如汉代作家王褒与北周作家王褒，文集都叫《王褒集》，这种情况较为少见，或许还在于后人对书籍的讹化，更多的是不同时代著述者使用了相同的书名。如《太乙神针》一书，有原题宋杜一针本，有清范毓本，亦有清亡名氏本，三本虽实质内容一致，但行文完全不一，则视为三种不同的图书。

　　著者一项较为单一，或相沿于书名之后，或列于书名之前，除去同名同姓著作者外，与书名相考往往可以确认。古代作者有本名、字、号、别字、别号、官名、官所、谥号、籍贯、郡望等，甚至以书斋为名，皆有据可查，不难甄别。由于著述方式的不同，本书在著者项下列为撰、原撰、编著、订正、传、辑、录等。需要注意的是，医学著作或因医家的医名隆盛而被后世追捧，导致著者名讹误，正如《淮南子·修务训》所言："世俗之人，多尊古而贱今，故为道者必托之于神农、黄帝而后能入说。乱世暗主，高远其所从来，因而贵之。"也有一种是为利所趋而作伪，

"己不能有所作，乃直窃人之书，标以己名，据为己作"（张舜徽语）。托名成书者并不少见，即称之为伪书者。如托名吴中医家叶天士、徐灵胎的著作甚多，就需要细细考据。同一著者有不同著作的，因《针灸医籍考录》大体体例是以著述时间或著作名称首字音序排序，故并未对同一著者的著作相类而列，只是在附录部分列出同一著者在本书中的著作所载页码。

卷帙是计算书籍数量的单位，一般来说，古代计算以简牍为载体的书籍单位称"篇"，以绢帛为载体的书籍单位称"卷"，大抵相当于今天图书的册、本、部、章、节等单位名称。书名之后著录篇卷，标明这一种书的这一版本的分篇、分卷情况，同时标明这一版本在篇卷上与其他版本的异同，成为这一种书的这一版本的标志之一。根据这一种书的版本流传与今存的情况，这个标明篇卷的版本相对可说明它的成书年代与特点，可供了解它是否为完本、善本。一种书籍，尤其是经典古籍，往往被整理、注释、翻刻重印许多次，版本复杂，各类版本的篇卷数目不一。因此同一图书在不同书目中著录篇卷不同，并不一定是两种版本（当然有的是著录者的差错所致）。更多的是同名异书或不同著者导致卷帙数不同，如本书中收录的亡名氏著《针灸要略》不分卷本与清代俞明鉴的八卷本，清代高思敬和清代汪昂《经络图说》不分卷本与清代张明《经络图说》一卷本等。解决书籍卷帙中所关联的问题，最直接、最有效的方法就是查看原书，比较核实。

版本是古籍考录中重要的内容之一。唐代以前中国的古籍大多是手写的，个别为刻在石头上用纸拓下来的。唐代已有雕版印刷品，如敦煌藏经洞的唐咸通九年（868）《金刚经》，五代时开始用雕版印书。宋代开始，雕版印书成为生产书籍的主要形式，活字印刷又增加了印书的便利性，由此产生了版本学。图书的版本，根据刻书单位的不同可分为官刻本、坊刻本、私刻本等；依据刻书地区可分为浙本、蜀本、建本、麻沙本、闽本等；按照刻印时间先后有祖本、原刻本或初刻本、重刻本、翻刻本、初印本、后印本之分；由于雕印质量及方式的差异可分为精刻本、滥刻本、写刻本、影印本、百衲本、递补本等；鉴于非雕版书的不同可分为影写本、拓本、石印本、活字本等；基于流传的情况可分为稿本、底本、抄本、孤本、秘本等；根据其增减和批注情况则又有校勘本、批点本、节本等之别。中医古籍流传至今，大多有几种以上的版本，有的多达数十种，如《临证指南医案》有50余种、《温疫论》版本多达80余种。书目著录版本的考订，大约从《遂初堂书目》开始，其后日益重视，著录愈益详备，出现了专门研究著录版本的版本目录。如钱曾的《读书敏求记》、于敏中等人的《天禄琳琅书目》、黄丕烈的《百宋一廛书录》、邵懿辰的《四库简明目录标注》等。版本内容大致提示了图书的成书年代，至少不会晚于雕刻时间。《针灸医籍考录》并未具体考录针灸医籍的版本内容，仅列所存代表版本所藏机构。

存佚情况的考订对于整理一种古籍的版本源流与版本系统，确定各种版本的关系与价值，都提供了可靠的依据。古代著作经历从写本到刊刻本、排印本的过程，兵火战乱、自然灾害等原因使得原稿、原版不存在所难免。《针灸逢源》李嘉时跋中就叙述了原书雕版存亡过程，仅能"修残补缺，生面重开"。《隋书·经籍志》是今存我国最早的著录存佚状态的史志书目。了解古籍在流传中的存亡佚失情况，尤其是当下的存佚情况，历来是被前人著述所重视的。南宋郑樵《通志略·校雠略·编次必记亡书论》有言："古人编书皆记其亡阙，所以仲尼定书，逸篇具载。王俭作《七志》已，又条刘氏《七略》及二汉《艺文志》、魏《中经簿》所阙之书为一志。阮孝绪作《七录》已，亦条刘氏《七略》及班固《汉志》、袁山松《后汉志》、魏《中经》、晋《四部》所亡之书为一录。隋朝又记梁之亡书。自唐以前，书籍之富者，为亡阙之书有所系，故可以本所系而求，所以书或亡于前而备于后，不出于彼而出于此。"可谓备述矣。清代朱彝尊《经义考》是著录经典存佚的书目，其书名篇卷下注明存、佚、阙、未见四类，学者称为"四柱法"。笔者以此为例，在现存著作章节中，未具体有言者皆为现存著作，言"阙"或"残"者为残缺不全，"未见"是知其书而经查不曾见书。另列"亡佚针灸医籍"一章，为亡佚针灸医籍之汇要。

黄龙祥教授在其著作《中国针灸史图鉴》中言："要认识与理解针灸学术的发展，只是孤立地研究一部针灸古医籍还不行，必须理解每一部书与其他书之间的关系，也就是说要通过系统的考察确认哪些书是构成中国针灸学术之树的'主干'，哪些是大的'分支'，哪些是小的'分支'，哪些是'树叶'。"笔者不才，窃以为《针灸医籍考录》可以在中国针灸学术之树的"主干""分支"之间构成纵横的联系。仁者见仁，智者见智，本书可为针灸医籍爱好者、研究者提供寻书、访书之线索。

本书的出版得到了苏州市人民政府吴门医派传承发展专项经费、江苏省中医药科技发展计划重点项目"吴医多著述：吴中医籍汇考"（项目编号：ZD201909）课题资金的资助，深以为谢。

《针灸内科医案》后记

中医诊疾注重望闻问切，就是通过对疾病外在的症状或体征表现（症），即疾病的外象，"司外揣内"，以测知疾病的内在本质（证）。此处外象之"象"，乃事物的外在表现，为表象，即"见乃谓之象"，是一种客观存在。然而，事物的外象表现繁杂，抑或有假象，个人情感的不同以及对事物认识的水平差异，就会产生不同的物象。主观色彩的掺入，"登山则情满于山，观海则意溢于海"（《文心雕龙·神思》），造就出有所变形的物象，即"意象"，正如《韩非子》所言："人希见生象也，而得死象之骨，案其图以想其生，故诸人之所以意想者，皆谓之象也。"

意象未必就能真正反映事物的本质，但它是人们对事物外象的概述，总以反映事物本质为目的，中医学中"取类比象""以象聚类"就是这一法则的应用。中国古代哲学特别是《周易》和《老子》等著作都讲"象"和"意象"，用以认识世界。《庄子》则把意象提升为"意"，以意为超越法度的更高层面，"语之所贵者，意也"（《庄子·天道》）。西汉经学勃兴，学者们处处言《易》，以象数义理阐今疏古，再推论人事，是当时的习惯思维。由是，学者们在思维活动中就非常重视"意"或"悟"，表现在医学上就有了著名的"医者，意也"论断。

"医者，意也"，最早见于《后汉书·郭玉传》。郭玉，和帝时为太医丞，多有效应，"而医疗贵人，时或不愈。帝乃令贵人羸服变处，一针即差。召玉诘问其状。对曰：医之为言，意也。腠理至微，随气用巧，针石之间，毫芒即乖。神存于心手之际，可得解而不可得言也。夫贵者处尊高以临臣，臣怀怖慑以承之。其为疗也，有四难焉：自用意而不任臣，一难也；将身不谨，二难也；骨节不强，不能使药，三难也；好逸恶劳，四难也。针有分寸，时有破漏，重以恐怖之心，加以裁慎之志，臣意且犹不尽，何有于病哉！此其所为不愈也"。

从这段文字的本意来看，郭玉"医疗贵人，时或不愈"的原因在于心怀恐怖，无法集中自己的注意力进行诊治。文中虽有"神存于心手之际，可得解而不可得言也"云云，然其所言之"意"并没有后世医家所表达的种种深远含义，倒是与《黄帝内经》中一些论述颇为一致。如《素问·宝命全形论》曰："凡刺之真，必先治神，我以神往，人之五脏已定，九候已备，后乃存意于针。"

"医者，意也"，嬗变成中医一种独特的思维方式应该是在隋唐以后。隋唐医家许胤宗云："医者，意也，在人思虑。又脉候幽微，苦其难别，意之所解，口莫能宣。且古之名手，唯是别脉，脉既精别，然后识病。"唐代医家孙思邈言："若夫医道之为言，实惟意也。固以神存心手之际，意析毫芒之里，当其情之所得，口不能言；数之所在，言不能谕。"故"医者意也，善于用意，即为良医"。《太平圣惠方》序称："夫医者意也。疾生于内，药调于外，医明其理，药效如神，触类而生，参详变易，精微之道，用意消停。"等等，大概也吸收了《灵枢·九针十二原》中"迎之随之，以意和之，针道毕矣"中"意"的思想，所表达的内涵与现代人们所理解的基本一致了。

以意测病，最为典型的就是中医的脉诊。"持脉之道，非言可传，非图可状"（《刘三点脉诀》自序），"脉有三部九候，有阴阳，有轻重，有六十首，一脉变为四时，离圣久远，各自是其法"（《难经·十六难》），虽然每一种脉象都有形象的描述，却正如上文许胤宗所言"脉候幽微，苦其难别，意之所解，口莫能宣"，没有"意"和"悟"确实是难以把握的，多数情况下只是一种"在心易了，指下难明"的状态。

医案从本质上来说，应该是一种医事档案，一种诊治过程的实录，似乎与"意"并不相关。然而，正因为医案是对疾病诊治过程的记述，其中蕴含的恰恰是医者对病情诊断与治疗的个人判断，就有了更多"意"的元素，即"思辨"的因素。尤其是在论述某一方或某一诊疗理论后，为印证方药的效验与理论的正确，往往附以评论和分析，总结医者个人的体验及对中医学理论的阐发，这是医案最为普遍的形式，代表性的著作有《普济本事方》《景岳全书》及《寓意草》等。即使是仓公所留下的"诊籍"，尽量依照诊治的过程记录，类似历史记事的方法，其中也不乏仓公自己对疾病发生原因、治疗效果以及预后判断的论述。《名医类案》的再刻序文张一桂序中有言："医者意也……夫法所以寄意，而意所以运法。"《临证指南医案》李治序中更是明言："夫医者，意也；方者，法也。神明其意于法之中，则存乎其人也……彼《灵》《素》诸书具在，而心领神会，则又存乎其人也云尔。"医案之与"意"无法分裂矣！

医案是医者灵活运用意象思维对诊治过程的高度概括，虽然它有时也有臆测性、难以表述性等特点，但还是通过对所用方法（针灸、药物等）的描述，将脑中形成的物象（判断）表达出来了（立象）。这种"立象表意"的结果，充分体现在医者将四诊等信息在原有知识构象中的再构象，也使得学习者得以揣摩医者"进与病谋，退与心谋"的思辨过程。清代臧达德《履霜集》自序曾言："盖医者，意也。借望闻问切四者，以一己之心理而揣度夫病理；援五行生克之标榜，而定其所伤何部。以形式而言，似属谈空，细绎之，固有至理在焉。"医学是一门深奥的学问，没有千篇一律的疾病变化，按图索骥地绳于经典，墨守成规地套用成方，无法应对千变万化的疾病发生、发展的全过程。了解医案中蕴涵的医家之"意"为何，也正是医案之价值所在。

中医能够治病，甚至能治疗许多现代医学无法解决的疑难杂症，这是一个不争的事实。对于"医者，意也"的传统中医思维方式，当代医家更喜欢用"辨证施治"一词来表达，称其为中医"活的灵魂"。其要不外首先是对一位患者的具体病情加以详尽透彻、触及本质的分析，然后灵活地选择最佳治疗方案。有道是上工之于"意"，在于法天则地，随应而动，以治未病；中工之于"意"，在于见微知著，守正待时，以治欲病；下工之于"意"，在于见症识病，一叶障目，以治已病。如何更好地"治病"，借鉴前人留给我们的医案，明晰其中的得失，体会案中"可以意会，难于言传"的曲折，"以意和之"，不乏是一种捷径，也是笔者编著本书的目的所在。

编写过程中，笔者参阅了诸多同类著作，受益匪浅，深以为谢。是书既成，剞劂在即，感谢妻子兼同行高洁主任给予的鼎力相助，每个医案的选录都凝集了她的学识与智慧。感谢同事周曼、孙柳、张晖的帮助，对文献的查证、书稿的校对等做了大量的工作。再有，本书的出版得到了"吴门医派杂病流派工作室"和"吴门医派传承与发展"专项经费的支持，感谢至极。

《针灸穴名解析》后记

曾读丹波元简《医賸》，录有两起"一字误"案，其一为"魃""魅"之误。"魃""魅"字形相似，其义相差甚远。"魅"在《说文解字》中释为"鬼服也。一曰小儿鬼"，古人将哺乳期间乳儿营养不良者称为"魅病"（亦称为"继病"）。"魃"《说文解字》中释为"旱鬼也"，指旱神。《医賸》引《书影》言："今中土大旱，辄谣传某产妇产旱魃，聚众捽妇，用水浇之，名曰浇旱魃。""旱魃"当为"魅病"之转传讹变，一字之讹，致使产妇受荼毒之苦。汉字因字形相似而产生的讹化，在古籍中并非偶见。如"市"与"巿"、"痊"与"瘁"之争，"饧"（古时写作"餳"）与"锡"之误之类。然而更多的文字本身的文变义易，使得古今一些字义大为不同。

文字作为记录语言的符号，使人类能进入有历史记录的文明社会。汉字是形音义的结合体，鲁迅先生颇为精辟地说："汉字有三美。意美以感心，一也；音美以感耳，二也；形美以感目，三也。"就字形而言，"盖依类象形，故谓之文；其后形声相益，即谓之字。文者物象之本，字者言孳乳而浸多也"（东汉·许慎《说文解字·叙》）。无论是"单体"的"文"，还是"合体"的"字"，字形均是文字的外在形式，音、义才是文字所要表达的内在因素。

"六书说"被认为是传统的汉字结构理论。"六书"一词首见于《周礼·地官》，西汉时期刘歆在《七略》中释"六书"为"象形、象事、象意、象声、转注、假借，造字之本也"。东汉许慎承继刘歆的"六书"之说，"一曰指事，指事者视而可识，察而见意，上、下是也。二曰象形，象形者画成其物，随体诘诎，日、月是也。三曰形声，形声者以事为名，取譬相成，江、河是也。四曰会意，会意者比类合谊，以见指㧑，武、信是也。五曰转注，转注者建类一首，同意相受，考、老是也。六曰假借，假借者本无其字，依声托事，令、长是也"。

最初的汉字，形与义是统一的，见形知义是早期汉字的显著特征，所谓"察其物形，得其文理"（唐·张怀瓘《文字论》）。随着历史的进程，文字的演变自然受到社会环境、经济发展、人文氛围等因素的影响。最为直观的演变，一是汉字从最初甲骨文、金文的"图画"模式转变为现今的"线条"模式，成为通常所说的"方块字"；二是汉字的数量在逐渐增多，人们不断地制造出一些新字来满足生产和生活的需要。

然而，汉字形、音、义的演变并不同步。从理论上说每个字都是对应于一个具体词义造出来的，但在使用中字义和词义程度不同地相背离了，一字多音多义、一音多字、一义多字等在现代汉语中是一种常态，这种现象的出现主要是为了满足文字的"简化律"和"可区分律"要求。

岁月淹然，万物嬗变，根植于中国传统文化基础上的中医药必然包含文化基因，对概念的界定、理论的阐述，甚至是文字的表达，都不可能以当今社会的"科学"标准来要求。此一时，彼一时，时代的不同，古今思维方式、立论基础、语言习惯的差异，以及文字本身的文变义易等，形成了对传统医学理解的"仁者见仁，智者见智"现象。

探索传统医学概念的原本含义，把握理论的发展脉络，自然需要还原概念、理论等形成时期的历史环境，尤其是文字在当时语境中的"原始"内涵。例如，"低"在汉朝以前只表示"头向下垂"，即现代汉语中的"低头"之意，而汉朝以后，"低"才有了表示和"高"相反的意思，包括"低矮""低下""低声"等文义。不理解这种文字字义的变化，就很难准确把握古人文字所表达的"原始"蕴意。

腧穴作为针灸治病的施术部位，自然涉及命名问题。《论语》有言："名不正则言不顺，言不顺则事不成。"中国古代社会对事物命名的重视，基本要求是"名""实"相符，腧穴的命名自然也遵循这样的法则。腧穴名称的确立大都是在晋代及其以前，其标志就是皇甫谧《针灸甲乙经》所整理、归纳确立的349个经穴名称。"气穴所发，各有处名"，"凡诸孔穴，名不徒设，皆有深意"。探析古人对腧穴的命名，不难发现其取义非常广泛，可谓近取诸身，远取诸物，上观天文，下察地理，中通人事，既结合了古人对腧穴的分布特点、主治作用等，又应用了当时社会各个学科的发展成就，从而赋予腧穴特定名称。

理解腧穴名称的原本涵义，是掌握针灸腧穴经典理论的金钥匙。编撰《针灸穴名解析》是笔者多年来的愿望，然而穴名涵义深邃，解析不易，除了解字释词外，还需要多方考证，还原古人当时对事物的认识水平。笔者参阅古今诸多医家对腧穴命名的论述，以十四经经穴为条线，每穴按照异名、穴源、定位、穴性、主治、释名、文献辑要等进行阐述，互为印证，以冀概述腧穴命名全貌。着力于"释名"论述，以成一家之言。

是书既成，剞劂在即，感谢妻子兼同行高洁主任给予的鼎力相助，从大部分书稿的文字录入到全书框架的确立，从每个腧穴的斟字酌句到原始文献的校正，倾注了她大量的心血，却执意不加署名，敬意难以言表。感谢同事周曼、张晖、孙柳以及研究生徐长庆、刘莹等，对文献的查证、书稿的校对等做了大量的工作。再有，本书的出版得到了苏州市科技局科技发展计划（民生科技-医疗卫生应用基础研究）相关课题的经费支持，感谢至极。

《针灸歌赋选按》后记

初次接触针灸歌赋还是在大学时代，彼时教授我们的都是业内赫赫有名的老前辈，他们一直要求我们一定要熟记一些经典的针灸歌赋，其中的好处将享用一辈子。这大概是前辈们的经验之谈，只是当时自己对此并没有太多的在意，仅仅是为了完成学业任务，做一些简单的记忆。及至30多年的针灸临床以后，对前辈们的谆谆教诲就有了更为深刻的理解。

针灸歌赋是历代针灸医家在长期的临床实践中，对针灸相关基础理论和临床治疗经验的高度概括，内容包罗万象，经络、腧穴、刺法、灸法、辨治、配伍，乃至针灸禁忌等在针灸歌赋中都有反映。"肚腹三里留，腰背委中求，头项寻列缺，面口合谷收。"短短4句20字，生动地描述了足三里、委中、列缺、合谷4个针灸常用腧穴的主治特性；"是故爪而切之，下针之法；摇而退之，出针之法；动而进之，催针之法；循而摄之，行气之法。搓则去病，弹则补虚；肚腹盘旋，扪为穴闭。重沉豆许曰按，转浮豆许曰提。"针刺十四法详备矣。文辞的优美，合仄的韵律，将"易陈而难入"的针灸理、法、方、穴等内容跃然纸上，广泛流传于世，堪比中药治疗的"经方"，彰显了针灸学说的魅力。

总体来说，针灸歌赋出现于宋代，兴盛于金元时期，鼎盛于明代，衰落于清代中后期。历代前贤留给我们的针灸歌赋数量巨大。据山东中医药大学艾莹的硕士论文《古代针灸歌赋的文献研究》，统计了45部针灸著作，共收载针灸歌赋1 497首，除去重复后为1 045首。其中包括综合治疗类405首，经穴定位类539首，八法八穴类31首，流注针法类34首和针灸禁忌类36首。如何从这些众多的针灸歌赋中选择具有重大学术和研究价值的内容，显然是一件颇为现实的事情。承淡安著述的《百症赋笺注及经穴摘要歌诀合编》、陈璧琉和郑卓人编著的《针灸歌赋选解》、王雪苔和沈霍夫撰著的《中国针灸荟萃——针灸歌赋之部》、贺普仁撰写的《针灸歌赋临床应用》等，大师们从各自的角度选择中意的针灸歌赋加以诠释，给了我们一些参考答案。

笔者编写《针灸歌赋选按》，并不是认为大师们所编著的针灸歌赋有所疏漏或有所缺陷，相反却是在反复阅读大师们的著作中获得灵感，结合自己的实践与体会，选取了 58 首认为对自己针灸理论与临床确有提高的针灸歌赋编撰成书。其中经络歌赋类 10 首，腧穴歌赋类 16 首，刺灸歌赋类 11 首，治疗歌赋类 21 首。每首歌赋以概述、歌赋原文和按要等三部分为体例，着重介绍歌赋的来源、内容以及现代应用，文中涉及了当代许多学者的研究成果，笔者更多的是做了汇编工作，期望有更实用、更精彩的同类著作问世。

  在本书的具体编写过程中，每每与妻子兼同行高洁主任探讨针灸歌赋的历史文献价值和现代应用价值，总有茅塞顿开之感受，尤为可敬的是她承担了大部分书稿的文字录入、斟酌和审阅等工作，却执意不加署名，敬意油然而生。更有同事周曼、张晖、孙柳等，对歌赋原文的查考、书稿的校对等做了大量的工作，深以为谢。再有，本书的出版得到了苏州市科技局科技发展计划（民生科技-医疗卫生应用基础研究）相关课题的经费支持，感谢至极。

后 记

2013年底，笔者转岗至苏州市吴门医派研究院，所谓在其位谋其政，工作的重点也从针灸临床转移至吴门医派研究。吴门医派研究对笔者而言是一个全新的课题，此前只是有所耳闻，全部认识仅仅限于吴门医派对温病学说的贡献，也是大学期间在《中医各家学说》课堂中的点滴积累。面对吴门医派的博大精深，深感自己的才疏学浅，纠结与彷徨是自己初涉吴门医派研究岗位时的真实心态。一方面是如何做好工作的压力，希望将事情做到最完美，至少要让自己满意，这样才能心安。另一方面是对于自己知识匮乏的担忧，不知道从何入手尽快适应工作角色的转换。

思来想去，让自己心情平复下来的唯一途径就是多读书，"学问无穷，读书不可轻量也"，对一种地方医学流派的研究，学习是一种必然的选择，也是积累知识的必经之路。感谢吴门医派研究的前辈俞志高、吴湛仁、华润龄、金庆江等，他们的研究成果既是我研究的借鉴，更是自己继续前行的动力。《吴门医派》带我走进了吴门医派形成与发展的历史过程，《吴中名医录》让我了解了吴门医派名医辈出的人文积淀，《吴中医集》使我领略了吴门医派汗牛充栋的著作概貌。

研究真正开始，需要确定具体的方向，从文献研究入手是一条捷径。从文献的本义来说，包括"文"和"献"两方面的内容。"文"简而言之就是"文章"，主要指代一切用文字等记录下来的资料，比如法典、图籍之类的历史资料，主体是"物"，也就是通常意义上的"硬件"，是已经固化了的"死资料"；"献"犹贤也，主要指代熟悉典故、学识渊博的贤才，主体是"人"，是"软件"，是可以存贮并可传播知识信息的"活载体"。在现代汉语语境中，文献通常指代有历史意义或研究价值的图书或文字资料。

医学文献有其特殊性，它是理论与实践相结合的产物，更为注重的是文献的实用性，即如何为临床服务。"玉函金匮，无非救世之奇方；红杏青囊，尽是活人之秘典。""医者意也。药不执方，合宜而用，投机应病，则酌杯可以起沉疴；造妙通玄，虽刀圭足以延寿考。"同一医术，见仁见智。纯粹的文献研究在于"探赜索隐，钩深致远"，从而发现其实用价值。一部《温热论》宣告了以苏州为中心的温病学说的学术地位，"在卫汗之可也，到气才可清气，入营犹可透热转气"，是吴中名医叶天士对传统中医理论体系的一种否定，一种升华。

也正是基于这样的认识，遵循中共中央办公厅、国务院办公厅《关于推进新时代古籍工作的意见》的要求，"梳理挖掘古典医籍精华，推动中医药传承创新发展，增进人民健康福祉"，从文献中梳理吴中医学的发展源流，系统阐述吴门医派历史脉络、医人医著、学术思想、临证经验等，推动临床应用价值的成果转化，成为了我们研究吴门医派的重要任务。近年来，我们以出版著作的形式，呈现吴门医派研究的成果。《吴门医派》作为"十三五"国家重点图书出版规划项目——中医流派传承丛书，概述了吴门医派的全貌；《吴中名医碑传》采集史料，收录了 202 名吴中医家传记；《吴中医家与医著》选择了 25 名吴中医家，介绍其生平、著作及学术主张；《吴门医派代表医家研究文集》上下两集共 12 册，收录了当代学者对 11 位吴中代表医家的研究成果；《吴门医派珍本医案六种》《吴门医派珍稀抄本医案五种》《曹存心医案全集》是"吴门医派传承发展系列"图书的开端，以期作为临床的借鉴；《吴门医派医案与医话精选》《吴门医派医论与医述集萃》集聚了吴中医家相关论述，理论与临床并举；《吴门名医祝怀冰膏丸方稿》是当代吴门医派名医祝怀冰的膏丸方实录；等等。

"济世之道莫大乎医，去疾之功莫先乎药"，千百年来，吴中医学名医众多的医家群体，著作宏富的吴中医籍，温病学说的独领风骚，络病理论的千古名论，湿邪致病的独特视角，痰证学术的高屋建瓴，脾胃分治的精妙论述，或是在理论上的传承与创新，或是在临床上的思辨与总结，成就了"吴中医学甲天下"的新局面，孕育了生生不息、名重天下的吴门医派。洋洋吴郡，名医辈出，有"不立异以徼近效，不乘人之危以射厚利"之德高者，有"推五运六气之标本，察阴阳升降之左右，以定五脏六腑之虚实"之道深者，有"察脉观色，即得其疾所致，治无不愈者"之技显者。卫气营血辨证体系的确立，内科证治中的滋化源与温补，外科证治中的别阴阳与托消，妇科证治中的重气血与济阴，眼科证治中的定病位与金针拨障，喉科证治中的火热论与启闭，针灸科证治中的灸膏肓与补泻等，无不彰显着吴门医家勇于探索真理、勇于开创先河的科学精神。

《吴门医派研究文集》是笔者10多年来研究吴门医派的读书笔记和论文汇编。全书分四个部分：第一部分"吴医学术"，概述吴门医派学术特色；第二部分"吴医新悟"，阐述吴中医家学术思想；第三部分"治病捷法"，梳理吴中医家行之有效的治病良法；第四部分"序跋辑录"，收录了笔者出版著作的前言与后记等内容。是书之成，同道孙柳、张晖贡献良多，资料收集、复核校正，无不倾注他们诸多心血。本书的付梓，得到了江苏省中医流派研究院和苏州市吴门医派传承与发展专项等项目经费的资助，在此一并予以感谢。

欧阳八四

2025年1月